疼痛影像学

Imaging of Pain

主　编　Steven D. Waldman, Robert S.D. Campbell

主　译　倪家骧　唐元章

人民卫生出版社

ELSEVIER

Elsevier (Singapore) Pte Ltd.
3 Killiney Road
#08-01 Winsland House I
Singapore 239519
Tel: (65) 6349-0200
Fax: (65) 6733-1817

IMAGING OF PAIN
Copyright 2011 by Saunders, an imprint of Elsevier Inc.
ISBN-13: 978-1-4377-0906-3

This translation of IMAGING OF PAIN by Steven D. Waldman, Robert S.D. Campbell was undertaken by People's Medical Publishing House and is published by arrangement with Elsevier (Singapore) Pte Ltd.
IMAGING OF PAIN by Steven D. Waldman, Robert S.D. Campbell 由人民卫生出版社进行翻译，并根据人民卫生出版社与爱思唯尔（新加坡）私人有限公司的协议约定出版。
《疼痛影像学》（倪家骧 译）
ISBN: 978-7-117-23468-9/R•23469

疼痛影像学

Imaging of Pain

主　编　Steven D. Waldman，Robert S.D. Campbell

主　译　倪家骧　唐元章

副主译　孟殿怀　贾绍芳　杨立强

校　对　倪家骧　孙海燕

译　者（按汉语拼音排序）

杜　宇　冯　林　郭　刚　郭向飞　何明伟　黄明勇
霍岩松　贾东林　贾绍芳　金　笛　金文杰　李　琳
李　娜　李　艳　李晓曦　李玄英　刘　景　孟祥奇
牛翔科　潘寅滨　庞晓林　任逢春　孙　冬　孙　凤
王　琦　王　薇　王成彬　王颖燕　夏宏盛　肖应权
徐　刚　杨　媛　杨汉丰　杨立强　岳剑宁　增利川
张文祥　赵忠伟　郑淑月

人民卫生出版社

图书在版编目(CIP)数据

疼痛影像学 /(美)史蒂夫•D. 瓦德曼(Steven D.Waldman)主编;倪家骧,唐元章主译. —北京:人民卫生出版社,2016

ISBN 978-7-117-23468-9

Ⅰ. ①疼… Ⅱ. ①史…②倪…③唐… Ⅲ. ①疼痛—影象诊断 Ⅳ. ①R445

中国版本图书馆 CIP 数据核字(2016)第 241077 号

人卫智网	www.ipmph.com	医学教育、学术、考试、健康, 购书智慧智能综合服务平台
人卫官网	www.pmph.com	人卫官方资讯发布平台

图字: 01-2012-3109

疼痛影像学

主　　译: 倪家骧　唐元章
出版发行: 人民卫生出版社(中继线 010-59780011)
地　　址: 北京市朝阳区潘家园南里 19 号
邮　　编: 100021
E - mail: pmph @ pmph.com
购书热线: 010-59787592　010-59787584　010-65264830
印　　刷: 北京盛通印刷股份有限公司
经　　销: 新华书店
开　　本: 889 × 1194　1/16　　印张: 27
字　　数: 836 千字
版　　次: 2016 年 11 月第 1 版　2018 年 6 月第 1 版第 2 次印刷
标准书号: ISBN 978-7-117-23468-9/R · 23469
定　　价: 198.00 元
打击盗版举报电话: 010-59787491　E-mail: WQ @ pmph.com
(凡属印装质量问题请与本社市场营销中心联系退换)

编者名单

Assistant Editor

Andrew Dunn, FRCR
Consultant Musculoskeletal Radiologist
Royal Liverpool University Hospital
Liverpool, United Kingdom

Contributing Authors

Hifz-ur-Rahman Aniq, MBBS, FRCR
Consultant Radiologist
Royal Liverpool University Hospital
Prescott Street
Liverpool, United Kingdom

Kumar S. V. Das, MRCP, DMRD, FRCR
Consultant Neuroradiologist
Neuroradiology Department
The Walton Centre
Lower Lane
Fazakerley, United Kingdom

Andrew J. Grainger, MRCP, FRCR
Consultant Musculoskeletal Radiologist
Leeds Teaching Hospitals
Chapel Allerton Orthopaedic Centre
Leeds, United Kingdom

Theodore T. Miller, MD, FACR
Attending Radiologist
Hospital for Special Surgery
Professor of Radiology
Weill Medical College of Cornell University
New York, New York

James J. Rankine, MD
Consultant Radiologist
Leeds Teaching Hospitals
Leeds, United Kingdom

前　　言

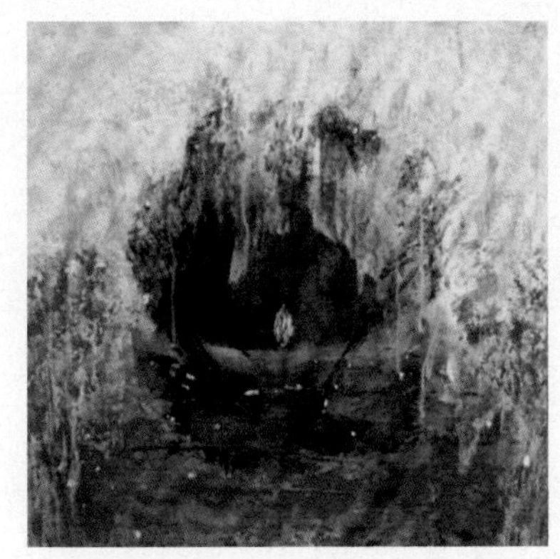

“黑暗之池”。版权：Julie Meese

患者和治疗疼痛的医生，很难说谁更希望能有一本疼痛图谱。评估、量化疼痛所付出的努力，或者做一个疼痛图谱，也不是个全新的概念。在1895年的一段时间里，Wilhelm Roentgen确实发现过一种制作疼痛图谱的方法。当医生们看到那仅仅是一张手的图片后，就将其淡忘了。

时间飞逝，100年后我们又做了些什么？如今，非专业出版社和科学文献都提出功能性磁共振技术（fMRI）和扩散张量成像技术（DTI）能够给医生和患者展示类似的疼痛图谱。但是，这些尖端的成像工具就真的能胜过伦琴的放射技术，向我们展示疼痛吗？从一个层面讲，它当然是，但从另外一个层面看，答案是令人难堪的否定。

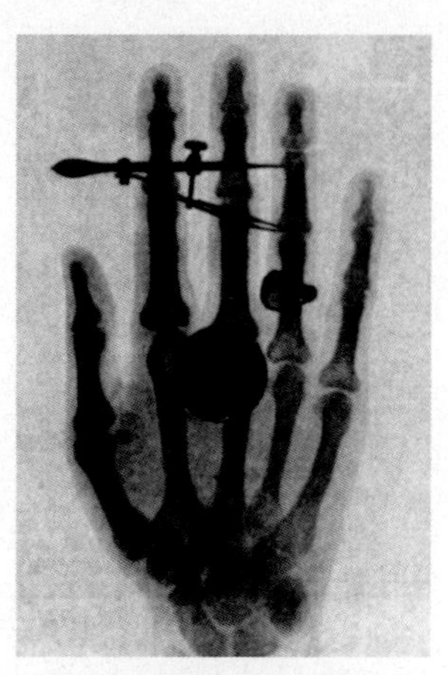

Wilhelm Roentgen的妻子的手部X线图像

讨论至此，大家都将明了，如果无法制作出疼痛图谱，何必勉为其难地写疼痛图谱的书呢？我简要地答复这个有趣的话题，答案是：读这篇前言的第一句话。稍长一点的答复是：跟每一位治疗疼痛的医生一样，我想一目了然地了解患者的疼痛。跟和我交流的医生们一样，我希望疼痛是看得见、摸得着，一览无余的。每当看到患者遭受疼痛之苦，我立即希望去找到病根，并解除它。对我来说，越是难以发现的患者的疼痛，我就越是想去找到它。因此，我产生了构图患者疼痛和写书帮助他人的想法。

纵观全书，Rob Campbell和我试图把认为常见的和不常见的疼痛症状的疼痛图谱都收集起来。在判断患者疼痛病因时，我们尽可能引导读者挑选最好的、创伤性小的影像模式。在临床状态下，很多疼痛疾病特点相似，因此，我们为读者（患者）设计了易理解、有差别的鉴别诊断，并强调典型影像有助于临床医生避免步入诊断误区。我们避而不谈制作疼痛图谱的代价问题，因为Bob和我完全相信误诊和不恰当的诊断造成的花费（包括患者本人和社会为此所付出的）远远超过X线、CT或MRI的花费。Bob曾经不知疲倦地收集本书中典型的、有代表性的影像图谱。在Elsevier编辑的协助下，我们得以设计出这本图片丰富、通俗易懂的书籍，供读者参考。我们希望本书对你的疼痛诊断有所帮助，希望书中所述的不常见到的疼痛因素能够丰富你的诊断。

目　录

肘关节

前臂、腕部和手部

骨盆、髋和下肢的疼痛综合征

膝关节

踝足

第一部分

影像学技术在疼痛诊断中的应用

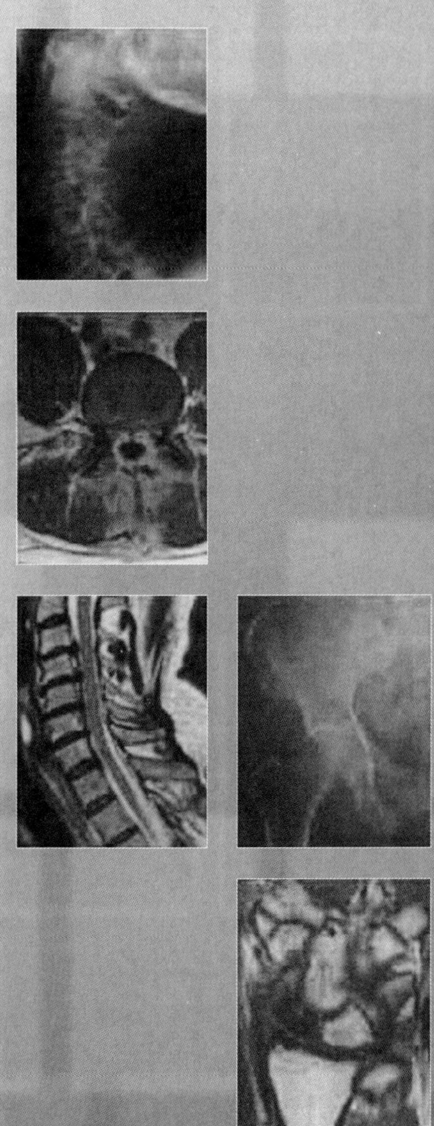

第1章
X线摄影检查

概念

- X线摄影是利用X线光束的电离辐射效应使物体成像的图片
- X线通过胶片采集称为CR
- X线通过探测平板采集称为DR
- 产生图像的过程称为X线造影
- 图像处理的结果为灰度图像，此图像与X线通过组织的衰减率成正比，因此X线衰减越少图像显示越亮
- 典型的X线片密度由低向高依次为：气体、脂肪、水分/软组织、钙质和骨组织和金属

临床应用

- X线片可提供高分辨率、快速、廉价的二维图像，可用于评估骨关节系统疾病和软组织钙化
- X线片是可疑骨病的一线检查，优先于MRI或者CT检查
- X线片是评估骨科疾病的一种相对精确的手段
- X线片也可用于软组织和低密度的气体之间的区域，比如肺脏和肠道，但对软组织本身的分辨率非常有限

局限性

- 对软组织的低分辨率限制了X线片在软组织疾病中的应用
- X线片不能用在观察无钙化的软骨结构
- X线片对腰椎病诊断有限，并且有明显的辐射暴露

骨骼肌肉系统适应证

- 急性骨科创伤
- 骨痛
- 骨折固定术后随访
- 关节炎的评估
- 关节置换术的随访
- 可疑的骨关节感染
- 骨肿瘤的诊断
- 软组织钙化

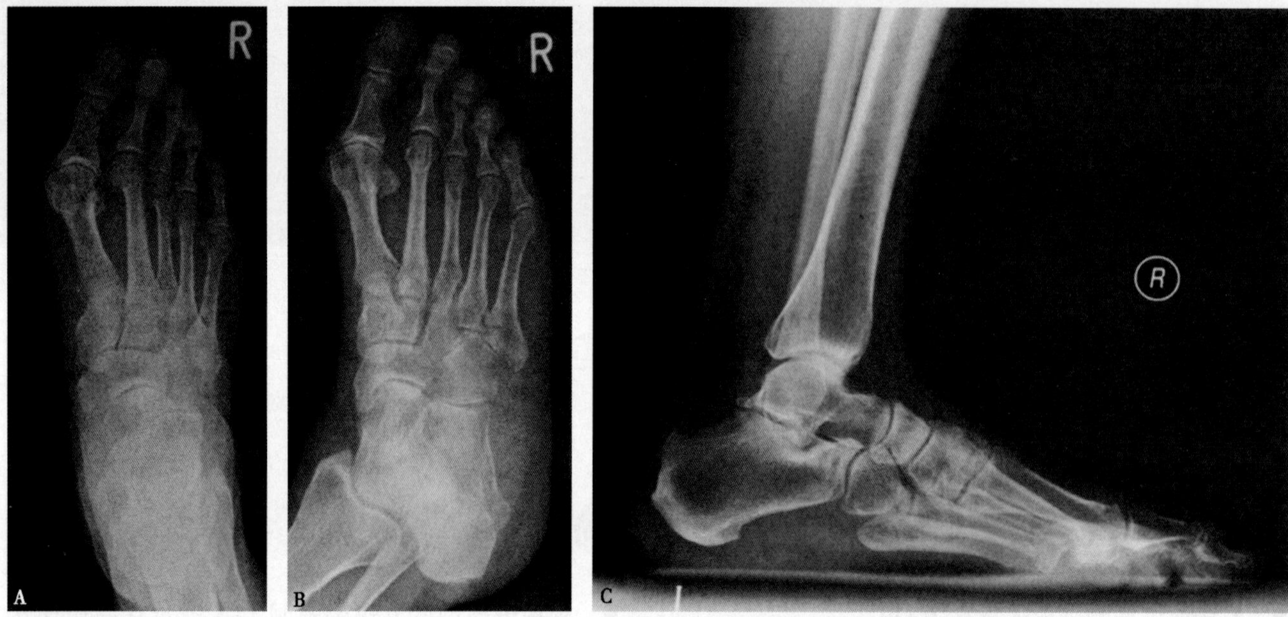

图 1-1　足正位(A)斜位(B)矢状位(C)

X 线片最少要有两个不同方位的检测，应根据临床需要设定。比如说正位和斜位对骨病的显示是有用的，足中部关节可以被完全显示出来；矢状位对足弓和足趾的显示是有用的

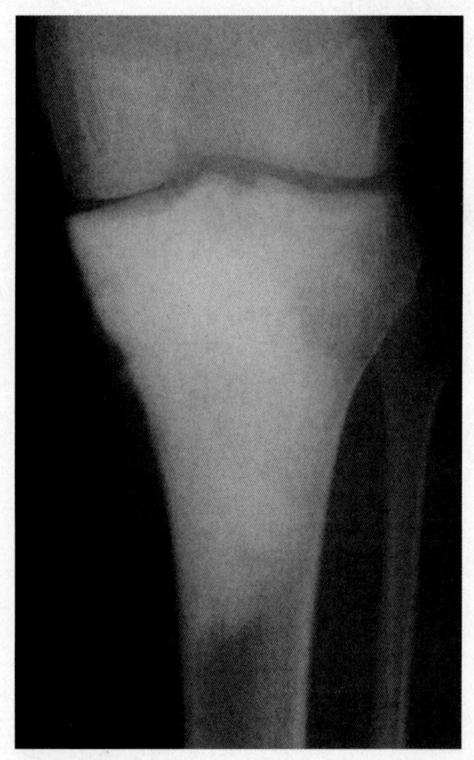

图 1-2　一例小腿疼痛的年轻男性 X 线片

胫骨近端密集的硬化带，是典型骨肉瘤的表现。X 线片是许多不明原因骨痛的首选检查

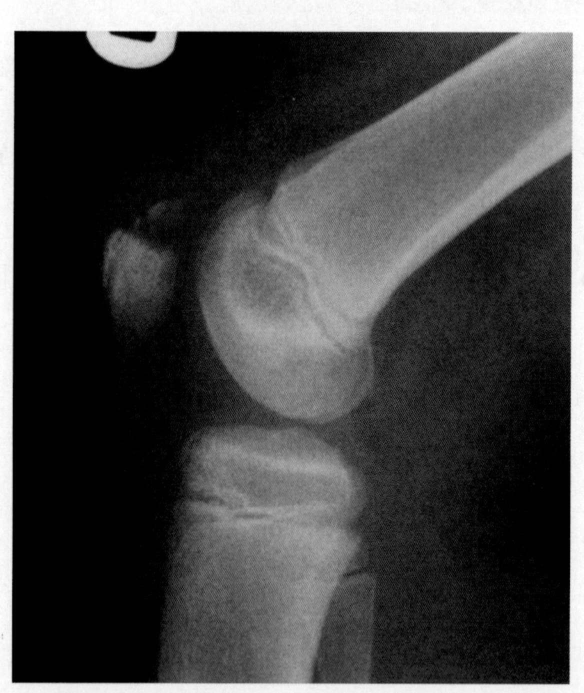

图 1-3　一例髌骨上缘股四头肌肌腱末端病的年轻男性 X 线片。X 线片对肌腱附着点新骨形成的鉴别是有用的

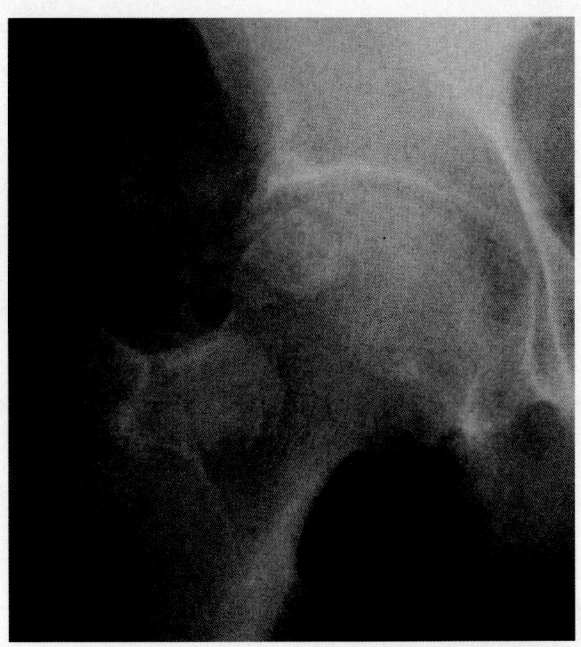

图 1-4　一例肾性骨病患者关节周围肿瘤样钙质沉积的 X 线片。X 线片对软组织钙化的鉴别是有用的，早期的钙化 MRI 不易发现

（郭向飞　贾绍芳 译　孙海燕　倪家骧 审）

第2章
X线透视检查

概念

- X线透视检查应用一个可以动的荧光发射器，产生持续或瞬时的X线
- 通过X线照射到患者体表相对小的区域，由影像增强器接受信号，并在监视器上显示实时的图像
- X线发射器（管球）放置安装在患者检查床旁，并可以使它移动进行不同层面X线照射的装置称为C臂；另外，管球可在两个垂直方向移动照射的装置称为over-couch unit
- 在进行X线透视检查时，随时可以采用传统的X线摄影进行"快照"来完成所需的检查
- 造影剂（不吸收X线的物质）经常应用于透视成像以获得解剖和功能上的影像资料，如：动脉血管造影和关节造影使用的造影剂
- 在进行动脉造影时，背景图像中的一些结构，像骨骼，可能使得导管的显影不清楚，数字剪影的应用程序可以将这些组织结构从背景图像中去除
- 现代的透视设备，能够采集、储存和剪辑实时的影像图片，这些数据主要储存在设备的PACS上，同时也便于影像数据的回顾性使用

临床应用

- 临床上，荧光透视通常应用于血管成形术的术中血管造影，用以指导诊断和操作
- 在介入治疗中，常应用透视荧光进行肾和输尿管的支架植入术
- 荧光透视应用于透视引导下的脊柱和关节腔的注射治疗

局限性

- 荧光透视技术并无太多条件限制
- 但患者必须平卧，可仰卧或俯卧
- 肥胖可能导致影像质量的降低，也会使穿刺针和造影剂的显影不清楚

骨骼肌肉系统适应证

- 关节部的检查（经常会结合着CT或MRI的影像学检查）
- 选择相应的腰椎和颈椎部的神经根进行神经阻滞
- 影像指导下小关节的注射以及内侧支的神经阻滞
- 非影像介导下进行腰穿和硬膜外注射时，很难确定穿刺针的位置
- 关节炎（如髋关节、距下关节）的诊断和注射治疗
- 椎体检查

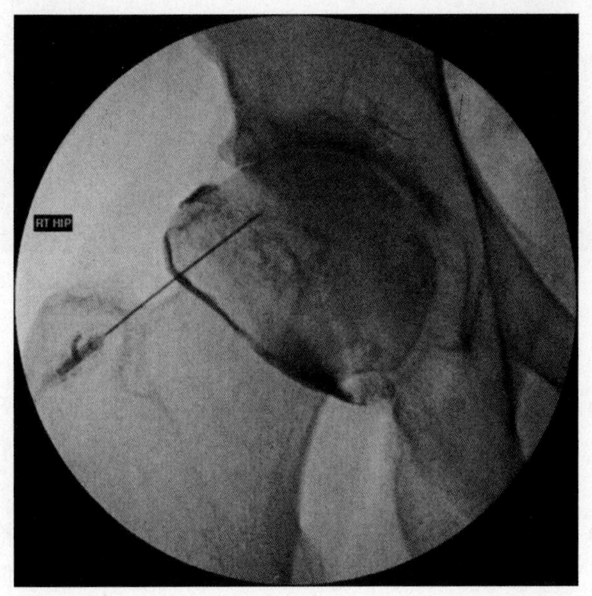

图 2-1 图片显示：患者正在进行髋关节的穿刺和注射治疗，造影剂可以显示穿刺针在关节腔内的位置

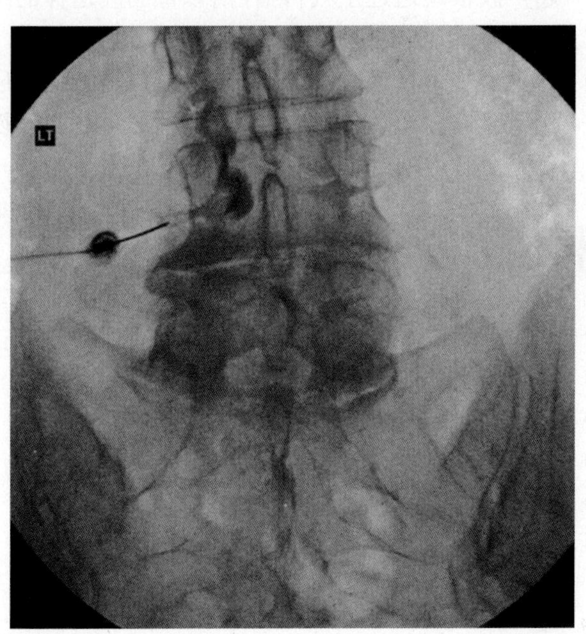

图 2-2 图片显示：患者 L4～L5 椎间盘突出并伴有椎管狭窄，在脊柱关节处显示有骨质增生，行 L4 神经根阻滞，在注射激素和局麻药前，先注射造影剂一方面可以显影神经根的轮廓，另一方面也可以避免药物误注入血管

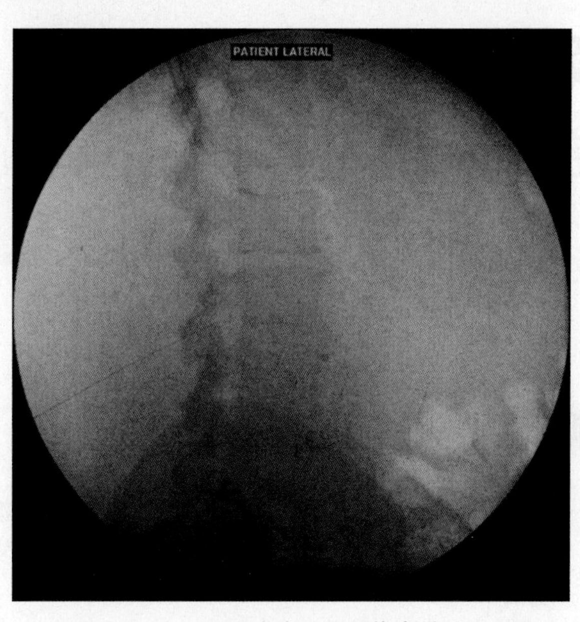

图 2-3 图片显示：一肥胖患者进行腰椎穿刺时的影像（前期在没有影像指导下穿刺时穿刺失败），虽然这张影像图片显影不是很清楚，但足以使 15cm 穿刺针显影，并在引导下进行 L3～L 4 水平穿刺，行蛛网膜下腔穿刺

（霍岩松　贾绍芳 译　孙海燕　倪家骧 审）

第3章
超声检查

概念

- 超声影像或超声检查是利用一个手持式的超声波换能器或超声发生器发出高频的声音脉冲来实现的
- 将超声探头抵在患者涂有耦合剂的皮肤上，那么从患者体内反射回的超声脉冲就可以被超声探头所采集
- 根据反射回声波强度的大小（数量级）形成不同灰度的图像
- 像骨骼这种能够反射强的回声的组织，在超声检查时，就呈现亮的影像，有些组织能够被超声穿透或反射很弱的声音脉冲时，就呈现暗的或黑色的影像，像液体
- 像血液这种流动的物质，可以利用超声多普勒技术来检测它的流速和血流动力学情况
- 利用超声技术我们可以获取和查看实时的超声影像，同时还可以进行超声影像引导下的操作，如：组织活检、注射、抽吸等
- 因为超声检查不存在电离辐射的影响，因此用于孕妇和儿童的检查是安全的

临床应用

- 在临床上，超声检查通常更多的是应用在腹腔和盆腔的检查
- 现在，骨骼肌肉的超声检查有了很大的发展并开始广泛应用，通常用于浅表软组织的检查，如肩周、上肢、踝部、足部肌腱的检查
- 超声多普勒技术在临床中应用于浅表血管的检查，可以得到准确的检查结果。“多普勒声纳成像技术”是一种高清晰的多普勒成像技术，他能检测到很细的血流和轻微的炎症反应，目前，已被应用于炎性关节炎的早期诊断

局限性

- 超声波很难透过空气传播，所以像肠腔这样的组织结构就会影响深部组织的检查和显影
- 超声不能透过骨骼和金属，所以超声检查不能应用于骨骼和金属内固定的检查，但通过超声可以确定金属内固定与周围组织的位置关系

骨骼肌肉系统适应证

- 肌腱和肌肉急性损伤的评估
- 浅表肌腱炎症的评估
- 浅表软组织包快的评估检查
- 滑膜炎和滑囊炎的评估检查
- 关节炎的诊断和抽吸关节腔积液
- 超声引导下的关节穿刺和神经阻滞

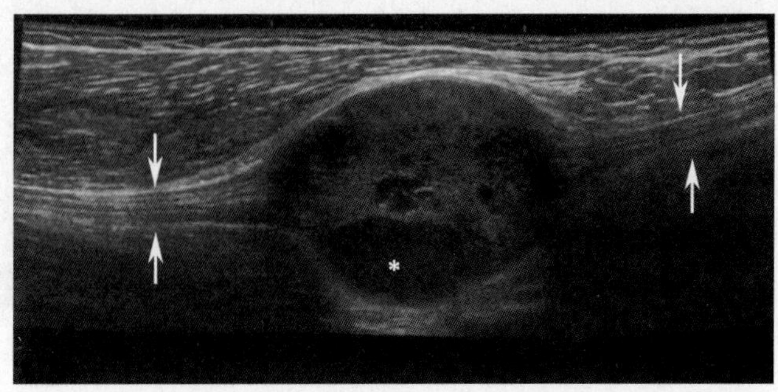

图 3-1 超声显示为患者大腿后侧的一来源于坐骨神经的肿物。白色箭头所指为坐骨神经。在肿物中心区域(* 标记处)发生囊性变。这些都是神经鞘瘤的典型的影像

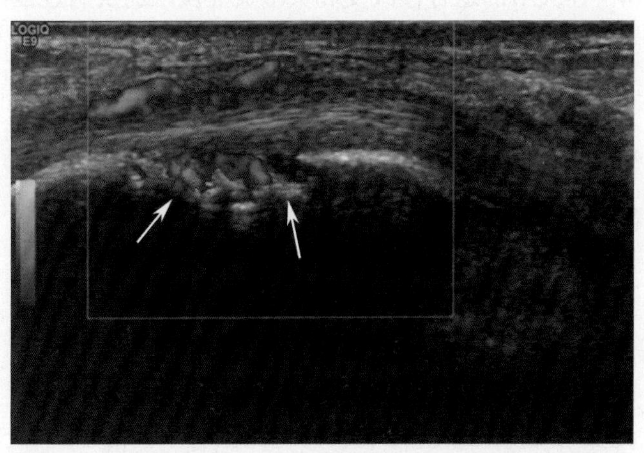

图 3-2 这是类风湿关节炎患者胫后神经的超声影像,白色箭头所指位置,可见腱鞘内有血管增生,并累及到内踝

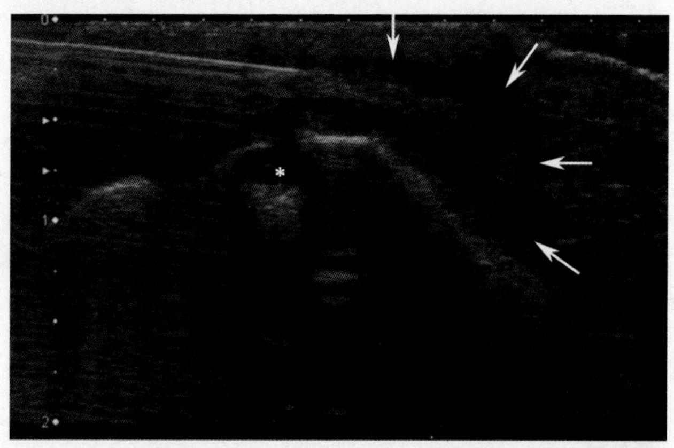

图 3-3 类风湿性关节炎患者,在超声引导下进行跖趾关节穿刺。白色箭头所示为滑囊炎显影的暗色区域,超声影像可以清楚地显示出刺入滑囊的穿刺针

(霍岩松 贾绍芳 译 孙海燕 倪家骧 审)

第4章 核医学与正电子发射型计算机断层成像

概念

核医学

- 核医学包括放射性同位素用于患者的检查
- 放射性同位素以生物活性物质为载体，或制成放射性药物
- 放射性同位素释放射线被伽马相机所采集，将辐射的强度和发生位置转换成影像
- 所使用的放射性药物的类型取决于所针对的组织类型。例如：通常用于骨扫描的放射性同位素叫做锝（^{99m}Tc），这种放射性同位素要同亚甲基二磷酸盐（MDP）绑定在一起。MNP被活跃的成骨细胞摄取，并在成骨与骨吸收的位置释放放射线。放射线药物可以通过静脉注射、口服、吸入方式摄入
- 在进行核医学检查后，患者在一段时间内可以产生放射线，应当避免与孕妇和儿童这类对辐射敏感的人群的接触

正电子发射型计算机断层成像（PET）

- PET是利用放射性同位素释放高能正电子来实现的
- 通产应用最多的同位素是氟（^{18}F），氟需要与脱氧葡萄糖耦合在一起制成氟代脱氧葡萄糖（FDG），FDG在体内以葡萄糖代谢相同的途径被代谢
- FDG先被高代谢的细胞摄取，如恶性肿瘤细胞，心肌细胞和发生炎症的组织
- PET-CT扫描就是将PET的正电子发生器同CT的X线发生器结合在一起同时工作，融合PET扫描与CT扫描而形成的
- 通过FDG获得的功能影像可以叠加在CT扫描的解剖图像上，用以提高检查的针对性

临床应用

- 在运动系统的检查，全身骨扫描有利于成骨与骨溶解改变情况的筛查
- 在关节的退行性改变和关节炎症反应的疾病过程也会看到放射性物质被摄取的影像，在进行影像分析时，有时需要结合其他影像学，如X线片和磁共振成像的影像资料进行分析
- 放射性同位素也可以标记到白细胞（WBC）上，进行放射性^{111}铟标记的WBC扫描。具有放射性的WBC可以迁移凝集在炎症反应的部位。这种^{111}铟标记的WBC扫描经常同^{99m}Tc-MDP扫描一起进行，用于发生骨髓炎的可疑部位的检查

局限性

- 虽然核医学检查的灵敏度很高，但也存在着一些假阳性的结果和特异性较差的特点。例如在椎间盘退行性改变的相关疾病，同位素的摄入情况与^{99m}Tc-MDP扫描时脊髓转移瘤的影像很相似
- NM和PET的影像分辨率在1cm以内，因此经常要参考其他分辨率更高的影像学检查，例如：X线、CT和MRI
- 针对患者的放射性剂量必须周密考量。某些核医学研究需要很大的放射剂量，例如：一项应用氯化铊（^{201}Tl）进行心脏压力相关的研究中，需要提供20mSv的有效剂量，他相当于进行100次胸透或10次颅内CT扫描的辐射量

骨骼肌肉系统适应证

- ^{99m}Tc-MDP骨扫描经常用于骨转移瘤、隐性骨折和Paget瘤的全身骨扫描
- WBC结合^{99m}Tc-MDP的扫描用于骨髓炎症反应可疑病例的检查

- FDG 和 PET-CT 大量的用于肺癌、乳腺癌、淋巴瘤以及头颈部肿瘤转移病灶的全身检查
- 放射性碘化物 MIBG 扫描用于神经内分泌系统肿瘤的检查

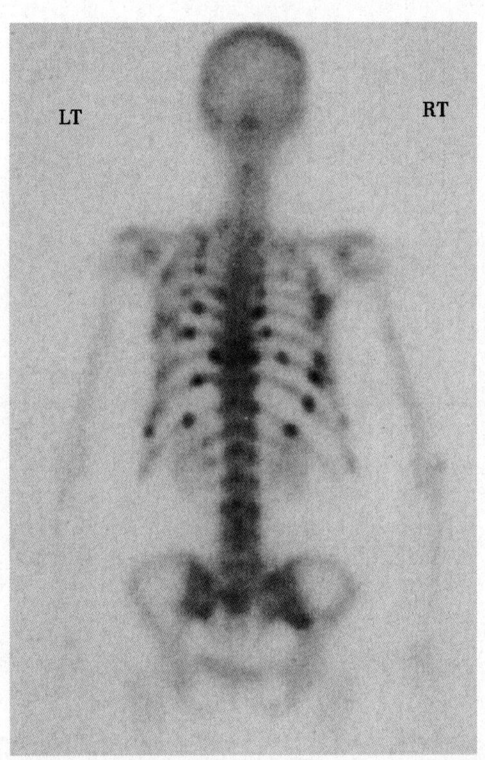
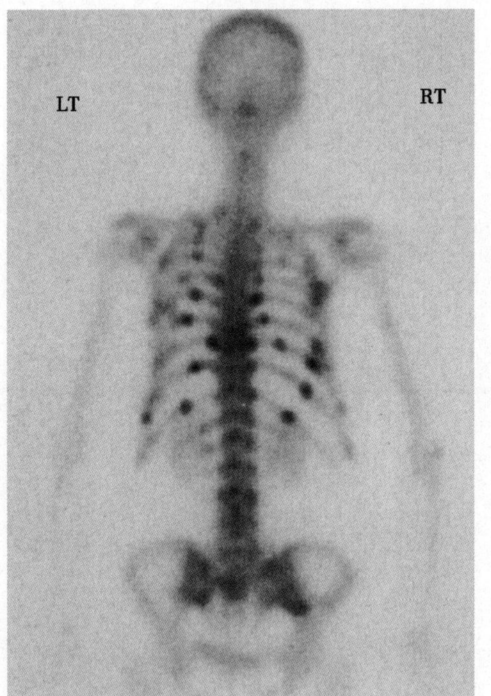

图 4-1　^{99m}Tc-MDP 骨扫描显示肋骨上有广泛的骨转移病灶，表现为"热量高的点上"

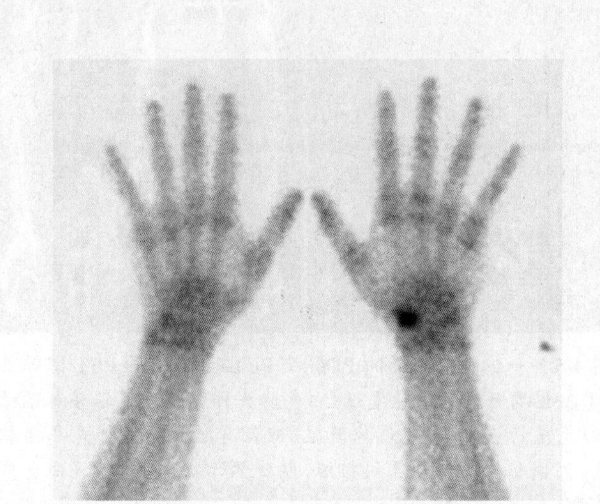

图 4-3　骨扫描显示在腕部舟状骨有放射性元素高摄入的影像，表明有舟状骨的隐性骨折

图 4-2　骨扫描显示白色箭头所指是一个骨转移病灶，这是由于原发性肝癌骨转移后造成的骨质破坏的影像。这种骨转移病灶有时同放射性元素高摄入的疾病很难鉴别

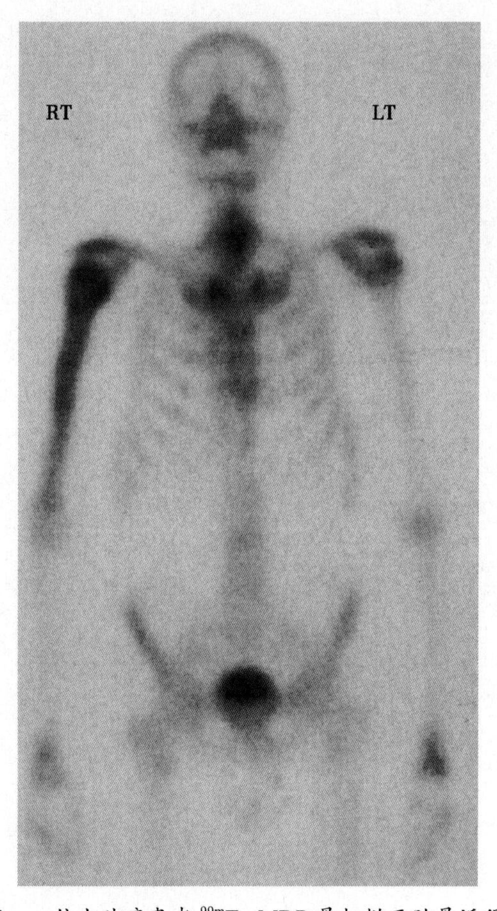

图 4-4　一位上肢痛患者 ^{99m}Tc-MDP 骨扫描示肱骨近段及中段高摄取像，此为典型 Paget 病表现

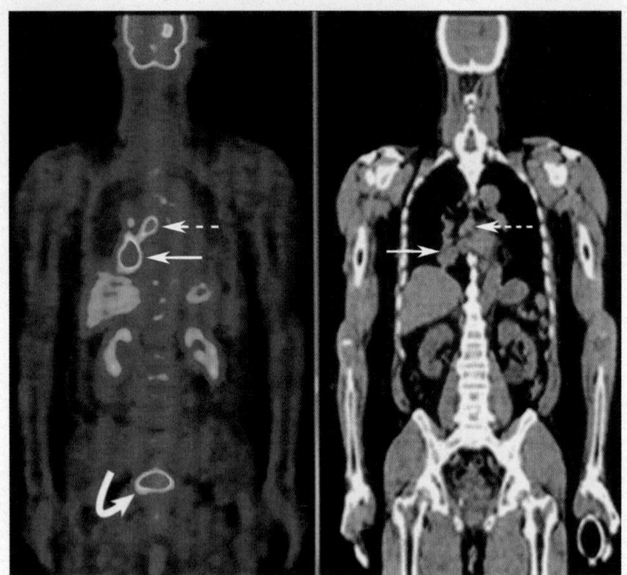

图 4-5 一位肺癌患者的 PDG 及 PET-CT 图像。PET 图像及 CT 扫描均可见肿瘤原发灶(白色箭头),纵隔可见转移淋巴结(白色虚箭头)。PET 图像肝脏、双侧肾脏和胃也可见高摄取像,因同位素由泌尿系统排泄,膀胱显示极高摄取像(白色弯箭头)

(霍岩松 贾绍芳 译 孙海燕 倪家骧 审)

第5章 计算机断层扫描

概念

- 计算机断层扫描（Computed tomography，CT）采用由一个围绕在患者周围旋转的扇形光束源发出的游离X线产生图像
- 通过患者之后，光束在X线环上衰减程度的值可以用一个已知的豪斯菲尔德单位记录
- 这些值反映了那些已知像素的患者体内空间的细微容积的密度，这些接下来显示在生成的图像里
- 计算机模式被应用于分配一个灰度比例到个体像素，用以建立一个2D，横截面图像
- 像素确定3D信息且能够被重建进任何一个所需的正交平面的图像
- CT数据也可以被重建进一个能够应用色彩代表不同密度组织的3D计算机生成模式
- 应用造影剂能够提高柔软组织结构的对比，基于碘的静脉造影剂可以注射到心血管系统，或者进入胃肠系统就像泛影酸和口服含钡造影剂
- 低密度介质，例如空气和水，可能被用于加强肠软组织对比

临床应用

- CT制造出高清晰度2D和3D图像，同时提供快速评价骨组织和软组织结构
- 它是腹部和胸部疾病的主要图像选择，就如同它在颅脑肿瘤和急性脑卒中的应用
- 在骨肿瘤中CT可以提供一种完美的3D评价，并且能够被用于评价原位金属植入的骨折金属固定术
- 作为MRI的替代，CT可结合关节，以评估关节腔内关节紊乱

局限性

- CT会被患者的运动伪影所限制，因此在考虑推荐某些CT检查的时候，患者能否静静地躺着并控制自己的呼吸是很重要的
- 相较MRI或者US，CT的软组织对比是其弱项，因此CT在评价软组织疾病和骨髓成像中受到限制

骨骼肌肉系统适应证

常规CT

- 复杂骨折
- 脊髓肿瘤
- 骨折的并发症，如骨折不愈合和感染
- 复杂的骨解剖手术计划的评估
- 关节内游离体
- 骨病变的特性分析
- 图像引导脊髓注射

关节CT

- 软骨和骨软骨缺损
- 纤维软骨撕裂（尤其是在肩关节、腕关节、髋关节和膝关节）

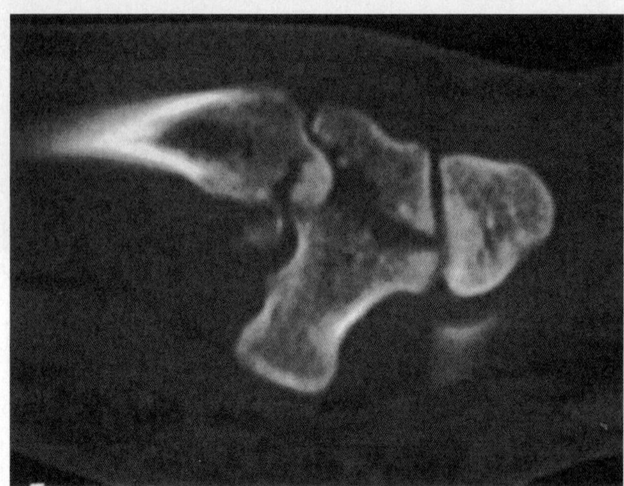

图 5-1　合并第四掌骨近端基底脱位的钩骨骨折矢状 CT 重建到钩骨骨折线，这就需要还原到骨愈合

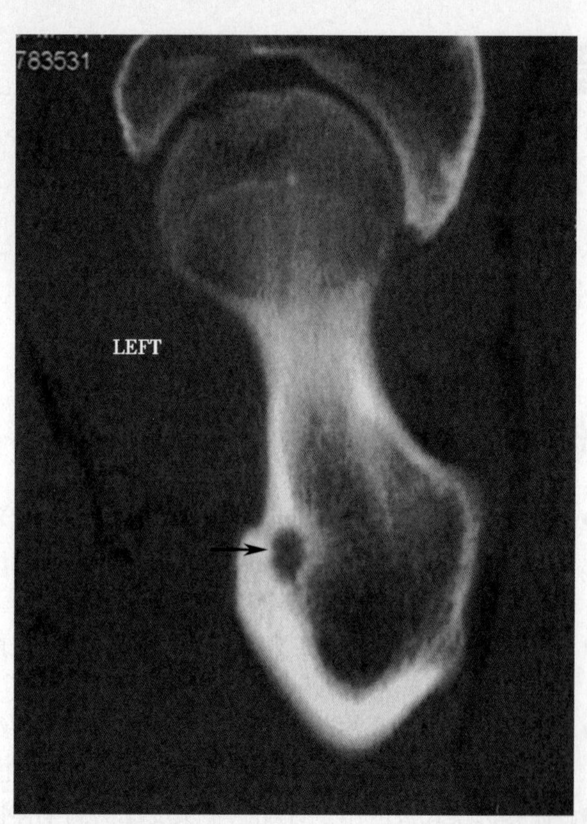

图 5-3　带有透亮骨瘤病灶(黑色箭头)患者的髋关节矢状 CT 重建，病灶出现在股骨近端的骨内表面，不是 X 线片上可见病灶

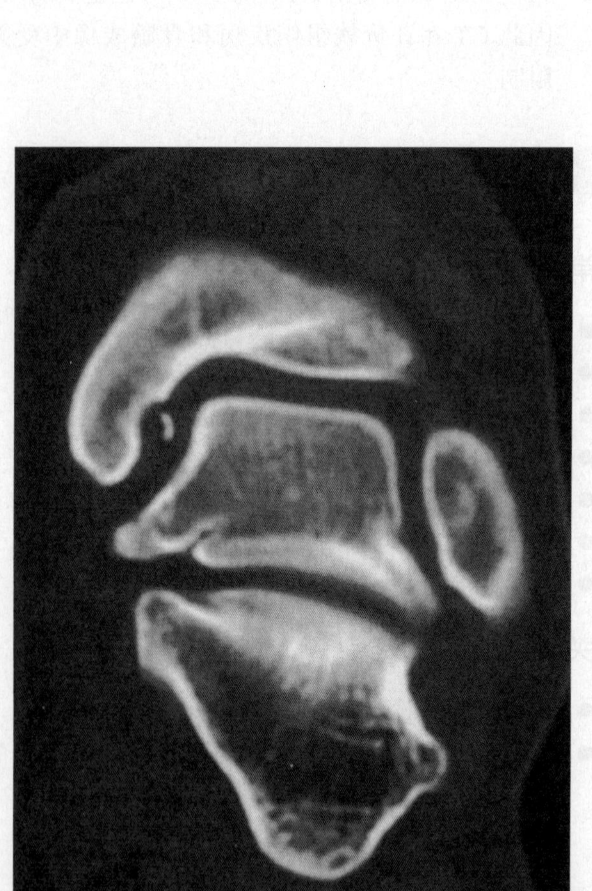

图 5-2　脚踝的冠状 CT 重建显示了一个明显松动的部分，在 X 线片上没有看见这部分

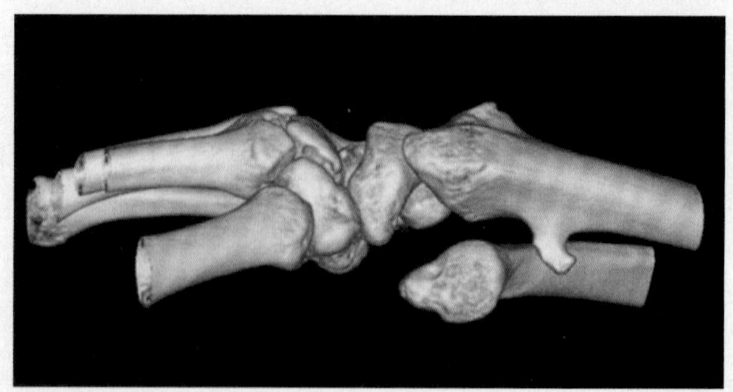

图 5-4　腕关节的 3D CT 重建图，从桡骨方向观测，带有马德龙畸形患者的继发骨干多发骨软骨瘤。半脱位的尺骨与桡骨远端是显而易见的，并有桡骨远端出现骨软骨瘤

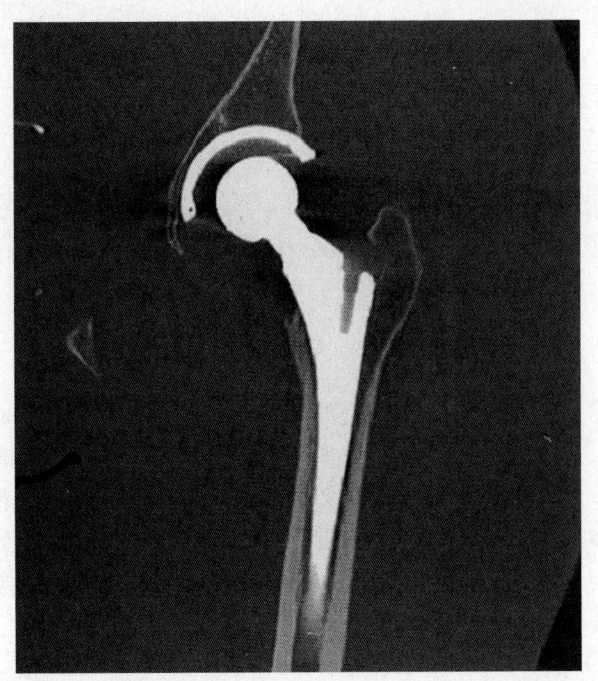

图 5-5　正常的髋关节假肢冠状 CT 重建。假肢造成了一个很小的伪影，CT 扫描提供了很好的骨骼细节

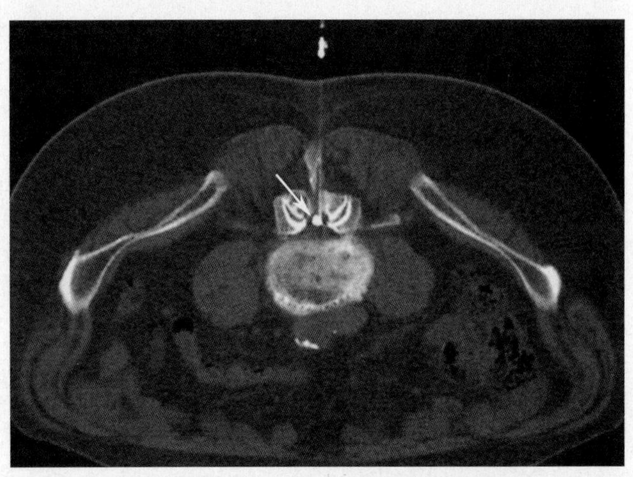

图 5-6　轴位扫描获得 CT 引导下硬膜外注射缓解疼痛的过程。硬膜外穿刺针是显而易见的，小的注射对比材料（白色箭头）证实硬膜外空间内事先注射麻醉剂和类固醇针的位置。过程是非常安全的，并在 10～15 分钟完成

（王成彬　贾绍芳 译　孙海燕　倪家骧 审）

第6章
磁共振成像

概念

- 磁共振成像（Magnetic resonance imaging，MRI）技术使用质子的运动在磁场中产生图像
- 在磁共振成像扫描仪的恒定磁场内，当无线电频率（RF）能量的脉冲作用于那些包含自由氢原子核（质子）的组织时，它们产生不同的信号
- 信号取决于组织类型和组织放松或放弃其运动的速度，接下来这些信号由数字转换成图像
- 因此，图像的对比度取决于不同组织的信号强度。含有丰富的自由质子的某些组织，如水和脂肪，射频脉冲响应。其他组织含有较少的自由质子，如骨皮质和空气，其反应产生少得多的信号
- 对比不同的组织是可以被测定的，它取决于射频脉冲的强度和时间，此参数被称为磁共振序列
  - T1 加权成像，液体出现暗区和脂肪出现亮区
  - T2 加权成像，液体和脂肪都呈现亮区
  - 质子密度成像，液体上出现中间信号强度和脂肪出现亮区
- 操纵磁共振序列，允许不同的组织特点的演示。例如，来自脂肪的信号可以被取消（做暗）使用的技术称为脂肪抑制。脂肪抑制 T2 加权成像在肌肉骨骼非常有用的，以增加明亮的病理组织和脂肪之间的对比。常见的脂肪抑制技术包括：
  - 短 T1 反转恢复序列成像
  - 脂肪抑制 T2 加权成像
- 静脉注射造影剂如钆可用以加强导管及炎性组织的显影度。脂肪抑制 T1 加权成像常被用于加强组织和邻近的脂肪结构的对比
- 关节腔内造影剂也可以用于产生磁共振的关节造影效果，以提高如关节软骨、软骨、韧带和关节腔内状态结构的评价。这种方法经常在肩，腕，肘，髋关节成像中使用
- 某些金属，如不锈钢和钴铬合金，扭曲磁场，从而产生图像伪影。其他金属，如钛，产生的图像失真少得多。这种失真可能会降低图像质量，同时是那些带有金属设备的患者，如带有骨科金属植入物患者磁共振成像评价的一个重要的考虑因素
- 植入的金属设备，例如心脏起搏器和神经刺激器，是会受到磁场的影响，同时也与磁共振成像评价不相容

临床应用

- MRI 是大多数脑和脊椎病理学调查的选择
- 这种方法提供了软组织间出色的对比，例如在关节软骨、骨髓、肌肉和韧带之间。它是大多数关节和肢体病理的主要成像方式
- 它在骨盆软组织的评价中有一定用途，同时也可以被应用在腹部结构检查中，但评价可以因肠道的运动和呼吸运动受到限制
- MRI 是在儿科使用广泛，因为它不使用可能有害的电离辐射

局限性

- MRI 特别受患者运动的限制，因为它会带来图像伪影
- 另外，因为图像采集时间可能相当长，所以 MRI 也在急性肿瘤的应用中受到限制
- 传统的磁共振成像扫描仪是非常局限的，并可能不适合幽闭恐惧症患者。对于此类患者开放式磁共振扫描仪广泛使用，虽然图像质量可能会受到影响
- MRI 不兼容的硬件，如钢板和钴铬假肢，人工制品，这些组件可能更好是应用 CT 图像
- 胸部的成像受呼吸运动影响出现较差的磁共振图像的对比度的特点，使 CT 替代成为调查肺组织病理更好的工具，然而，磁共振频率的进步已经使心脏 MRI 成为一个有价值的诊断工具

骨骼肌肉系统适应证

- 脊髓病变
- 可疑的关节内部紊乱
- 骨转移和其他骨骼病变的检查
- 骨骼和软组织感染
- 软组织肿瘤和扩散
- 压缩性神经病变

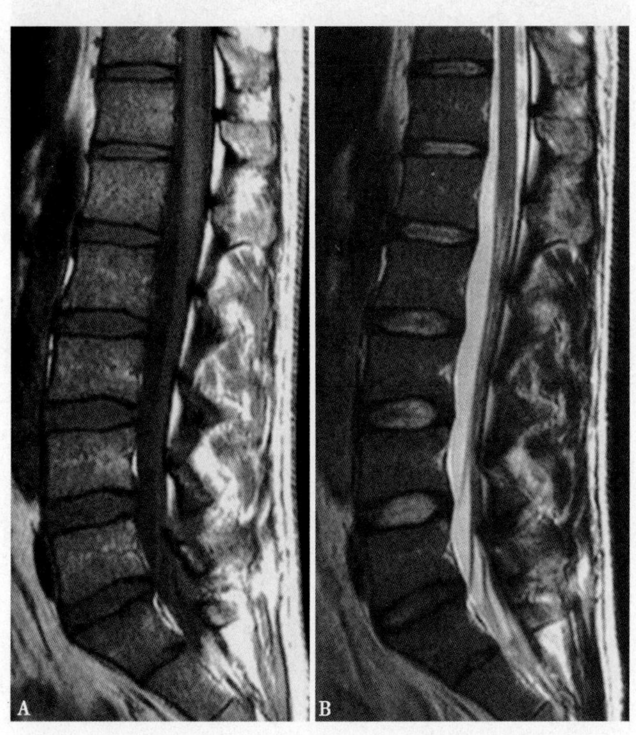

图 6-1　腰椎矢状磁共振。(A)T1 加权成像显示了脑脊液为低信号强度，在骨髓和皮下脂肪则为高信号强度。椎间盘是中等信号强度。(B)相比之下，脑脊液和椎间盘在 T2 加权 MRI 是光亮区，或高信号强度。脂肪组织在 T2 加权 MRI 也是亮区

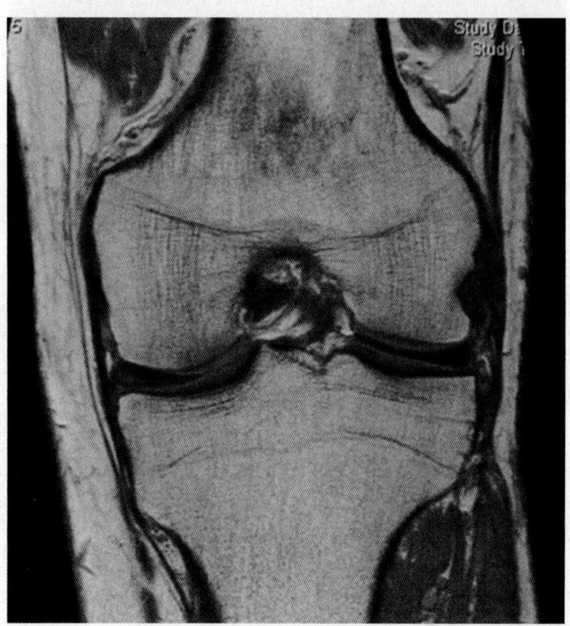

图 6-2　膝关节的冠状质子密度图像。图中显示了出色的图像分辨率和对比度，细节清晰的韧带，软骨下骨质，关节软骨，纤维软骨。图像看起来与 T1 加权 MR 图像类似，但液体是中级信号的强度，这取决于脉冲序列的参数

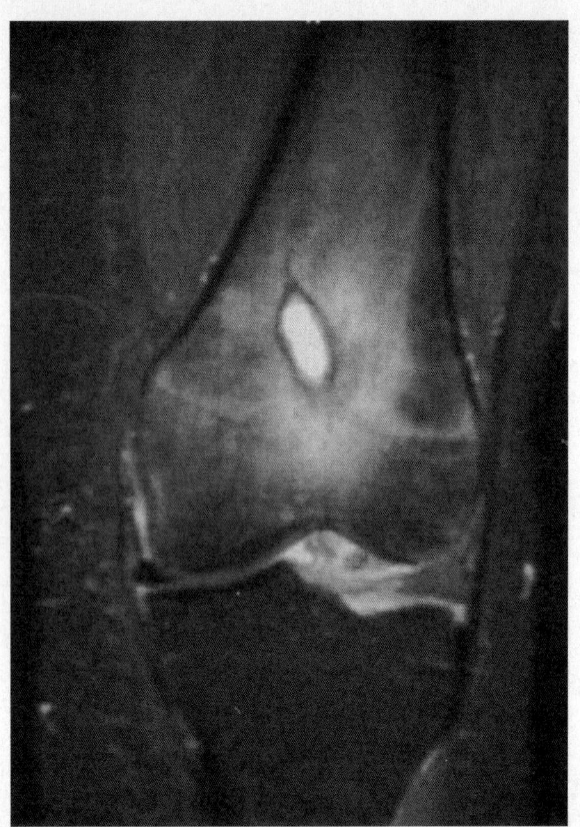

图 6-3　在与布罗迪脓肿患者的膝盖的冠状短 T1 反转恢复序列图像。脓肿腔中的液体还有周围的骨髓水肿是高信号强度，骨髓水肿显示特别好是因为脂肪抑制，提高了病理水肿组织和正常信号强度高脂肪骨髓之间的对比。这个图像是和脂肪抑制 T2 加权 MR 图像非常相似的

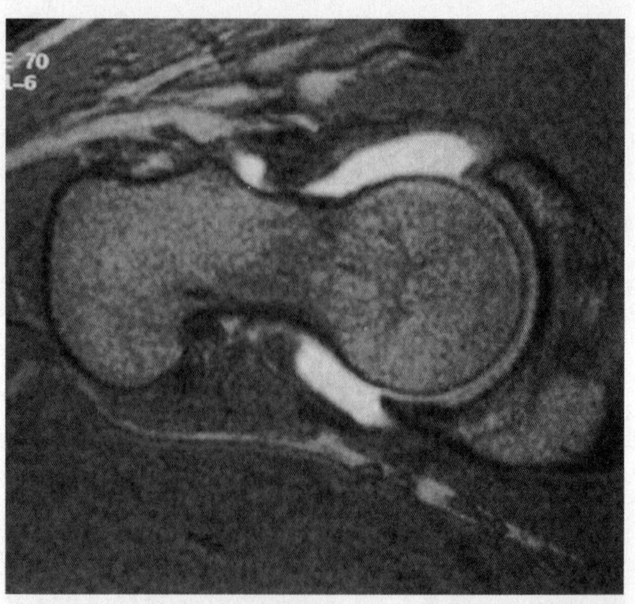

图 6-4　T1 加权梯度回波磁共振髋关节造影图像。关节内造影剂的高信号强度提供了对腰椎韧带结构极好的区分和对比，一般情况它也非常适用于骨结构。当需要显示薄片精细的解剖细节的时候梯度回波序列图像也许是有用的

（贾绍芳　王成彬 译　孙海燕　倪家骧 审）

第二部分
脊　　柱

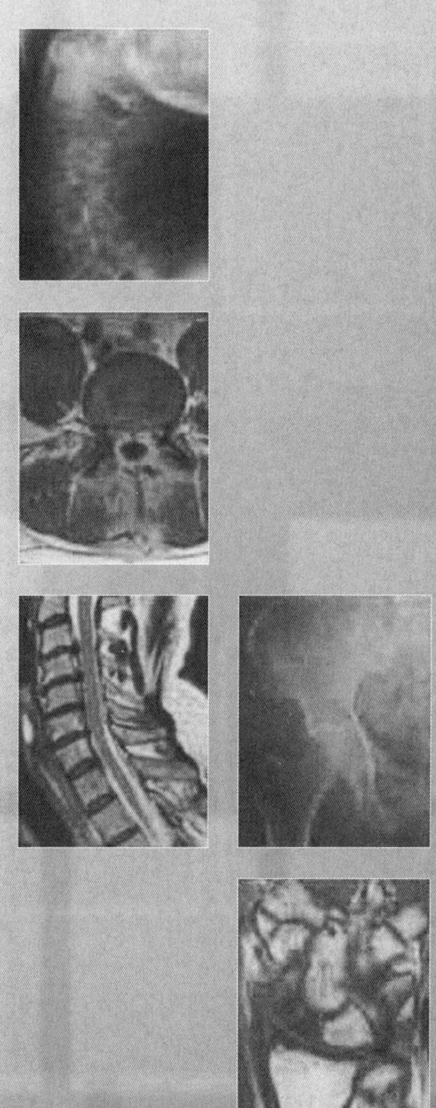

第7章
解剖：颈椎的影像学特征

骨骼

寰椎(C1) 第1颈椎是由细小的前弓和后方的椎板形成的骨环，前弓和椎板由侧块连在一起，侧块有小关节面上与双侧枕髁，下与C2侧块形成关节。

枢椎(C2) 第2颈椎的椎体有一个向上突出的齿突与C1前弓上的凹面形成寰枢关节，枢椎的侧块与C1的侧块构成关节，枢椎有一个短的向后突出的分叉状的棘突。

颈椎(C2～C7) 颈椎椎体在横断面呈圆钝的三角形，椎体上面轻度斜向前下，横突短而分叉，有横突孔走行着椎动、静脉和交感丛，每个椎体后方有两个椎板融合形成小的分叉的棘突，只有C1是例外，它有1个长而突出的棘突。上、下关节突在横突和椎板的交界处，上关节突或关节面伸向后下方，下关节突伸向前下方，椎间孔位于下关节突前方。

颈椎小关节(椎骨关节) 滑膜关节由这一关节所命名的椎体的下关节突和下一椎体的上关节突所构成，关节面呈冠状方向，因此防止向前后椎间移位，椎间小关节囊松弛，便于在屈颈时向前滑动，椎间小关节囊由脊神经背根的内侧分支所支配。

韧带

间盘和韧带 由后方相对薄弱的坚固的纤维环构成，其内容纳间盘，薄弱处由后韧带附着，中心髓核是由蛋白多糖构成的半液状物质。

纵形的韧带 前纵韧带和后纵韧带是由附着在椎体的前后骨膜表面和椎间盘，它们在屈和伸的时候对抗张力和椎体的分离。

寰枢韧带 寰枢前部的稳定性由附着在颅底和齿突间的尖韧带和翼状韧带所维持，横行的韧带从C1前弓的后表面发出，跨过齿突后部，限制C1在C2之上向前移位。

后方的韧带 后方的部分由一组三条韧带来稳定，黄韧带由弹性胶原纤维所构成，走行于脊髓的全长，附着在椎板的内表面，棘突由棘间韧带和棘上韧带来稳定。

肌肉

颈椎的肌肉结构由多层，可以分为三群：

前群肌 前群肌由成对的颈长肌，头长肌，前方和侧方头直肌组成，前群肌的作用是屈颈，对抗颈部过伸及独立作用转头(独立起转头作用)。

侧肌群 侧肌群由前、中、后斜角肌，及胸锁乳突肌，斜角肌的作用是使颈部侧屈，和提升第1、第2肋辅助吸气。

深部后群肌 颈深部后群肌由颈夹肌、半棘肌、头夹肌等组成，它们与斜方肌协同作用伸颈并对抗过度屈曲。

神经

脊神经 它们由背侧根及腹侧根汇合形成，每个根由更小的支根构成，背根包含脊神经节，位于与腹侧根汇合点的近侧，每条脊神经由它所发于节段的下一节椎体的椎间孔穿出：例如C6神经由C5椎间孔穿出。

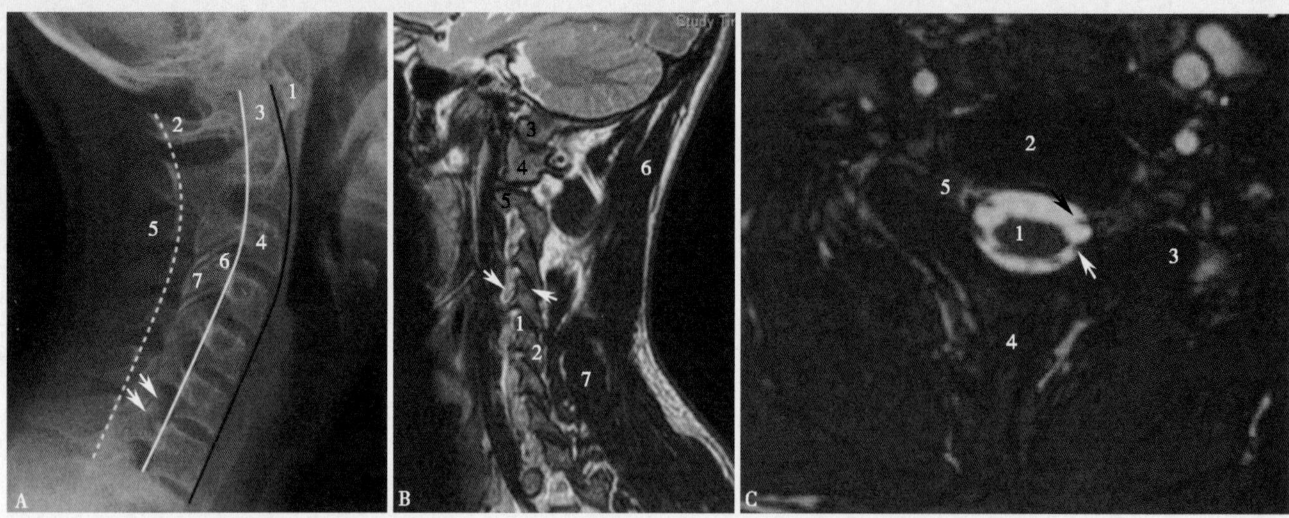

图 7-1　(A)颈椎侧位片示：1、C1 前弓；2、C1 后弓；3、C2 齿突；4、C3 椎体；5、C3 棘突；6、C4 上关节突；7、C4 下关节突；黑线，前脊线；白线，后脊线；虚线，椎板线；白色箭头，C6～C7 椎骨关节突关节。(B)颈椎 MRI 矢状位 T2 加权像：1、上关节突；2、下关节突；3、枕骨髁；4、C1 侧块；5、C2 侧块；6、头夹肌；7、颈夹肌；后方白色箭头，C3～C4 关节突关节；前方白色箭头，椎间孔内脊神经。(C)颈椎 MRI 三维重建横断面 T2 加权像：1、颈髓；2、椎体；3、横突；4、棘突；5、椎间孔；黑色箭头，前根；白色箭头，后根

(赵忠伟　贾绍芳 译　孙海燕　倪家骧 审)

第 8 章

Arnold-Chiari 畸形 Ⅰ 型

定义

- 小脑扁桃体下垂至枕骨大孔下进入颈椎管，常伴颈髓空洞

症状和体征

- 枕下头痛
- 视觉障碍
- 颈髓受压引起运动及感觉功能缺失
- 步态异常
- 外伤常引起症状发作
- 常伴脑干和颈髓空洞

流行病学

- 女性为主
- 所有年龄段发病率大约为 0.3%～0.4%
- 婴儿至老年均可发病
- 小脑扁桃体下疝的程度与症状的严重程度相关，下疝超过 12mm 大多出现症状

影像学检查

- 颈椎 MRI：包括上段颈椎轴位像

影像学表现

- MRI 矢状位 T2 加权像示小脑扁桃体突出枕骨大孔下大于 5mm
- 脑干位置正常
- 第四脑室位置正常
- 20%～73% 的病例存在脊髓空洞
- 有时伴有
  - Klippel-Feil 综合征
  - 短斜坡
  - C1 及齿突异常（畸形）

其他检查

- 诱发电位测试排除颈髓病

鉴别诊断

- 脊髓空洞
- 脑积水
- 小脑假瘤
- 脑干肿瘤侵犯后组脑神经
- 由 Paget 病、骨性缺陷、软骨病、或低颅压引起的扁桃体下疝

治疗

- Ⅰ型 Arnold-Chiari 畸形患者无症状、不伴空洞，可采取保守治疗
- 有症状并伴发空洞患者，可能需要手术治疗
- 有症状患者、伴或不伴空洞，通常采取手术治疗，以重建枕骨大孔区的脑脊液的正常循环
- 术式可选择后颅窝减压及 C1 后弓的减压

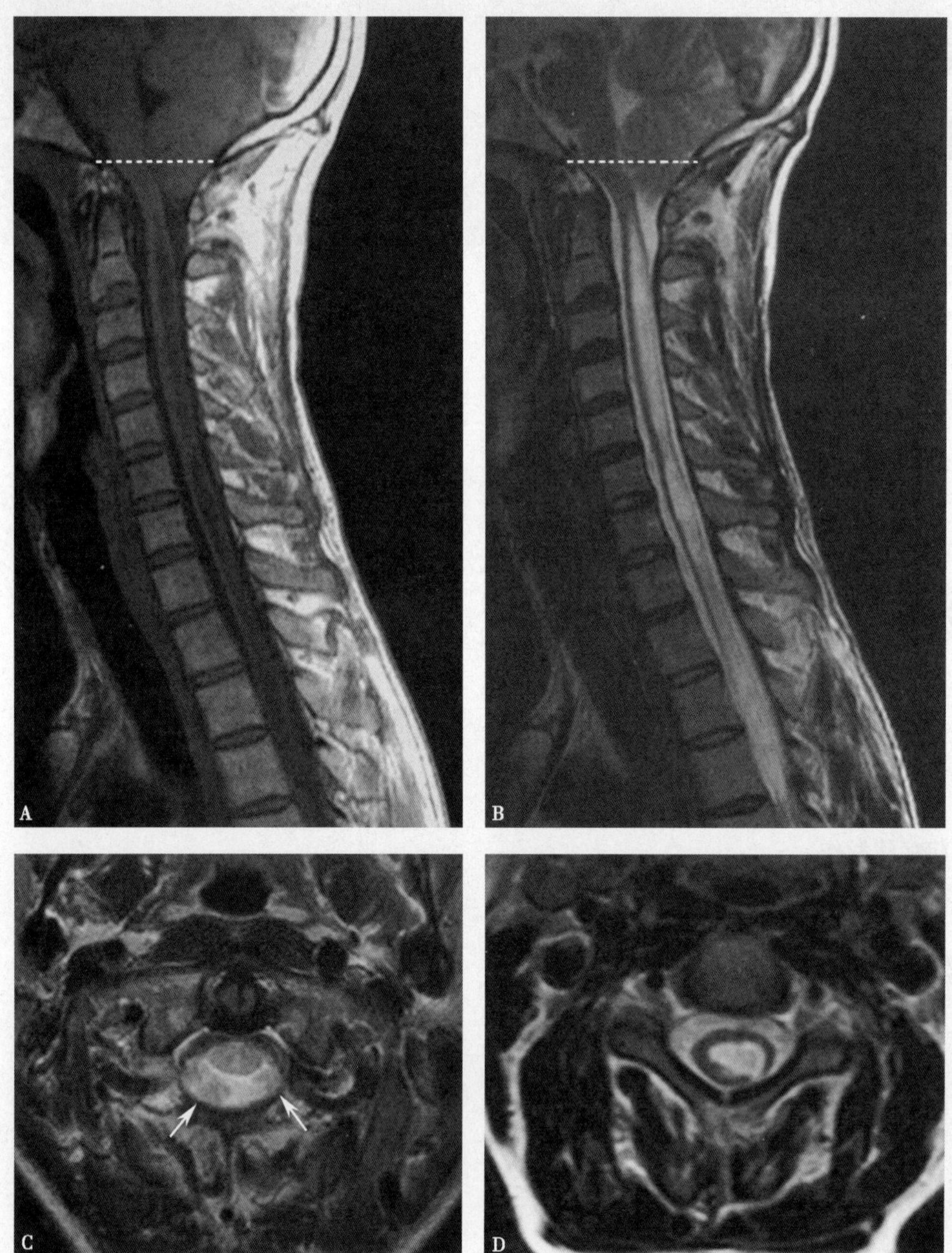

图 8-1　图示 Arnold-Chiari 畸形患者 MRI 矢状位 T1（A）及 T2（B）加权像。图中可见小脑扁桃体突出至枕骨大孔下（虚线示），可见伴发的脊髓空洞。第四脑室正常，未见脑脊膜膨出或其他结构异常。（C）C1 水平 MRI 轴位 T2 加权像可见小脑扁桃体突出（白色箭头）。（D）中段颈髓水平 MRI 轴位 T2 加权像可见明显空洞

（赵忠伟　贾绍芳 译　孙海燕　倪家骧 审）

第 9 章
Arnold-Chiari 畸形Ⅱ型

定义

- 后脑的先天畸形，常伴发脑脊膜脊髓膨出

症状和体征

- 是神经管缺陷所导致的结果
- 表现为：
  - 在新生儿期表现为继发于脑积水的头部增大
  - 儿童和成人表现为脑积水
- 下肢运动及感觉缺陷
- 括约肌功能障碍
- 脑干功能障碍

流行病学

- 发病率：男 = 女
- 发病率 0.4% 每 1000 名活产婴儿
- 常表现为出生时伴有脑脊膜脊髓膨出
- 若一个孩子发病，其同胞受累的风险为 6%

影像学检查

- 脑和颈髓的 MRI 检查

影像学表现

- 幕下：
  - 小脑扁桃体及延髓位于枕骨大孔之下
  - 第 4 脑室受压和变长
  - 脊髓脊膜膨出和脊髓空洞
  - 增大的枕骨大孔，扇形斜坡，C1 椎弓发育不良
  - 颈髓延髓成角
  - 小脑的形态学异常并发小脑幕发育异常
- 幕上：
  - 脑积水
  - 大脑镰发育不良
  - 胼胝体发育不良

其他检查

- 诱发电位检查可以量化脊髓和脑干的功能障的程度

鉴别诊断

- Ⅰ型 Arnold-Chiari 畸形
- 先天性脑积水
- 低压性脑积水

治疗

- 妊娠期补充叶酸可以降低发病率
- 后颅窝减压及 C1 后弓减压
- 分流术缓解脑积水
- 在子宫内由超声诊断出的严重病例行胎儿脊膜脊髓膨出修补术，可能减轻神经缺陷的严重性

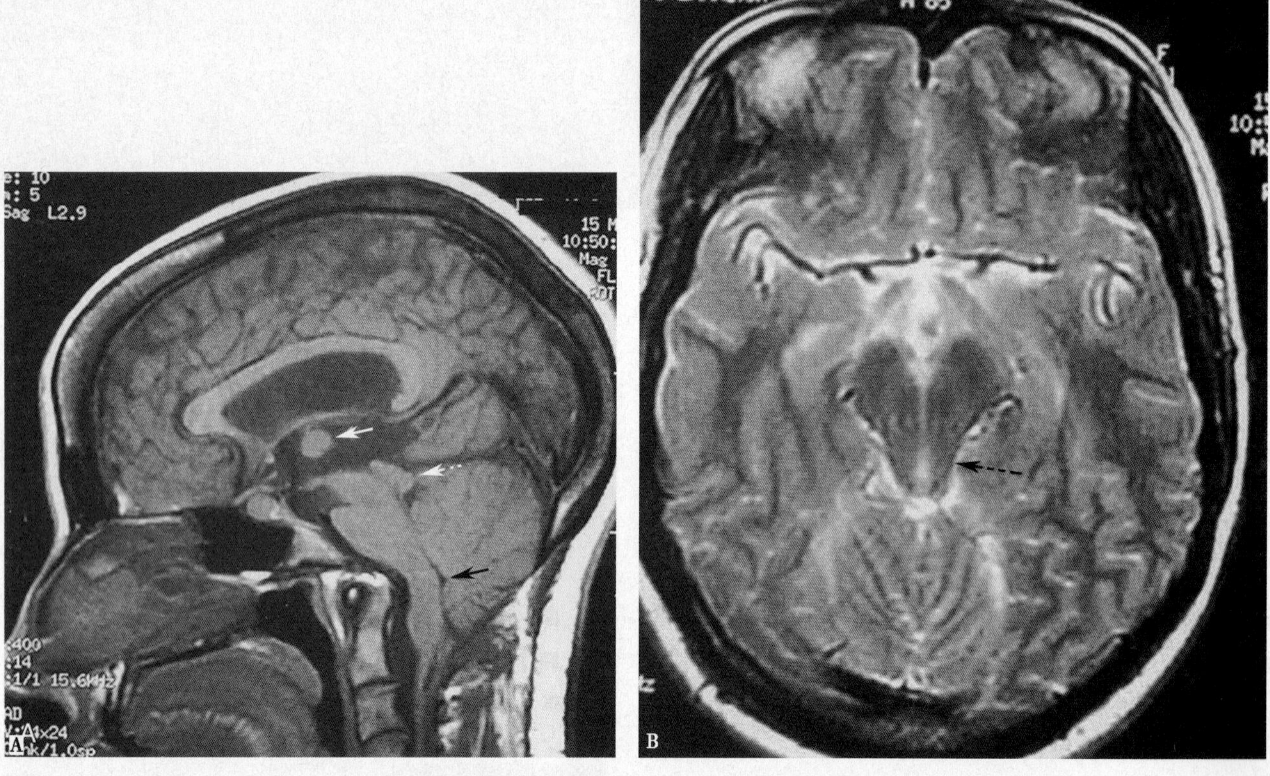

图 9-1　(A)矢状位 T1 加权像(T1W1)显示成人Ⅱ型 Arnold-Chiari 畸形。后颅窝狭小，枕骨大孔宽大。小脑和延髓向下移位，脑桥和第四脑室延长(黑色箭头)。脑干在齿状突后方时弯曲变现。中央部有一增大团块(白色箭头)和顶部有一凸起(白色不连续箭头)。(B)轴位 T2W 显示狭小的后颅窝顶部有一凸起(黑色箭头)

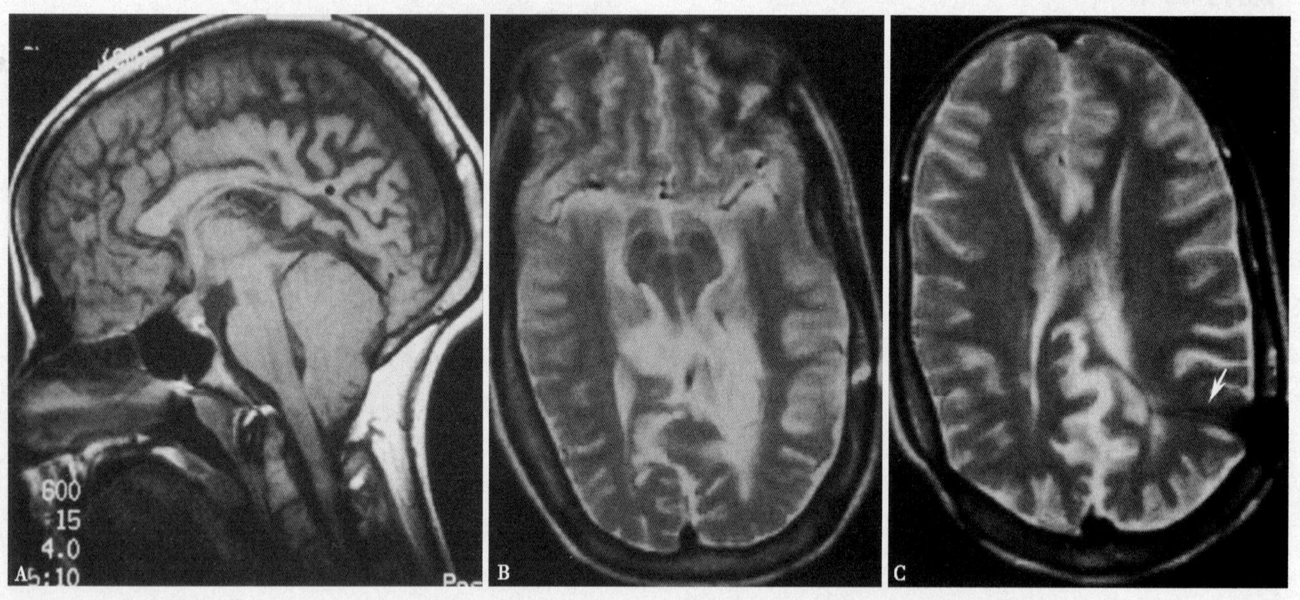

图 9-2　(A)矢状位 T1W 显示脑干在齿状突后方有轻度弯曲变形，但成像特点与图 9-1 特点相似。(B 和 C)轴位 T2W 显示枕叶变形，可能与大脑发育不全和后颅窝狭小有关。存在脑室分流现象(白色箭头)，左侧脑室后角轻度扩张

(赵忠伟　贾绍芳 译　孙海燕　倪家骧 审)

第10章
Klippel-Feil综合征

定义

- 先天性的颈椎畸形，特征为颈椎节段异常及两个或以上的颈椎融合

症状和体征

- 经典三联征，包括短颈、后发际低平、颈椎活动受限
- 逐渐出现的脊髓病
- 发音受损
- 上肢有连带运动或镜像运动，近20%的患者中有下肢的连带运动或镜像运动

流行病学

- 发病高峰为20～30岁
- 任何年龄均可发病
- 发病率1/42 000
- 男性发病率稍高
- 胎儿酒精综合征中发病率高

影像学检查

- 用X线和CT辨认椎体曲度和骨质解剖异常
- 有神经症状时用颈椎MRI

影像学表现

- 两个或以上颈椎融合：
  - C2、C3和低位颈椎融合较常见
  - 融合可能延伸至上位胸椎
  - 相关地脊柱侧凸
- 肩胛脊椎骨（肩胛骨与椎体相连）：CT辨认最佳
- 颈肋
- 半椎体
- 脊椎侧凸和颅底凹陷
- 脊髓空洞症（MRI轴状位和矢状位T2加权像上高信号）
- 椎间盘膨出

其他检查

- 诱发电位试验来量化脊髓和脑干的损伤
- 如果怀疑有幼年型类风湿性关节炎或强直性脊柱炎，检查胶原血管病

鉴别诊断

- 幼年型类风湿性关节炎
- 强直性脊柱炎
- 此前有手术融合
- 关节盘炎

治疗

- 避免：
  - 增加颈椎损伤风险的活动，如身体接触运动
  - 麻醉时极度颈椎屈伸位置
  - 颈椎治疗性操作
- 改善活动避免过度使用颈椎
- 佩带颈托
- 如果出现神经病学症状，进行手术

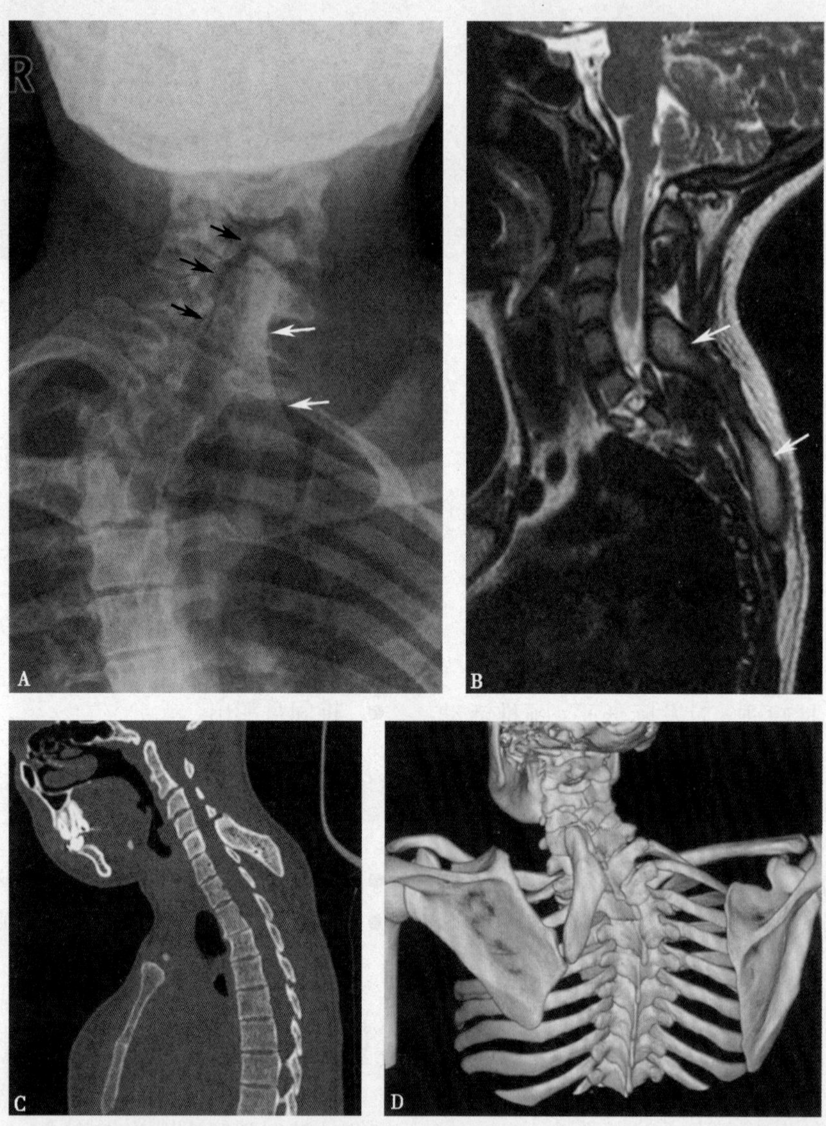

图 10-1　女性 Klippel-Feil 综合征患者。(A)前后位 X 线显示颈椎和胸椎脊柱侧凸及成骨异常，和一些裂开的棘突(黑色箭头)。同时有明显的肩胛脊椎骨(白色箭头)，与肩胛骨成关节。(B)在 MRI 的 T2 加权像上也可看到肩胛脊椎骨(白色箭头)。没有潜在的神经病学异常。在弯曲矢状位(C)和 CT 三维重建(D)上最易发现肩胛脊椎骨与颈椎、肩胛骨之间的关系和骨质解剖

(金　笛 译　孙海燕　倪家骧 审)

第 11 章
寰枕关节畸形

定义

- 先天性颅骨椎骨连接部解剖变异

症状和体征

- 逐渐出现的与结构不稳相关的颈椎异常
- 后枕部头痛，随颈椎屈伸加重
    - 可能与基底型偏头痛相似
- 颈脊髓病
- 在微小的损伤后可能罕见地突然出现四肢麻痹
- 低位脑神经异常
- 步态异常，包括共济失调
- 血管症状包括短暂性脑缺血发作、眩晕、视觉症状，可能伴神经系统体征或症状

流行病学

- 症状常出现在颈椎损伤后
- 男女发病率相同

影像学检查

- 颈椎 X 线评价颈椎曲度、齿突和寰枕关节
- 对有神经损伤的患者进行 MRI 检查
- 术前用 CT 记录解剖和骨性异常
- 有血管症状时进行 CT 或 MR 血管造影

影像学表现

- C1 前弓或侧块与颅骨基底融合
- 通常与 C2 和 C3 融合关联
- 高位 C2 齿突，但扁平颅底和颅底凹陷不常见
- 罕有 C1 前弓与 C2 齿突融合
- MRI 矢状位和轴状位 T2 加权像可发现挤压颈椎

其他检查

- 诱发电位试验来量化脊髓和脑干的损伤

鉴别诊断

- 颈部骨折和（或）韧带损伤
- 类风湿性关节炎侵蚀齿突
- 枕髁向上移位导致后天的基底凹陷
- 甲状旁腺功能亢进、Paget 病、佝偻病或成骨不全继发骨量减少

治疗

- 避免：
    - 增加颈椎损伤风险的活动，如身体接触运动
    - 麻醉时极度颈椎屈伸位置
    - 颈椎治疗性操作
- 减少活动避免过度使用颈椎
- 佩戴颈托
- 如果出现神经病学症状，进行手术

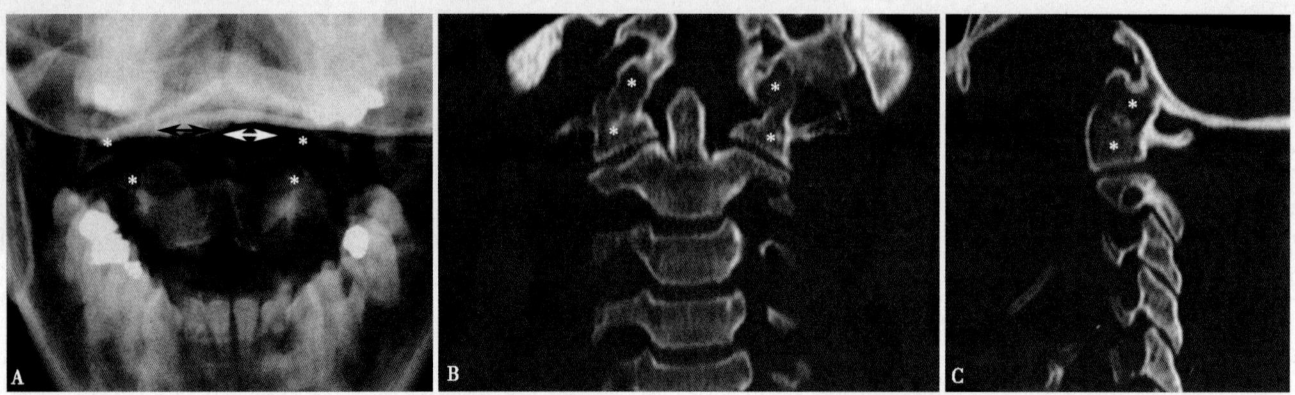

图 11-1 (A)颈痛患者 C1～C2 前后位 X 线。C1 和 C2 侧块关节不对称(星号),C1 侧块与齿突关节不对称(双箭头)。冠状位 CT (B)旁矢状位 CT(C)显示先天性侧块融合(星号)

(金 笛 译 孙海燕 倪家骧 审)

第12章
颈椎过伸性损伤

定义

- 由于头部和上位颈椎受暴力向后移位导致的颈椎后部组织断裂，伴前后纵韧带破坏，偶伴椎间盘破裂移位

症状和体征

- 颈椎伸展损伤后的严重颈痛
- 颈髓损伤相关的一过性和（或）永久性神经损伤
- 椎动脉损伤继发的症状
- 脊髓病症状和体征，特别是损伤后出现耳鸣

流行病学

- 在颈椎受暴力过伸后出现，常发生于有轴位负重的人
- 常发生于机动车事故或运动损伤后

影像学检查

- 首选CT检查有无骨性损伤
- 如果不能立即行CT检查或损伤轻微，进行三个位置的X线
- 有神经症状或评价韧带软组织损伤时用MRI
- 没有骨性损伤时行过伸/过屈位成像评价脊柱稳定性

影像学表现

- C2悬吊性骨折（不稳定）：C2较C3损伤性前移及两椎体水平关节破裂，可能损伤椎体
- 伸展撕脱骨折（稳定）：前下方椎体小的撕裂性骨折，通常发生于C2（与前纵韧带钙化鉴别）
- 过伸脱位（不稳定）：前纵韧带撕裂及轻微后移，但是常有神经损伤，通常发生于C4～C5和C5～C6
- 其他骨折包括棘突骨折和C1后弓骨折
- MRI显示急性硬膜外和椎旁血肿最佳，T2加权（T2W）像上高信号（SI）
- 脊髓挫伤在梯度回波MR成像T2加权上有SI
- 用饱和脂肪MR成像T1加权与T2加权结合（或短T1反转回复时间成像）评价骨质和韧带损伤
- 矢状位T2加权和轴状位T2加权或梯度回波MR成像除外损伤性椎间盘突出

其他检查

- 椎动脉血管造影术除外夹层和（或）损伤后动脉瘤

鉴别诊断

- 椎体骨折
- 项韧带突然遭受强外力导致的Clay-shoveler骨折
- 先天性中线裂

治疗

- 首选治疗为颈椎制动
- 大量糖皮质激素治疗颈髓水肿
- 脊髓和（或）神经根受压迫需要急诊手术解除压迫

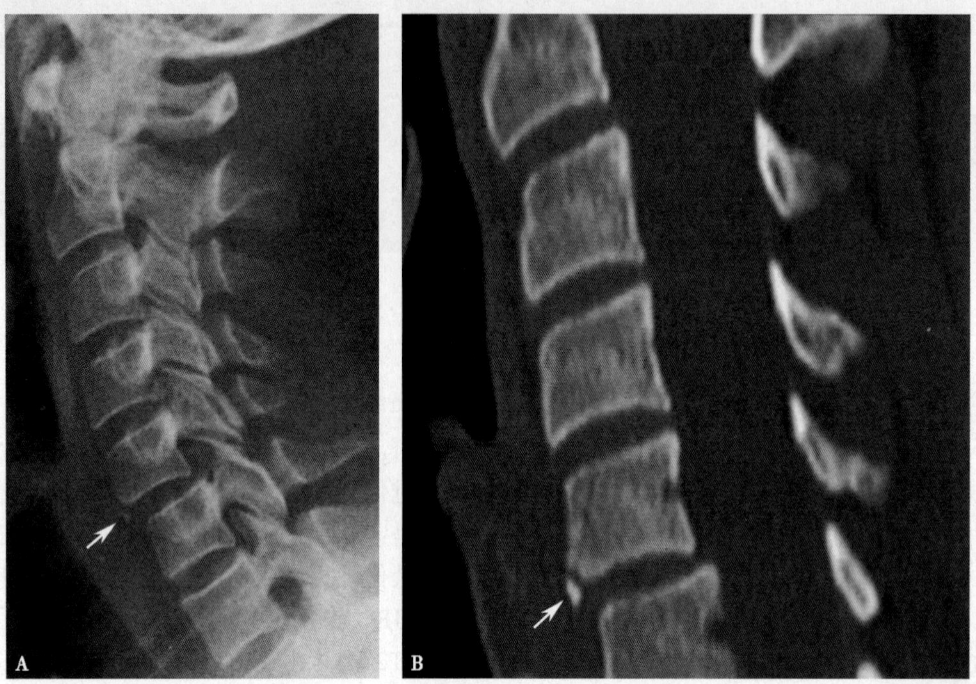

图 12-1 (A)过伸损伤患者的侧位X线。C5前下缘小的伸展撕脱骨折(白色箭头),及轻度前移。(B)矢状位CT也显示有撕脱骨折和前移,但是没有显示其他骨折。过伸、过屈为没有显示动力不稳

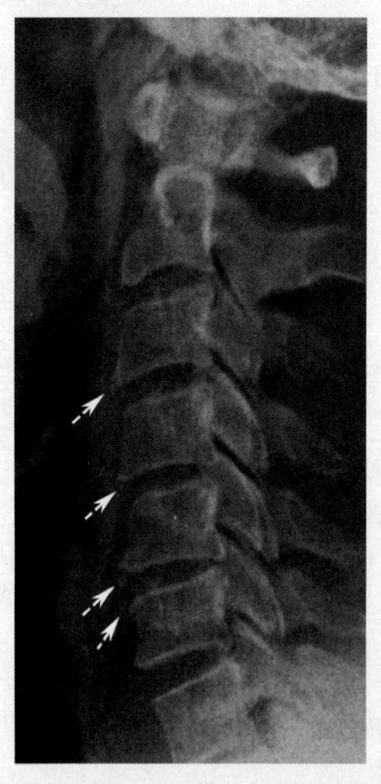

图 12-2 轴性痛患者的侧位X线。有前纵韧带多发小区域钙化(虚箭头),常同时有早期椎间盘退行性变和脊柱侧凸的早期表现。独立出现此表现时,需要与伸展撕脱骨折鉴别。如果有疑问,进行MRI检查除外韧带损伤

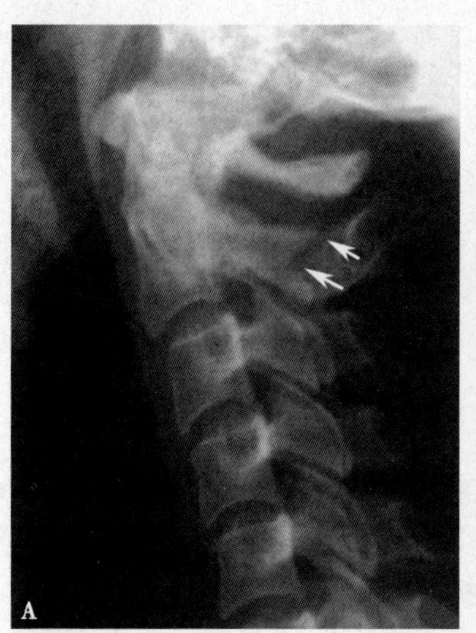

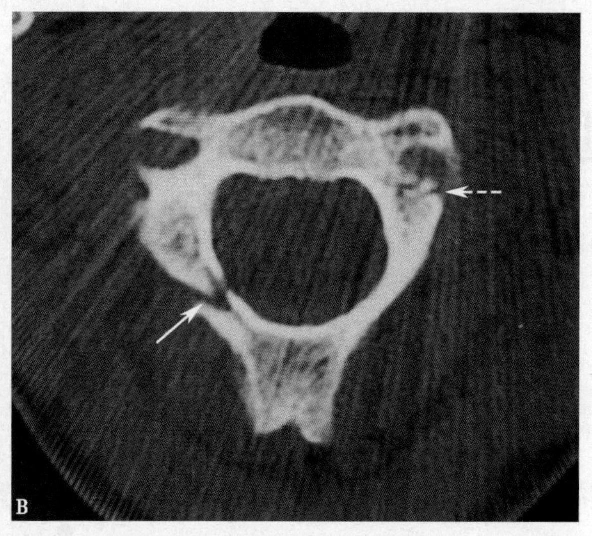

图 12-3　(A)试图上吊自杀患者的侧位X线。有椎板骨折(白色箭头)，但是没有移位。(B)轴状位CT显示右侧椎板骨折，及左椎弓根基底部靠近横突孔出的不完全骨折(虚箭头)。尽管没有发现其他骨折，此骨折被视为有潜在的不稳定性，并用环形固定器治疗6周

(金　笛 译　孙海燕　倪家骧 审)

第13章
颈椎过曲性损伤

定义

- 后韧带和囊韧带的损伤可导致在颈椎过度弯曲时向前滑脱

症状和体征

- 屈曲性损伤后急性发作颈部疼痛
- 相关的神经系统查体可缺乏、亢进或消失
- 脊髓病变表现可为一过性或永久性存在

流行病学

- 发生于颈椎屈曲过度，常伴有轴位载荷
- 常发生于机动车辆事故和运动损伤

影像学检查

- CT是确定是否有骨骼损伤的一线检查
- 三位X线检查用于不能立即做CT检查时或用于观察较小损伤
- MRI用于有神经系统症状的患者和评估软组织韧带损伤
- 过伸/过曲位检查可用于评估骨骼损伤患者骨骼的稳定性

影像学表现

- 枢椎齿状突骨折（不稳定型——Ⅱ、Ⅲ型）
- 最常见的是Ⅱ型骨折，齿状突与基底高度骨不连
- Ⅲ型骨折延伸至C2椎体内，骨不连不常见
- 在不稳定型骨折中可见向前滑移
- 小关节脱位（单侧（稳定型）：较小滑脱，常不伴神经系统缺损，可伴关节突骨折；双侧（不稳定型）：至少50%滑移伴有神经系统损伤，常伴有关节突骨折。）
- 过度弯曲骨折（不稳定）：低位颈髓常常受累（椎间隙增宽伴有通过椎板和前下椎体的骨折和滑移）
- 寰枕关节脱位死亡率高
- MR检查T2加权像高信号是急性硬膜外和椎前血肿的最佳证据
- 神经损伤可见MR检查T2加权像和梯度回波高信号
- 骨骼韧带损伤可联合T1加权像和T2脂饱和像（或短时反转恢复序列（STIR））评估
- MR检查T2加权像矢状位和轴位或梯度回声图像可排除外伤致椎间盘形成疝

其他检查

- 椎体动脉血管造影术可排除先天性和（或）外伤后动脉瘤

鉴别诊断

- 颈部拉伤
- 加速/减速伤造成的挥鞭伤并发过伸性损伤
- 弯曲/旋转损伤造成颈部小关节损伤
- 暴裂型骨折

治疗

- 一线治疗：颈椎固定
- 颈髓水肿患者应用大剂量皮质类固醇激素治疗
- 存在颈髓压迫和（或）存在神经根压迫常需紧急手术解压

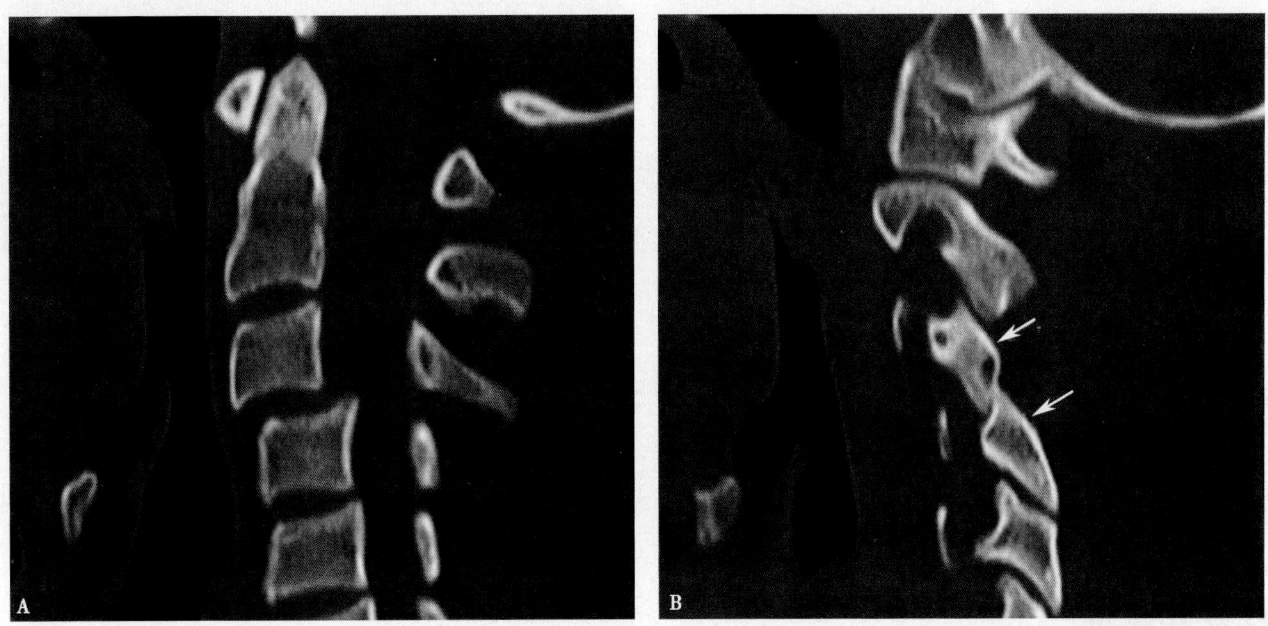

图13-1 颈椎急性过曲性损伤患者。A，中线矢状面CT扫描示C3相对C4向前滑移。B，旁矢状面CT扫描示左侧椎间小关节移位（白色箭头）。见图13-2

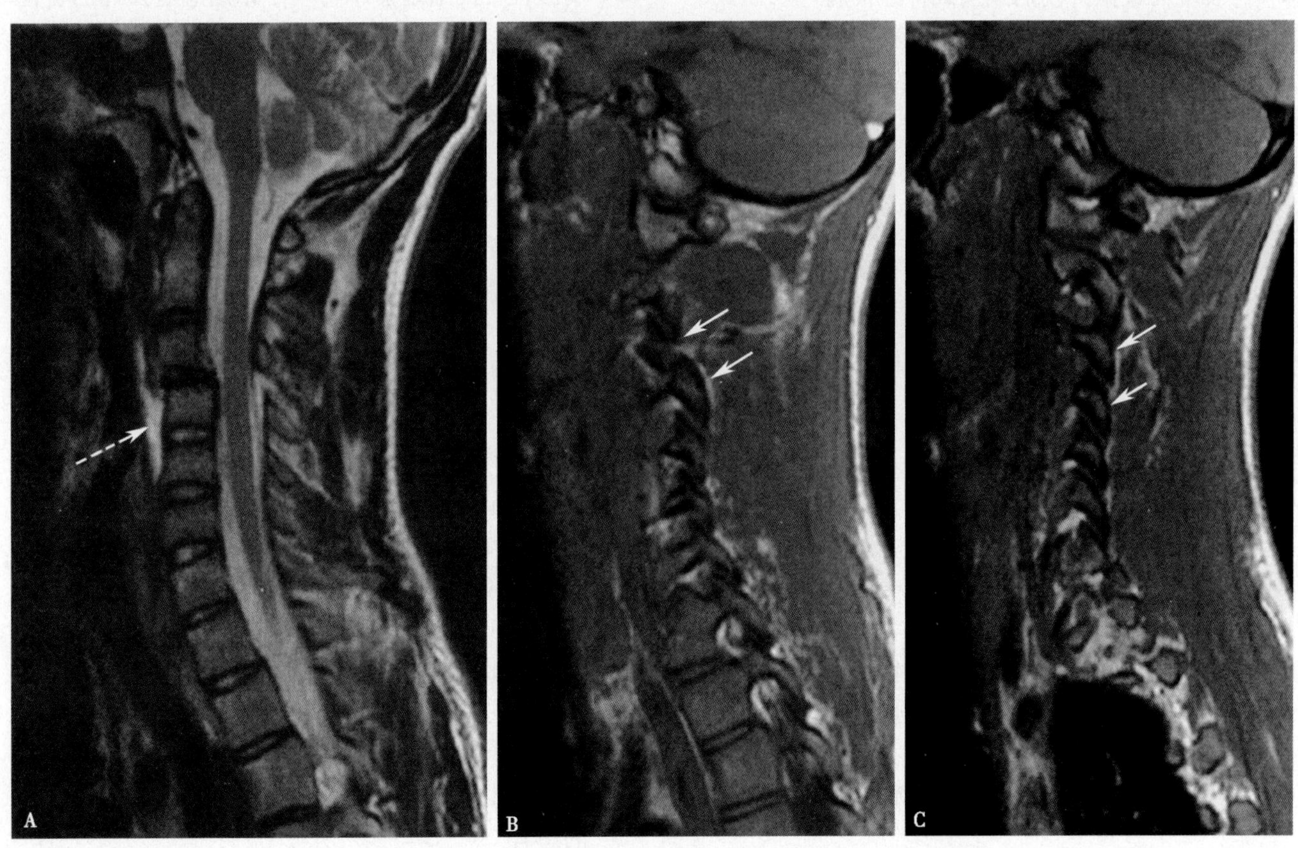

图13-2 A，与图13-1同一位患者的矢状位STIR序列MR扫描图像，提示椎体滑移未造成神经压迫或硬膜外血肿，虽然椎体前方可见一小血肿（白色虚箭头）。B，左侧旁矢状面T1序列MR扫描图像同样提示C3～C4椎间小关节移位（白色箭头）。C，右侧椎间小关节正常，排列成直线

（贾绍芳 译　孙海燕　倪家骧 审）

第 14 章
颈椎间盘退行性病变

定义

- 指椎间盘退化时发生复杂的生物化学变化，进而导致椎间盘复合体形态功能的改变

症状和体征

- 正常老化的一部分
- 常无症状
- 可表现为轻微外伤后颈痛或神经根病
- 神经系统查体可正常或有感觉、运动以及反射改变
- 可有颈椎活动度减小
- 弯曲、伸展、旋转或侧弯可加重症状

流行病学

- 多发于 40～60 岁
- 40 岁前可由于外伤引发
- 男女比例相等
- 60 岁前发病
- 有遗传倾向

影像学检查

- 对于单发颈痛的患者常规影像价值有限
- MRI 是有神经系统症状或出现“危险信号”患者的首选检查
- X 线检查价值有限，仅用于病例筛查

影像学表现

- MRI 的最初表现为 T2 加权像椎间盘内低信号，这是由于椎间盘脱水所致
- MRI 或 X 线检查可示进行性椎间隙狭窄
- MRI 可显示终板退变：水肿、脂肪替代、硬化
- 椎关节强硬常伴有椎间盘退变，包括骨赘、纵韧带钙化以及钩椎关节增大
- 椎间关节病的发生亦与椎间盘退变有关

其他检查

- 肌电图和神经传导速度测定用于神经根病患者
- 刺激性椎间盘造影术可用于诊断患者疼痛的责任间盘

鉴别诊断

- 关节盘炎
- Reiter 综合征
- 血液透析椎关节病

治疗

- 在很多病例中，局部热疗、冷疗、单纯止痛剂以及应用非甾体类抗炎药等保守治疗可以改善症状
- 物理治疗，包括轻拉伸、活动度练习、深度热疗、药物喷雾伸展等可能对于部分患者有好处
- 当保守治疗无效或疼痛影响日常生活时，可实施硬膜外阻滞缓解症状
- 对于部分患者，整骨疗法和脊椎按摩疗法可缓解症状
- 外科手术可用于顽固性痛和神经症状进行性加重的患者

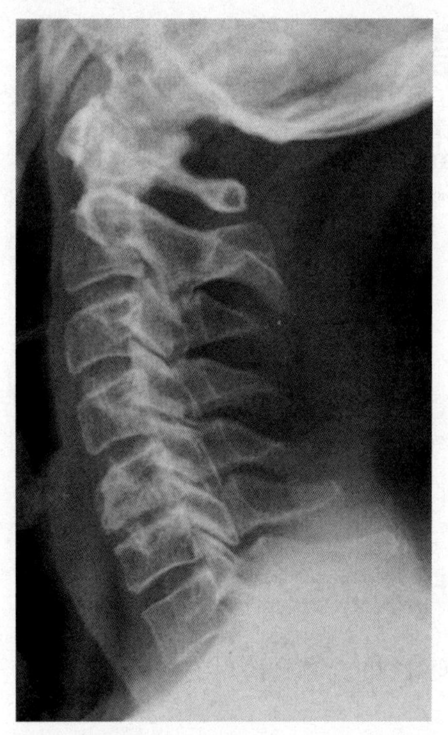

图 14-1 一位青年男性颈痛患者的侧位 X 线检查图像。影像提示 C5～C6 椎间隙狭窄，考虑由椎间盘退变引起，未见椎关节强硬的其他征象

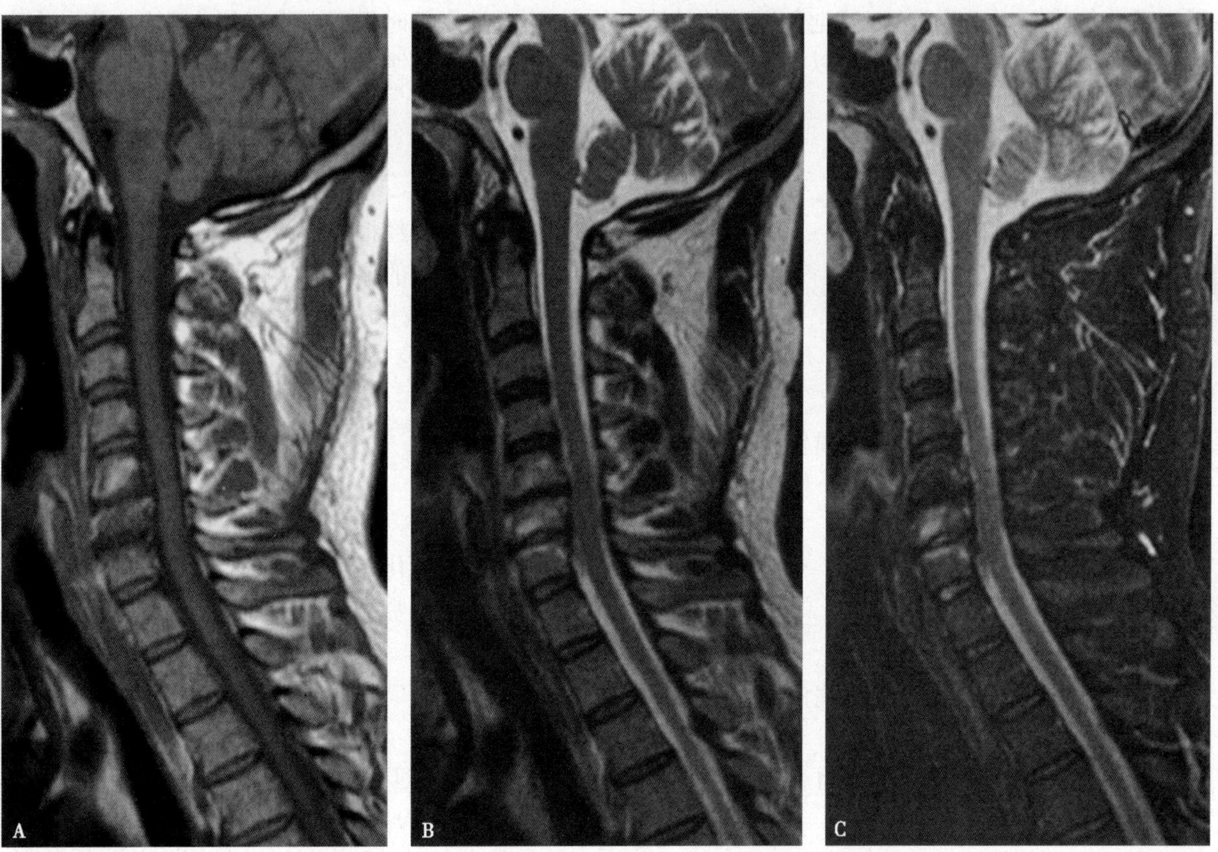

图 14-2 一位中年女性颈痛患者的颈椎 MR 图像，矢状位 T1 加权图像（A），T2 加权图像（B），以及短时反转恢复序列（STIR）（C）。图中可见 T2 加权图像中颈椎间盘信号减低，是由于椎间盘脱水所致（正常椎间盘背侧高信号）。此外，可见 C5～C6、C6～C7 椎间隙狭窄、脂肪变、水肿以及终板 Modic 退变。可见相关的颈椎后凸畸形。未见椎间盘突出及神经压迫

（贾绍芳 译 孙海燕 倪家骧 审）

第 15 章

颈椎间盘膨出

定义

- 在椎骨边缘上的椎间盘膨隆性突出

症状和体征

- 通常作为退变过程的一部分而存在
- 通常无症状
- 可以在看来很小的创伤后以颈痛或神经根病的形式表现出来
- 神经系统检查可以是正常的，感觉和运动的检查也可以是阳性的，反射的改变可以同时存在或单独存在
- 颈椎的活动范围可以缩小
- 屈伸旋转或侧屈会加剧症状

流行病学

- 可以发生于急性创伤后
- 随着年龄发病率增加
- 重复运动造成的椎间盘反复微损伤也会增加发病率
- 有基因遗传倾向

影像学检查

- 单独常规影像学检查在颈部疼痛的诊断中价值有限
- 对于有神经系统症状的患者 MRI 是一个重要检查手段
- 当 MRI 存在禁忌证或神经系统症状可疑时 CT 脊髓造影术是一个选择
- X 线平片检查价值有限并且只是在一些选择好的患者中需要

影像学表现

- 受累的椎间盘通常表现为退变和 MRI 的 T2 像呈现低信号强度
- 可能会有一些脊椎关节强硬、强直的相关的特征性改变
- 慢性椎间盘膨出与骨赘很难区别（有时两者同时存在）
- 轴位像可以显示硬膜囊受压，脑脊液间隙消失，脊髓受压变扁
- 脊髓造影术时受压水平相邻节段会出现一个高信号区域是很明显的

其他检查

- 如果存在神经根症状就是进行肌电描记术以及神经传导速度的检查的指征
- 椎间盘造影术激发试验有助于确定疼痛的责任椎间盘

鉴别诊断

- 椎间盘突出
- 后纵韧带骨化综合征
- 脊椎终板骨赘

治疗

- 保守治疗（包括局部热敷，冷敷，镇痛药以及非甾体类抗炎药）在许多病例可以改善症状
- 物理治疗，包括轻柔的伸展、活度范围的锻炼、深部热疗模式、喷洒药物对于一部分选择的患者是有效的
- 如果保守治疗失败或者疼痛限制了日常活动，硬膜外阻滞会使症状缓解

- 整骨疗法和按摩疗法可以使一些患者症状缓解
- 对于持续性疼痛或者神经根症状加重的患者需要手术治疗

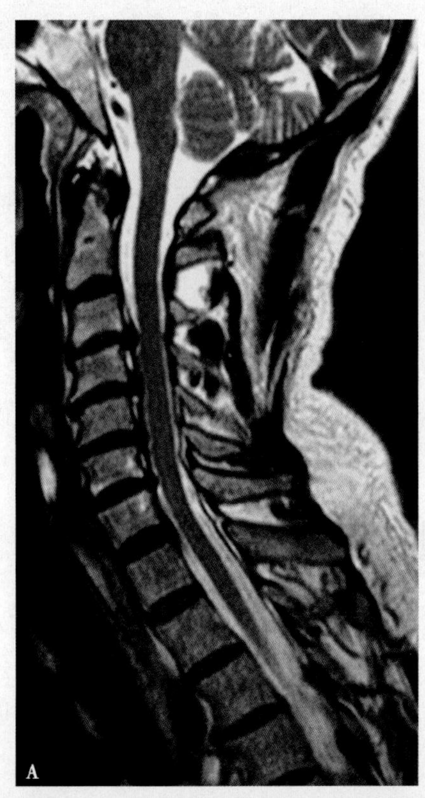

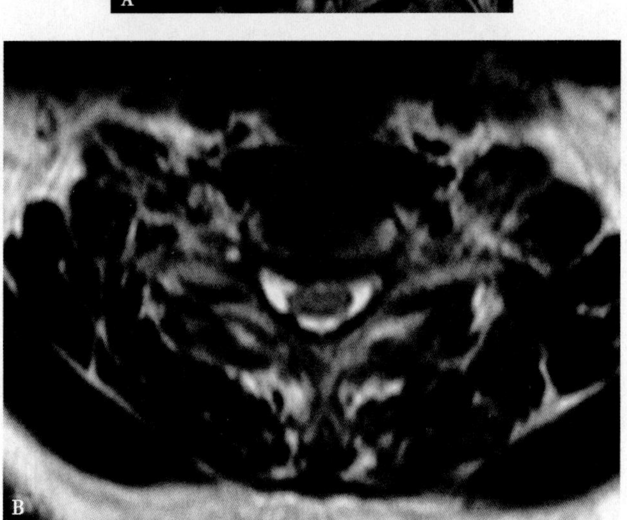

图 15-1　(A)矢状面的 MRI T2 像合并低信号椎间盘影像证实多间盘退变。也有多间盘膨出，膨出的椎间盘与颈髓的前缘相连。(B)然而，在 MRI T2 轴状位像上没有显著地椎管狭窄或脊髓受压

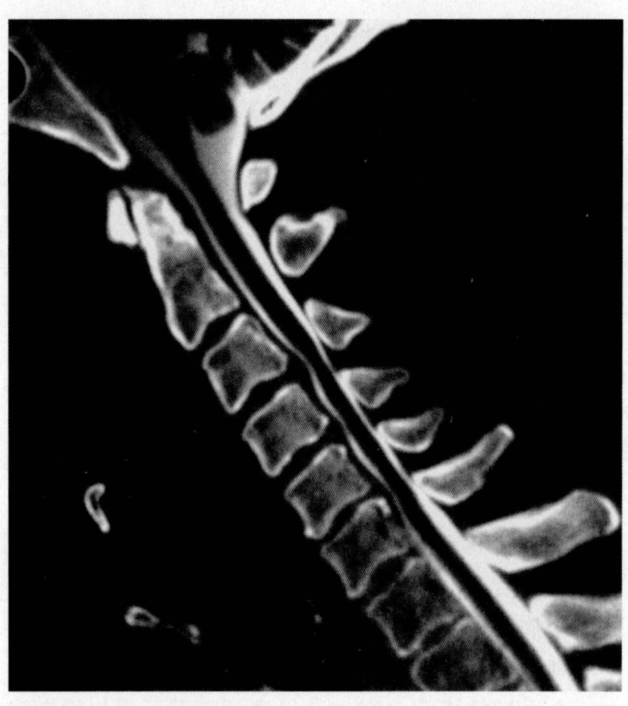

图 15-2　矢状面的 CT 脊髓(X 线)造影照片证实了椎间盘的膨出，其中 C3～C4 最显著

(张文祥 译　孙海燕　倪家骧 审)

第16章 颈椎间盘突出

定义

- 椎间盘的局部突出不超过椎体边缘的50%

症状和体征

- 与突出的节段、大小以及位置-后位、前位、外侧等有关，它决定着临床症状
- 颈部疼痛是最普遍的症状
- 颈椎活动范围缩小，相关肌肉痉挛也是普遍症状
- 疼痛呈放射性，有时按皮区规律有时不按皮区规律
- 中央型的椎间盘突出会导致颈髓受压引起脊髓型颈椎病

流行病学

- 可以发生于急性创伤后
- 随着年龄发病率增加，40～50岁时发病高峰期
- 重复运动造成的椎间盘反复微损伤会增加发病率
- 有基因遗传倾向
- 男性发病稍占优势

影像学检查

- MRI是一个主要检查
- CT检查价值有限，但是可以用于椎骨钩突的骨赘等骨骼异常
- 当MRI禁忌时，CT脊髓造影术就是一个选择
- X线照片价值有限，仅在选择的一部分患者需要

影像学表现

- 急性"松软"的间盘突出在T2加权像上呈高信号
- 慢性"坚硬"的间盘突出在T2加权像上呈低信号并且很难与骨赘区分（有时是间盘和骨赘复合物）
- 轴位像可以显示硬膜囊受压，脑脊液间隙消失，脊髓受压变扁
- 脊髓造影术在受压节段相邻区域明显呈高信号
- 在轴位像上椎间盘物质会延伸至椎管内
- MR脊髓造影术或CT脊髓造影术显示硬膜囊受压以及神经根袖套中断

其他检查

- 如果存在神经根症状就是进行肌电描记术以及神经传导速度的检查的指征
- 椎间盘造影术激发试验有助于确定疼痛的责任椎间盘

鉴别诊断

- 硬膜外脓肿
- 脊椎终板骨赘
- 硬膜外血肿
- 肿瘤
- 后纵韧带骨化综合征

治疗

- 保守治疗（包括局部热敷，冷敷，镇痛药以及非甾体类抗炎药）在许多病例可以改善症状
- 物理治疗，包括轻柔的伸展、活度范围的锻炼、深部热疗模式、喷洒药物对于一部分选择的患者是有效的
- 如果保守治疗失败或者疼痛限制了日常活动，硬膜外阻滞会使症状缓解
- 整骨疗法和按摩疗法可以使一些患者症状缓解
- 对于持续性疼痛或者神经根症状加重的患者需要手术治疗

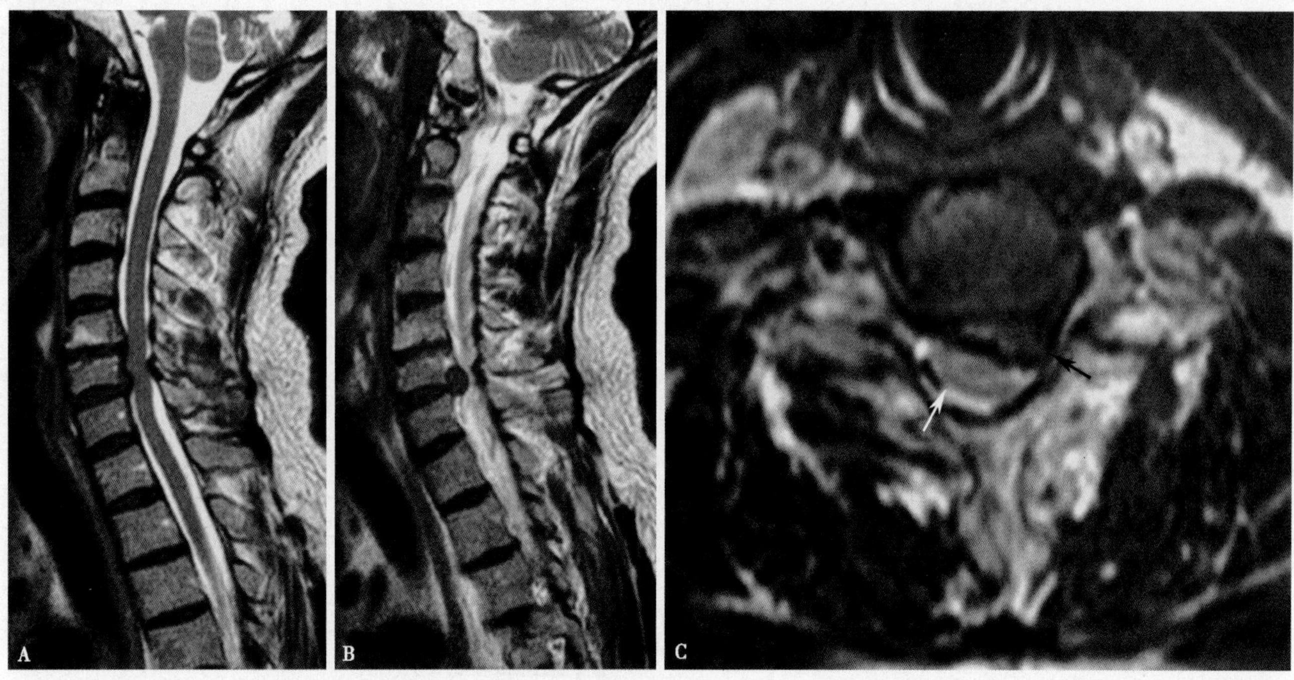

图 16-1　左侧根性症状患者的 MRI。(A)居中矢状位 T2 加权像显示 C5～C6 间盘退变伴有椎间隙狭窄。C6～C7 椎间隙狭窄程度较轻，但是也有间盘向后突出，在旁矢状面的 T2 加权像(B)显示更加显著。(C)在 MRI T2 轴状位加权像上证实一个巨大的旁中央型间盘突出(黑色箭头)，它压迫颈髓(白色箭头)

(张文祥 译　孙海燕　倪家骧 审)

第17章
颈椎关节突关节病

定义

- 椎骨关节突关节的滑膜的退行性骨关节炎

症状和体征

- 可以是无症状的
- 发生于表面上的微小创伤后
- 颈椎活动疼痛加剧
- 休息后加重
- 疼痛典型的放射至肩膀和肩胛骨区域，没有皮区规律
- 负重以及颈椎活动范围加大疼痛可能加剧

流行病学

- 发病率：男性＝女性
- 20～30岁时开始发病
- 50岁比较普遍
- 有基因遗传倾向

影像学检查

- 对于颈椎疼痛单独使用常规影像检查价值有限
- MRI是一个主要检查
- 当MRI禁忌时，CT脊髓造影术就是一个选择
- X线照片价值有限，仅在选择的一部分患者需要

影像学表现

- 急性“松软”的间盘突出在T2加权像上呈高信号
- 慢性“坚硬”的间盘突出在T2加权像上呈低信号并且很难与骨缀区分（有时是间盘和骨赘复合物）
- 轴位像可以显示硬膜囊受压，脑脊液间隙消失，脊髓受压变扁
- 脊髓造影术在受压节段相邻区域明显呈高信号
- 在轴位像上椎间盘物质会延伸至椎管内
- MR脊髓造影术或CT脊髓造影术显示硬膜囊受压以及神经根袖套中断

其他检查

- 关节内注射以确定谁是疼痛的责任关节

鉴别诊断

- 关节炎，特别是风湿性关节炎
- 关节感染
- 创伤性关节炎
- 赘生物
- Paget病
- 骨化性肌炎

治疗

- 保守治疗（包括局部热敷，冷敷，镇痛药以及非甾体类抗炎药）在许多病例可以改善症状
- 物理治疗，包括轻柔的伸展、运动范围的扩大锻炼、深部热疗模式、喷洒药物对于一部分选择好的患者是有效的
- 如果保守治疗失败或者疼痛限制了日常活动，局麻药和甾体类抗炎药进行关节阻滞可以使症状缓解
- 整骨疗法和按摩疗法可以使一些患者症状缓解
- 对于持续性疼痛或者神经根症状加重的患者需要手术治疗

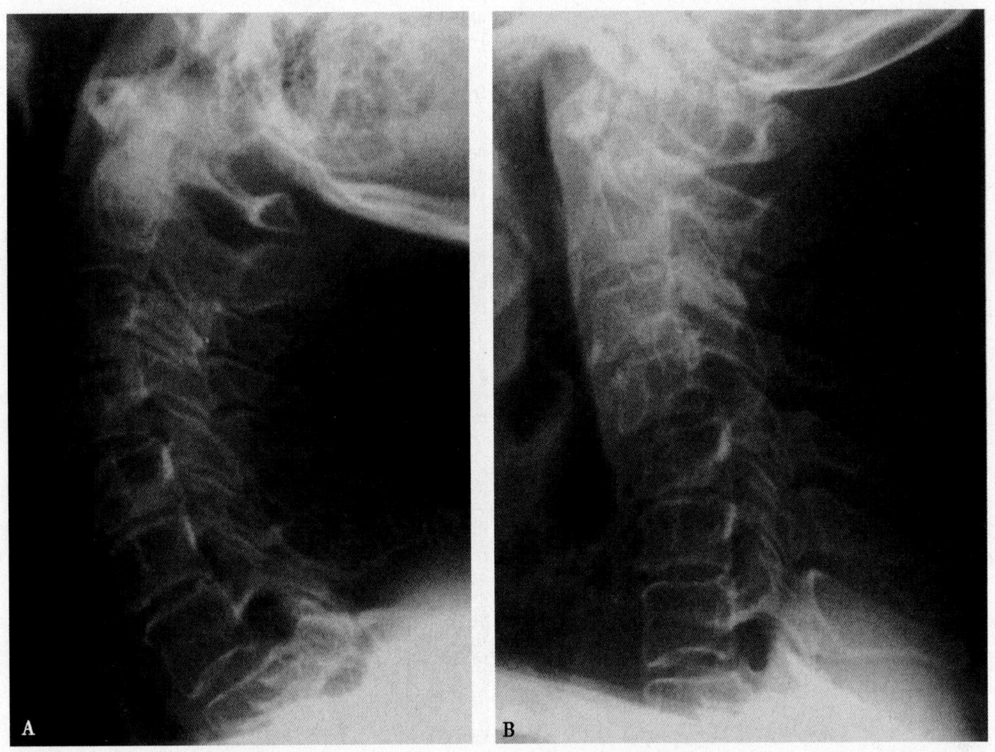

图 17-1　颈椎的侧位像伸展位(A)和屈曲位(B)。在 C4～C5 有轻度椎体前移，这种由于关节面疾病引起的失稳在屈曲位更明显。在 C5～C6 椎间隙变窄椎间盘退变

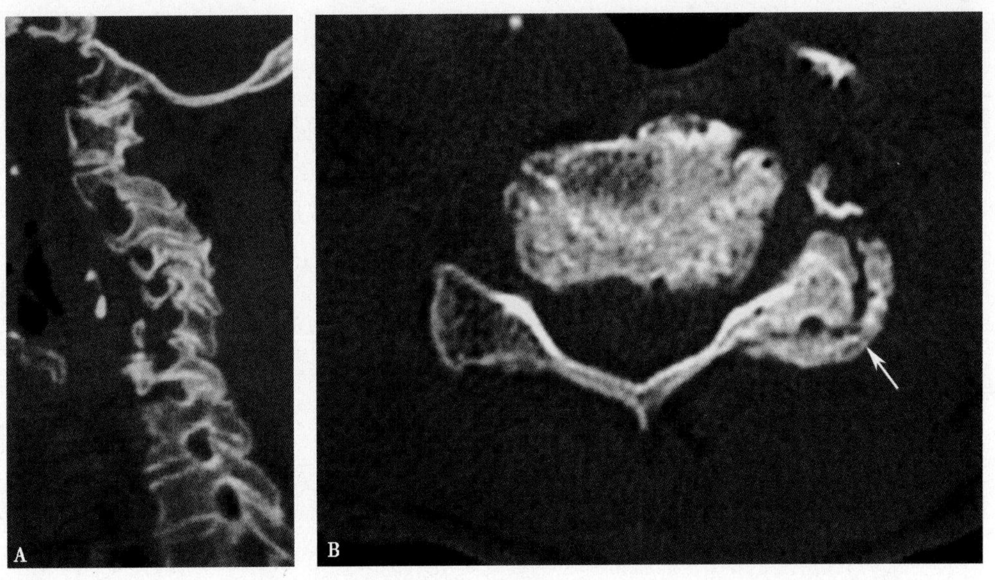

图 17-2　矢状位像(A)和轴状位像(B)，CT 显示颈椎有严重的关节病变。有硬化和骨赘形成。骨质增生在轴位像上得到最好显示(白色箭头)

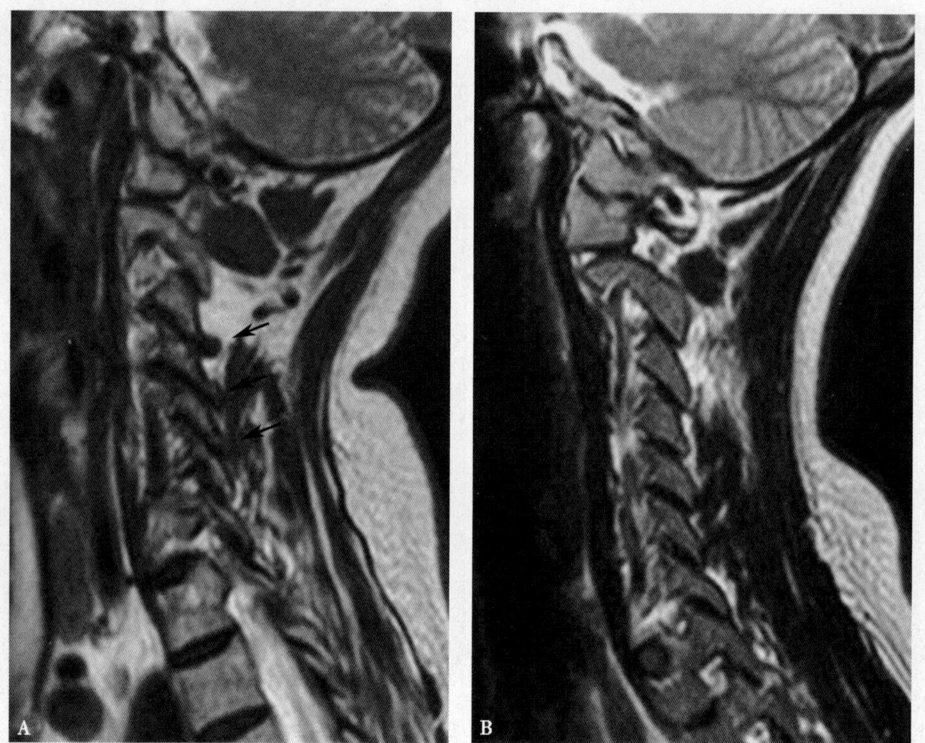

图 17-3 （A）患者关节面的旁矢状位磁共振 T2 加权像。可以清楚显示软骨下的硬化，以及后面的骨赘存在（黑色箭头）。（B）与 A 相对照，是来源于另一个患者的正常的关节面

（张文祥 译 孙海燕 倪家骧 审）

第18章
获得性颈椎管狭窄

定义

- 颈髓通道进行性地变窄，由于退变椎间孔也不断变窄

症状和体征

- 没有外伤史，开始症状可以是隐匿的
- 颈髓病的发生是逐步的、微小的
- 有的有根性放射性颈项部疼痛，有的没有放射性根性疼痛
- 上肢远端末梢麻木，无力以及反射改变进展为痉挛性的麻痹
- 本体感受缺失，振动感觉
- 共济失调，痉挛步态
- 反射亢进
- 病理性反射（例如 Babinski 征）存在
- 莱尔米特征存在
- 肠以及膀胱症状
- 中枢脊髓纤维受影响比较严重，所以上肢远端症状比下肢末端症状严重
- 更多的起始症状出现于颈椎创伤后

流行病学

- 发病高峰在 50 岁
- 发病率：男性 > 女性

影像学检查

- MRI 是一个主要检查
- 当 MRI 禁忌时，CT 脊髓造影术就是一个选择
- X 线照片价值有限，仅一部分选定的患者需要

影像学表现

- 普遍的脊椎关节强硬以及椎间盘退变
- 颈椎脊柱后凸和退变滑脱普遍
- 狭窄由椎间盘后缘 / 骨赘复合因素，滑脱，关节面和韧带增生肥大综合引起
- 椎间孔狭窄由椎骨钩突的肥大，侧方椎间盘 / 骨赘复合因素，以及关节面肥大综合引起
- MRI 的 T2 加权显示鞘内的脑脊液消失，脊髓受压变扁或出口狭窄
- 脊髓造影术在受压节段相邻区域集中呈高信号是明显的
- 长期脊髓造影将导致瘘管形成

其他检查

- 如果存在神经根症状，为排除肌萎缩性（脊髓）侧索硬化就是进行肌电描记术以及神经传导速度的检查的指征
- 诱发电位测试可以量化脊髓受压程度

鉴别诊断

- 上运动神经元疾病（例如肌萎缩性（脊髓）侧索硬化）
- 后纵韧带骨化（OPLL 综合征）
- 瘘管
- 多发性硬化
- 颈髓或颈髓旁新生物

治疗

- 避免：
  - 增加颈髓创伤危险性的运动如接触运动
  - 麻醉时颈椎的过伸位

■ 颈椎推拿治疗
- 缓和活动避免颈椎过度运动
- 保守治疗包括局部热疗，冷敷，镇痛药，以及非甾体类抗炎药都能够改善症状
- 物理治疗包括柔和的伸展运动以及柔和的运动范围锻炼
- 如果保守治疗失败或者疼痛已经限制了日常生活时，硬膜外阻滞将会改善症状
- 用一个舒适的颈托限制颈椎运动
- 如果神经症状进展是手术治疗指征

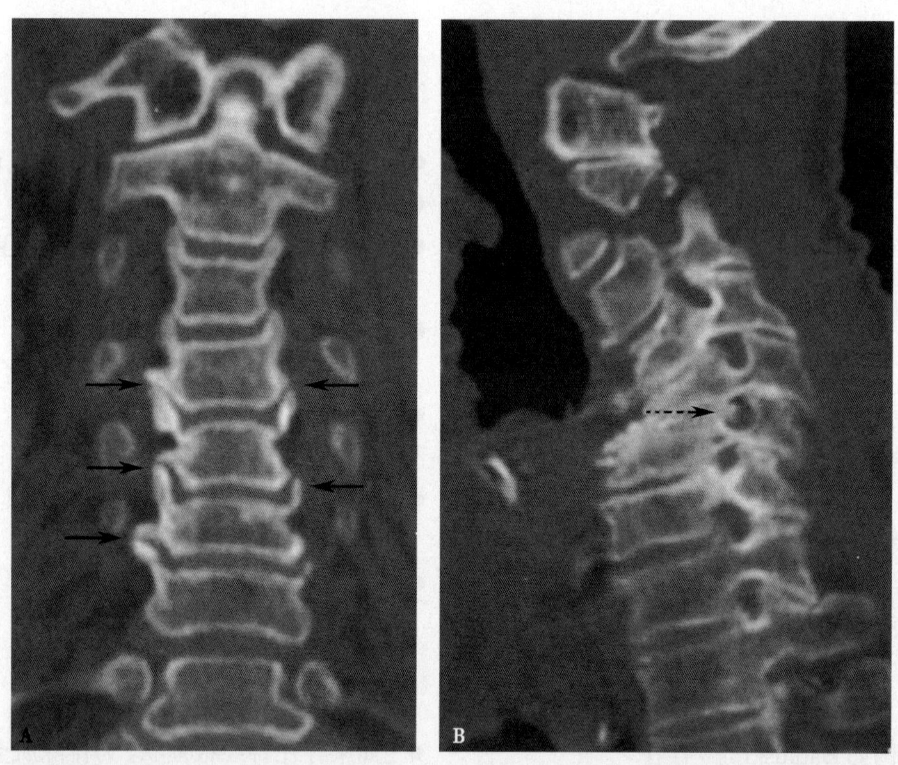

图 18-1 (A)冠状位CT显示侧边椎骨钩突的骨赘(黑色箭头)。(B)矢状位CT说明一个骨赘侵犯了神经出孔(虚箭头)

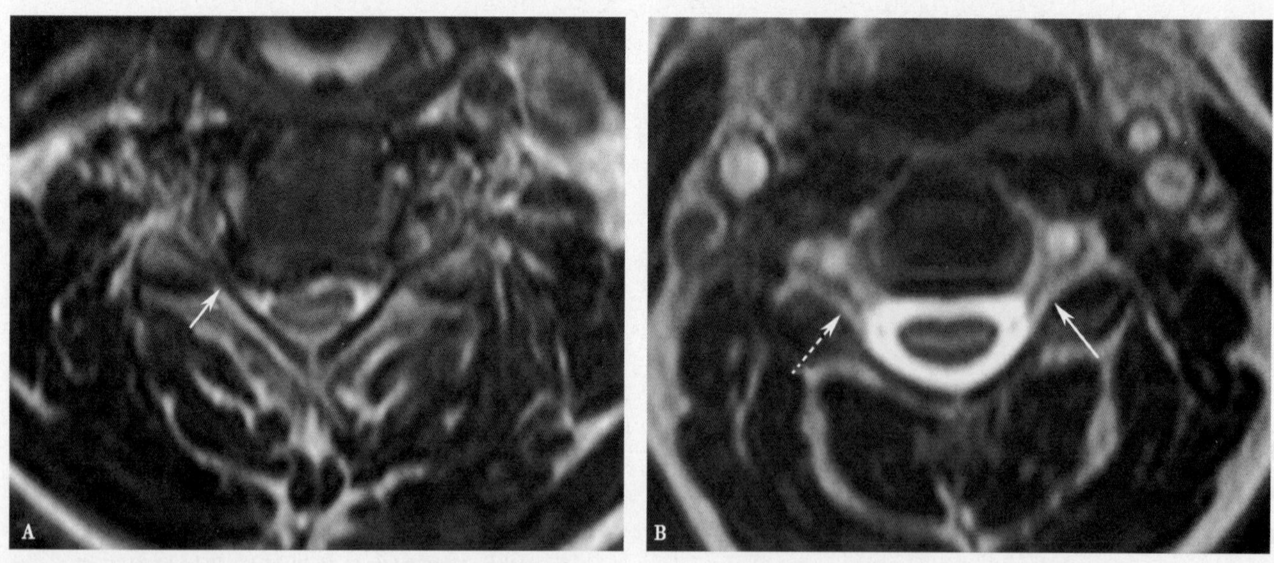

图 18-2 (A)MR的轴位T2加权像显示双侧椎间孔狭窄，右侧最显著(白色箭头)。与MRI轴位T2加权像(B)相比，是一个正常的神经出口(白色虚箭头)

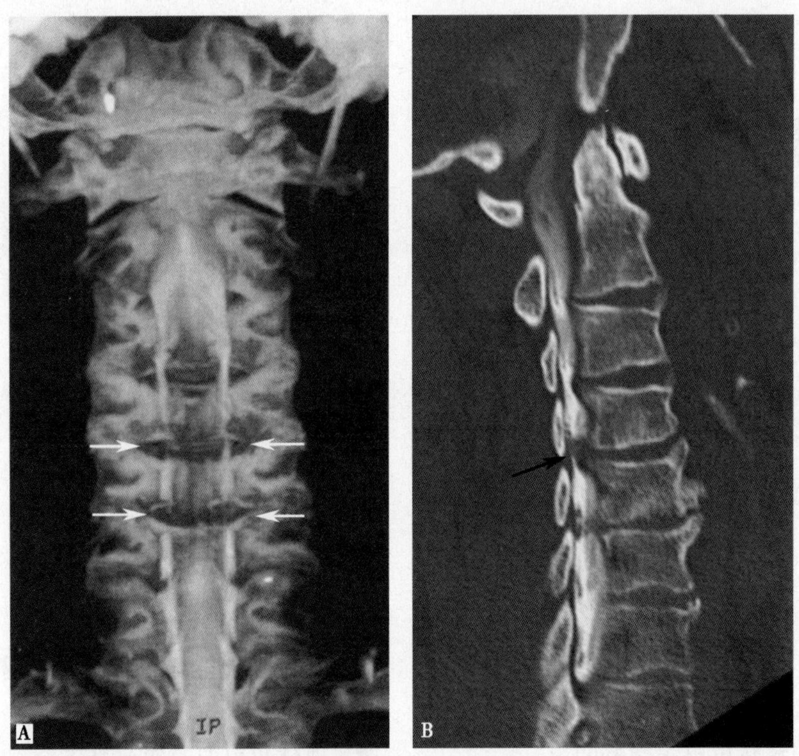

图 18-3 (A)冠状位 CT 造影显示 2 个椎管狭窄节段双侧神经根断面(白色箭头)。(B)倾斜的矢状位图像同样显示了侧位的椎间盘 - 骨赘复合体(黑色箭头)

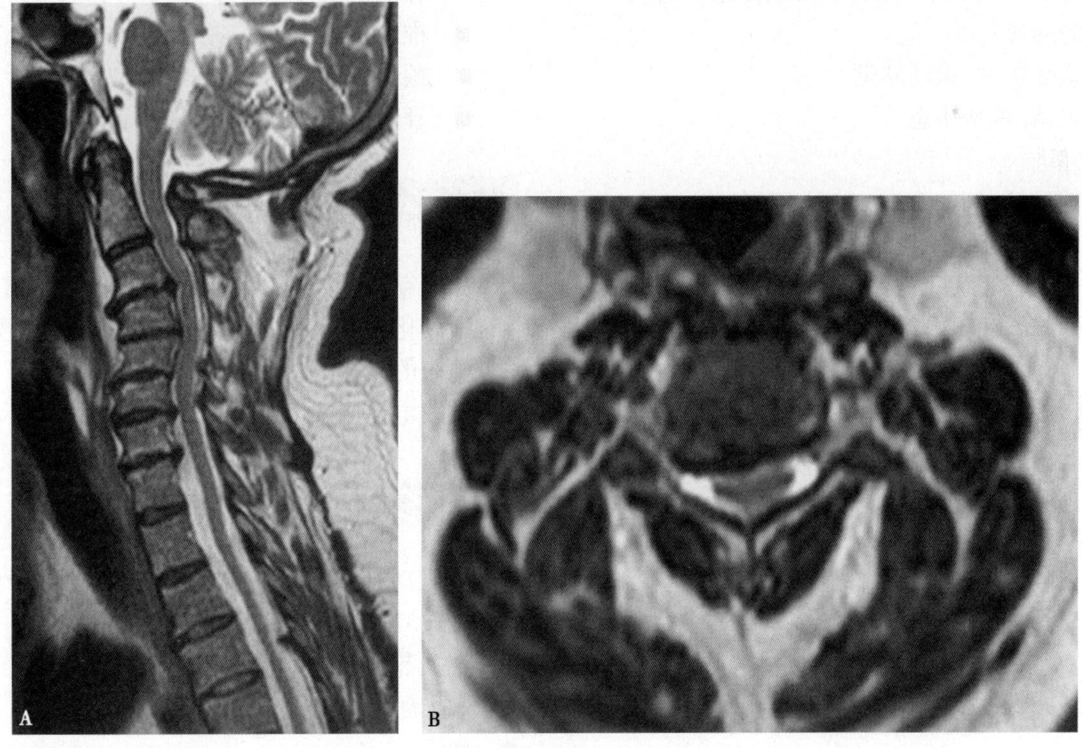

图 18-4 (A)一位伴有上运动神经症状颈椎病患者的矢状位 MRT2 加权图像。图中显示多椎体水平椎间盘退化变性以及颈椎多水平椎间盘膨胀。可见相关的脊柱后凸。(B)轴位 MRT2 加权图像显示显著的中央型椎管狭窄,伴随有颈髓的拉伸和挤压。但患者并无颈椎病表现,颈髓内 SI 亦正常

(张文祥 译 孙海燕 倪家骧 审)

第19章 后纵韧带骨化综合征

定义

- 后纵韧带骨化与第6对染色体Ⅺ胶原2基因的异常有关

症状和体征

- 在一些无症状的患者经常是偶然发现的
- 没有外伤史，开始症状可以是隐匿的
- 颈髓病的发生是逐步的、微小的
- 有根性放射性颈项部疼痛，有的没有放射性根性疼痛
- 上肢远端末梢麻木，无力以及反射改变进展为痉挛性的麻痹
- 本体感受缺失，振动感觉
- 共济失调，痉挛步态
- 反射亢进
- 病理性反射（例如Babinski征）存在
- 莱尔米特征存在
- 肠以及膀胱症状
- 更多的起始症状出现于颈椎创伤后

流行病学

- 发病高峰在50岁
- 发病率：男性＞女性
- 日本人的发病率显著增高
- 在非日本人的亚洲人中发病率全部高于白种人

影像学检查

- X线片和CT后纵韧带骨化以及骨性椎管狭窄
- 有颈椎椎管狭窄和颈髓病的症状时选择MR

影像学表现

- 后纵韧带高骨化斑块
- 以下节段发生率高：
  - C3～C5最常见
  - 胸椎也可以发生
- 骨化限于椎体后缘或者跨越椎间盘
- 椎间盘高度保存
- 前缘可以有骨赘存在
- 骨化可以发生于其他的棘突间的韧带（例如黄韧带）
- MRI：
  - 后纵韧带骨化综合征在T1加权像和T2加权像上呈低强度信号
  - 椎管狭窄
  - 颈髓受压
  - 脊髓造影T2加权上呈高信号

其他检查

- 如果存在神经根症状，为排除肌萎缩性（脊髓）侧索硬化就是进行肌电描记术以及神经传导速度的检查的指征
- 诱发电位测试可以量化脊髓受压程度

鉴别诊断

- 上运动神经元疾病（例如肌萎缩性（脊髓）侧索硬化）
- 椎关节强直
- 颈椎间盘突出钙化
- 瘘管
- 多发性硬化
- 脑[脊]膜
- 颈髓或颈髓旁新生物
- 由血液透析引起的颈椎硬膜外钙化

治疗

- 避免：
  - 增加颈髓创伤危险性的运动如接触运动
  - 麻醉时颈椎的过伸位
  - 颈椎推拿治疗
- 缓和活动避免颈椎过度运动
- 保守治疗包括局部热疗，冷敷，镇痛药，以及非甾体类抗炎药都能够改善症状
- 物理治疗包括柔和的伸展运动以及柔和的运动范围锻炼
- 如果保守治疗失败或者疼痛已经限制了日常生活时，硬膜外阻滞将会改善症状
- 用一个舒适的颈托限制颈椎运动
- 如果神经症状进展或者严重椎管狭窄（椎管<6mm）是手术治疗指征

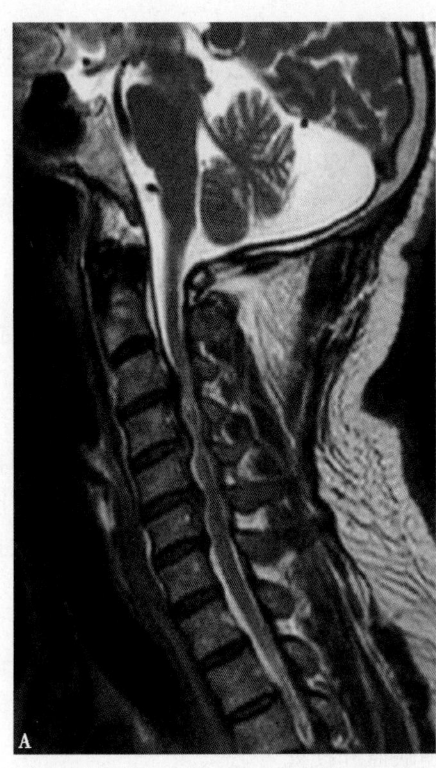

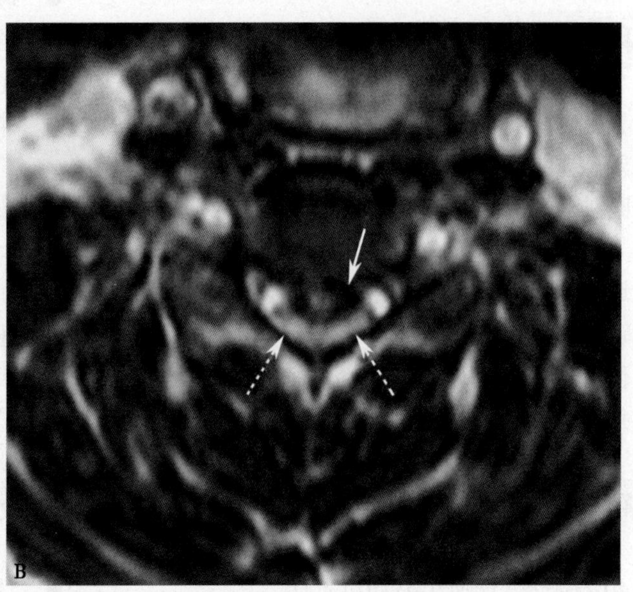

图 19-1　（A）一个颈部疼痛下肢无力并且有上运动神经元体征的亚洲患者。矢状位 T2 加权像显示由于后纵韧带骨化 C3～C6 椎体后面呈现低信号骨化影。（B）在轴位 T2 加权像颈髓受压得到最好的说明。低信号占优势的骨化区域（白色箭头）使得颈椎椎管狭窄以及颈髓受压（虚箭头）

（张文祥 译　孙海燕　倪家骧 审）

第 20 章

颈髓多发性硬化

定义

- 是一种侵犯中枢神经系统的自身免疫性疾病，表现为中枢神经系统散在分布的硬化斑块；多发于颈髓

症状和体征

- 感觉异常
- 运动及感觉症状类似于神经根病和（或）脊髓病
- 常伴眼神经炎
- 反射亢进
- 消化道症候群和膀胱症候群
- 高温可加剧症状（乌托夫征）
- 多发性硬化临床表现必有神经系统症状、体征
- 自然病程：本病发病后进展迅速，预后极差

流行病学

- 30～40 岁高发，任何年龄均可发病
- 发病率：女性 > 男性
- 欧洲西部地区高发
- 高纬度地区高发，随纬度降低至赤道发病率直线下降
- 家族群发

影像学检查

- 脑及颈髓 MRI 检查：
  - T1 加权像、T2 加权像以及液体衰减反转恢复序列（FLAIR）
  - 偶需造影剂成像

影像学表现

- 磁共振检查 T2 加权像脱髓鞘斑块呈高信号
- FLAIR 像中斑块更明显
- T1 加权像表现正常
- 斑块较小，呈圆形或卵圆形，较好辨认
- 斑块早期更明显
- 无脊髓内扩散
- 伴有脑及颈髓内损伤可增加诊断特异性

其他检查

- 如果出现神经根病症状则需做肌电图和神经传导速度测定，以排除肌萎缩性脊髓侧索硬化症
- 大脑激发电位测试可用于脊髓和脑神经损害的定量测定

鉴别诊断

- 脊髓缺血和梗死
- 特发性横贯性脊髓炎
- 脊髓肿瘤
- 脊髓空洞症
- 急性播散性脑脊髓膜炎（ADEM）

治疗

- 系统应用糖皮质激素
- β 干扰素
- 血浆净化
- 醋酸格拉替雷
- 米托蒽醌
- 那他珠单抗
- 物理治疗和职业治疗

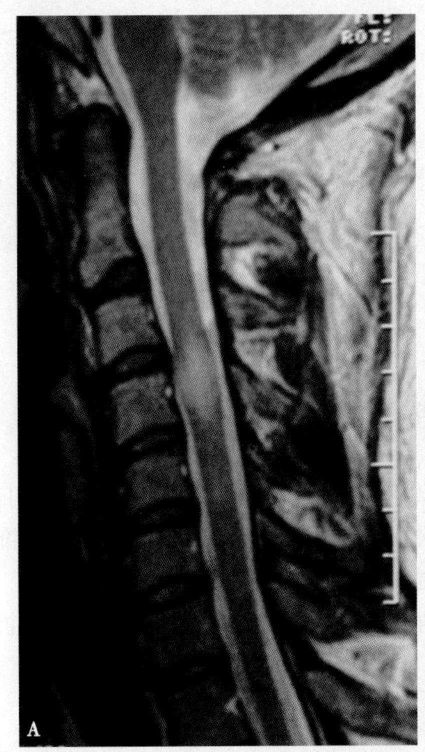

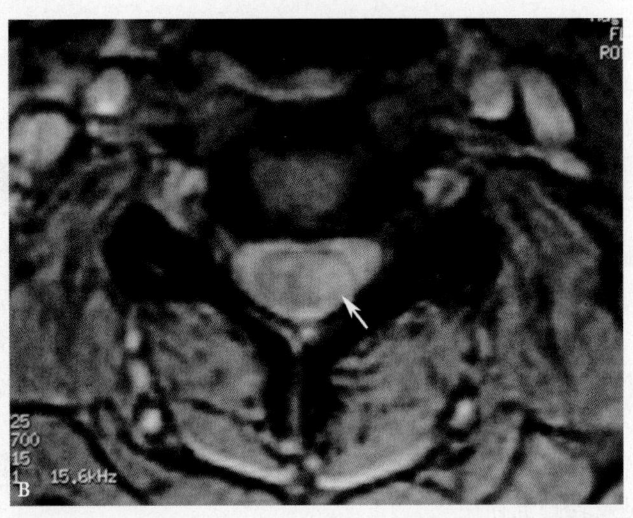

图20-1　(A)磁共振成像T2加权像矢状位图像示C4颈髓内可见一明显卵圆形高信号斑块，符合多发性硬化斑块表现。(B)横断面梯度回波序列图像亦可见斑块表现为脊髓左侧稍高信号区(白色箭头)

（贾绍芳 译　孙海燕　倪家骧 审）

第21章 颈髓空洞症

定义

- 是脊髓特发性囊性扩张，部分可与脊髓中央管相交通，也称为瘘管

症状和体征

- 披肩样分布的神经病理性疼痛及温度觉缺失，本体感觉及轻触觉存在
- 上肢远端无力
- 步态异常
- 疼痛类似根性痛
- 痉挛性下肢轻瘫
- 如果脑干受累，可有脑神经损伤表现（延髓空洞症）

流行病学

- 可发生于童年晚期或成年早期
- 发病率：男性 = 女性

影像学检查

- 颈髓 MRI：包括矢状位和轴位磁共振 T2 加权像
- 增强后序列（注入造影剂后获取）排除脊髓肿瘤
- 若空洞较大，MRI 检查范围可扩大至胸髓和脑

影像学表现

- 磁共振 T2 加权像，充满液体的空洞可表现为颈髓高信号影：空洞显示良好，卵圆形或锥形影
- 脊髓扩张和脊髓萎缩
- 增强序列不强化可排除相关的脊髓肿瘤

其他检查

- 如果出现神经根病症状则需做肌电图和神经传导速度测定，以排除肌萎缩性脊髓侧索硬化症
- 大脑激发电位测试可用于脊髓和脑神经损害的定量测定

鉴别诊断

- 囊状脊髓肿瘤
- 脊髓软化
- 终室

治疗

- 较小的无症状空洞可观察病情
- 伴骨骼畸形的为避免进一步损伤需外科手术矫正
- 空洞直径过大导致脑脊液回流障碍者需在空洞内置管引流脑脊液

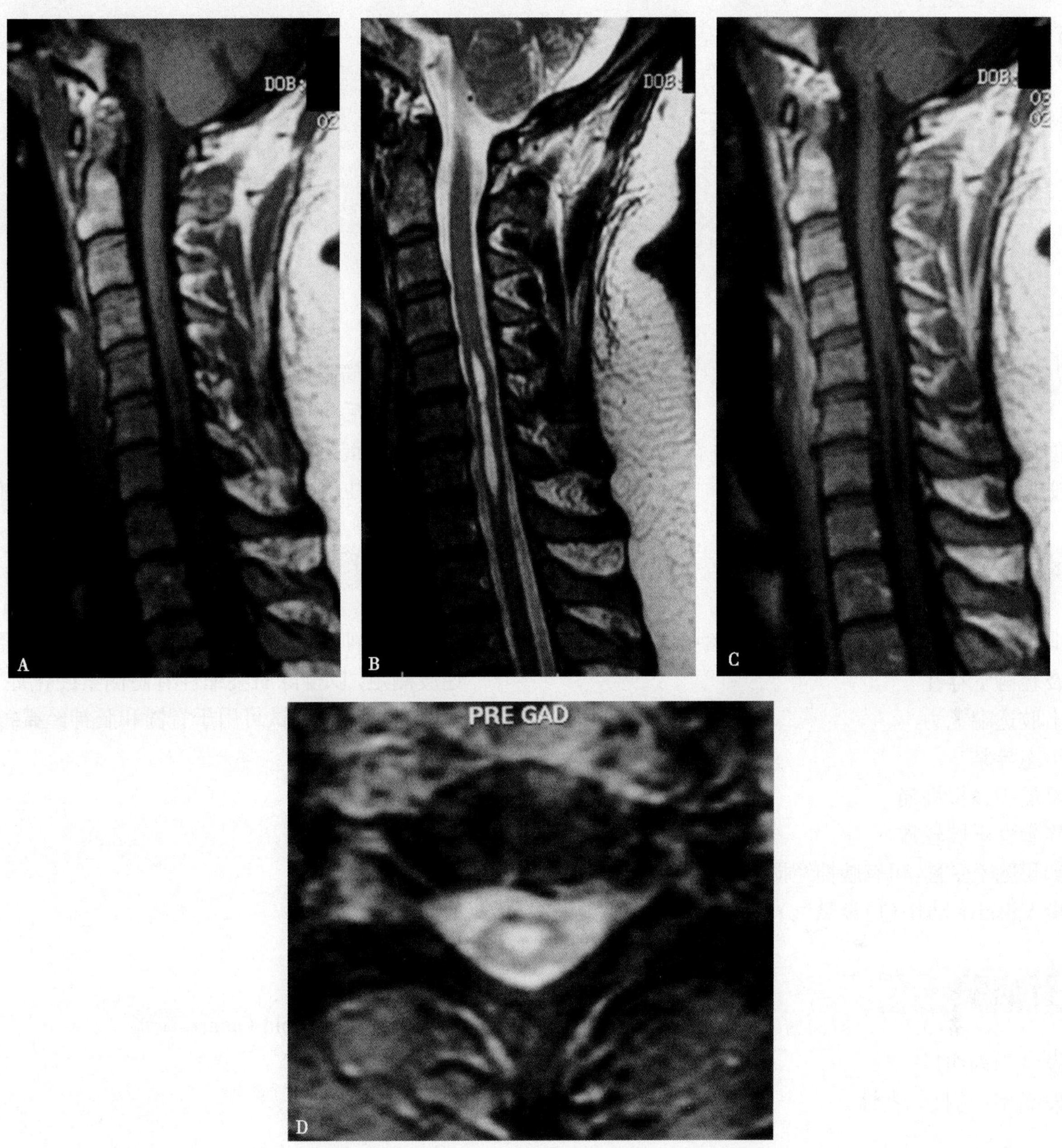

图21-1　(A)MRI矢状位T1加权像C5～C7水平可见一细长低信号影。(B)腔内充满液体，磁共振T2加权像显示高信号。(C)MRI增强造影后矢状位T1加权像未见信号升高，证实特发性空洞的诊断。本病例中未见脊髓扩张，但横断面梯度回波序列图像(D)示脊髓前柱消失

（徐　刚　贾绍芳 译　孙海燕　倪家骧 审）

第 22 章
创伤性颈髓空洞症

定义

- 创伤后脊髓囊性扩张，部分可与脊髓中央管相交通

症状和体征

- 典型披肩样分布区疼痛及温度觉缺失，本体感觉及轻触觉存在
- 上肢远端无力
- 步态异常
- 疼痛类似根性痛
- 痉挛性下肢轻瘫
- 如果脑干受累，可有脑神经损伤表现（延髓空洞症）
- 做 Valsalva 动作（捏鼻鼓气）时症状加剧

流行病学

- 发生于创伤后
- 发病率：男性 > 女性

影像学检查

- 颈髓 MRI：包括矢状位和轴位磁共振 T2 加权像
- 若空洞较大，MRI 检查范围可扩大至胸髓
- CT 可用来评估术后骨性融合和硬化不良

影像学表现

- 磁共振 T2 加权像，充满液体的空洞可表现为颈髓高信号影
- 空洞可为局限性或向下延伸至胸髓
- 脊髓损伤后可伴有脊髓萎缩
- 注入造影剂后，各序列未见增强
- 损伤时发生的脊髓挫伤可见 T2 加权像稍高信号

其他检查

- 如果出现神经根病症状则需做肌电图和神经传导速度测定，以排除肌萎缩性脊髓侧索硬化症
- 大脑激发电位测试可用于脊髓和脑神经损害的定量测定

鉴别诊断

- 囊状脊髓肿瘤
- 脊髓软化
- 终室
- 伴有阿 - 奇（Arnold-Chiari）畸形

治疗

- 较小的无症状空洞可观察病情
- 伴骨骼畸形的为避免进一步损伤需外科手术矫正
- 移除外科手术植入物
- 空洞直径过大导致脑脊液回流障碍者需在空洞内置管引流脑脊液

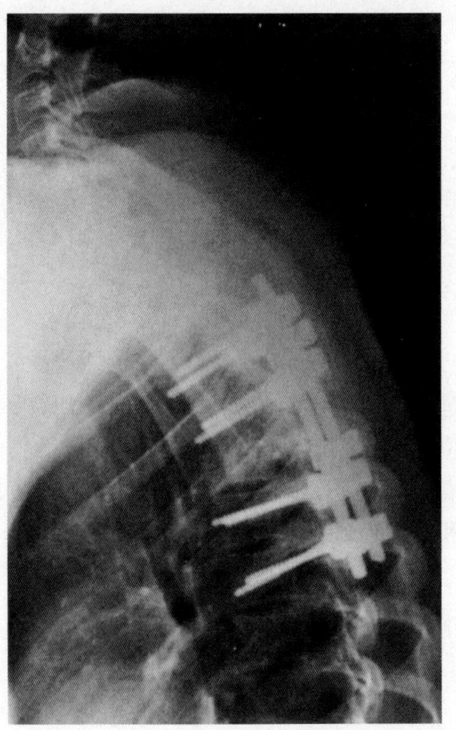

图 22-1　为一位 D5 外伤性不稳定性骨折年轻女性患者行脊柱固定术后 X 线片

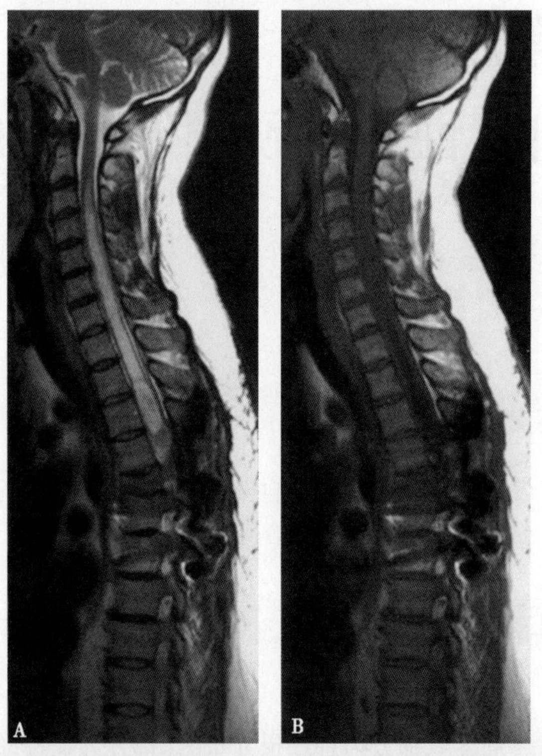

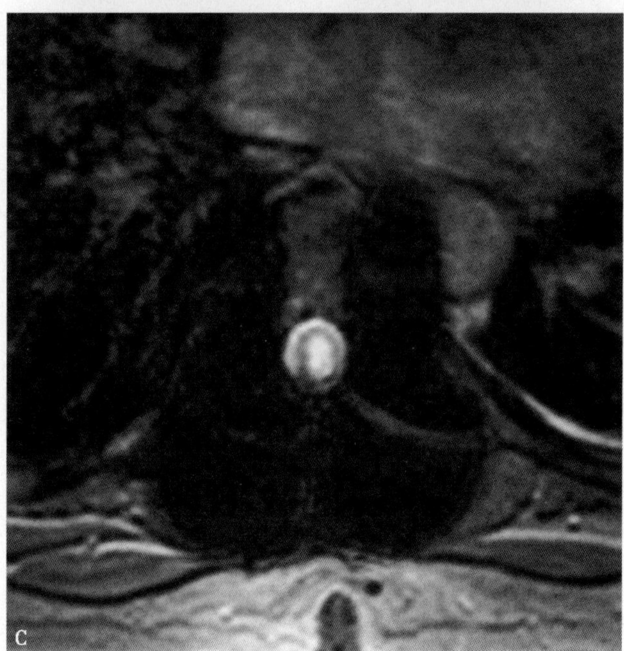

图 22-2　一位进行性神经功能缺损患者的 MRI 图像。矢状位 T2 加权像（A），T1 加权像（B）和轴位 T2 加权像（C）图像示一个大的中央性空洞向上延伸至 C2～C3 水平。损伤节段可见显著脊髓扩张。脊柱内固定可致磁敏感性伪影，致使图像显示不清

（徐　刚　贾绍芳 译　孙海燕　倪家骧 审）

第23章

自发性颈椎硬膜外间隙血肿

定义

- 发生于硬膜外间隙的自发性出血，无有意义的外伤史以及硬膜外间隙给药史

症状和体征

- 急性发生的颈部疼痛
- 疼痛区域部分为神经根分布区，部分为非神经根分布区
- 快速进展的感觉、运动、反射改变，最终进展为脊髓病
- 消化道症候群和膀胱症候群
- 如不治疗可发生下肢轻瘫，个别患者可自愈

流行病学

- 病高峰为2端，儿童及50～60岁中老年人：
  - 儿童发病率：男性 = 女性
  - 成人发病率：男性 > 女性
- 临床疗效直接与症状严重程度与治疗是否及时有关

影像学检查

- 颈髓MRI：结合T1加权像、T2加权像和梯度回波序列

影像学表现

- 硬膜外间隙囊腔形成：前后位
- 可延伸至椎间孔（硬膜下血肿时不出现）
- 轴位像可见鞘膜囊及颈髓受压迫
- 随着时间延长，血肿内血红蛋白变为脱氧血红蛋白和高铁血红蛋白，MRI表现为高信号：
  - 急性期：磁共振T1加权像可见异常信号影，T2加权像可见高信号影
  - 亚急性期：磁共振T1、T2加权像君可见高信号影
  - 慢性期：磁共振T1加权像可见低信号影，T2加权像可见高信号影
  - 梯度回波序列中，T2加权像更有意义

其他检查

- 实验室检查排除潜在的凝血障碍疾病

鉴别诊断

- 硬膜外脓肿
- 硬膜外肿瘤
- 椎间盘脱垂

治疗

- 发生出血时，即刻纠正潜在凝血障碍
- 急行椎板切除术接触压迫
- 系统应用糖皮质激素，减轻脊髓水肿

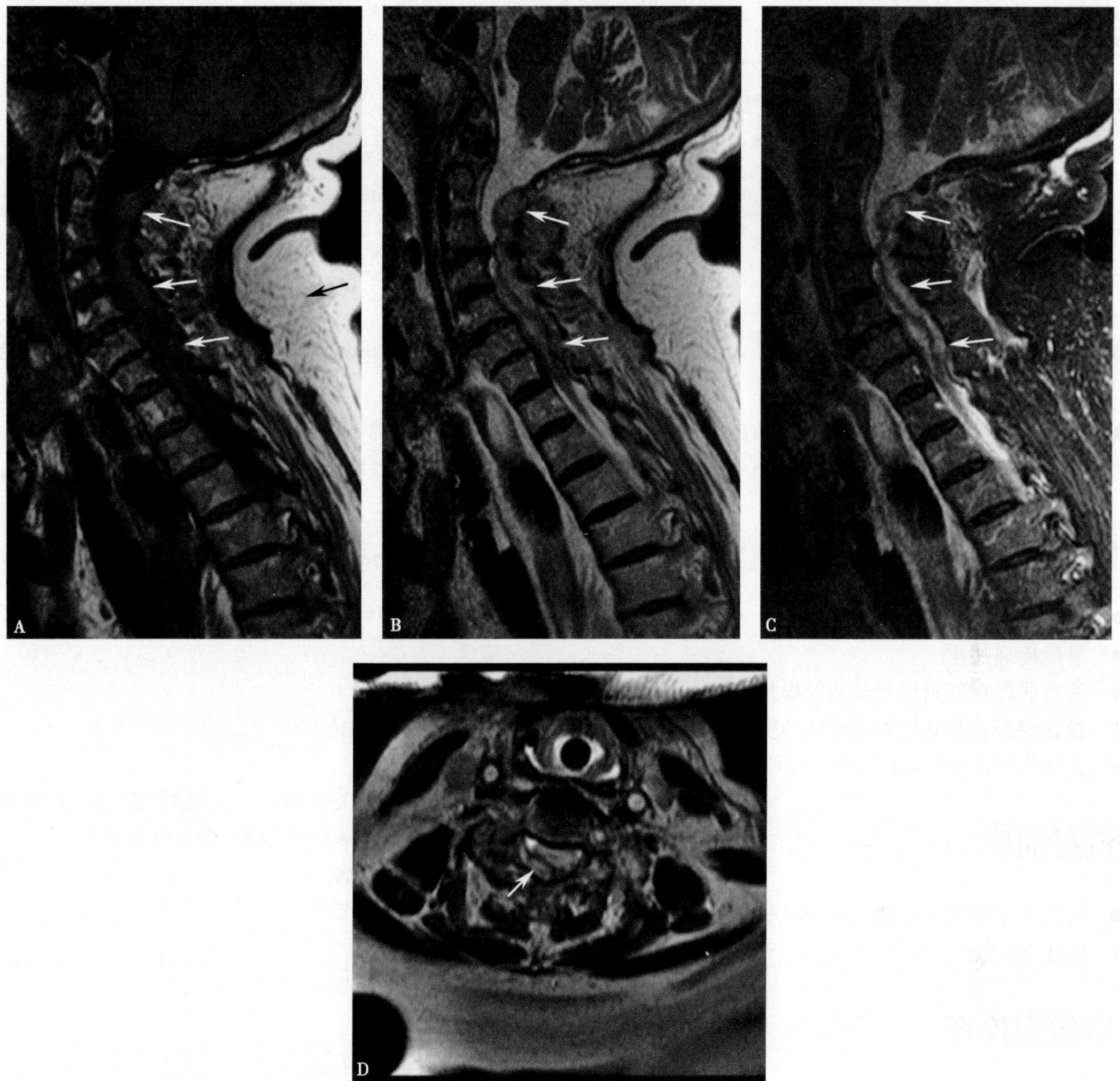

图 23-1　图示为一位摔伤后发生进行性神经功能缺陷老年女性患者的 MRI 矢状位 T1 加权像（A）、T2 加权像（B）以及短 T1 反转恢复序列（STIR）（C），CT 检查未发现骨损伤。C1～C6 水平椎管后部可见血肿（白色箭头）。T2 加权像及 STIR 序列可见高信号血肿。T1 加权像亦见高信号，可为脱氧血红蛋白所致，考虑血肿为亚急性期。轴位 T2 加权像（D）示，血肿（箭头）压迫导致脊髓移位，可见脊髓病髓内高信号

（徐　刚　贾绍芳 译　孙海燕　倪家骧 审）

第24章
颈椎类风湿性关节炎

定义

- 慢性系统性自身免疫性疾病所致的脊柱、关节和重要器官的炎性损伤

症状和体征

- 典型的晨僵和黏着现象
- 早晨疼痛加重
- 随着病程进展出现颈部神经根损伤
- 腕管综合征和其他外周神经病变有伴发率高
- 无外伤情况突发C1～C2半脱位的概率增加

流行病学

- 可发生于所用年龄段，40～50岁高发
- 发生率：男性>女性

影像学检查

- 有症状患者，外科手术之前应拍摄颈部屈曲/伸展位X线片，以评估C1～C2颈椎的不稳定性及半脱位情况
- 伴神经系统症状者可行MRI检查辅助诊断

影像学表现

- 脑干和颈髓神经束受压原因考虑如下：
  - 慢性血管翳形成致占位效应侵蚀颈椎齿状突
  - C1～C2颈椎半脱位（>3mm）
  - 颅骨下沉
- 椎间隙及小关节侵蚀和硬化
- 以椎间盘退化和椎管狭窄为特征的中度颈椎关节强直及失稳
- 可能与脊髓型颈椎病和瘘管形成有关
- 偶见关节融合（多与幼年时关节炎有关）

其他检查

- 肌电图和神经传导速度测定以鉴别嵌压性神经病变

鉴别诊断

- 血清阴性脊柱关节病，包括：莱特综合征（反应性脊柱炎），银屑病性关节炎，强直性脊柱炎
- 退变性椎间盘病
- 幼年性慢性关节炎
- 感染
- 血液透析性关节病

治疗

- 缓解病情药物包括：氯金酸钠（金盐），青霉胺，咪唑硫嘌呤，环孢霉素A等，能明显减慢疾病的进程，但可发生副作用
- 细胞毒性药，如甲氨蝶呤
- 生物制剂，如白介素和肿瘤坏死因子-α
- 水杨酸盐、非甾体类抗炎药和类固醇
- 物理和职业疗法
- 硬膜外阻滞用来缓解神经根症状
- 早期手术治疗
- 早期增强寰枢椎稳定可避免半脱位

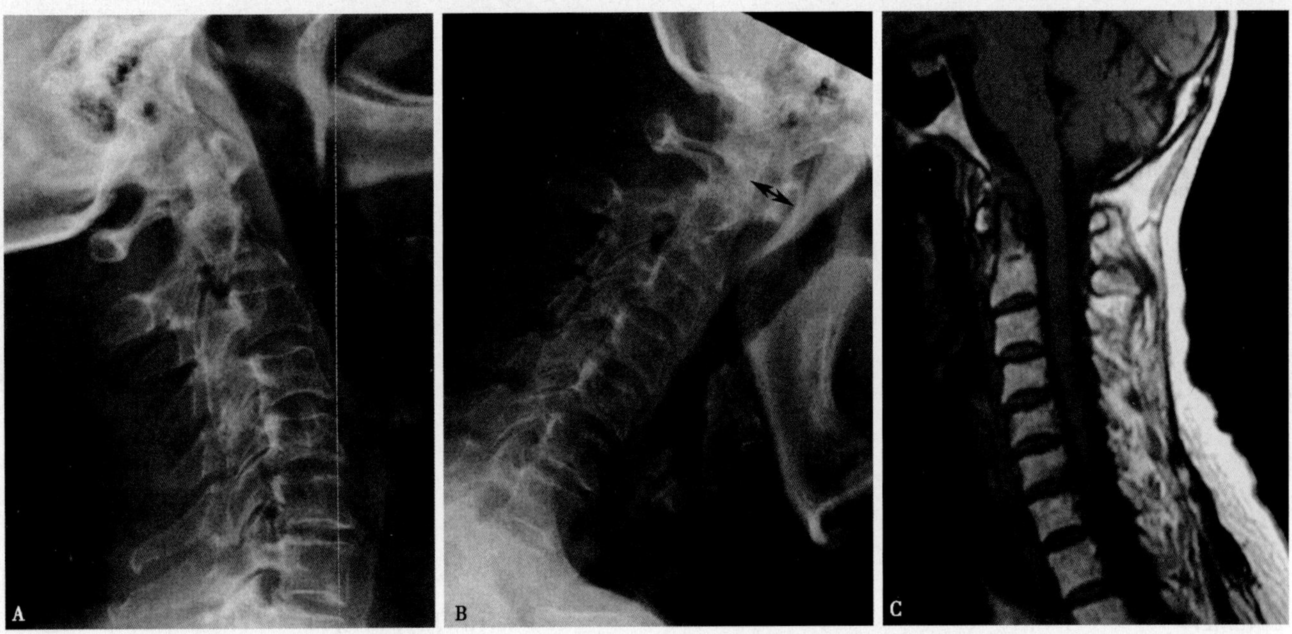

图 24-1 (A)后伸颈椎的X线侧位片显示正常C1～C2关联位。(B)在颈前屈位由于C1～C2不稳定导致了隐间隙的扩大(双箭头)。(C)矢状位T1像显示出齿状突背侧破坏

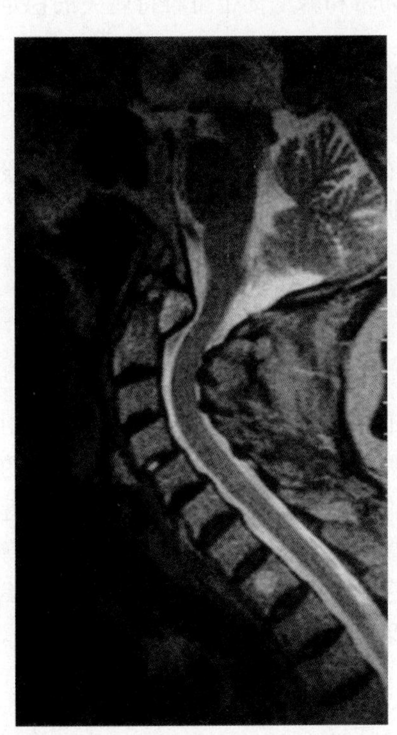

图 24-2 MRI矢状位T2加权像示,第二颈椎齿状突后方可见明显高信号提示类风湿性滑膜炎及血管翳形成,颈髓未受累

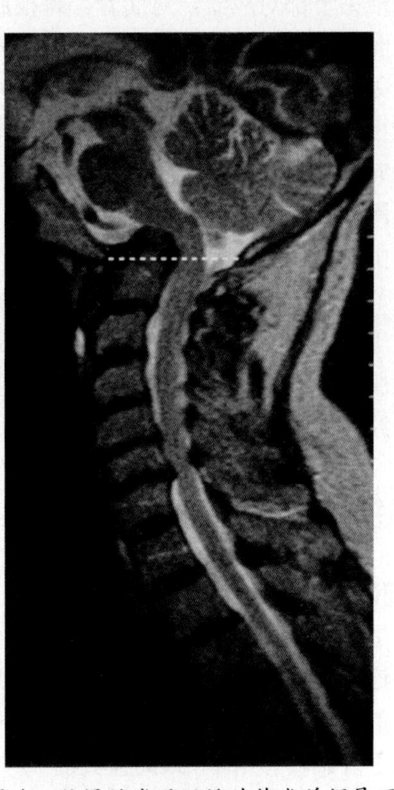

图 24-3 图为一位慢性类风湿性关节炎并颅骨下沉患者的MRI矢状位T2加权像。可见齿状突突入枕骨大孔(虚线处),损伤脑干

(杨 媛 贾绍芳 译 孙海燕 倪家骧 审)

第 25 章
胸椎解剖：胸椎的影像学特征

骨骼

胸椎椎体

- 胸椎椎体略呈三角形，包括较平的上、下终板及覆盖椎间孔的椎弓根，与颈椎相比，胸椎的椎弓根较长。胸椎横突的投影是朝后下侧方的。每一个胸椎关节都对应着一对肋骨。每根肋骨后端的关节面与位于胸椎间盘上下的半关节面形成肋椎滑膜关节，而与胸椎横突形成肋横突关节。胸椎的椎板比颈椎长，因此胸椎的椎间孔较宽，这些椎板向后延伸形成较长的棘突，向下方突出

胸椎(椎骨关节突)小关节

- 这是由上一个椎体的下关节突以及下一个椎体的上关节突形成的滑膜关节。这个关节的表面在矢状位上是倾斜的，可以防止椎体向前及侧方的移动。胸椎的关节囊与颈椎的关节囊相比较小，由脊神经后支的内侧支支配

韧带

间盘和韧带

- 间盘是由紧密、完整的纤维环组成的，通过 sharpey 纤维连接两个相邻的终板。椎间盘中央的髓核是含水的胶冻样物质，其在纤维环破裂时会突进或突出于纤维环，从而导致间盘突出

纵韧带

- 与颈椎一样，胸椎段的前纵韧带和后纵韧带分别附于椎体的前面和后面以及间盘的纤维环之间，从而在屈曲和拉伸时保持一定的张力

后韧带

- 后韧带由三个韧带组成。黄韧带是由弹性胶原纤维构成，附于椎板的内侧面并延伸至整个脊柱。棘间韧带和棘上韧带可维持棘突的稳定性

肌肉

- 胸椎依靠背侧的肌肉群支撑，包括胸段的长肌及竖脊肌

神经

脊神经

- 与颈椎的脊神经一样，胸椎的脊神经由背侧和腹侧的神经根组成，每个神经根由更小的神经小根组成。背侧神经根包含脊神经节，临近背侧神经根与腹侧神经根的交汇处。胸椎段的脊神经由相应同序数的椎间孔穿出；例如，T6 神经由 T6 神经孔穿出

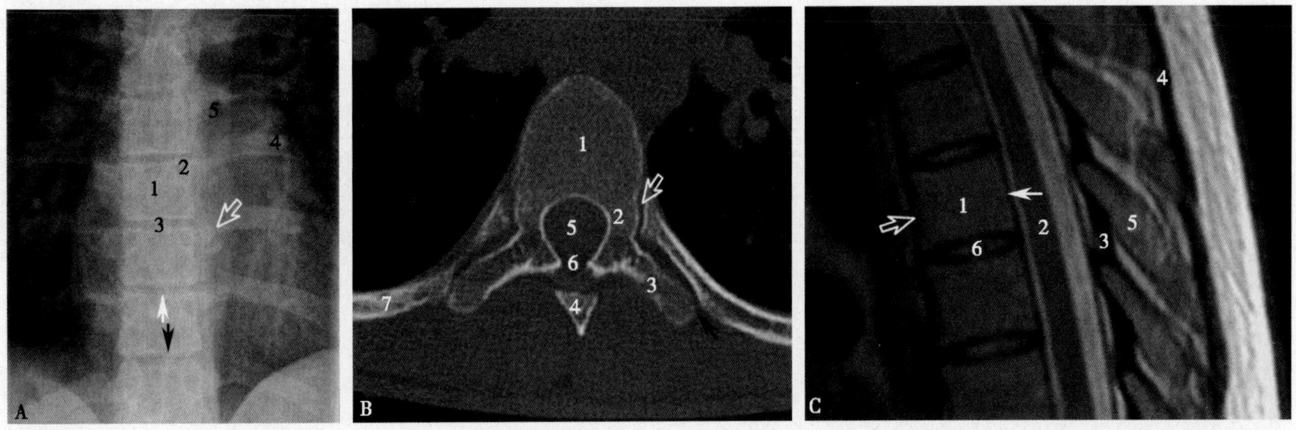

图 25-1　图 A 为胸椎的前后位 X 线：1. 椎体；2. 椎弓根；3. 间盘间隙；4. 后肋；5. 横突；白色空心箭头指示肋横突关节；白色箭头指示上终板；黑色箭头指示下终板。图 B 为胸椎的轴位 CT：1. 椎体；2. 椎弓根；3. 横突；4. 棘突（水平上）；5. 硬脊膜囊内的胸髓；6. 硬膜外脂肪；7. 后肋；白色空心箭头指示肋椎关节；黑色箭头指示肋横突关节。图 C 是胸椎的矢状位 T2 加权磁共振成像：1. 椎体；2. 胸脊髓；3. 黄韧带；4. 棘上韧带；5. 棘突；6. 椎间盘；白色箭头指示后纵韧带；白色空心箭头指示前纵韧带

（王　薇　贾东林 译　孙海燕　倪家骧 审）

第 26 章
胸椎间盘突出

定义

- 胸椎间盘突出指的是椎间盘局部突出超过椎体边缘，其突出的范围小于间盘周径的 50%

症状和体征

- 间盘突出的节段，大小及位置（如后方，前方，侧方）决定患者的临床表现
- 轴性疼痛及放射性疼痛是最常见的症状
- 相应胸椎的肌肉痉挛导致胸椎的活动范围减少，这一点也很常见
- 疼痛以皮区（译者注：皮区指某一脊神经后根感觉纤维的皮肤分布区）或非皮区的方式放散
- 疼痛很少与肋下痛及腹痛混淆
- 可能会出现运动、感觉和神经反射的改变
- 中央型间盘突出可导致胸脊髓压迫，从而出现脊髓病变

流行病学

- 见于成人
- 发生率：男性 = 女性

影像学检查

- MRI 是最主要的检查方式
- CT 的价值有限，但可用于术前检查以辨别慢性间盘钙化导致的突出
- 当 MRI 检查存在禁忌时，可选用 CT 脊髓造影术
- X 线的价值有限，仅用于筛选病例

影像学表现

- 在 T2 加权磁共振成像中，急性“软性”间盘突出是高信号强度（SI）
- 慢性“硬性”间盘突出可能是由间盘钙化引起的，在 T2 加权磁共振成像中显示为低信号，这一点最好采用局部 CT 检查来证实
- 轴位显像可能出现硬膜囊受压，脑脊液空间减少及脊髓受压和变平
- 邻近受压节段的脊髓局部出现高信号强度时可证实出现脊髓病变
- 磁共振脊髓造影术或 CT 脊髓造影术可显示硬膜囊受压情况

其他检查

- 若患者出现放射性疼痛时，可行肌电图及神经传导检查
- 对于确定疼痛是否是由特定的间盘引发，诱发性间盘造影是很有意义的一项诊断性检查

鉴别诊断

- 硬膜外脓肿
- 硬膜外血肿
- 骨赘
- 肿瘤

治疗

- 保守治疗包括局部热敷、冷敷，应用简单的镇痛药和非甾体类抗炎药，以上措施可以改善很多患者的症状
- 物理治疗包括轻柔的伸展，运动锻炼，深部热疗，牵拉等对于某些患者是有益的
- 若保守治疗失败或疼痛影响患者的日常生活，则可采用硬膜外阻滞技术来改善症状

- 骨病推拿法或脊柱推拿疗法也可改善某些患者的症状
- 对于持续性疼痛或出现进展性神经症状的患者，可采用手术治疗

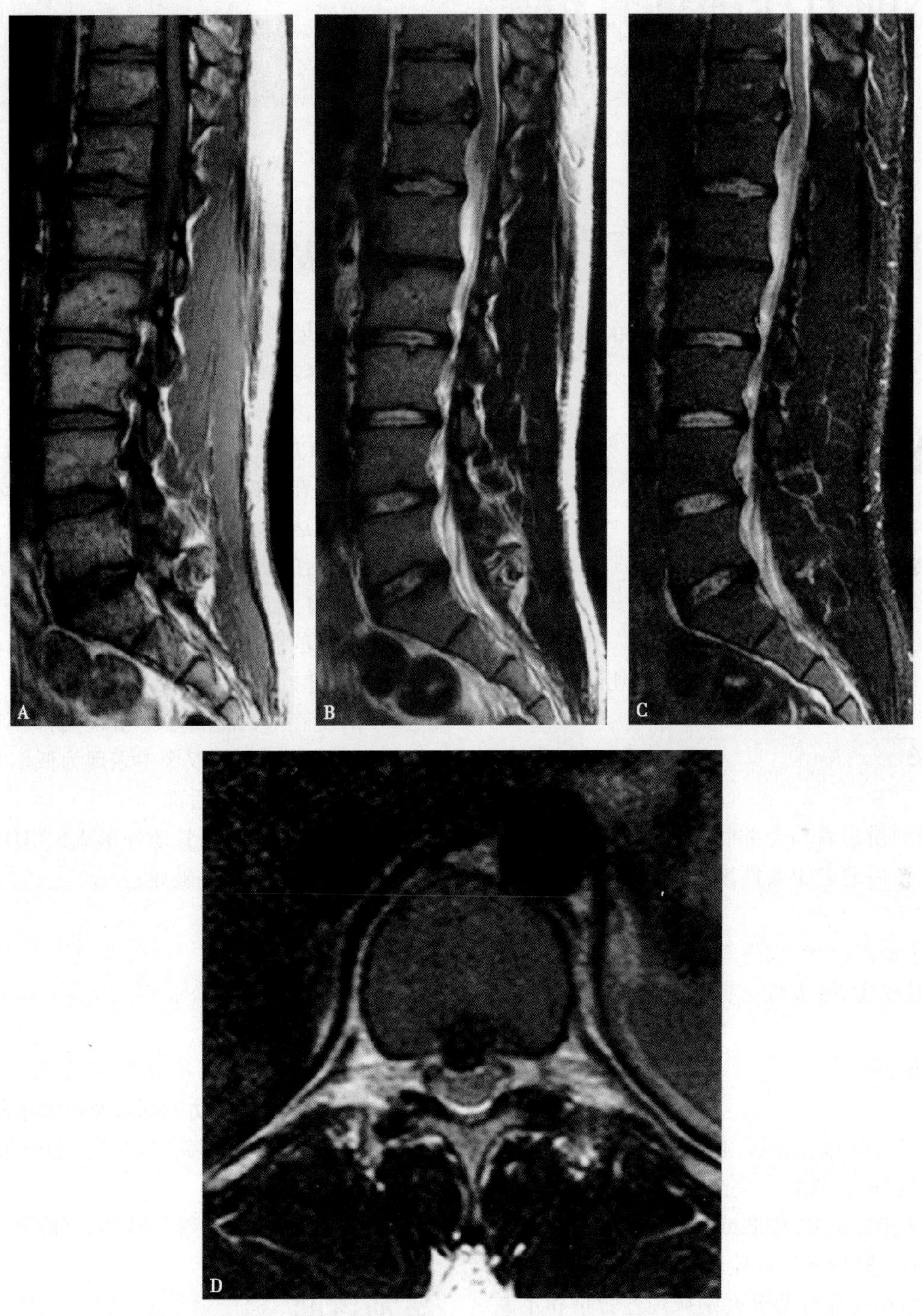

图 26-1 以上 4 张图分别表示的是胸椎间盘突出患者的胸椎矢状位 T1 加权像（图 A），T2 加权像（图 B），短 T1 反转恢复序列（STIR）成像（图 C），胸椎轴位 T2 加权像（图 D）。T11 椎体发生中央型间盘突出时，后纤维环（a posterior ring apophyseal avulsion）骨突的撕脱伤会导致椎体边缘的后下方出现慢性的骨质缺陷。间盘突出压迫脊髓圆锥时，会在轴位显像中呈现低信号，这一点与脊髓病变无关。图中显示，其余节段的脊椎有很多 Schmorl 结节，这提示患者有 Scheuermann 病，而 L1 和 L2 节段存在间盘变形。这些图像特点是长期形成的，且在 STIR 成像中，没有反应性的脊髓水肿

（王 薇 贾东林 译 孙海燕 倪家骧 审）

第 27 章
胸椎体前方压缩性骨折

定义

- 胸椎椎体骨折仅压迫椎体的前部而相对很少影响到椎体的中部和后部

症状和体征

- 急性发作的局限性背痛
- 疼痛以皮区或非皮区的方式放散
- 可出现脊髓病变
- 脊髓受压出现肠道和膀胱症候群
- 既往存在脊柱后凸的患者，畸形更加明显

流行病学

- 对于年轻创伤患者与合并骨质疏松的老年患者，尤其是绝经后的老年女性来说，两者发病率呈双峰分布
  - 创伤患者：男性 > 女性
  - 骨质疏松患者：女性 > 男性

影像学检查

- X 线检查可排除椎体骨折，应作为首选
- 磁共振可区别急、慢性不完全骨折和病理性骨折：
  - T1 加权像、STIR 成像或 T2 压脂像（FST2W）是评估骨髓情况的最佳选择
  - 弥散加权成像有助于区别病理性骨折和不完全骨折
- 创伤性骨折常需行 CT、MRI 检查来辨别骨折的类型、稳定性以及排除其他脊椎节段的骨折
- 与磁共振相比，同位素骨扫描可鉴别新近骨折并可评估全身骨骼情况，以排除全身转移性疾病

影像学表现

- 侧位 X 线显示椎体前方楔形变
- 骨赘及修复性新骨生成提示存在慢性骨折
- 急性骨折的磁共振结果：
  - STIR 成像显示椎体旁的脊髓弥散性水肿
  - 骨裂在 STIR 成像中显示为线性高信号，而在 T1 加权像呈现低信号
- 慢性骨折的磁共振结果：
  - 在 T1 加权像及 STIR 像中脊髓成像均恢复成正常的脂髓信号
- 病理性骨折的磁共振结果：
  - 病变在 STIR 成像中呈现局部不连续的高信号，而在 T1 加权像中表现为低信号
  - 病变累及椎体后部
  - 骨皮质破坏，在骨质外形成软组织肿块影
  - 椎体后壁屈曲、破坏
  - 无骨裂

其他检查

- 合并骨质疏松的患者，应检查是否存在甲状旁腺功能亢进，全垂体功能减退及性激素缺乏
- 患者出现放射性疼痛时，应行肌电图和神经传导检查
- 合并脊髓病变时，应行诱发电位检查

鉴别诊断

- 肿瘤导致的病理性骨折
- 椎体的创伤性爆裂骨折
- 椎体的 chance 骨折（译者注：屈曲牵张性骨折，多见于高速公路“安全带”遇急刹车时上身突然前屈所致）
- Scheuermann 病导致的脊柱后凸畸形治疗

治疗

- 急性疼痛可使用阿片类药物
- 支具矫正治疗
- 阿片类药物缓解疼痛不满意时，硬膜外可给予局麻药，阿片类药物和(或)激素
- 行椎体成形术及后凸成形术
- 给予双磷酸盐和降钙素

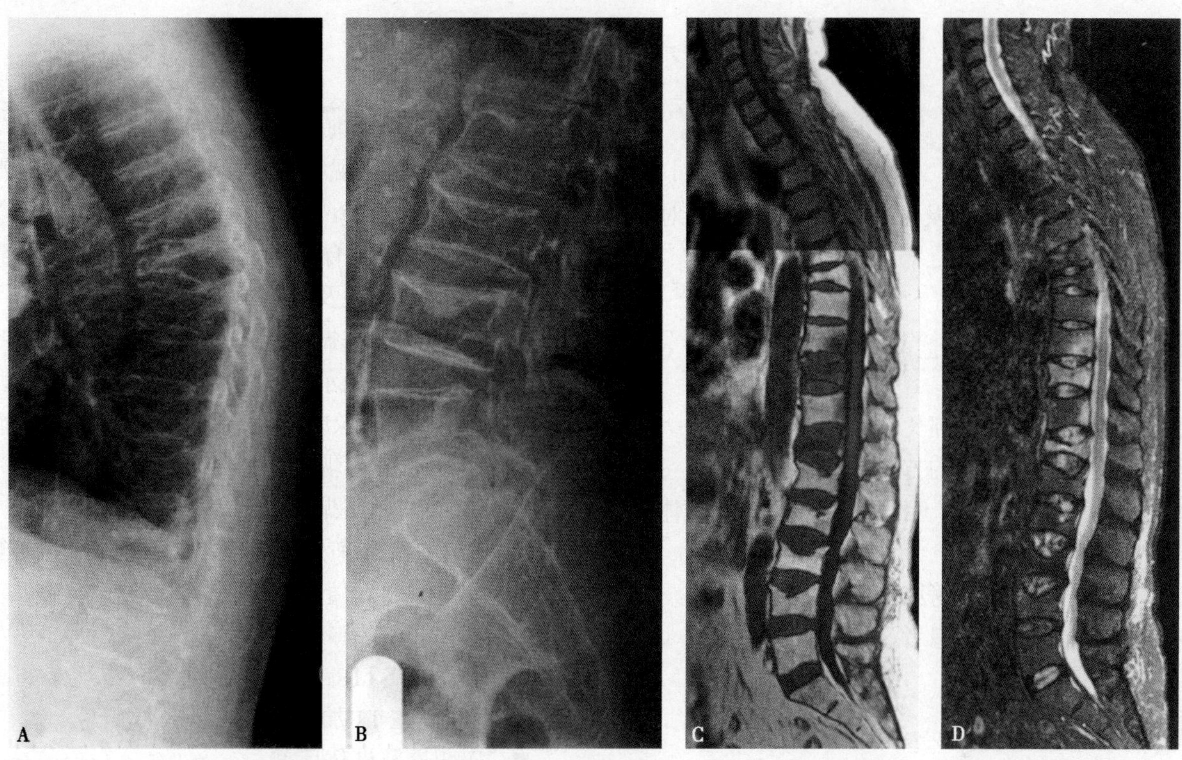

图 27-1　图 A 是胸椎侧位 X 线，图 B 为腰椎侧位 X 线，这两张图显示的是椎体前部多发骨折，但从这两张图中并不能区分急慢性骨折。图 C 为 T1 加权成像，图 D 为 STIR 成像，以上两图均可见到椎体前部的多发楔形骨折。新近的急性骨折会导致脊髓水肿，这一特点在 T1 加权像中显示为低信号，而在 STIR 成像中显示为高信号。慢性骨折的脊髓成像为正常的脂髓信号

(王　薇　贾东林 译　孙海燕　倪家骧 审)

第 28 章
胸椎体侧方压缩性骨折

定义

- 胸椎椎体的压缩骨折发生在椎体的侧方，相对不影响椎体的后部

症状和体征

- 急性发作的局限性背痛
- 疼痛以皮区或非皮区的方式放散
- 脊髓病变可能会出现，但发生率相较胸椎椎体前部骨折少
- 脊髓受压出现肠道和膀胱症候群
- 既往存在脊柱后凸的患者，畸形更加明显

流行病学

- 对于年轻创伤患者与合并骨质疏松的老年患者，尤其是绝经后的老年女性来说，两者发病率呈双峰分布
- 创伤患者：男性 > 女性
- 骨质疏松患者：女性 > 男性

影像学检查

- X 线检查可排除椎体骨折且可评估椎体的排列，应作为首选
- 磁共振可区别急、慢性不完全骨折和病理性骨折
- 创伤性骨折常需行 CT、MRI 检查来辨别骨折的类型、稳定性及排除其他脊椎节段的骨折
- 与磁共振相比，同位素扫描可鉴别新近骨折及评估全身骨骼情况，以排除骨转移

影像学表现

- 椎体前后位 X 线扫描可发现椎体侧方楔形变
  - 有时与椎体前部楔形变有关
  - 椎体侧方出现明显的楔形变常提示病理性骨折
- 同脊柱后凸一样，有时会出现脊柱侧凸
- 在慢性病例中，脊柱侧凸曲线的凹面上可见到显著的椎关节强硬及骨赘形成
- 急性骨折的磁共振结果：
  - STIR 成像显示椎体旁的脊髓弥散性水肿
  - 在 STIR 成像中骨裂表现为线性高信号，而在 T1 加权像表现为低信号
- 慢性骨折的磁共振结果：
  - 在 T1 加权像及 STIR 像中脊髓成像均恢复成正常的脂髓信号
- 病理性骨折的磁共振结果：
  - 病变在 STIR 成像中呈现局部不连续的高信号，而在 T1 加权像中表现为低信号
  - 病变累及椎体后部
  - 骨皮质破坏，在骨质外形成软组织肿块影
  - 椎体后壁屈曲、破坏
  - 无骨裂

其他检查

- 合并骨质疏松的患者，应检查是否存在甲状旁腺功能亢进，全垂体功能减退及性激素缺乏
- 患者出现放射性疼痛时，应行肌电图和神经传导检查
- 合并脊髓病变时，应行诱发电位检查

鉴别诊断

- 由于肿瘤导致的病理性骨折
- 椎体的创伤爆裂性骨折
- 椎体的 chance 骨折
- Scheuermann 病导致的脊柱后凸畸形

治疗

- 急性疼痛可使用阿片类药物
- 支具矫正治疗
- 阿片类药物缓解疼痛不满意时，硬膜外可给予局麻药，阿片类药物和(或)激素
- 行椎体成形术及后凸成形术
- 给予双磷酸盐和降钙素

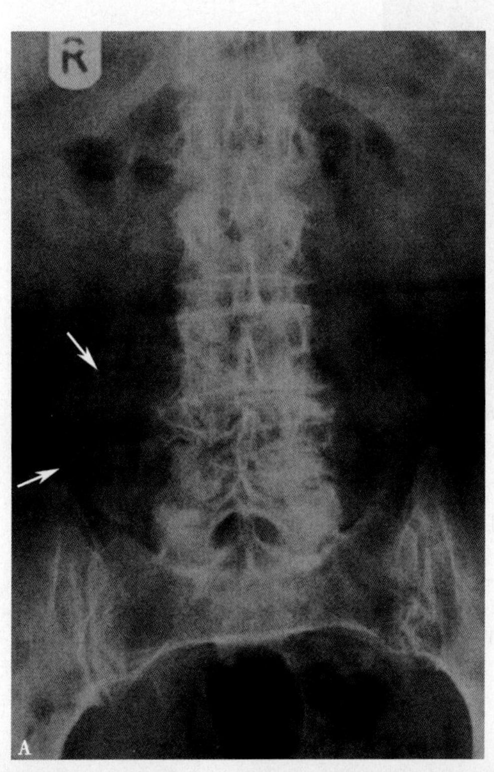

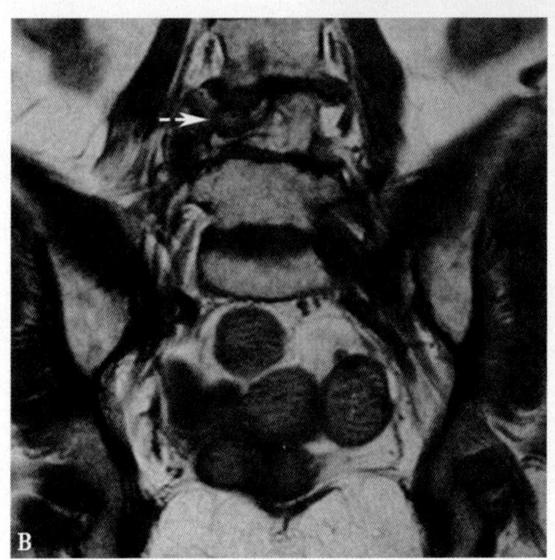

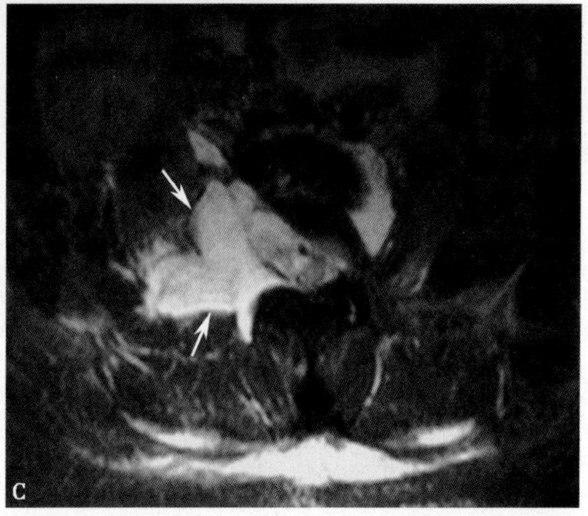

图28-1 图A为合并骨髓瘤患者的腰椎前后位X线检查，该患者因L4骨外软组织肿瘤已接受过放射治疗。图A显示L4椎体的右侧发生侧方压缩骨折。且在先前存在骨质外肿瘤的周围出现一个较薄的壳，这是由修复性骨生长形成的。图B为冠状位T1加权像，其更好地显示了椎体的侧方压缩骨折。图C是轴位的T2压脂加权像(FST2W)，图像显示骨质外肿物液性成分的信号较高，这是骨髓瘤治疗后的典型表现

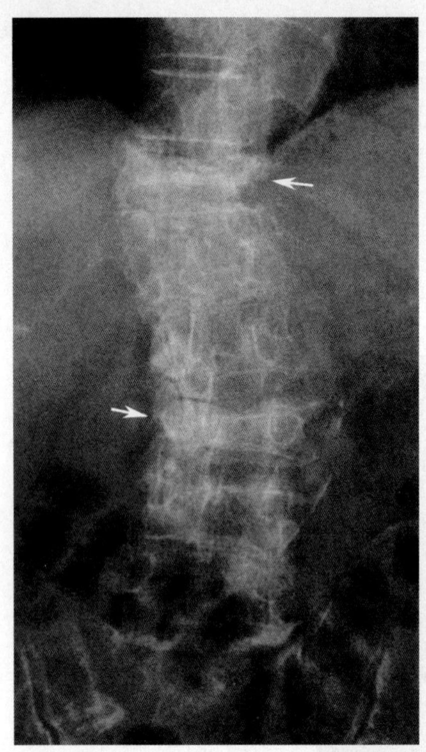

图 28-2 上图为骨质疏松老年女性的前后位X线片。在脊柱侧凸的凹侧，脊柱侧凸和椎体的压缩骨折更加明显，如白色箭头所示的T11和L3。侧方压缩骨折同时合并前部楔形骨折可能是脊柱侧凸造成的结果，而不是原因

（王 薇 贾东林 译 孙海燕 倪家骧 审）

第29章

Kümmel病

定义

- 胸椎椎体延迟性骨折及塌陷，伴有持续的骨裂及邻近组织的缺血性坏死

症状和体征

- 急性发作的局限性背痛
- 疼痛以皮区或非皮区的方式放散
- 可能出现脊髓病变
- 脊髓受压出现肠道和膀胱症候群
- 既往因骨质疏松导致胸椎后凸的患者，畸形会更加明显

流行病学

- 合并骨质疏松的老年患者，尤其是绝经后女性
- 骨质疏松患者的发病率：女性>男性

影像学检查

- X线检查可证实或排除椎体骨折
- 磁共振检查可估计骨折的年龄，且能区别病理性骨折

影像学表现

- 椎体压缩性骨折
- X线和CT检查可见骨裂中存在气体（椎体内裂隙征）
- STIR磁共振显像可见高信号的液体填充在骨折裂隙中
- 骨裂中出现气体或液体是不完全骨折而非病理性骨折的一个特殊征象
- 其他征象与简单的不完全骨折相同

其他检查

- 合并骨质疏松的患者，应检查是否存在甲状旁腺功能亢进，全垂体功能减退及性激素缺乏
- 患者出现放射性疼痛时，应行肌电图和神经传导检查
- 合并脊髓病变时，应行诱发电位检查

鉴别诊断

- 由于肿瘤导致的病理性骨折
- 感染
- 非创伤性骨梗死
- 肿瘤

治疗

- 急性疼痛可使用阿片类药物
- 支具矫正治疗
- 阿片类药物缓解疼痛不满意时，硬膜外可给予局麻药，阿片类药物和（或）激素
- 行椎体成形术及后凸成形术
- 如果合并骨质疏松，可给予二磷酸盐和降钙素

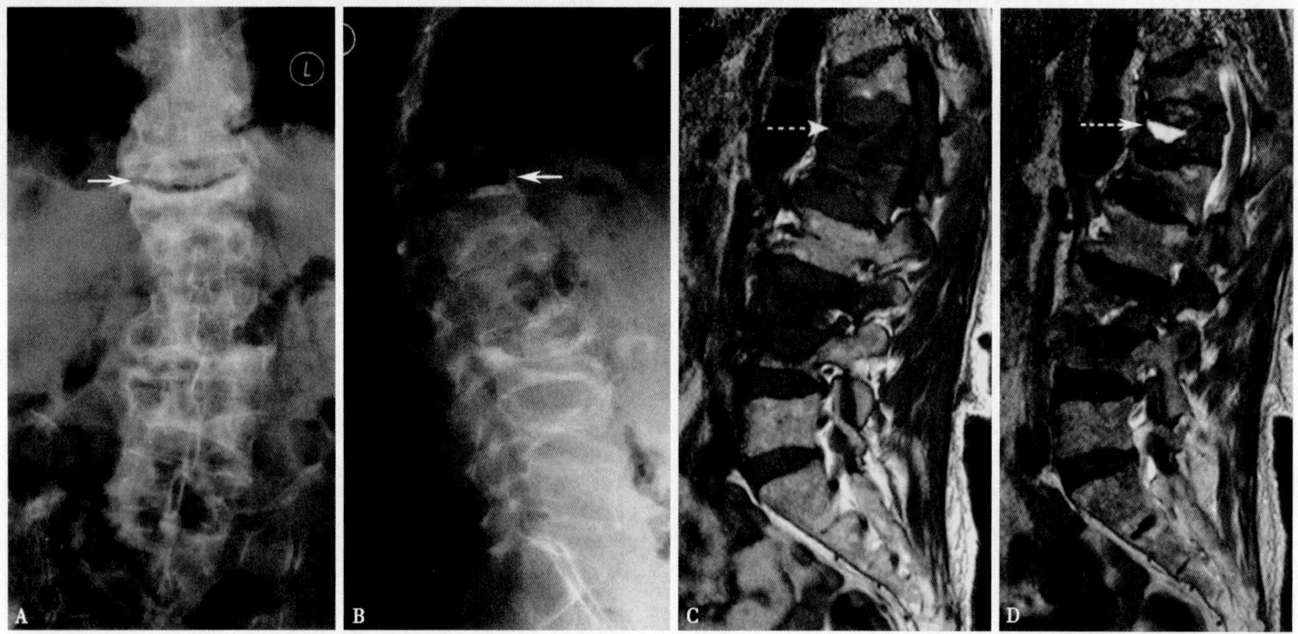

图 29-1　以上四图是一位老年女性的低位胸椎和腰椎的影像学检查，她患有多发的椎体不完全骨折，其中图 A 和图 B 分别为前后位和侧位的 X 线片。白色箭头指示的是 T12 椎体上半透明的水平骨裂线。图 C 和图 D 是磁共振成像。如图 C 虚箭头所示，液体填充在骨裂中的这一特点在 T1 加权像中表现为低信号，而在 T2 加权像（图 D）中表现为高信号

（王　薇　贾东林　译　孙海燕　倪家骧　审）

第30章 椎体成形术和后凸成形术术后并发症

定义

- 椎体成形术是指将聚甲基丙烯酸甲酯或其他成分的骨水泥注入到受压的椎体中
- 后凸成形术是指在受压的椎体中放入一个气囊，从而增加椎体的容积，恢复椎体最初的高度，然后将注入聚甲基丙烯酸甲酯或其他成分的骨水泥注入到受压的椎体中

症状和体征

- 由于穿刺针放置的位置不对，注射用物容量过大，骨水泥的黏度不足或注射骨水泥时压力过大均可能导致骨水泥的外渗
  - 急性发作的局限性背痛，这是由骨水泥外渗到椎管内或神经孔内的所导致的疼痛，有时与先前压缩性骨折所致的疼痛会重叠在一起
  - 疼痛以皮区或非皮区的方式放散
  - 如果脊髓有明显的受压，可能会出现脊髓病变
  - 脊髓受压出现肠道和膀胱症候群
  - 既往因骨质疏松导致胸椎后凸的患者，畸形会更加明显
- 由于穿刺针放置到血管内，注射用物容量过大，骨水泥的黏度不足或注射骨水泥时压力过大均能导致骨水泥和(或)脂肪栓塞
  - 如果骨水泥进入到肺循环会出现急性的呼吸急促
  - 胸痛
  - 急性心肺功能衰竭，极少见
- 椎体骨髓炎是一个潜在的迟发性并发症，较罕见，可能是由术中抗生素使用不当，患者免疫系统的自我调节或无菌技术不正确引起的
  - 行椎体成形术或后凸成形术后出现的迟发型背痛
  - 红细胞沉降率(ESR)及白细胞数量增加
  - 发热和脓毒血症

流行病学

- 合并骨质疏松的老年患者，尤其是绝经后女性
- 骨质疏松患者的发病率：女性 > 男性
- 既往合并肺部疾病的患者，临床上发生严重栓塞并发症的风险较高

影像学检查

- 影像学检查只应用于有症状的骨水泥渗漏患者
- 发生骨水泥渗漏露或栓子时，可行脊髓或胸部的X线和CT检查
- 由于穿刺针位置不当引起的脊柱感染或脊髓损伤时，应行磁共振检查

影像学表现

- 骨水泥局部渗漏：
  - 骨水泥出现在椎体静脉内，硬膜外腔内，神经根管周围或椎间盘之间
  - 骨水泥极少会渗漏到降主动脉周围
  - 穿刺针穿刺后的轨迹周围，可发现骨水泥的管型
- 骨水泥栓子
  - 在X线和CT检查中，周围肺动脉内出现骨水泥密度的圆形区域
- 磁共振检查可用以评价脊柱是否有感染
  - 在STIR显像中，椎体内骨水泥的旁边出现高信号区域
  - 椎体终板受到腐蚀，延伸到椎间隙
  - 皮质毁损
  - 椎体旁或硬膜外软组织肿物以及脓肿形成

其他检查

- 合并骨质疏松的患者，应检查是否存在甲状旁腺功能亢进，全垂体功能减退及性激素缺乏
- 患者出现放射性疼痛时，应行肌电图和神经传导检查
- 合并脊髓病变时，应行诱发电位检查
- 如果怀疑骨髓炎，检查红细胞沉降率，C 反应蛋白及白细胞计数
- 若疑似出现骨髓炎时，应行骨髓活检及培养

鉴别诊断

- 骨水泥渗漏应与以下情况鉴别：
  - 骨碎片进入到椎管内或椎间孔内
  - 骨赘
- 骨水泥栓子应与以下情况鉴别：
  - 静脉石
  - 肺栓子
  - 肺肉芽肿钙化
- 椎体骨髓炎应与以下情况鉴别：
  - 肿瘤
  - Kümmel 病

治疗

- 患者无明显神经并发症或心肺窘迫等症状时，可仅采用对症治疗
- 无神经功能障碍时，可使用阿片类药物治疗急性疼痛
- 无神经功能障碍时，可行支具矫正治疗
- 在没有神经系统障碍且排除骨髓炎的情况下，如果阿片类药物缓解疼痛不满意时，硬膜外可给予局麻药，阿片类药物和（或）激素
- 除未经治疗的骨髓炎外，患者出现疼痛和功能障碍的原因，可能是应用椎体成形术及后凸成形术治疗其他椎体压缩骨折而引起的
- 如果合并骨质疏松，可给予双磷酸盐和降钙素

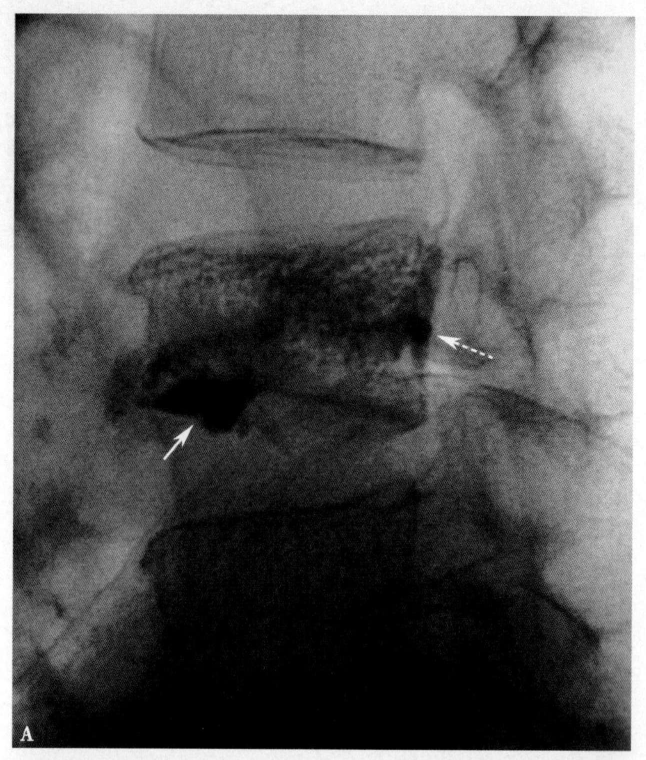

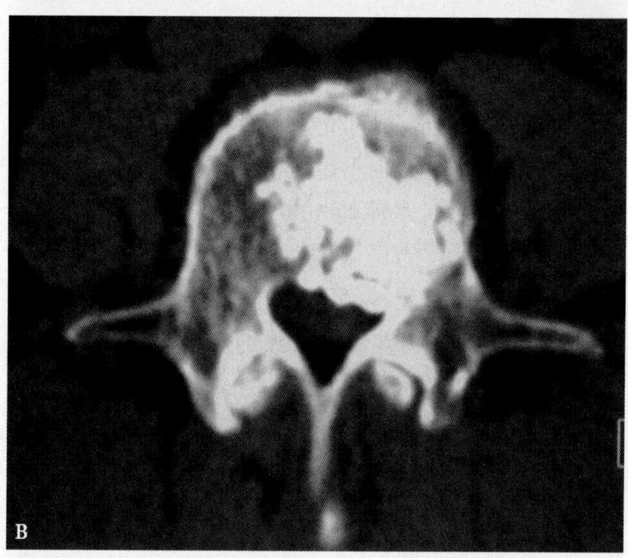

图 30-1　在行椎体成形术时，需行荧光成像，由图 A 可见，与渗入椎间盘内的骨水泥（箭头）相比，渗入椎间静脉内的骨水泥更加明显（虚箭头）。患者会主诉术后出现神经根性疼痛。图 B 为患者的 CT 检查，如图所示，椎间静脉内和左侧侧隐窝内的骨水泥对穿行的神经根造成压迫

（王　薇　贾东林 译　孙海燕　倪家骧 审）

第31章
肋椎关节畸形

定义

- 由于关节炎、肿瘤或创伤所致的肋椎关节疼痛和功能障碍

症状和体征

- 出现类似于肺源性的疼痛
- 患者常通过夹板固定背部以固定受累关节，以避免脊柱的弯曲、伸展及侧弯
- 患者为缓解肋椎关节引起的疼痛，常会收缩肩胛骨
- 当肋椎关节发生急性炎症时，会出现触痛，且有灼热和肿胀感
- 患者在活动关节时常会抱怨有“弹响声”

流行病学

- 发生率：男 = 女
- 合并强直性脊柱炎及 Reiter 综合征的患者发生率较高
- 在患有风湿性关节炎和银屑病关节炎的人群中也有发生

影像学检查

- 病变早期，X 线检查无异常
- 病变早期，MRI 为主要检查手段
  - T1 加权像、STIR 成像或 T2 压脂加权像（FST2W）中可发现脊髓有水肿
- 当 MRI 结果未发现异常时，同位素骨扫描有助于疼痛定位
- 当同位素骨扫描出现异常时，应用 CT 有助于发现病变的特征性改变

影像学表现

- 在脊柱关节病的早期或炎症活跃期，旁矢状位的 STIR 检查可发现肋椎关节附近的脊髓水肿
- 合并强直性脊柱炎患者的 X 线和 CT 检查中可出现肋椎关节僵直
- CT 检查中可明显看到肋椎关节退化性关节炎，常伴有硬化和骨赘形成

其他检查

- 行肌电图和神经传导速率测定以排除神经根性病变和外周神经病变
- 测量血清淀粉酶以除外胰腺炎
- 测量血糖以排除糖尿病躯体神经病变

鉴别诊断

- 肺部病变，包括肺炎、肺脓肿、肺栓塞及肺梗死
- 椎体肿瘤
- 椎体压缩性骨折
- Kümmel 病
- 椎体的骨髓炎
- 胰腺炎
- 糖尿病躯体神经病变

治疗

- 简单的镇痛药和非甾体类抗炎药可以缓解轻到中度的疼痛
- 在病变的肋椎关节处注射局麻药和激素
- 局部采用表面热物理治疗，包括装满硅胶的包袋（蒸气加热敷料整理器 hydrocollator）及辐射热
- 表面使用利多卡因经皮贴剂

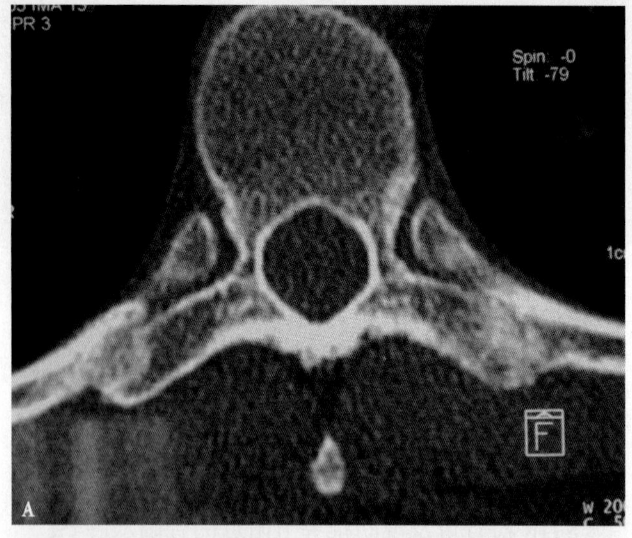

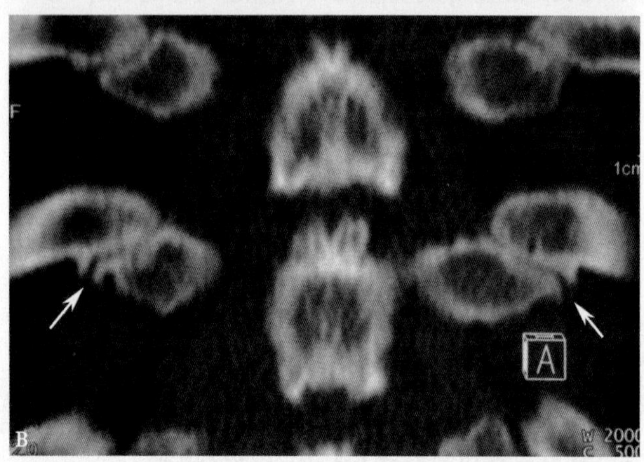

图 31-1 一位年轻女性出现模糊的非特异性的轻度背部疼痛。MRI 检查未见异常，同位素骨扫描发现在脊柱背侧出现了局部小区域的吸收增加。轴位 CT 检查中显示肋椎关节显示不清，两旁出现了较小的硬化（图 A）。图 B 为冠状位重建成像，其显示了与肋椎关节炎相同的变化，即早期骨赘（箭头）的形成

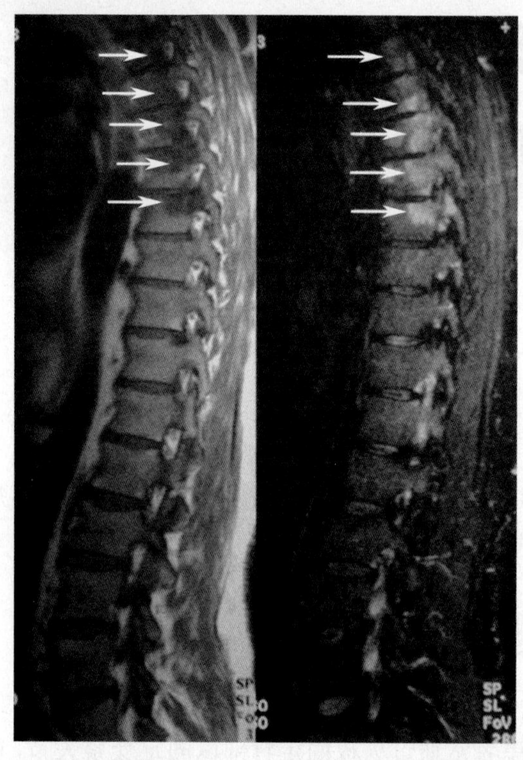

图 31-2 以上两图是一位确诊为骶髂关节炎男性患者的磁共振检查，在矢状位 T1 加权像（左图）及 STIR 磁共振成像（右图）中出现了早期强直性脊柱炎的改变。在低位脊柱背侧的肋椎关节周围，邻近的脊髓因炎性改变而出现水肿；脊髓水肿在 T1 加权像中表现为低信号（左图白色箭头），而在 STIR 磁共振成像中显示为高信号（右图白色箭头）

（王 薇 贾东林 译 孙海燕 倪家骧 审）

第 32 章 特发性脊柱侧凸畸形

定义

- 脊柱向侧方弯曲伴不同程度的旋转，常为 S 形，无明显的神经肌肉或骨质异常

症状和体征

- 患者常无症状，因体态畸形或功能性残疾而需求医疗
- 在运动或生长快速期可能会出现疼痛
- 疼痛可继发于退变性间盘疾病，骨质疏松性骨折，小关节退变性关节炎及骶髂关节炎的进一步发展
- 疼痛也可能是由于脊椎滑脱引起的，尤其是 L5
- 侧凸加重时，可能会出现呼吸系统并发症

流行病学

- 常为青春期发病，幼儿时期发病的较少，极少在婴儿期发病
- 女性发病率高于男性 7 倍
- 家族发病率非常高
- 在生长快速期脊柱弯曲常加重
- 脊柱弯向左侧的患者，脊髓空洞发生率增加

影像学检查

- X 线：
  - ■ 测量脊柱侧凸和后凸的角度
  - ■ 除外成骨异常
  - ■ 拍摄脊柱弯曲的侧位图像以评估还原的程度
  - ■ 监测侧凸畸形的发展
- MRI：
  - ■ 在行矫正手术前，鉴别有无隐性脊柱裂
- CT：
  - ■ 应用较少，怀疑成骨异常时，可行 CT 检查

影像学表现

- X 线
  - ■ 脊柱存在旋转畸形
  - ■ 行前后位的 X 线检查，测量 Cobb 角
  - ■ 骨源性脊柱侧凸可能并存先天性半椎体及其他畸形
- MRI
  - ■ 磁共振检查结果很少出现异常
  - ■ 隐性脊柱裂的磁共振特点包括：
    - ▲ Chiari 畸形
    - ▲脊柱纵裂
    - ▲脊髓空洞
    - ▲脊髓栓系
    - ▲脊髓脂肪瘤
    - ▲棘突分叉畸形

其他检查

- 行肌电图、神经传导速率测定及肌肉活检以排除神经肌肉疾病

鉴别诊断

- 继发于肿瘤的侧凸，疼痛的曲线经常较短
- 因神经肌肉疾病导致的侧凸，胸腰段曲线较长
- 继发于感染的侧凸，疼痛的曲线常较短
- 侧凸发生在骨创伤之后，其疼痛曲线较短且在影像学上可发现骨折的证据
- 与侧凸畸形有关的先天性疾病包括 Marfan 综合征、Ehlers-Danlos 综合征、成骨不全、神经纤维瘤和某些类型的侏儒
- Scheuermann 病的特点与脊柱后凸一样，有特征性的终板改变

治疗

- 弯曲角度小于 25° 者为轻度侧凸，可严密观察
- 不合并神经并发症的患者，第一步治疗是支具矫正
- 更多较严重的病例常需采用融合手术来帮助脊柱变直，防止病变的继续发展

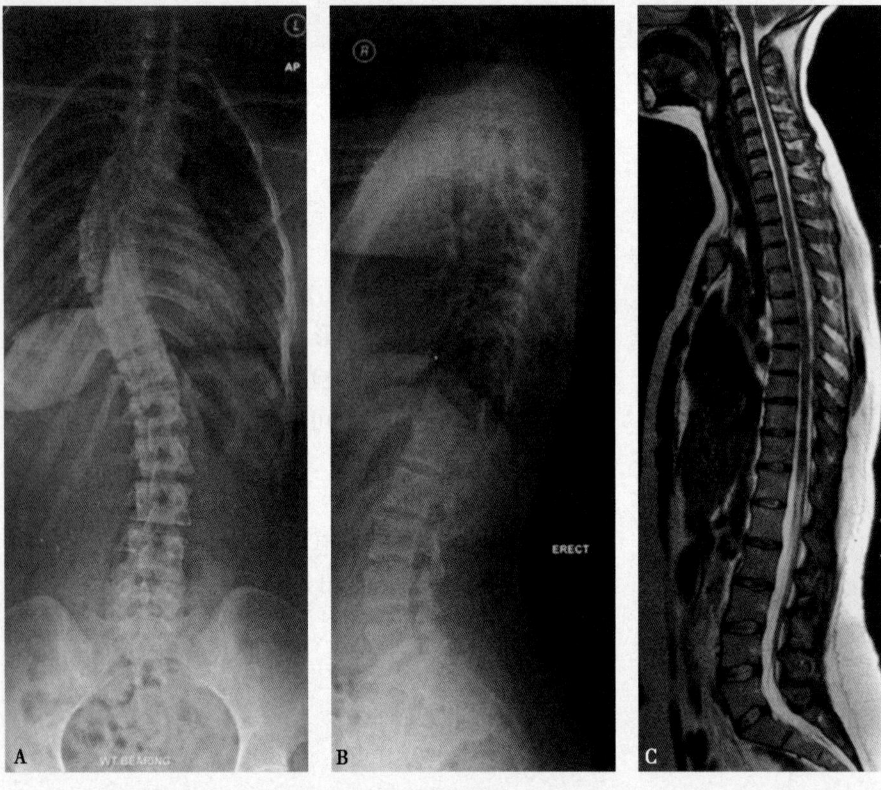

图 32-1　图 A 和图 B 分别是合并特发性脊柱侧弯青年患者的正后位和侧位 X 线检查。侧弯主要是位于中间的脊柱凸向右侧，而没有成骨异常。图 C 是 T2 加权像，其显示的是脊髓轮廓弯曲得到重建以后的图像，而无 Chiari 畸形，脊髓栓系或其他隐性脊柱裂的特点

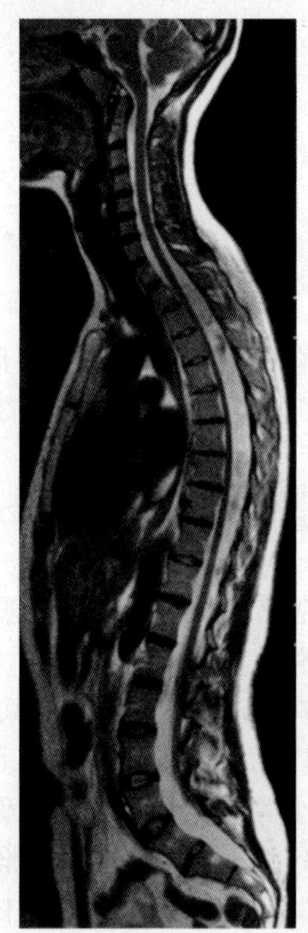

图 32-2　上图是另一位合并特发性脊柱侧凸的青年患者在侧凸得到重建后的矢状位 T2 加权成像，图像提示由于硬膜扩张，椎管的容积扩大。脊髓似乎存在萎缩，但在轴位成像中并没有发现其他脊髓结构的异常，脊髓的后面出现了流动的假象

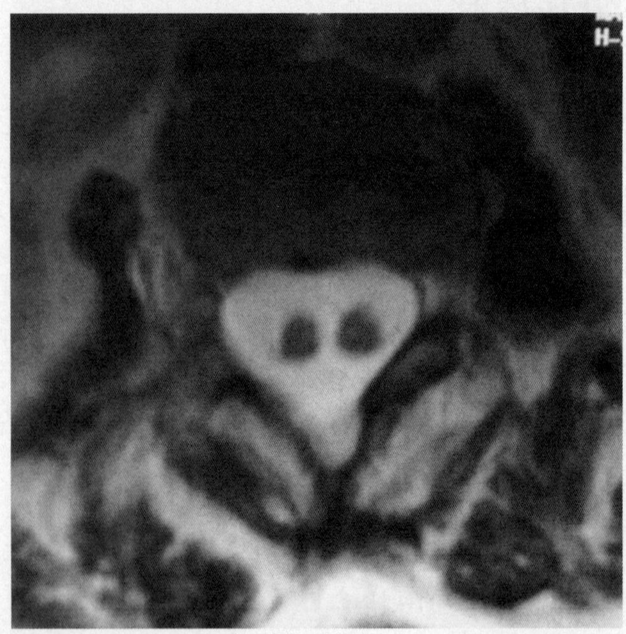

图 32-3　上图为成骨性脊柱侧凸合并多发椎体畸形患者的轴位 T2 加权像。图中可见脊柱纵裂（脊髓分裂），无纤维性或骨性隔膜插入

（王　薇　贾东林 译　孙海燕　倪家骧 审）

第 33 章

特发性脊柱后凸畸形

定义

- 脊柱向后弯曲不伴有潜在的结构异常

症状和体征

- 脊柱后凸常发生在靠上的椎体
- 疾病早期，脊柱的灵活性较大
- 无侧凸患者的曲率较直
- 由于肌肉的去适应作用，有些患者在活动的时候会出现疼痛

流行病学

- 青少年常见
- 发生率：女性 > 男性
- 合并上段胸椎间盘变性的人发生率较高

影像学检查

- X 线和磁共振检查可用来排除造成脊柱后凸的结构性原因

影像学检查

- 后凸角度常大于 40°～50°
- 不存在侧凸和结构性异常
- 合并间盘退行性变及脊柱关节僵硬的老年人，发病率增加

其他检查

- 出现脊柱后凸的围绝经期女性及所有男性均应检查是否存在甲状旁腺功能亢进，全垂体功能减退及性激素缺乏，以排除骨质疏松
- 患者出现放射性疼痛时，应行肌电图和神经传导检查
- 合并脊髓病变时，应行诱发电位检查

鉴别诊断

- Scheuermann 病导致的脊柱后凸畸形
- 创伤后后凸畸形
- 先天性后凸畸形
- 由于椎体前部压缩性骨折导致的后凸畸形
- 强直性脊柱炎
- 感染
- 神经肌肉疾病

治疗

- 运动和体位姿势训练
- 支具矫正
- 应用局麻药和激素进行局部注射或行硬膜外神经阻滞缓解症状

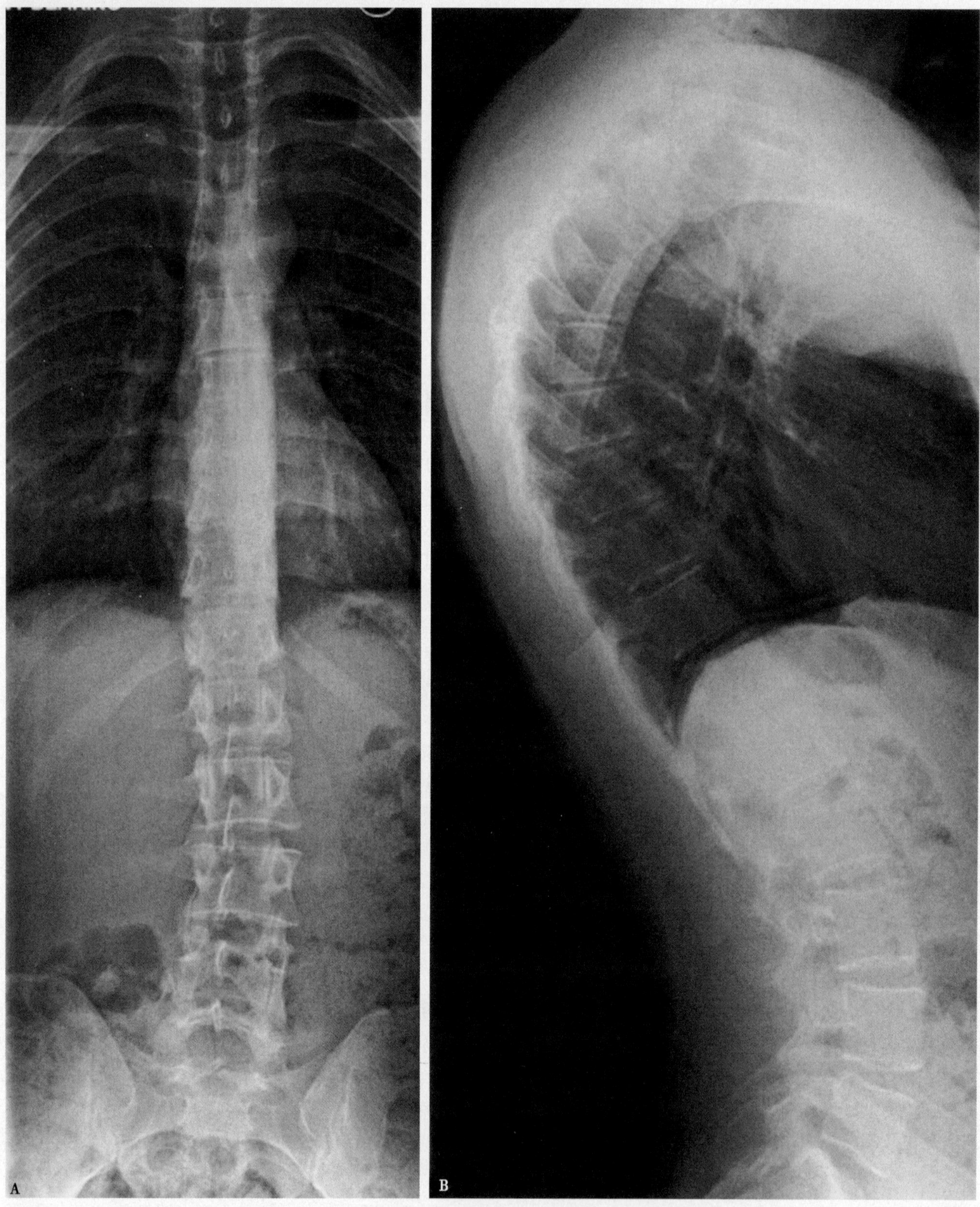

图 33-1　图 A 和图 B 分别是一个 18 岁男孩的正后位和侧位的 X 线检查，图像显示脊柱后凸畸形的角度是 60°，没有合并 Scheuermann 病、其他结构的异常，且无脊柱侧凸

（王　薇　贾东林 译　孙海燕　倪家骧 审）

第34章
许 莫 结 节

定义

- 由于椎体或椎板的不稳固而引起的椎间盘上方或下方的疝出，从而导致受累椎体的不规则结节

症状和体征

- 突发的局限性、非放射性轴性疼痛
- 疼痛剧烈且深在
- 通常是无症状的

流行病学

- 最常见于青少年和年轻人
- 发病率：男性 > 女性
- 常于脊柱成像时偶然发现
- 最常在中轴负荷后出现临床表现

影像学检查

- X 线片或磁共振影像

影像学表现

- 在磁共振上表现出局部的软骨性间盘从椎体终板（VEP）疝出
- 与加速的椎间隙狭窄和间盘退变相关
- 多发的许莫结节可以没有绍伊尔曼病的其他表现
- 急性外伤性许莫结节形成可能与磁共振短 T1 反转恢复时间成像（STIR）上的骨髓水肿有关
- 病因包括绍伊尔曼病、外伤、骨质疏松、甲状旁腺功能亢进症和间盘退变
- 基于 VEP 的感染和代谢性疾病偶尔可以与许莫结节很相似

其他检查

- 骨质疏松筛查
- 对骨质疏松患者检查是否有甲状旁腺功能亢进症，全垂体功能减退和性激素缺乏

鉴别诊断

- 急性椎体压缩骨折
- 赘生物，包括转移病灶
- 关节盘炎
- 骨岛
- 椎骨缘
- Ⅱ型 VEP 改变
- 局部脂髓综合征

治疗

- 由局部热疗，单纯镇痛药和非甾体类抗炎药组成的保守治疗
- 阿片类药物针对保守治疗失败的患者急性疼痛的缓解
- 安装短期矫形支架
- 阿片类药物无法缓解的疼痛可以硬膜外注射局麻药、阿片类药物和（或）糖皮质激素
- 如果存在潜在的骨质疏松则一并治疗

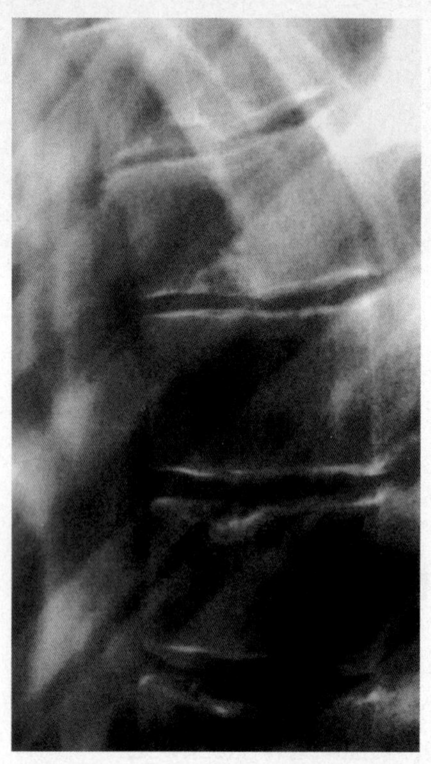

图 34-1　侧位X线片上显示出VEP中的小的软骨性许莫结节

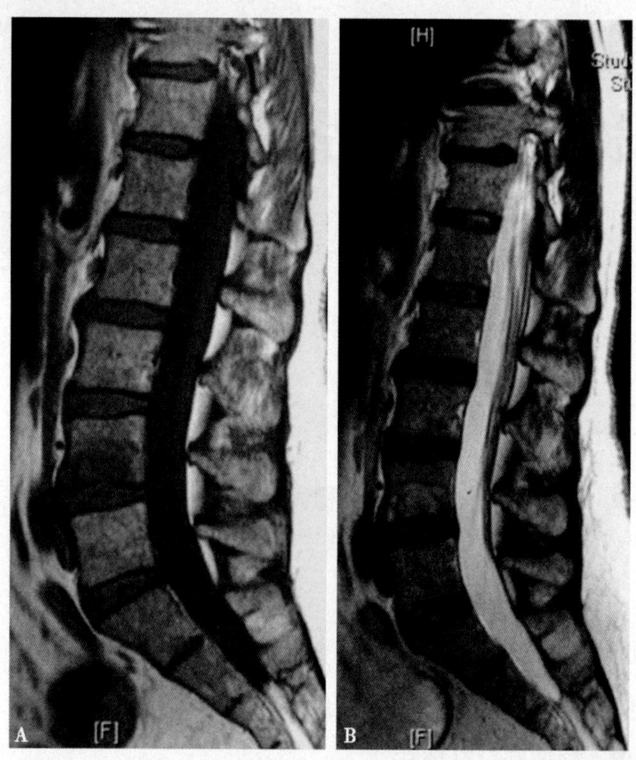

图 34-3　一位非小细胞肺癌患者磁共振影像矢状位T1加权(A)和T2加权(B)上的单发转移灶。转移灶基于L4上VEP，与许莫结节相似

(李晓曦　贾东林　译　孙海燕　倪家骧　审)

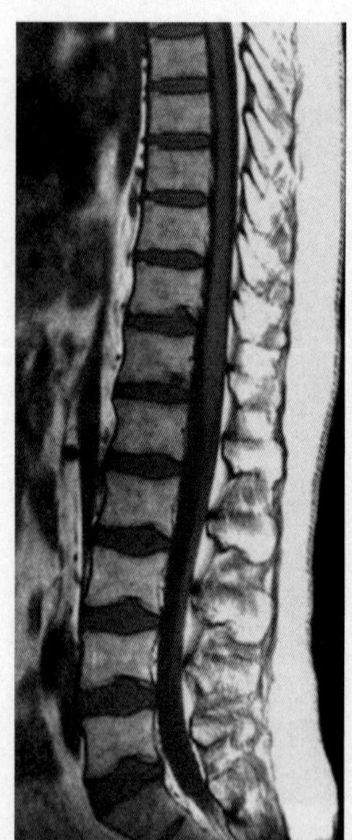

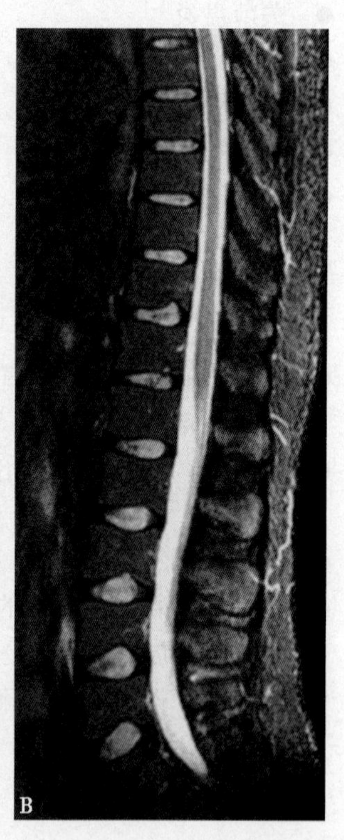

图 34-2　磁共振影像矢状位T1加权像(T1W)(A)和STIR(B)上T11和T12的局灶许莫结节，以及下腰段脊柱的结节。正常的间盘软骨延伸进结节，没有绍伊尔曼病的其他表现

第35章
舒尔曼病

定义

- 多发许莫结节导致椎体前方楔入从而引起进行性脊柱后凸

症状和体征

- 突发局限性、非放射性胸段中线疼痛
- 疼痛性质剧烈且深在
- 活动后疼痛加重
- 脊柱后凸进行性发展
- 如果脊柱后凸显著，可出现神经根病和（或）脊髓病
- 可出现乏力

流行病学

- 最常见于青少年
- 最常见于胸段脊柱
- 发病率：男性 > 女性
- 有家族倾向可能
- 可由骨骼未成熟个体的反复骨骼创伤造成，例如体操和举重

影像学检查

- X线片或磁共振影像

影像学表现

- Sorenson标准：
  - ■ 三个或三个以上连续椎体楔入5°以上
  - ■ 脊柱后凸大于40°
- 第二征象
  - ■ 脊椎终板不规则和许莫结节形成
  - ■ 间盘见习变窄和间盘退变
  - ■ 脊柱侧凸
- 异常的角度小于Sorensen标准的情况也经常遇到
- 前方许莫结节可与外伤性环状骨突撕脱相似
- 腰段脊柱受累与部分应力性骨折相关

其他检查

- 骨质疏松筛查
- 对骨质疏松患者检查是否有甲状旁腺功能亢进症、全垂体功能减退和性激素缺乏
- 结核扫描
- 肌电图描记法和神经传导速度检查来除外神经肌肉疾病
- 实验室检查除外强直性脊柱炎

鉴别诊断

- 急性椎体压缩骨折
- 坠生物，包括转移病灶
- 波特病
- 先天性脊柱后凸
- 体位性脊柱后凸
- 神经肌肉疾病
- 成骨缺陷延迟
- Spranger-Weidemann综合征

治疗

- 由局部热疗，单纯镇痛药和非甾体类抗炎药组成的保守治疗
- 阿片类药物针对保守治疗失败的患者急性疼痛的缓解
- 安装矫形支架
- 阿片类药物无法缓解的疼痛可以硬膜外注射局麻药、阿片类药物和（或）糖皮质激素

- 如果存在潜在的骨质疏松则一并治疗
- 如果神经学症状进展，则通过手术稳定脊柱

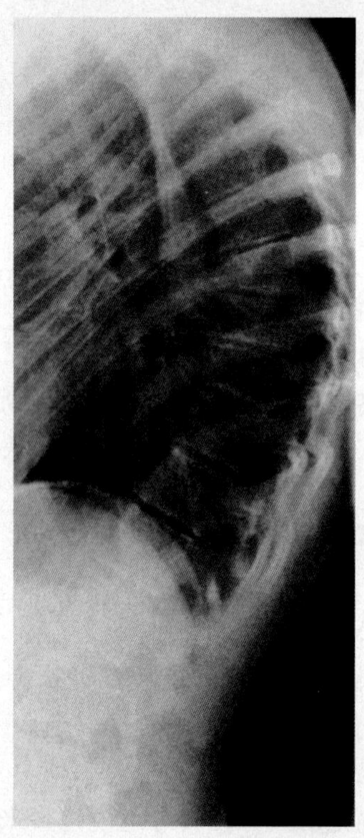

图 35-1　一位患脊柱后凸的青少年患者的侧位 X 线片。可见 T7 椎体前向楔入，多级间盘狭窄和脊椎终板不规则

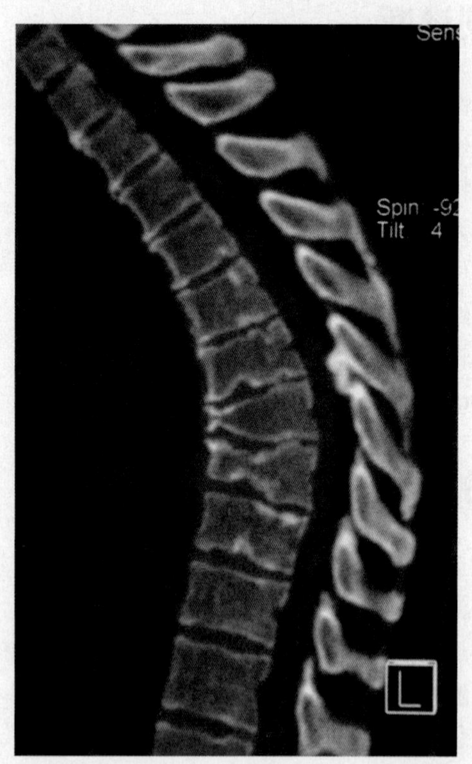

图 35-2　有类似改变的另一位患者的 CT 扫描：脊椎楔入、脊柱后凸、脊椎终板不规则以及继发性间盘退变

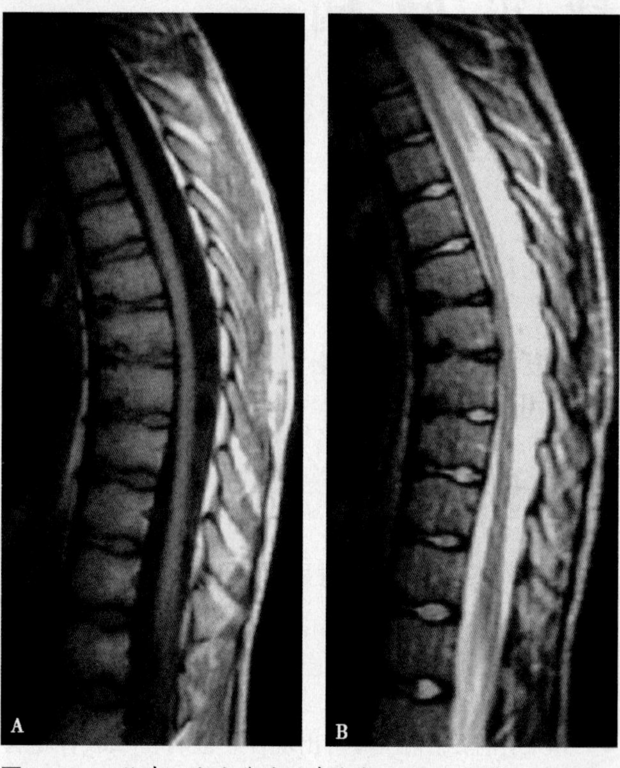

图 35-3　一位有不定向背痛的青少年的 T1 加权像（TIW）（A）和 T2 加权磁共振显像（B）。可见轻微后凸，多级前向许莫结节形成以及间盘退变。这些表现不完全符合舒尔曼病的 Sorenson 标准

（李晓曦　贾东林 译　孙海燕　倪家骧 审）

第 36 章

弥漫性特发性骨肥厚综合征

定义

- 以前纵韧带的不规则骨化为特征的弥漫性特发性骨肥厚

症状和体征

- 通常在无症状患者中偶然发现
- 在没有外伤的情况下，症状的出现是隐匿的
- 患者可主诉脊柱僵硬
- 患者可主诉脊柱活动程度减小
- 症状在早晨因受凉或长期不活动而加重
- 前方骨刺形成可造成吞咽困难和呼吸困难
- 经常有合并存在的腱炎

流行病学

- 50 岁左右发病
- 发病率：男性 > 女性
- 白种人的发病率显著升高
- 亚洲人少见

影像学检查

- 常规 X 线片通常可诊断
- MRI 和 CT 只在有并发症时应用
- 钡餐造影检查针对有吞咽困难的患者

影像学表现

- 桥接骨赘形成或跨越三个或更多连续脊椎节段的大的爪形骨赘
- 通间盘高度得以保存
- 脊柱背侧有带状结构，而没有韧带骨赘，可与强直性脊柱炎相似
- 脊柱背侧最常受累，病变可延伸至颈椎或腰椎
- 其他骨骼部位末端新骨形成

其他检查

- 强直性脊柱炎的实验室筛查

鉴别诊断

- 脊柱关节强直
- 血液透析导致的硬膜外钙化
- 强直性脊柱炎
- 莱特综合征
- 银屑病关节炎

治疗

- 由局部热疗，单纯镇痛药和非甾体类抗炎药组成的保守治疗在许多病例中可改善症状
- 物理治疗，包括轻柔伸展和轻柔活动度锻炼
- 如果保守治疗失败或疼痛限制了日常生活活动，硬膜外阻滞可以缓解症状
- 治疗相关的腱炎以防止功能障碍
- 如果骨赘压迫食管或气管则手术切除

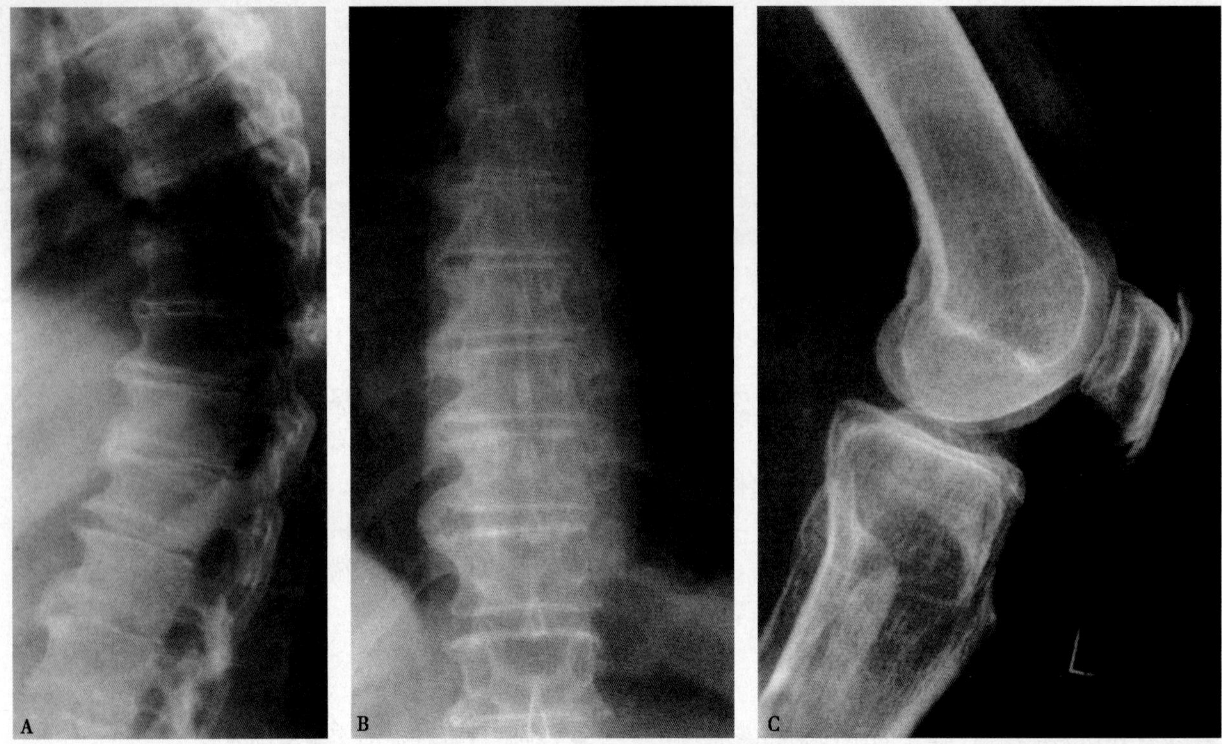

图 36-1 患有弥漫性特发性骨肥厚综合征的中年男子的下段脊柱侧位(A)和AP(B)X线片。多发连续脊柱水平存在大量爪型骨赘和桥接骨化。间盘高度总体来说保存完好。(C)同一个患者膝的侧位X线片显示突出的末端新骨形成，这是弥漫性特发性骨肥厚综合征广泛骨骼受累的标志

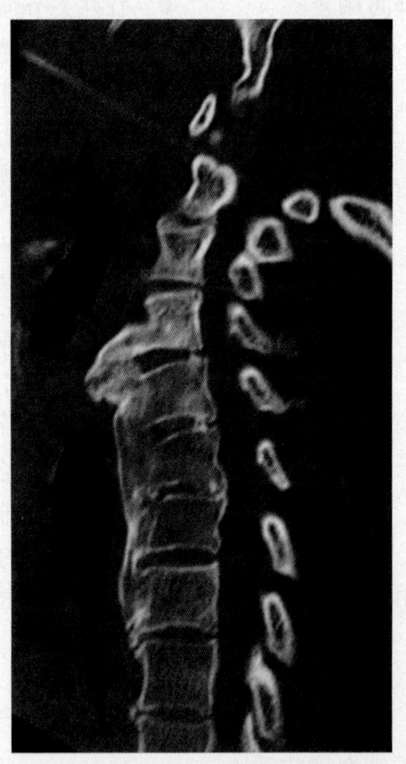

图 36-2 一位弥漫性特发性骨肥厚综合征患者的颈椎和上段胸椎的矢状位CT扫描。存在大量的前方桥接骨化和C4～C5的大的爪形骨赘

(李晓曦 贾东林 译 孙海燕 倪家骧 审)

第 37 章

胸髓多发性硬化症

定义

- 一种攻击中枢神经系统的自身免疫性疾病，导致硬化斑块散布在整个中枢神经系统，胸髓则常受累

症状和体征

- 感觉异常
- 运动与感觉症状与神经根病和（或）脊髓病相似
- 常与视神经炎伴发
- 反射亢进
- 步态障碍
- 肠道和膀胱症状
- 发热时可加重症状（乌托夫征）
- 多发性硬化可以表现为任意神经学的症状或体征
- 疾病的自然病程可以是良性的，也可以急速进展至非常差的预后

流行病学

- 40～50 岁左右为发病高峰，但可在任何年龄发病
- 发病率：女性 > 男性
- 西欧国家发病率更高
- 高纬度地区更常见，发病率随着向赤道的移近呈线性降低
- 有家族集中倾向

影像学检查

- MRI
  - 包括脑和颈脊髓
  - T1 加权，T2 加权以及液体衰减反转恢复（FLAIR）序列
  - MR 成像时应用大剂量造影剂可增加病灶的明显度

影像学表现

- 磁共振影像 T2 加权上高强度信号斑块的脱髓鞘表现
- 在 FLAIR 影像上斑块更明显
- 磁共振 T1 加权影像常正常
- 斑块较小，呈圆或卵圆形，边界清晰
- 斑块在早期可被造影剂增强
- 可出现更长的融合病灶
- 没有脊髓膨胀
- 脑和脊髓的联合病灶增加诊断的特异性

其他检查

- 如果有神经根病，则应行肌电图描记法和神经传导速度检查，也可以除外肌萎缩侧索硬化症
- 应用诱发电位试验来量化脊髓受压和脑神经受损

鉴别诊断

- 脊髓缺血和梗死
- 特发性横断性脊髓炎
- 脊髓新生物
- 脊髓空洞症
- 急性播散性脑脊髓炎（ADEM）

治疗

- 全身性应用糖皮质激素
- 干扰素 β
- 血浆置换
- 格拉默乙酰亮丙瑞林
- 米托蒽醌
- 那他珠单抗
- 物理和职业疗法

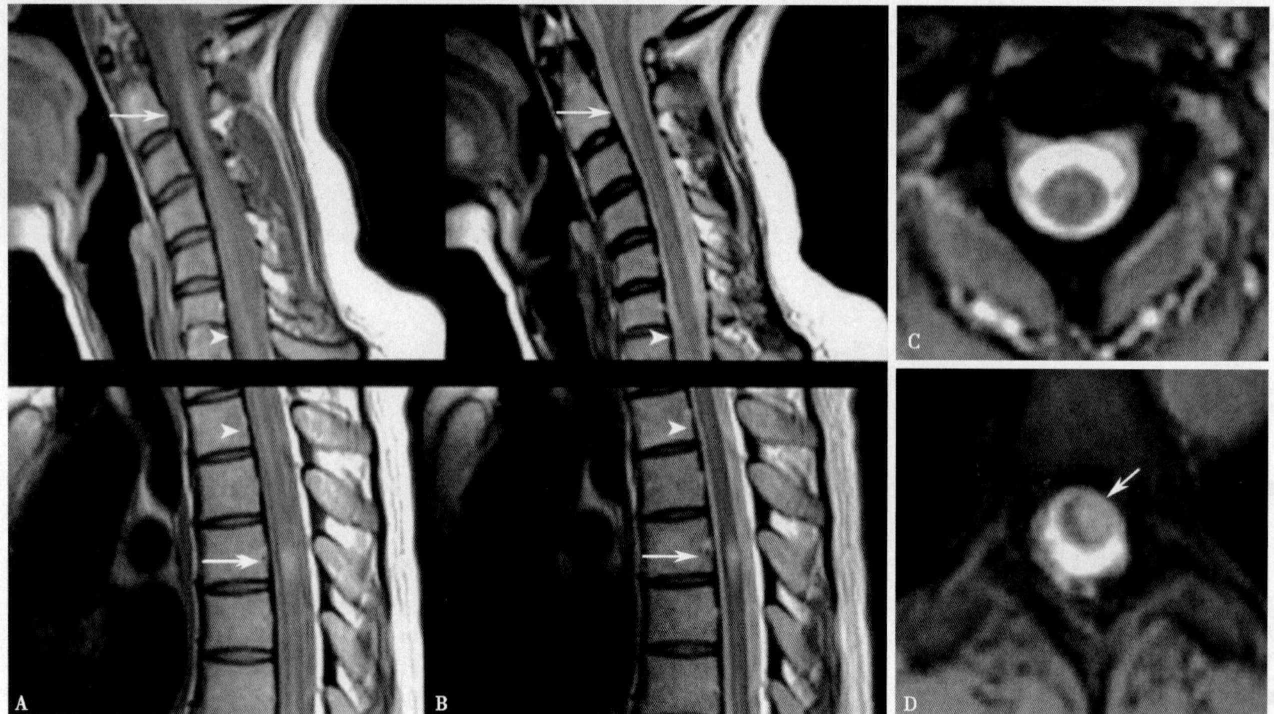

图 37-1 一位多发性硬化症患者的矢状位中位 TE(A，顶和底)和 T2 加权(B，顶和底)双回波磁共振影像。局灶(箭)和融合(箭头)的脱髓鞘区域都可见。融合病变更容易在中位 TE 磁共振影像上鉴别。另一位患者的中轴 T2 加权梯度图显示了正常脊髓的表现(C)和胸脊髓的局灶脱髓鞘斑块(D)。注意斑块(箭)占据了脊髓的侧索并累及灰质。没有发现脊髓膨胀

(李晓曦 贾东林 译 孙海燕 倪家骧 审)

第38章
特发性横断性脊髓炎

定义

- 一种急性炎性综合征，常与先前病毒感染或疫苗接种有关，引起血管周围脊髓两侧的炎症，从而导致双侧自主、感觉和运动障碍

症状和体征

- 前趋症状有全身疼痛和肌肉痛，常于病毒性疾病后出现，偶出现于疫苗接种后
- 在数天之内迅速出现神经系统症状
- 感觉缺失有明确的神经学节段
- 上行性感觉异常
- 束状、带状感觉异常
- 与神经根病和(或)脊髓病相似的运动和感觉症状
- 初始表现为感觉减弱和肌张力减弱，逐渐进展至程度不同痉挛状态和反射亢进
- 下肢轻瘫和四肢轻瘫在严重病例中进展至截瘫和四肢瘫痪
- 肠道和膀胱症状
- 脑神经总是幸免
- 疾病的自然病程可以是良性的，也可以急速进展至非常差的预后

流行病学

- 发病有10～19岁和30～39岁两个高峰，但可在任何年龄发病
- 发病率：女性＝男性
- 没有人种偏好
- 起病越快神经损伤越严重，预后越差

影像学检查

- MRI
  - T2加权以及液体衰减反转恢复(FLAIR)序列
  - 注入造影剂后成像(造影后成像)
  - 弥散加权成像

影像学表现

- 磁共振影像T2加权上脊髓中高强度信号焦点
  - 造影后成像增强
- 有代表性的局限于4个脊髓水平
- 更广泛的表现指定为纵向横断脊髓炎
- 之后，可见脊髓萎缩

其他检查

- 如果有神经根病，则应行肌电图描记法和神经传导速度检查，也可以除外肌萎缩侧索硬化症
- 诱发电位试验来量化脊髓受压和鉴别与多发性硬化症更相关的脑神经受损

鉴别诊断

- 多发性硬化症
- 脊髓缺血和梗死
- 脊髓新生物
- 脊髓空洞症
- 急性播散性脑脊髓炎(ADEM)

治疗

- 全身性应用糖皮质激素
- 物理和职业疗法
- 针对剧烈的疼痛应用单纯镇痛药，非甾体类抗炎药，阿片类，以及包括加巴喷丁、抗抑郁药、抗惊厥药和膜稳定剂在内的镇痛辅助药

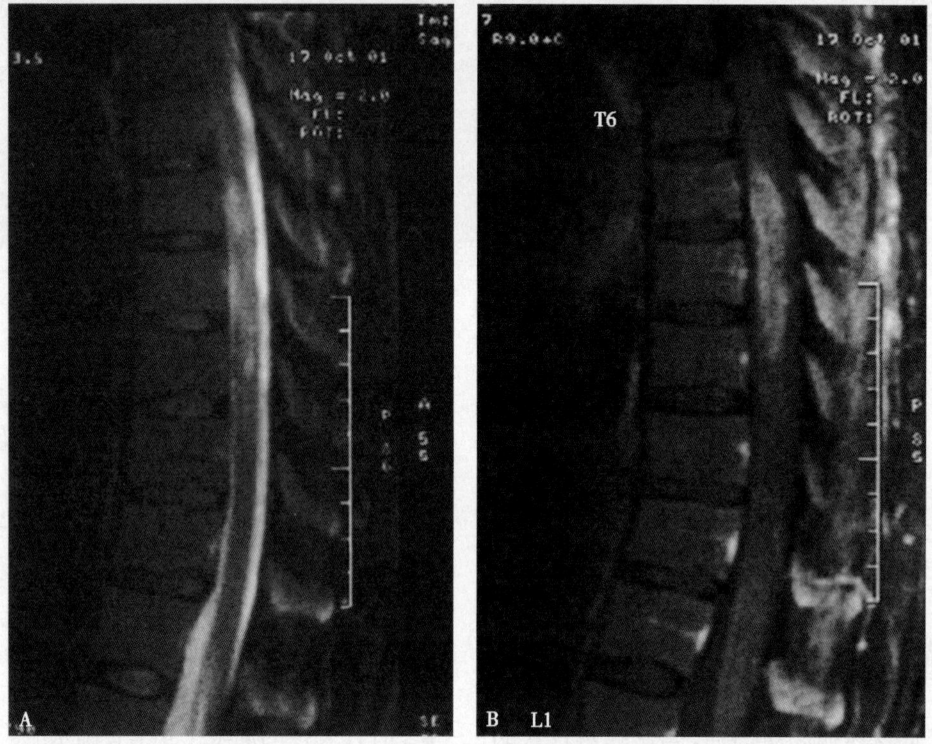

图 38-1　(A)一位急性横断性脊髓炎患者的矢状位 T2 加权脂肪抑制技术(FST2W)磁共振成像显示出从 T7-T9 的局部高 SI 病灶,(B)造影后 FST1W 磁共振成像上脱髓鞘区域有所增强

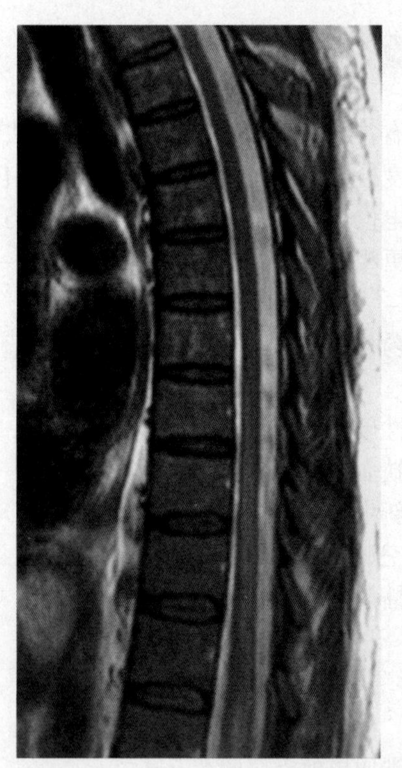

图 38-2　另一位横断性脊髓炎患者的矢状位 T2 加权磁共振成像上显示了从底部脊髓背侧更弥散的线性增强的高 SI

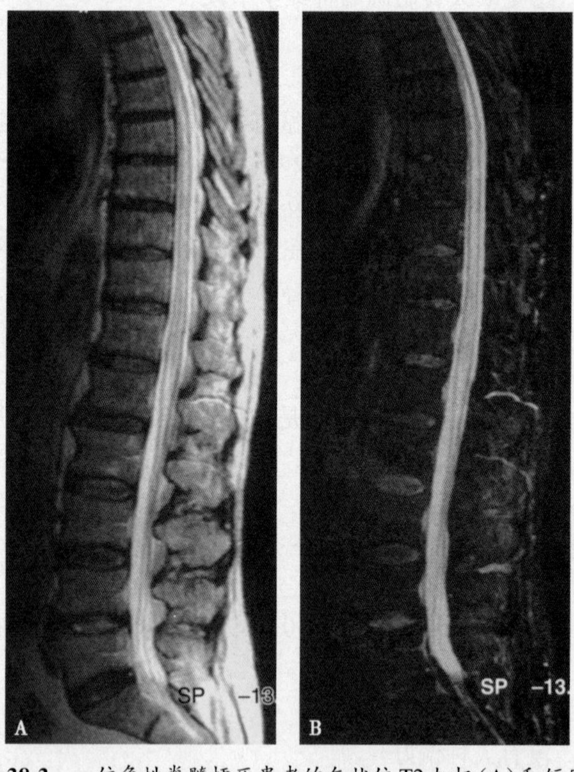

图 38-3　一位急性脊髓梗死患者的矢状位 T2 加权(A)和短 T1 反转恢复时间成像(STIR)(B)磁共振成像。整个脊髓背侧都有弥漫增强的 SI。这种表现在多发性硬化症,纵向横断性脊髓炎和 ADEM 中也可出现

(李晓曦　贾东林 译　孙海燕　倪家骧 审)

第 39 章

吉兰 - 巴雷综合征

定义

- 一种急性炎性综合征，常与先前病毒感染或疫苗接种有关，从而导致神经根、周围神经和脑神经的急性脱髓鞘病变

症状和体征

- 以远端感觉异常和自主神经障碍起病，常于病毒性疾病后出现，偶出现于疫苗接种后
- 以上行性瘫痪为特点的急速起病的神经系统症状
- 神经缺损通常是双侧对称的
- 上行性瘫痪可涉及脑干，也可有脑神经损伤和呼吸麻痹
- 面神经最常受累
- 感觉缺失相比运动和自主神经损伤轻
- 临床最低点在 3.5～4 周

流行病学

- 发病高峰在儿童和年轻人，但可在任何年龄发病
- 发病率：女性 = 男性
- 是西方国家导致瘫痪的常见原因，发病率为 1.5/10 万
- 50% 的患者患病 1 年仍有症状
- 10% 的患者遗留永久性神经系统损伤
- 7%～8% 的患者可能复发

影像学检查

- 影像在发病初期意义不大。通过脑脊液分析，肌电图描记法等做出诊断
- MRI 可用来除外其他导致神经系统障碍的病因

影像学表现

- 磁共振影像上脊髓通常是正常的
- 有一些证据表明，吉兰 - 巴雷综合征中可见马尾和腰骶神经根增强

其他检查

- 脑脊液分析
- 如果有神经根病，则应行肌电图描记法和神经传导速度检查，也可以除外肌萎缩侧索硬化症和炎症性肌肉疾病
- 诱发电位试验来量化脊髓受压和鉴别与多发性硬化更相关的脑神经受损
- 胶原血管病的实验室检查
- 肌肉活检

鉴别诊断

- 多发性硬化症
- 特发性急性横断性脊髓炎
- 脊髓缺血和梗死
- 脊髓新生物
- 脊髓空洞症
- 急性播散性脑脊髓炎（ADEM）
- Miller Fischer 综合征
- 蜱瘫痪
- 脑膜炎
- 慢性多发性神经病，包括夏 - 马 - 图三氏肌萎缩病
- 结节性多发性动脉炎

治疗

- 丙种球蛋白
- 血浆置换

- 针对剧烈的疼痛应用单纯镇痛药，非甾体类抗炎药，阿片类，以及包括加巴喷丁、抗抑郁药、抗惊厥药和膜稳定剂在内的镇痛辅助药
- 物理和职业治疗

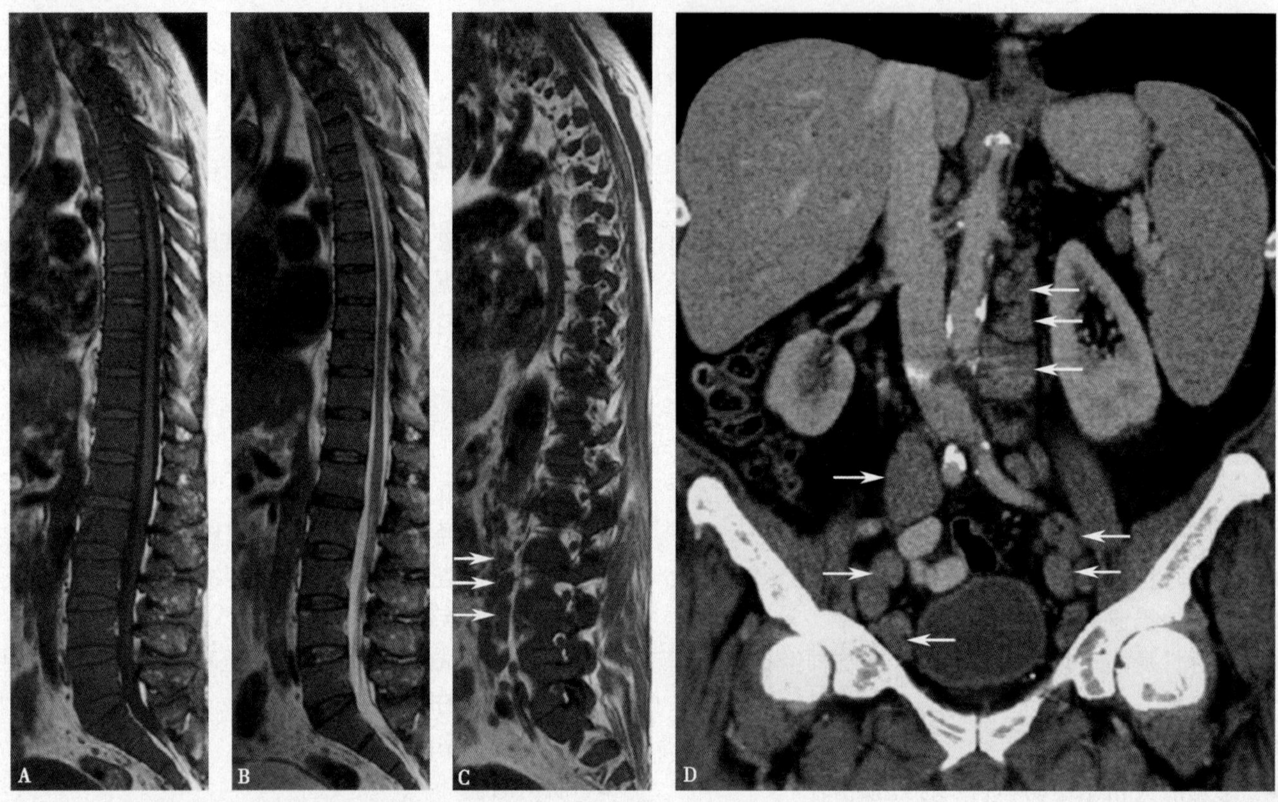

图 39-1　一位疑似吉兰-巴雷综合征的患者。矢状位 T1 加权（A）和 T2 加权（B）磁共振影像显示正常脊髓。然而，旁矢状面 T1 加权磁共振影像可见淋巴结病（C）（箭头）。（D）分期 CT 扫描显示广泛的腹膜后和盆腔淋巴结病（箭头）。患者被诊断为有类癌综合征的淋巴瘤

（李晓曦　贾东林 译　孙海燕　倪家骧 审）

第40章 胸椎血管瘤

定义

- 良性的、缓慢生长的血管源性肿瘤，常局限于椎体，但偶尔也延伸到硬膜外导致脊髓压迫

症状和体征

- 常于诊断其他疾病行影响检查时偶然发现
- 更具侵袭性的血管瘤可造成严重的脊柱疼痛
- 偶尔会出现血管瘤引起椎体断裂导致的急性发作的后背痛
- 当延伸至硬膜外时，可出现神经根病和脊髓病的症状和体征

流行病学

- 最常见的脊椎肿瘤
- 发病高峰在中年女性
- 罕见常染色体显性家族遗传，与脑海绵状静脉畸形相关
- 大多数病灶限于椎体
- 25%～30%的胸段血管瘤是多发的
- 胸段的病灶倾向于比腰段和颈段脊柱更具侵袭性

影像学检查

- MRI是发现血管瘤最敏感的检查
- CT可以帮助诊断在MRI上不确定的病灶
- 胸片只能验证大的血管瘤

影像学表现

- MRI：
  - 磁共振影像T1加权像（T1W）和T2W上脂肪族化合物的高信号强度（SI）
  - 病灶在短T1反转恢复时间成像（STIR）磁共振影像上出现脂肪压迫导致的低SI
  - 如果有主导血管成分的话可在STIR磁共振影像上出现高SI
- 血管瘤通常是圆形的局限于椎体的
- 后部的组成更少受累
- 在侵袭性强的病灶可见椎旁软组织受累及椎体骨折
- CT可显示血管瘤特异的椎小梁结构。这个结构在大的病灶的X线片上也可见到

其他检查

- 如果有压缩性骨折则行骨质疏松检查
- 如果有神经根病，则应行肌电图描记法和神经传导速度检查
- 如果有脊髓病则行诱发电位试验来量化脊髓受压情况
- 如果疑似多发性骨髓瘤则行Bence-Jones蛋白分析

鉴别诊断

- 累及椎体的转移性疾病
- 椎体压缩性骨折
- 局部的脂髓
- Paget病
- Modic Ⅱ型终板退行性变
- 涉及胸椎的放射性治疗

治疗

- 对未出现症状的患者进行序列神经病学和放射学监测
- 对有血管瘤造成的脊柱疼痛的患者进行更具侵入性的监测

- 病变内注射酒精
- 脊椎矫形
- 脊柱后凸矫形
- 更具侵袭性的病灶进行放射治疗

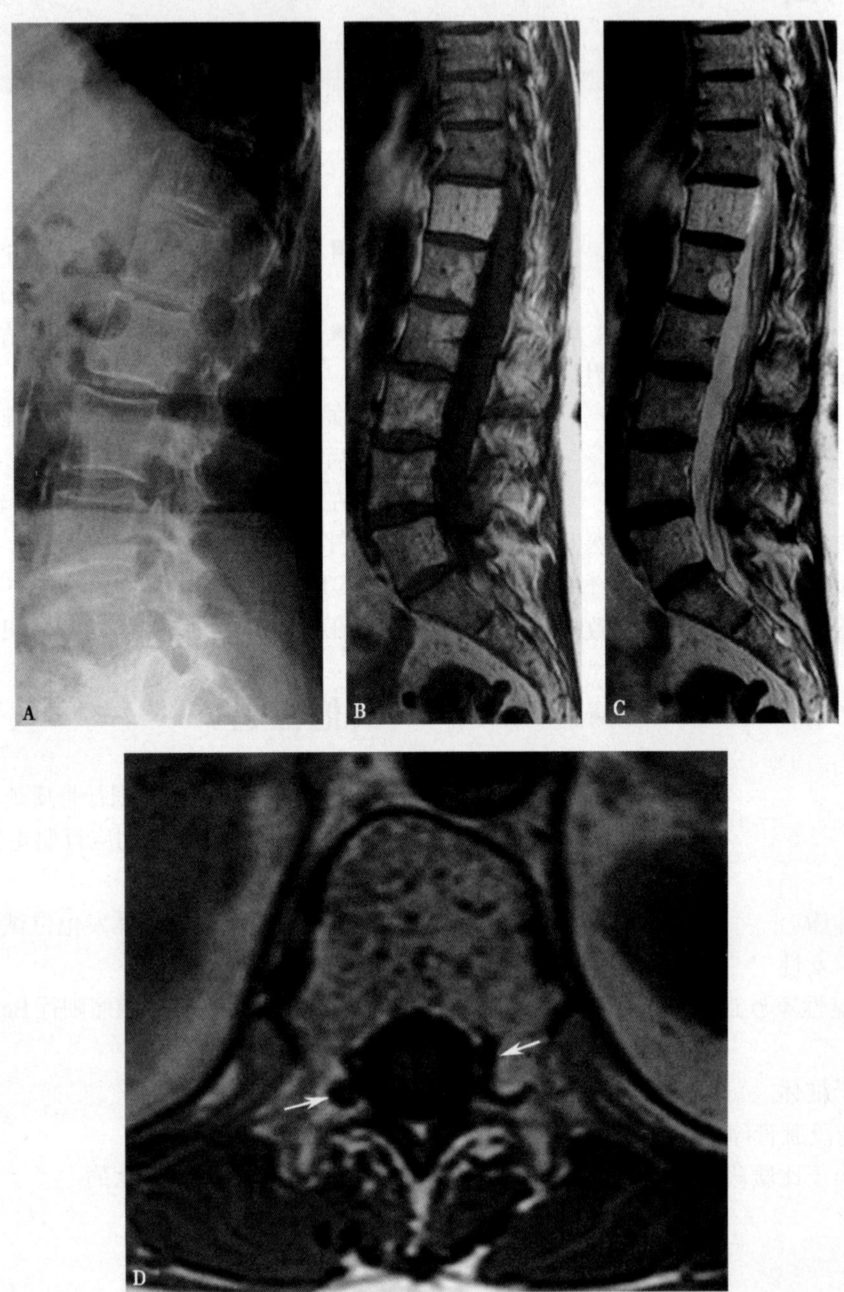

图 40-1　一位 T12 椎体巨大血管瘤患者的侧位影像学表现(A)。这是一个受累椎体内粗的椎小梁的典型结构。矢状位 T1 加权(B)和 T2 加权(C)磁共振影像显示了两个序列的突出的高 SI 的脂肪组织。L1 椎体有另一个的较小的血管瘤。T1 加权轴位影像能最好的显示出低 SI 的椎小梁(D),即圆形的"圆点花样"表现的低 SI 区域。另外还应注意其大的供血血管(白色箭头)

(李晓曦　贾东林 译　孙海燕　倪家骧 审)

第41章
胸椎神经鞘瘤

定义

- 神经鞘来源的缓慢生长、良性、哑铃型的新生物，最常起源于单束，最常累及脊髓背侧神经根，很少恶变

症状和体征

- 常表现出神经根症状
- 疼痛的性质常与神经根炎相似
- 疼痛常于活动受累脊髓节段时加重
- 未经治疗的或迅速生长的神经鞘瘤可造成脊髓受压，导致脊髓病
- 更具侵袭性的神经鞘瘤可导致严重的脊柱疼痛

流行病学

- 发病高峰在30～60岁
- 发病率：男性 = 女性
- 没用种族偏好
- 在Ⅱ型多发性神经纤维瘤患者中发病率增加
- 在Carney复合体的患者中发病率增加

影像学检查

- MRI是首选影像学检查
- X线检查通常是正常的
- 如果有MRI禁忌时可行CT脊髓造影

影像学表现

- X线片可显示椎体的扇贝样改变，或出口椎管的花梗样和变宽
- 硬膜外的圆形或二叶瓣的肿物，可累及椎管内和椎管外
- 受累的神经与肿物是相连的
- 肿物在磁共振影像T1加权像（T1W）为中度信号强度（SI），而在T2加权或短T1反转恢复间（STIR）磁共振影像上为高SI
- 造影剂加强后具典型表现。一个“靶”型征更暗示神经纤维瘤
- 较老的神经鞘瘤可出现囊性退变

其他检查

- 如果有神经根病，则应行肌电图描记法和神经传导速度检查
- 如果有脊髓病则行诱发电位试验来量化脊髓受压情况
- 如果疑似心房黏液瘤合并Carney复合体则行超声心动图检查

鉴别诊断

- 神经纤维瘤
- 凸出的间盘碎片
- 脑膜瘤
- 室管膜黏液乳头瘤
- 脑膜膨出

治疗

- 手术切除肿瘤和受累神经根
- 对恶变者行放射治疗

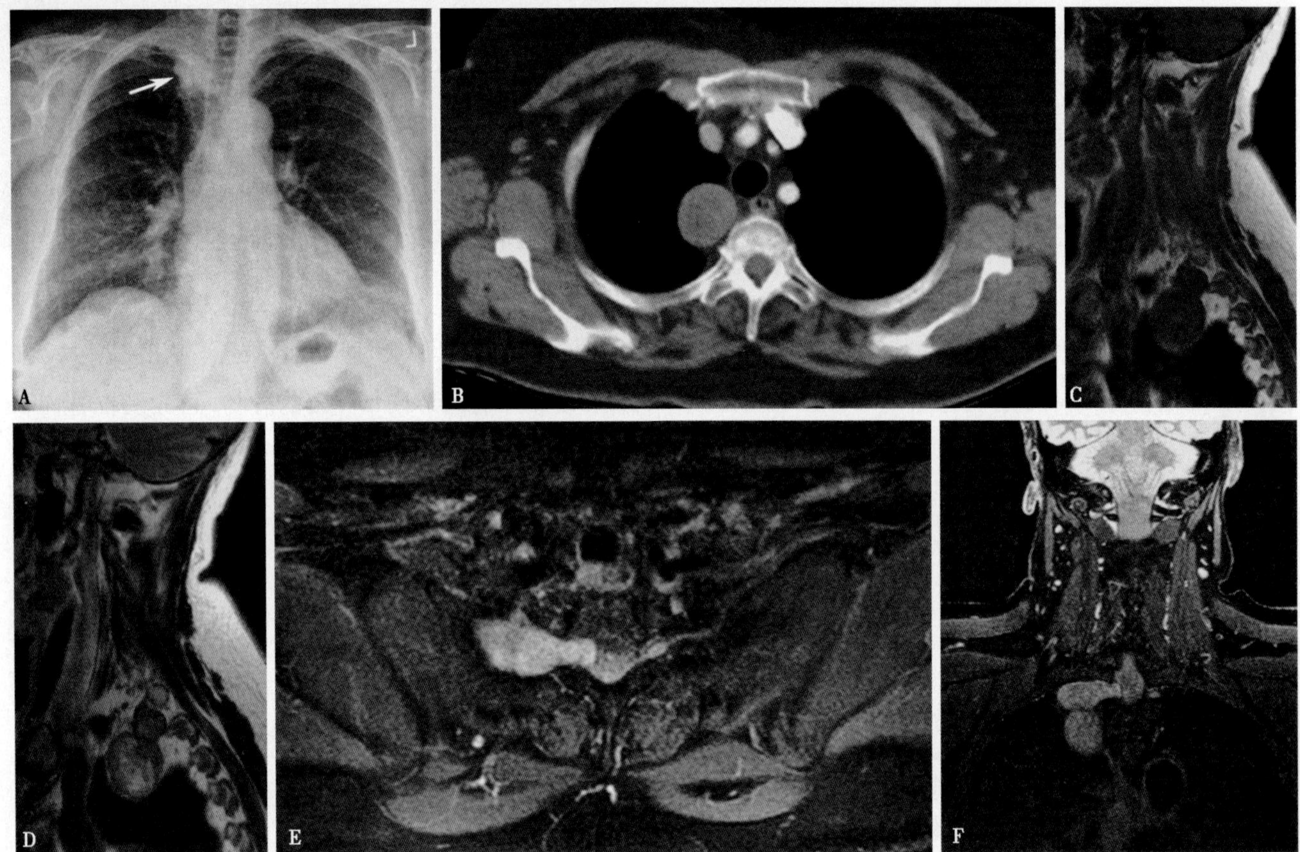

图 41-1　(A)胸片显示右侧的一个气管旁肿物(白色箭头)。(B)胸部的 CT 扫描显示了一个边界清晰的圆形后纵隔肿物。肿物在矢状位 T1 加权(C)和 T2 加权(D)显示是二叶瓣的，即高度怀疑神经鞘肿瘤的一个表现。纵轴(E)和冠状位(F)STIR 影像显示肿物延伸到椎管的终孔，确诊了神经鞘肿瘤

(李晓曦　贾东林 译　孙海燕　倪家骧 审)

第 42 章
胸椎硬膜外脂肪增多症

定义

- 硬膜外脂肪的逐渐增加，最常与内源性及外源性糖皮质激素过多相关，可导致脊髓和末端神经根的受压

症状和体征

- 最常见的表现为乏力
- 常有神经根症状
- 后背疼痛
- 反射改变
- 步态异常
- 不治疗可造成脊髓受压从而导致脊髓病

流行病学

- 发病高峰在生命的中期 40 年
- 发病率：男性 > 女性
- 没有种族偏好
- 库欣综合征的患者发病率增加
- 应用外源性激素的患者发病率增加
- 内源性肥胖的患者发病率增加

影像学检查

- MRI 是首选影像学检查
- CT 是另一个可选检查

影像学表现

- MRI 上硬膜外腔的椎管内脂肪信号强度（SI）组织。（CT 上低强度脂肪组织）
- 通常位于硬膜囊的后方
- 压迫硬膜囊而阻塞脑脊液空间
- 同时有间盘突出和韧带肥大等退行性疾病则加重椎管狭窄
- 脐带压迫可导致瘘的形成
- 腰椎脂肪过多可造成狭窄的症状

其他检查

- 如果有神经根病，则应行肌电图描记法和神经传导速度检查
- 如果有脊髓病则行诱发电位试验来量化脊髓受压情况
- 库欣综合征和其他内分泌疾病的实验室检查

鉴别诊断

- 硬膜外脓肿
- 硬膜外血肿
- 硬膜外转移灶
- 淋巴瘤
- 脊髓血管脂肪瘤

治疗

- 内源性肥胖者减肥
- 停用外源性激素
- 纠正潜在的内分泌疾病
- 手术解除对脊髓的压迫

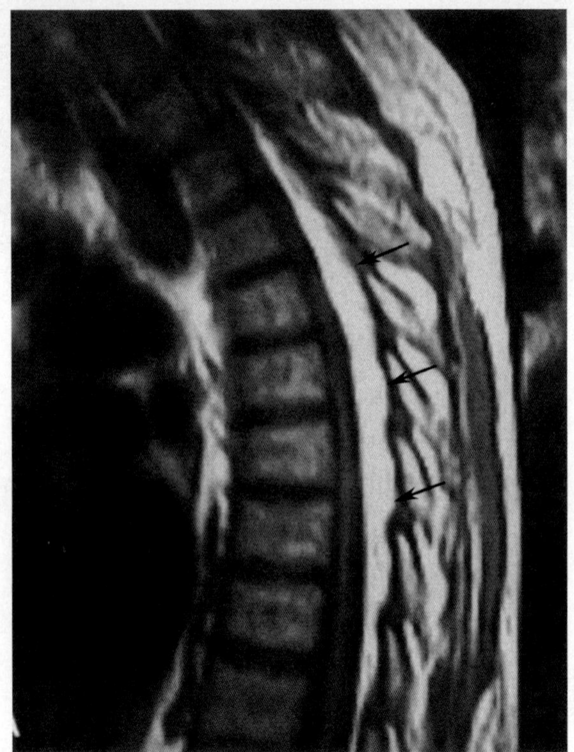

图 42-1 一位有15年右下肢进行性强直和乏力病史患者的矢状位T1加权(T1W)磁共振影像。后方(箭头)有严重的高SI硬膜外脂肪,正在压迫脊髓

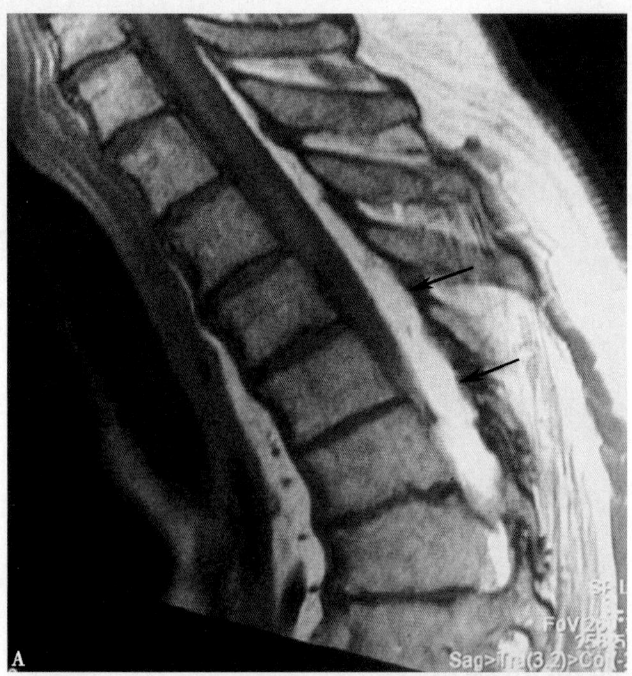

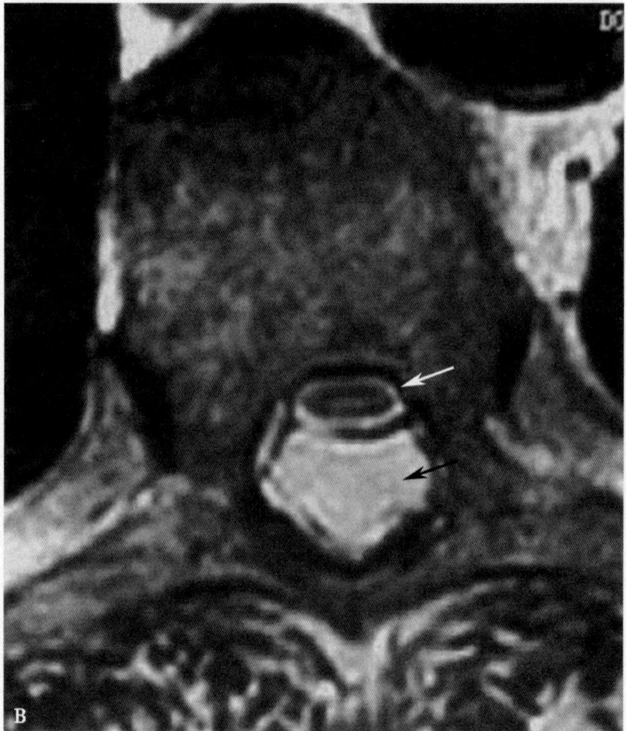

图 42-2 (A)上胸段(箭头)脂肪过多症的矢状位T1加权磁共振影像。(B)轴位T1加权磁共振影像显示脂肪组织(黑色箭头)压迫硬膜囊和脊髓(白色箭头)

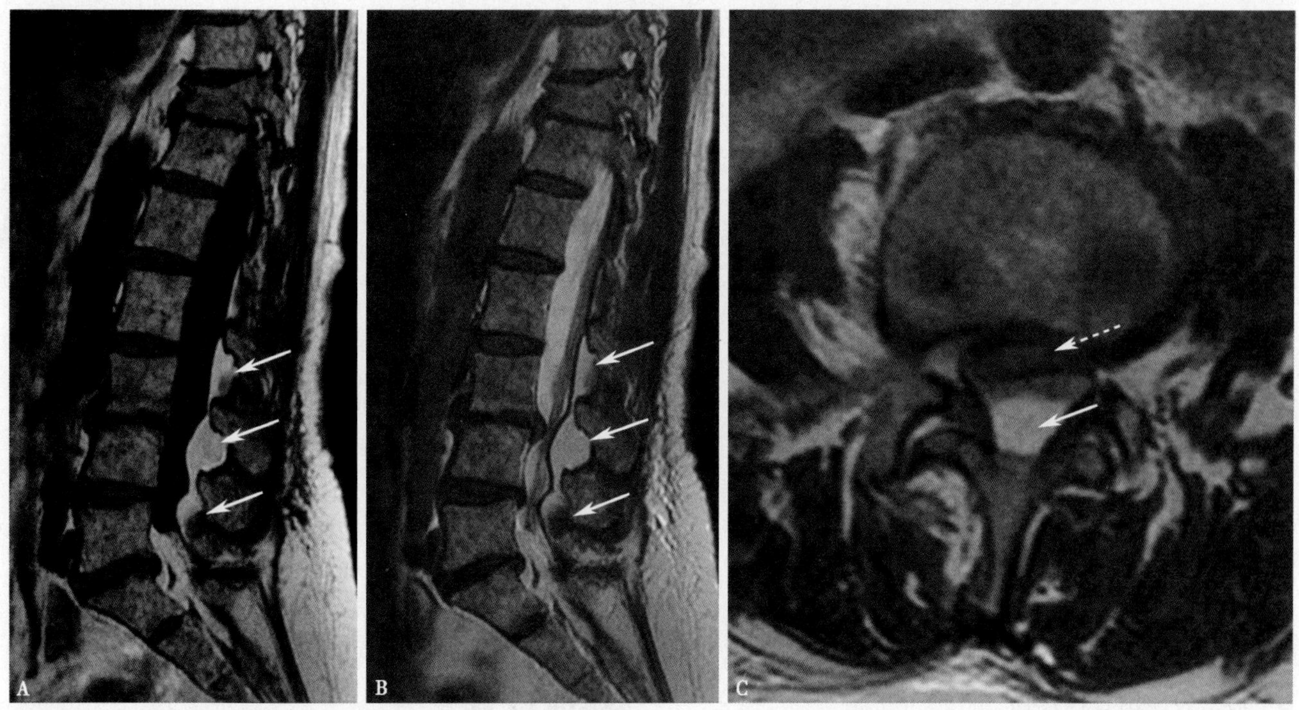

图 42-3　腰椎有高 SI 硬膜外脂肪过多症（箭头）的矢状位 T1 加权（A）和 T2 加权（B）磁共振影像。（C）轴 T2 加权磁共振影像显示了椎管狭窄的程度，硬膜囊受压于后方（实心箭头）的高 SI 脂肪增多和前方（虚箭头）的低 SI 退变间盘突出

（李晓曦　贾东林 译　孙海燕　倪家骧 审）

第 43 章
胸椎脊膜瘤

定义

- 来源于硬脑膜的缓慢生长的良性肿瘤，很少具侵袭性，压迫而不是侵蚀周围神经结构

症状和体征

- 最常表现出脊柱疼痛
- 常有神经根症状和体征
- 疼痛性质常与神经根炎相似
- 疼痛常于活动受累脊髓节段时加重
- 未经治疗的或迅速生长的脑膜瘤可造成脊髓受压，导致脊髓病

流行病学

- 发病高峰在 50～60 岁
- 发病率：女性＞男性
- 没用种族偏好
- 在女性有遗传倾向
- 在Ⅱ型多发性神经纤维瘤患者中发病率增加
- 在既往有脊髓辐射史的患者发病率增加

影像学检查

- MRI 是首选影像学检查
- X 线检查通常是正常的
- 如果有 MRI 禁忌时可行 CT 脊髓造影

影像学表现

- X 线片可显示扇贝样的椎体
- 卵圆形的硬膜内、轴外软组织肿块
- 脊髓或马尾的压迫或移位
- 肿物在磁共振影像 T1 加权像（T1W）为中度信号强度（SI），而在 T2 加权磁共振影像上为高 SI
- 均匀造影强化是有代表性的，尽管可见到中心性坏死

其他检查

- 如果有神经根病，则应行肌电图描记法和神经传导速度检查
- 如果有脊髓病则行诱发电位试验来量化脊髓受压情况

鉴别诊断

- 神经鞘瘤
- 脊索瘤
- 囊肿
- 淋巴瘤
- 神经节细胞瘤
- 转移病灶
- 黏液乳头状室管膜瘤
- 脑膜膨出

治疗

- 手术切除肿瘤

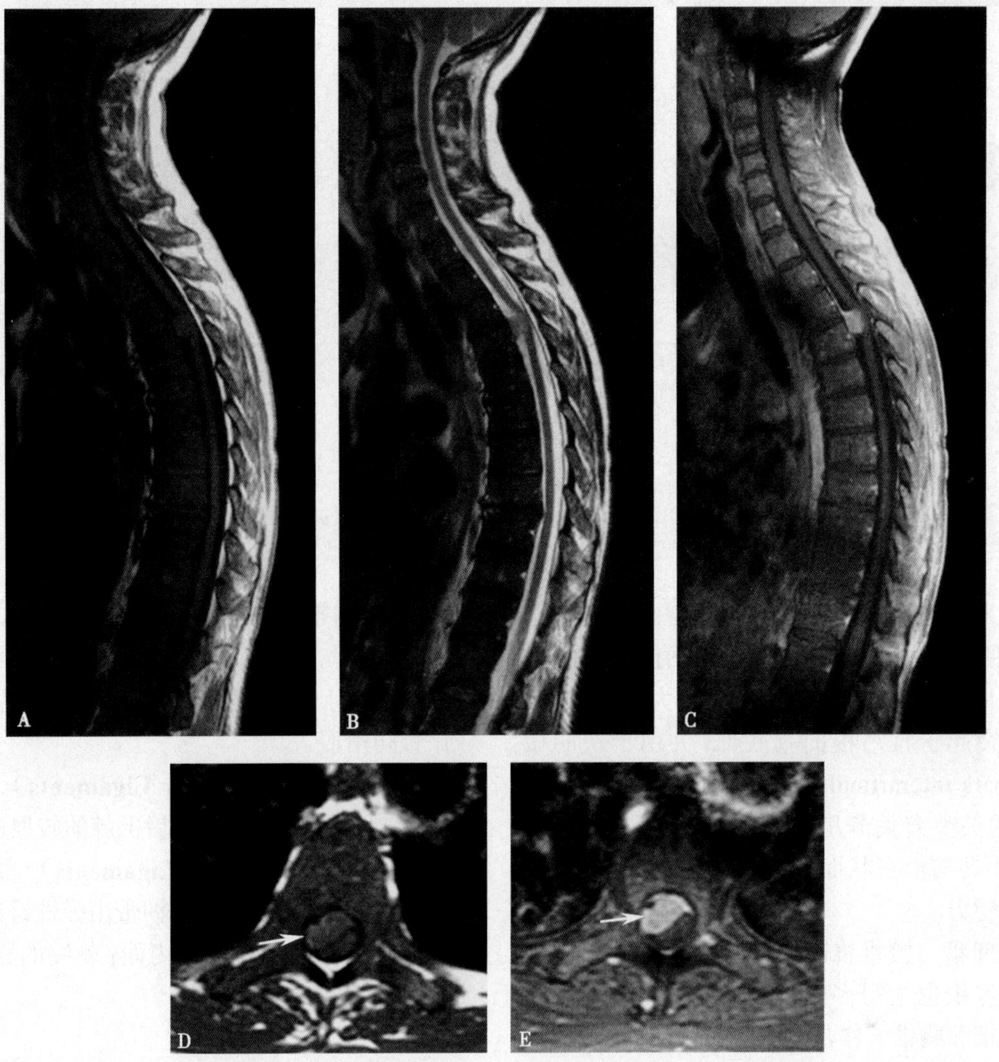

图 43-1 一位有缓慢进展的下肢神经损伤和上运动神经元体征的女性患者的磁共振影像。在磁共振 T1 加权(A)和 T2 加权(B)上均有脊髓前方的中度 SI 的圆形软组织肿块。造影后(应用造影剂后)T1 加权脂肪抑制磁共振影像(FST1W)上肿物增强明显(C)。造影前轴位 T1 加权磁共振影像(D)和造影后 FST1W 磁共振影像(E)显示增强的范围(箭头)和脊髓受压的程度

(李晓曦 贾东林 译 孙海燕 倪家骧 审)

第 44 章

解剖：腰椎的影像学特征

骨骼

腰椎 腰椎椎体横截面呈圆形、侧面观呈盒子形，圆柱形的椎弓根桥接成椎间孔，有脊神经通过。腰椎横突比胸椎横突厚实且平直，与腰大肌相连接。上、下关节突起于椎弓根的基底部，并由一块叫做椎弓峡部（pars interarticularis）的区域相分隔。第一腰椎（L1）的关节突关节几乎沿矢状面排列，向下至L5～S1 逐步转向沿冠状面排列，从而可以抵御椎体前后方向的受力。

腰椎椎间盘 腰椎椎间盘比胸椎椎间盘厚实得多，髓核的容积也大得多，周围由坚韧的纤维环包裹。如同颈椎和胸椎一样，腰椎的纤维环通过沙比纤维（Sharpey fibers）与椎体的终板相连。由于腰椎髓核的体积较大以及轴位负荷的增加，纤维环退变比较常见，进而导致椎间盘突出。

腰椎关节突关节（Zygapophyseal Joints） 这一滑膜关节由上位椎体的下关节突和下位椎体的上关节突构成。关节面呈斜向矢状位，至 L5～S1 水平逐渐向冠状位转变。腰椎关节突的关节囊比颈椎关节突关节的关节囊紧密，并由脊神经后支的内侧支支配，该支跨过横突基部后面。

韧带

纵行韧带（Longitudinal Ligaments） 如同颈椎和胸椎一样，前、后纵韧带分布附着于椎体的前面、后面和椎间盘的纤维环，其作用是保持椎体正常序列，预防滑脱。

髂腰韧带（Iliolumbar Ligaments） 是一条起于L5 横突尖部，向外止于髂后上棘的较厚的韧带。

后侧韧带（Posterior Ligaments） 腰椎后部的稳定性由三条韧带负责。黄韧带由弹性纤维组成，贯穿脊柱全长，附着于椎板的内面；棘突的稳定性由棘间韧带和棘上韧带负责。

肌肉

腰椎背侧的肌肉组织分为三组：短节间肌、多裂肌，竖脊肌和髂肋肌的腰部组分。

神经

腰脊神经由前、后根混合而成，从同位椎体椎弓根的下方穿出椎管。每条脊神经都有一个硬的护鞘，起于椎间孔的外侧，而腰脊神经节位于椎间孔内。

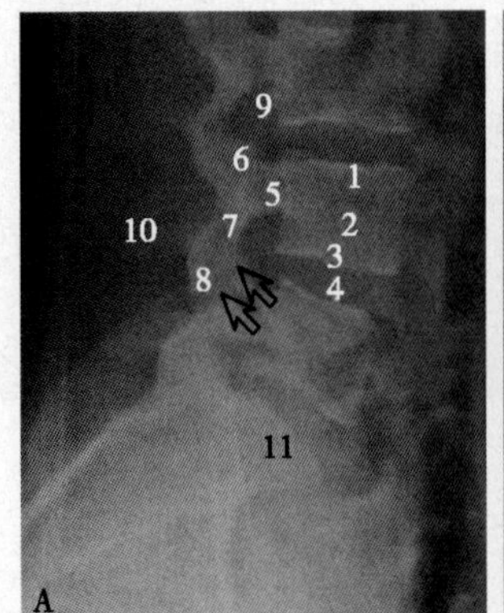

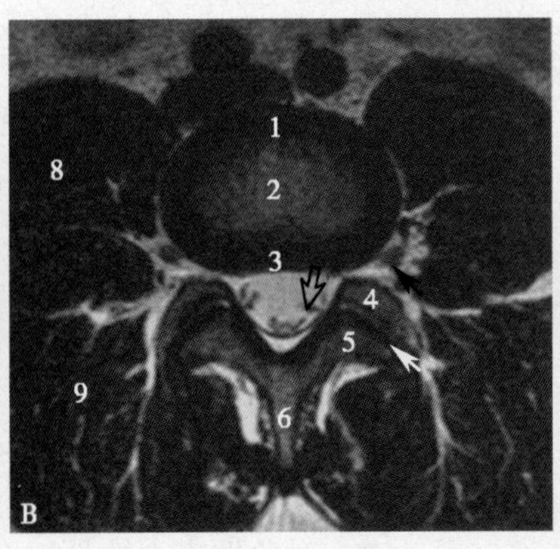

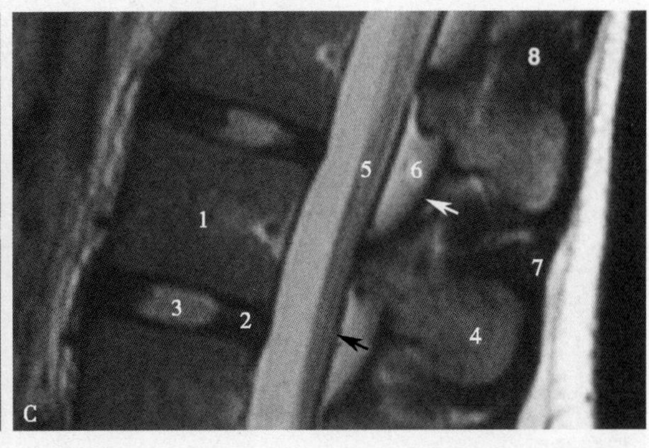

图44-1 (A)腰椎侧位平片：1. L4椎体上位椎板；2. 椎体；3. L4椎体下位椎板；4. L4～L5椎间盘位置；5. 椎弓根；6. 上关节突；7. 椎弓峡部；8. 下关节突；9. 椎间孔；10. L4棘突；11. S1上位终板；空心黑色箭头所示为L3～L4关节突关节。(B)经过L3～L4椎间盘的轴位T2加权像MR影像：1. 前侧纤维环；2. 髓核；3. 后侧纤维环；4. L4的上关节突；5. L3的下关节突；6. L3棘突；7. 后侧硬膜外脂肪；8. 右腰大肌；9. 右竖脊肌；黑色箭头所示为左侧L3神经根；黑色空心箭头所示为组成马尾的脊神经；白色箭头所示为L3～L4关节突关节。(C)腰椎矢状面T2加权像MR影像：1. 椎体；2. 后侧纤维环；3. 髓核；4. 棘突；5. 马尾；6. 硬膜外脂肪；7. 棘上韧带；8. 棘间韧带；白色箭头所示为黄韧带；黑色箭头所示为硬膜囊

(郭 刚 孟殿怀 译 孙海燕 倪家骧 审)

第 45 章
腰椎峡部裂

定义

- 腰椎峡部的骨质缺损或不连续，多因为先天发育所致或是因为骨骼生长发育时重复损伤所致的应力性骨折的结果，也称为腰椎椎弓崩裂或腰椎峡部不连

症状和体征

- 既定的骨质缺损部位可无症状
- 腰痛，腰后仰时更加明显
- 腘绳肌紧张
- 通常无外伤史
- 神经系统检查可以正常，或者出现感觉、运动和（或）反射异常
- 可因为痉挛导致腰椎活动范围降低
- 腰屈曲、伸展、旋转或侧弯可使症状加剧

流行病学

- 发病高峰出现于十到二十岁之间
- 发育缺陷出现于十岁以内
- 经常剧烈运动的年轻人更易发生
- 发病率：男性 > 女性
- 损伤不愈合可导致峡部裂
- 有遗传倾向
- 马方综合征（Marfan Syndrome）、成骨不全症（Osteogenesis imperfecta）和骨硬化病（Osteopetrosis）患者较易发生

影像学检查

- X 线
  - 诊断缺损部位
  - 监测腰椎峡部裂继发症状的进展
  - 对急性应力性骨折不敏感
- MRI
  - 检测并对急性应力性骨折的程度进行分级
  - 评估腰椎峡部裂及其相关的神经损害
- CT
  - 监测急性应力性骨折的骨愈合情况
- SPECT
  - 可以替代 MRI 检测急性应激性骨折

影像学表现

- X 线片
  - 峡部骨质缺损（斜位片中的 Scotty 狗）
- MRI
  - 短 T1 反转恢复（STIR）MR 影像可显示出急性应力性骨折的峡部骨髓水肿
  - T1 加权（T1W）MR 影像可显示骨皮质缺损
  - 慢性缺损部位骨髓被脂肪组织取代
- CT
  - 骨折处“不完全环征”
  - 早期发现不完全性骨折
- 腰椎峡部裂（spondylolysis）的继发症状：
  - 椎间孔狭窄
  - 无椎管狭窄
  - 相关椎间盘退变

其他检查

- 当出现神经根病变时建议行肌电图和神经传导速度检查

鉴别诊断

- 其他后柱因素所致的应力性骨折
- 骨样骨瘤（osteoid osteoma）和其他原发性骨肿瘤

- 成人退行性脊柱滑脱
- 成人病理性或不完全性椎弓骨折

治疗

- 修正锻炼计划，养成正确的生活方式
- 保守治疗，包括局部冷、热疗，单纯止痛和非甾体类抗炎药物，可以改善大部分患者的症状
- 物理治疗，包括柔和的牵伸、关节活动训练、深部热疗和力量训练，对部分患者有益
- 保守治疗无效或疼痛限制日常生活活动时行硬膜外阻滞可以缓解症状
- 整骨疗法（osteopathic manipulation）或脊柱按摩（chiropractic manipulation）可以缓解部分患者的症状
- 急性应力性骨折者佩戴背矫形支具（orthotic back brace）
- 出现持续性痛或进展性神经系统症状时采用外科手术治疗

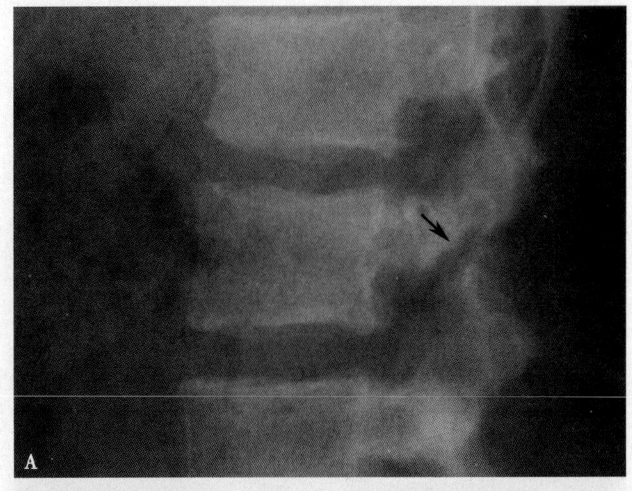

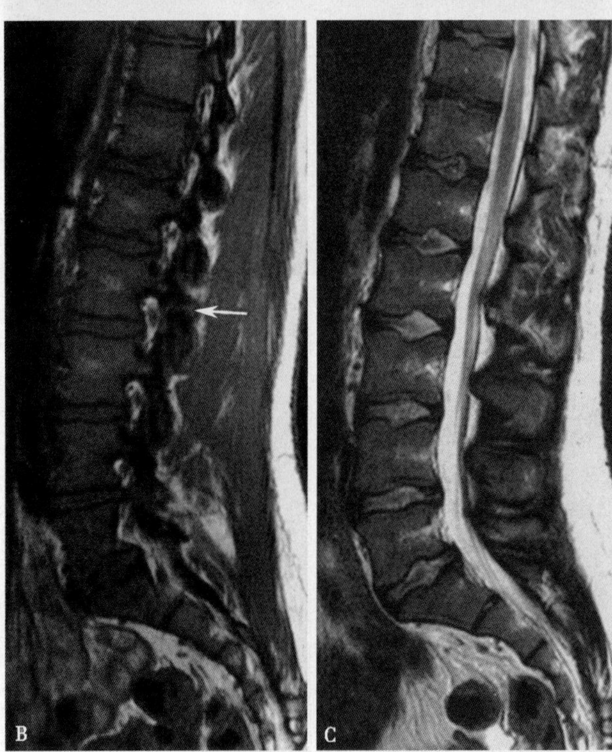

图 45-1 （A）一例腰后伸疼痛的青少年脊柱侧位 X 线影像，L2 水平明显的不连续（黑色箭头）；单一的 L2 椎弓不连并不常见，多数病例损伤 L4 和 L5。（B）旁矢状面 T1 加权 MR 影像也清晰显示出椎弓不连（白色箭头）。（C）正中矢状面 T2 加权 MR 影像显示多个椎体许莫结节（Schmorl node）形成和椎间盘退变，符合脊柱骨软骨病（Scheuermann disease），该病常与椎弓峡部裂相关

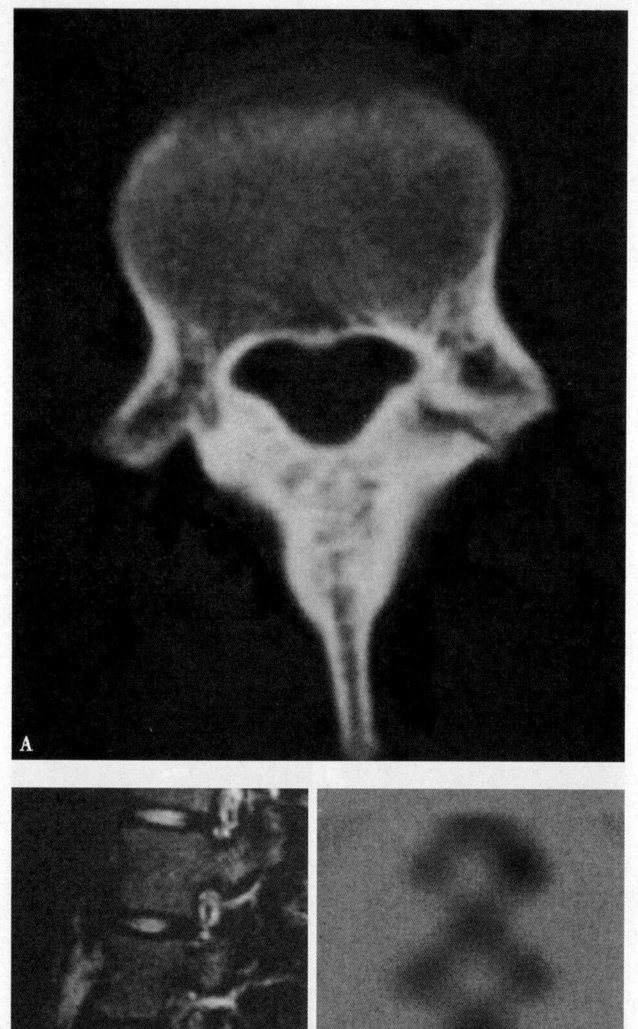

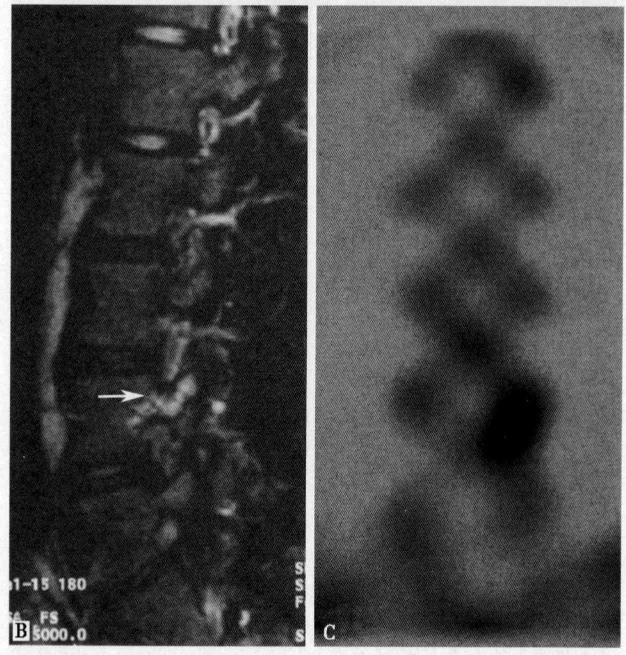

图 45-2 (A)斜轴位CT扫描显示L4椎体椎弓峡部裂所致的不完全环征。矢状位STIR MR影像显示相邻的椎弓根部位骨髓水肿(白色箭头)(B)和SPECT扫描显示该区域同位素摄取量增加(C),表明这是一个急性应力性骨折

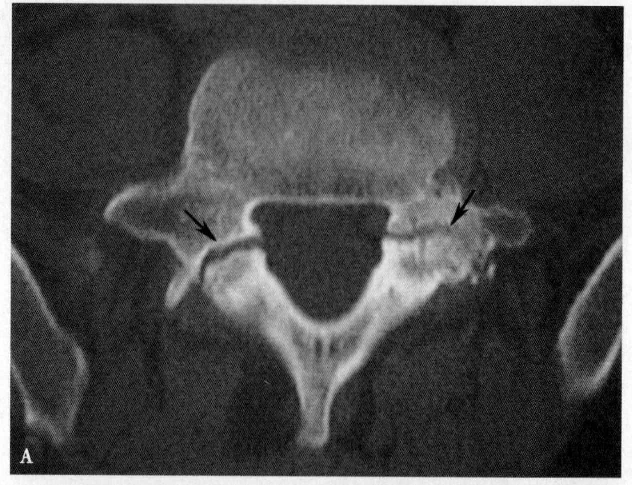

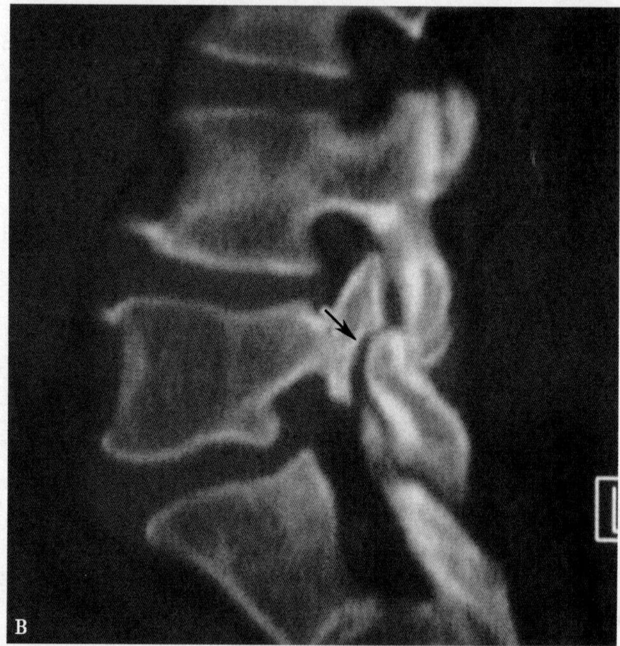

图 45-3 慢性双侧L5椎弓峡部骨质缺损患者的斜轴位(A)和矢状位(B)CT扫描显示出平滑的硬化骨和部分不平的骨折边缘(黑色箭头)。STIR MR影像未见骨髓水肿

(郭 刚 孟殿怀 译 孙海燕 倪家骧 审)

第 46 章
腰椎退行性滑脱

定义

- 一个椎体相对于另一个相邻椎体的滑移，多因为椎间盘和关节突关节退行性改变（退行性腰椎滑脱）所致，或继发于椎弓峡部裂（狭窄性脊柱滑脱）

症状和体征

- 通常没有症状
- 可以表现为轻微创伤后的神经根病
- 神经系统检查可以正常，或者出现感觉、运动和（或）反射异常
- 常可因椎体滑移导致相应的椎管狭窄，而出现继发的神经源性跛行
- 可因为痉挛导致腰椎活动范围降低
- 腰屈曲、伸展、旋转或侧弯可使症状加剧

流行病学

- 50～60 岁为发病高峰期
- 最常见的原因是退行性关节突关节病和椎弓峡部裂
- 可在创伤后早期出现
- 发病率：女性 > 男性
- 最常见于 L4～L5 和 L5～S1
- 多见于脊柱术后

影像学检查

- X 线评测椎体序列
  - 屈曲 / 伸展位 X 线可用来确定稳定性
- MRI 评测椎管狭窄
- CT 可用于有 MRI 检查禁忌证时

影像学表现

- 分型
  - 根据滑脱程度分：
    Ⅰ度：< 25%
    Ⅱ度：25%～50%
    Ⅲ度：50%～75%
    Ⅳ度：> 75%
  - 常见的滑移是向前，但也有可能向后
- 椎管狭窄
  - T2 加权 MR 影像显示脑脊液腔隙和马尾变窄
  - T1 加权 MR 影像显示侧隐窝脂肪闭塞
  - 椎间盘膨出、关节突关节骨关节病和韧带增生
  - 常因退行性椎体滑脱所致
  - 狭窄性脊柱滑脱所致少见
- 椎间孔狭窄
  - 椎间孔区神经根周围硬膜外脂肪堵塞
  - 椎间盘退变导致椎间孔高度降低
  - 椎间盘膨出、关节突关节骨关节病和侧方骨赘形成
  - 可出现于退行性椎体滑脱和狭窄性椎体滑脱
- 相应的椎间盘退变、关节突关节病变等

其他检查

- 当出现神经根病变时建议行肌电图和神经传导速度检查
- 如果出现脊髓病变，建议行诱发电位测定

鉴别诊断

- 出现移位的椎体骨折

治疗

- 修正锻炼计划，养成正确的生活方式
- 保守治疗，包括局部冷、热疗，单纯止痛和非甾体类抗炎药物，可以改善大部分患者的症状
- 物理治疗，包括柔和的牵伸、关节活动训练、深部热疗和力量训练，对部分患者有益
- 保守治疗无效或疼痛限制日常生活活动时可行硬膜外阻滞可以缓解症状
- 整骨疗法或脊柱按摩可以缓解部分患者的症状
- 背矫形支具（orthotic back brace）
- 出现持续性痛或进展性神经系统症状时采用外科手术治疗

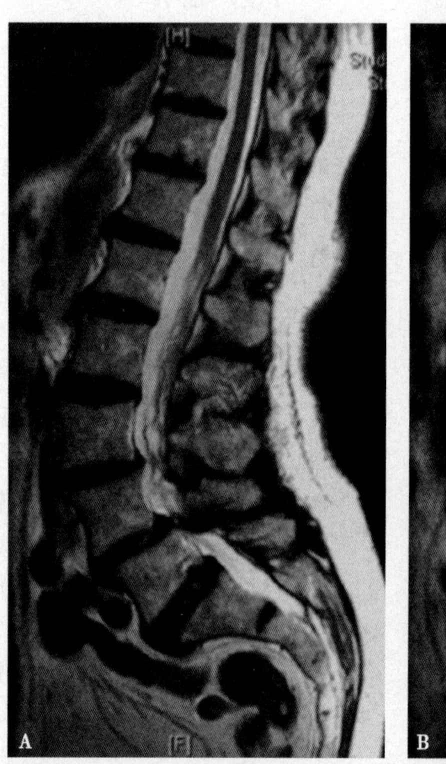

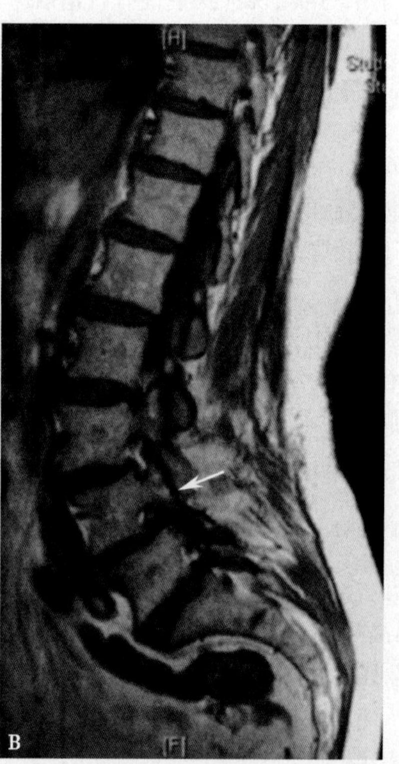

图 46-1 （A）伴有椎管狭窄的 L4～L5 Ⅰ度退行性椎体滑脱的矢状位 T2 加权 MR 影像，可见多个椎间盘退变。（B）旁矢状面 T1 加权 MR 影像显示 L4 椎弓根完整无损（白色箭头）

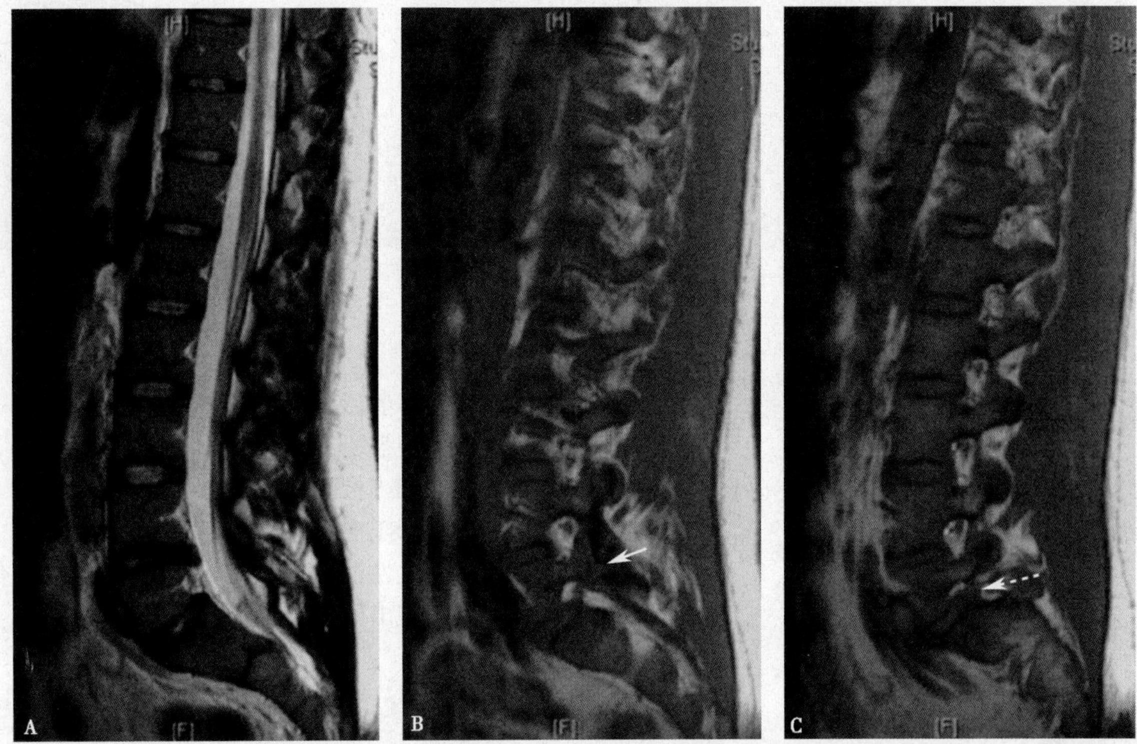

图 46-2　(A)伴有椎间盘退变和 L4～5 椎间盘膨出的狭窄性 L5～S1 椎体滑脱的矢状位 T2 加权 MR 影像。未出现椎管狭窄(B 和 C)，旁矢状面 T1 加权 MR 影像显示椎弓根骨质损伤(白色箭头)和相应的椎间孔狭窄，出行神经根受压(虚箭头)

(郭　刚　孟殿怀 译　孙海燕　倪家骧 审)

第 47 章
腰椎间盘膨出

定义

- 广义的椎间盘膨出是指椎间盘突出超出了椎体边缘

症状和体征

- 常为正常衰老退变的一种表现
- 通常无症状
- 轻微创伤后可表现为腰疼或神经根症状
- 神经系统检查可以正常，或者出现感觉、运动和（或）反射异常
- 腰椎活动范围降低
- 腰屈曲、伸展、旋转或侧弯可使症状加剧

流行病学

- 可继发于脊柱急性创伤
- 发病率随年龄增加
- 重复运动导致椎间盘微损伤会提高发病率
- 有遗传倾向

影像学检查

- 影像学检查并不是常规的评测背痛机制的手段
- MRI 是评测椎间盘的主要手段
- CT 可以在有检查禁忌时替代 MRI
- 椎间盘造影术可以鉴别盘源性疼痛
- X 线只能显示椎间盘空间缩小

影像学表现

- 椎间盘退变在 T2 加权 MR 影像上呈低信号强度椎间盘，并表现为椎间隙狭窄
- 椎间盘弥散膨出于椎体外缘
- 后部椎间盘通常呈现凹陷，除了：
  - L4～L5 椎间盘，通常较平滑
  - L5～S1 椎间盘，可轻度凸起
- 骨赘增生性椎骨关节病可能和椎间盘膨出有关
- 椎间盘突出可导致椎管狭窄

其他检查

- 当出现神经根病变时建议行肌电图和神经传导速度检查
- 诱发性椎间盘造影可作为一个有效的诊断工具，明确疼痛的责任间盘

鉴别诊断

- 椎间盘突出
- 后纵韧带钙化（OPLL）
- 椎体终板骨赘

治疗

- 保守治疗，包括局部冷、热疗，单纯止痛和非甾体类抗炎药物，可以改善大部分患者的症状
- 物理治疗，包括柔和的牵伸、关节活动训练、深部热疗和力量训练，对部分患者有益
- 保守治疗无效或疼痛限制日常生活活动时可行硬膜外阻滞可以缓解症状
- 整骨疗法或脊柱按摩可以缓解部分患者的症状
- 出现持续性痛或进展性神经系统症状时采用外科手术治疗

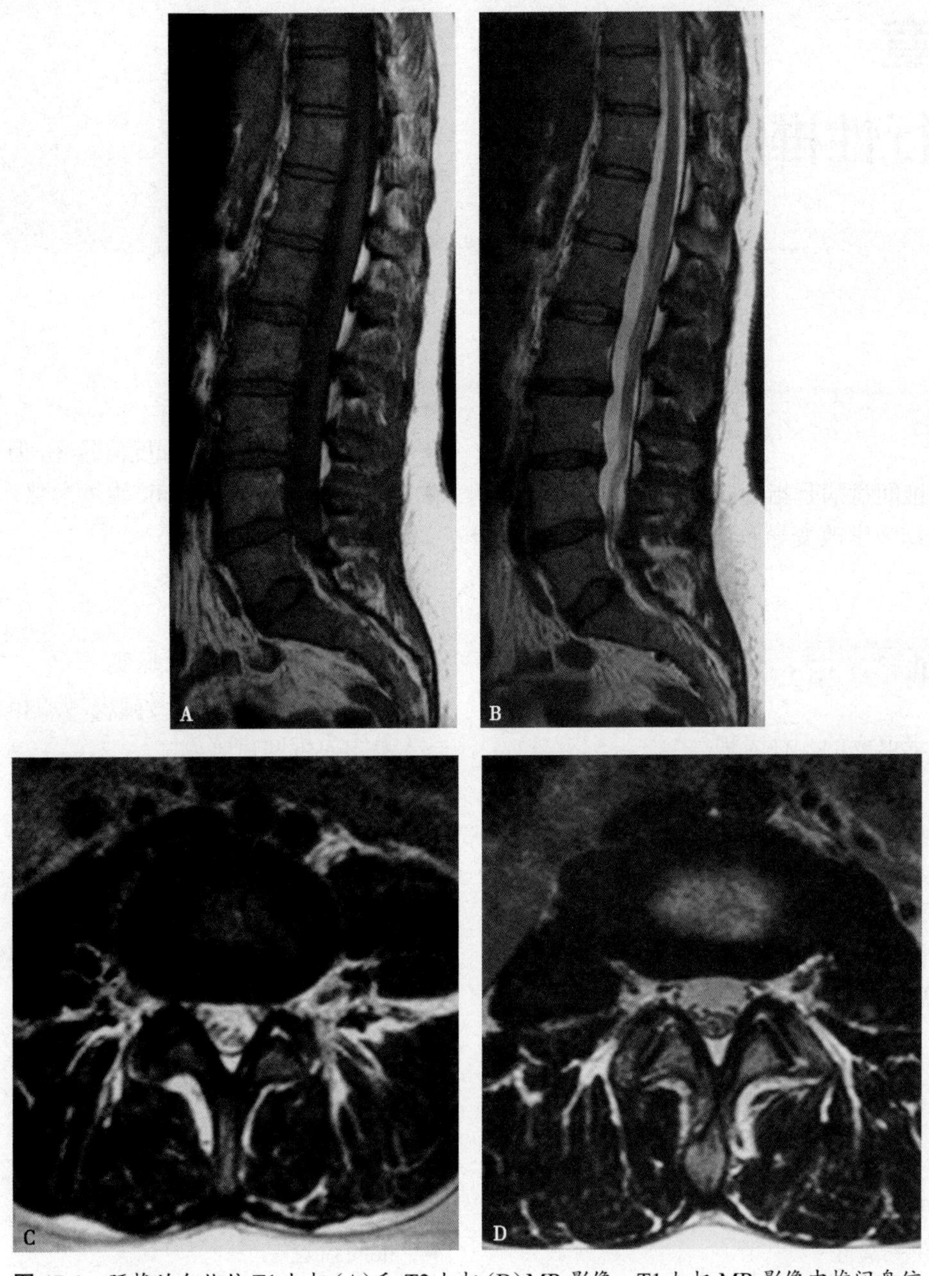

图 47-1　腰椎的矢状位 T1 加权（A）和 T2 加权（B）MR 影像。T1 加权 MR 影像中椎间盘信号强度（SI）正常，但 L2～L3、L3～L4 椎间隙狭窄；T2 加权 MR 影像中 L2～L3、L3～L4 和 L4～L5 椎间盘低信号强度改变，表明其出现了早期的含水量降低；此外，此三节椎间盘膨出与椎体后缘之外，L3～L4 最为明显。（C）轴位 T2 加权 MR 影像显示椎间盘后缘平滑，但无显著的侧隐窝狭窄以及硬膜囊受压。（D）正常 L3～L4 椎间盘的轴位 T2 加权 MR 影像显示椎间盘后缘稍凹陷

（郭　刚　孟殿怀 译　孙海燕　倪家骧 审）

第48章
腰椎退行性椎间盘病

定义

- 腰椎退行性椎间盘病是指由于椎间盘退变所引起的复杂的生物力学改变导致的椎-盘复合体形态和功能的变化

症状和体征

- 常为正常衰老退变的一种表现
- 通常无症状
- 轻微创伤后可表现为腰疼或神经根症状
- 神经系统检查可以正常，或者出现感觉、运动和（或）反射异常
- 腰椎活动范围可能降低
- 腰屈曲、伸展、旋转或侧弯可使症状加剧

流行病学

- 发病高峰在40～60岁之间
- 可于创伤早期发生
- 发病率：男性=女性
- 几乎60岁以上的患者都会发生
- 有遗传倾向

影像学检查

- 影像学检查并不是常规的评测背痛机制的手段
- MRI是评测椎间盘的主要手段
- 椎间盘造影术可以鉴别盘源性疼痛
- CT可以在有检查禁忌时替代MRI
- X线只能显示椎间盘空间缩小

影像学表现

- 在T2加权MR影像上髓核呈低强度信号
- 椎间盘高度降低
- 盘内气体呈非常低强度信号区，但最好用CT观察
- 继发性椎体终板Motic退变分级：
  - Ⅰ型：骨髓水肿
  - Ⅱ型：骨髓脂肪变性
  - Ⅲ型：骨硬化
  - 常呈混合型终板退变
- T2加权MR影像信号强度增加和椎-盘侵蚀也许是因为椎间盘感染
- 常与增生性关节退变相关

其他检查

- 当出现神经根病变时建议行肌电图和神经传导速度检查
- 诱发性椎间盘造影可作为一个有效的诊断工具，明确疼痛的责任间盘

鉴别诊断

- 椎间盘炎
- 莱特综合征（Reiter syndrome）
- 血清阴性脊柱关节病

治疗

- 保守治疗，包括局部冷、热疗，单纯止痛和非甾体类抗炎药物，可以改善大部分患者的症状
- 物理治疗，包括柔和的牵伸、关节活动训练、深部热疗和力量训练，对部分患者有益
- 保守治疗无效或疼痛限制日常生活活动时可行硬膜外阻滞可以缓解症状
- 整骨疗法或脊柱按摩可以缓解部分患者的症状
- 出现持续性痛或进展性神经系统症状时采用外科手术治疗

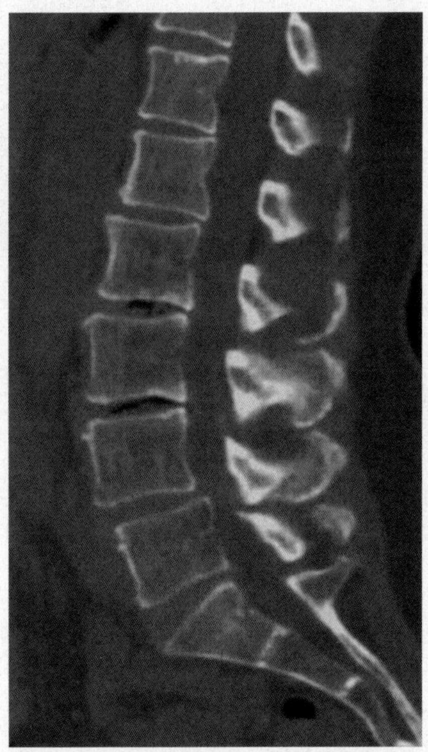

图 48-1　矢状位 CT 扫描显示数个椎间盘狭窄，L2～L3 和 L3～L4 因椎间盘退变而出现盘内气体；L4～L5 轻度椎体滑脱

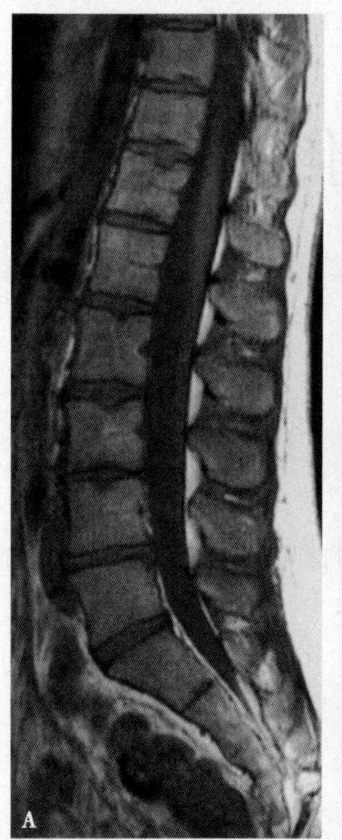

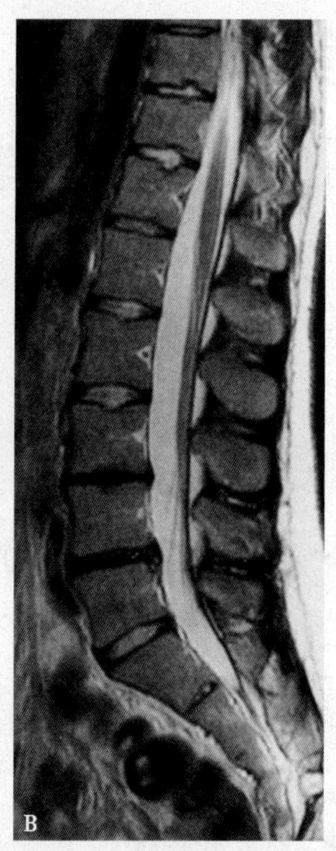

图 48-2　矢状位 T1 加权 MR 影像显示 L3～L4 和 L4～L5 椎间盘狭窄（A），相应椎间盘 T2 加权 MR 影像呈低强度信号（B）。图中均没有相应的椎体终板 Modic 退变；一些其他层面出现了 Schmorl 结节，但没有椎间盘退变

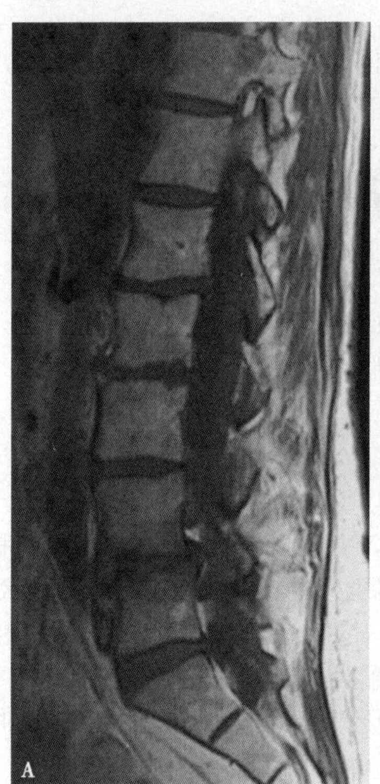

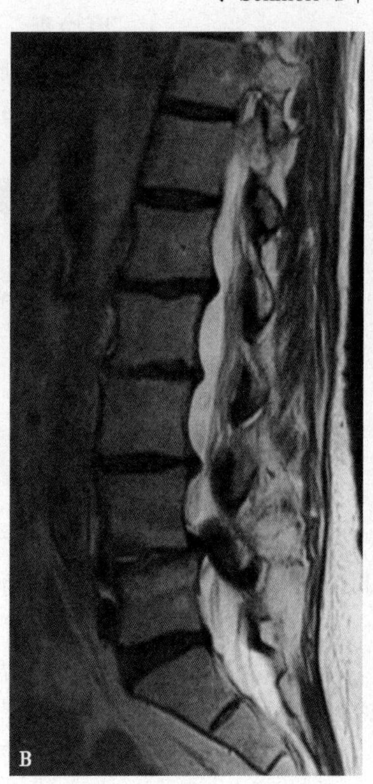

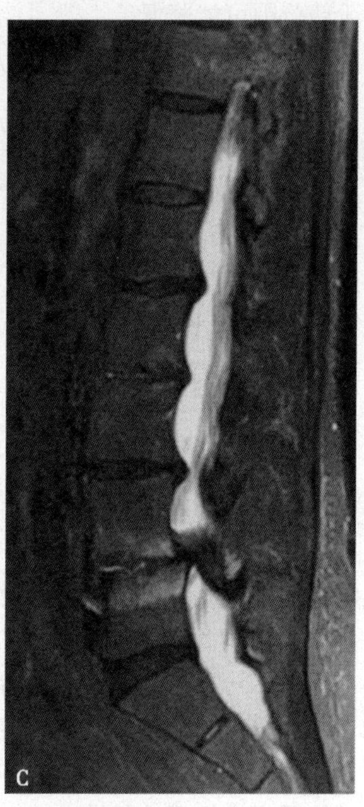

图 48-3　一例严重 L4～L5 椎间盘突出患者的矢状位 T1 加权 MR 影像（A）、T2 加权 MR 影像（B）和短 T1 反转恢复（STIR）MR 影像。图中出现了椎间盘狭窄和锥 - 盘侵蚀，T2 加权和 STIR MR 影像中出现了盘内高强度信号；Modic 退变Ⅰ型椎体显示终板水肿，T1 加权 MR 影像呈现为低强度信号、T2 加权和 STIR 影像呈现为高强度信号。这些特征类似于椎间盘感染，但没有椎旁炎性变化。在其他腰椎层面还有多个椎间盘退变和膨出

（郭　刚　孟殿怀 译　孙海燕　倪家骧 审）

第 49 章
腰椎间盘纤维环破裂

定义

- 重复应力或创伤所致的椎间盘向心、垂直排列的胶原纤维的损坏

症状和体征

- 常为正常衰老退变的一种表现
- 通常无症状
- 轻微创伤后可表现为腰疼或神经根症状
- 神经系统检查可以正常，或者出现感觉、运动和(或)反射异常
- 腰椎活动范围可能降低
- 腰屈曲、伸展、旋转或侧弯可使症状加剧

流行病学

- 发病高峰在 40～60 岁之间
- 可于创伤早期发生
- 发病率：男性 = 女性
- 几乎 60 岁以上的患者都会发生
- 有遗传倾向

影像学检查

- 影像学检查并不是常规的评测背痛机制的手段
- MRI 是评测椎间盘的主要手段
- 椎间盘造影术可以鉴别盘源性疼痛
- 不结合椎间盘造影，CT 不能直接诊断椎间盘环状裂
- X 线只能显示椎间盘空间缩小

影像学表现

- T2 加权 MR 影像显示高强度信号环状裂缝：高信号区(HIZ)
- 出现 HIZ 与腰痛没有相关性
- 椎间盘其他表现可正常
- MRI 影像上不伴有突出的孤立裂缝不会侵犯腰神经根

其他检查

- 当出现神经根病变时建议行肌电图和神经传导速度检查
- 诱发性椎间盘造影可作为一个有效的诊断工具，明确疼痛的责任间盘

鉴别诊断

- 椎间盘炎
- 局灶性椎间盘突出(focal herniated disk)
- 局灶性脂肪沉积(focal fat deposition)

治疗

- 保守治疗，包括局部冷、热疗，单纯止痛和非甾体类抗炎药物，可以改善大部分患者的症状
- 物理治疗，包括柔和的牵伸、关节活动训练、深部热疗和力量训练，对部分患者有益
- 保守治疗无效或疼痛限制日常生活活动时可行硬膜外阻滞可以缓解症状
- 整骨疗法或脊柱按摩可以缓解部分患者的症状
- 出现持续性痛或进展性神经系统症状时采用外科手术治疗

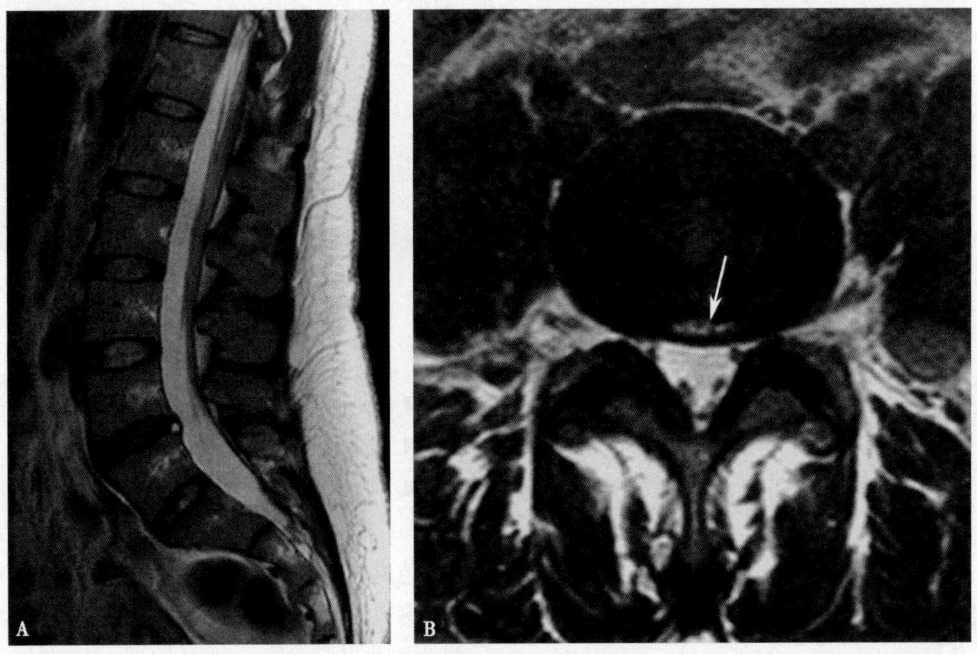

图 49-1　(A)矢状位T2加权MR影像显示L4～L5椎间盘早期退变的低强度信号；椎间盘后缘出现了小灶性高信号区，意味着环状裂。(B)轴位T2加MR影像也可以见到裂缝(白色箭头)

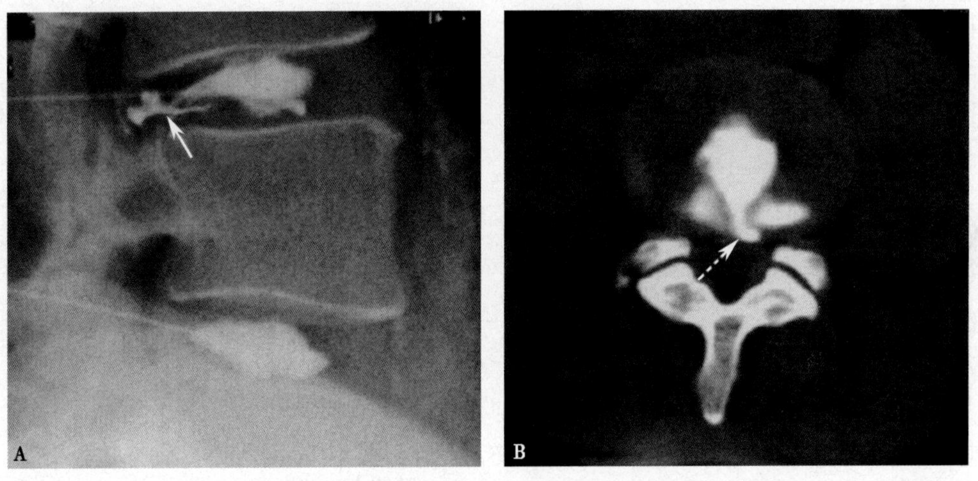

图 49-2　(A)椎间盘X线造影显示环状裂从膨出的髓核延伸至椎间盘后缘(白箭头)。(B)椎间盘CT造影上同样的表现，相对于内侧的高强度信号延伸至后缘的环状裂(虚箭头)

(郭　刚　孟殿怀 译　孙海燕　倪家骧 审)

第 50 章
腰椎间盘突出症

定义

- 椎间盘不到 50% 周缘呈局限性延伸，超出椎体边缘

症状和体征

- 椎间盘突出的层面、大小和位置（如前、后、侧方）将决定临床表现
- 背、腰部根性痛是最常见的体征
- 常因肌肉痉挛导致腰椎活动范围降低
- 疼痛可以向相应的皮节区或以外范围放射
- 可出现运动、感觉和反射改变
- 中央型椎间盘突出可引起腰部脊髓受压导致脊髓损伤

流行病学

- 可因急性外伤诱发
- 发病率随年龄增加，高峰见于 40～60 岁
- 重复运动导致椎间盘微损伤会提高发病率
- 有遗传倾向
- 男性略多于女性

影像学检查

- MRI 是坐骨神经痛的主要检查方法：
  - 通常在保守治疗六周后进行
  - 早期显现神经损害
- 当有 MRI 检查禁忌证时可选用 CT 检查替代
- X 线只能显示椎间盘空间缩小

影像学表现

- 椎间盘脱出（PID）：
  - 突出（protrusion）：受限于后纵韧带（PLL）
  - 脱出（extrusion）：穿越后纵韧带（PLL）
  - 脱垂（sequestration）：独立的椎间盘碎块脱离椎间盘
- 急性椎间盘脱出：T2 加权 MR 影像上呈高信号
- 慢性椎间盘脱出：T2 加权 MR 影像上呈低信号
- 位置：
  - 中央型：压迫硬膜囊
  - 侧方型：压迫侧隐窝处的神经根
- 可以通过造影显示神经根汇肿胀和周围增生影像

其他检查

- 当出现神经根病变时建议行肌电图和神经传导速度检查
- 诱发性椎间盘造影可作为一个有效的诊断工具，明确疼痛的责任间盘

鉴别诊断

- 硬膜外脓肿
- 椎体终板骨赘形成
- 硬膜外血肿
- 肿瘤
- 神经鞘病

治疗

- 保守治疗，包括局部冷、热疗，单纯止痛和非甾体类抗炎药物，可以改善大部分患者的症状
- 物理治疗，包括柔和的牵伸、关节活动训练、深部热疗和力量训练，对部分患者有益
- 保守治疗无效或疼痛限制日常生活活动时可行硬膜外阻滞可以缓解症状
- 整骨疗法或脊柱按摩可以缓解部分患者的症状

- 出现持续性痛或进展性神经系统症状时采用外科手术治疗

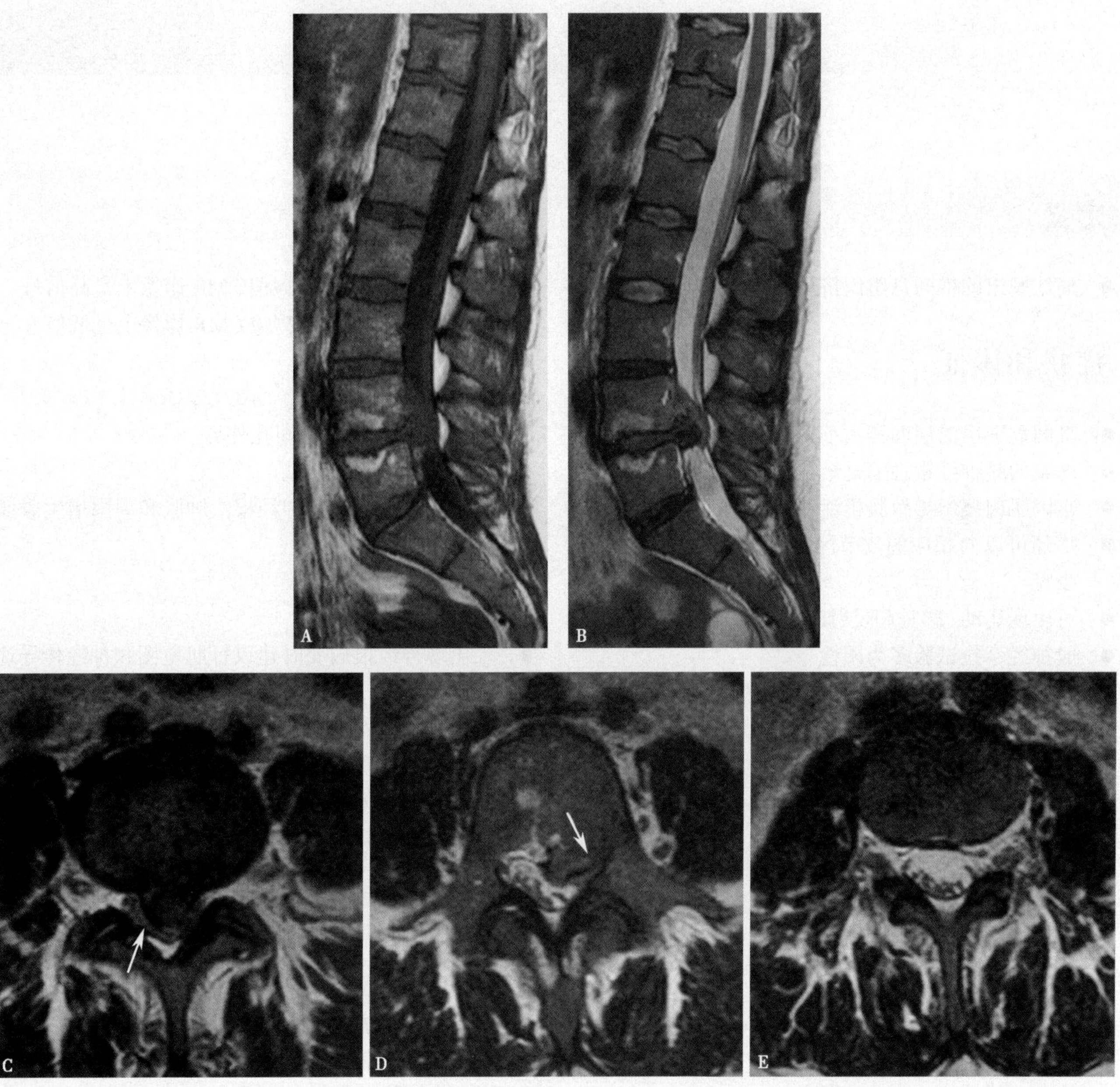

图 50-1　一例患有马尾综合征和左腿放射痛的年轻女性的矢状位 T1 加权（A）和 T2 加权（B）MR 影像。L4～L5 椎间盘脱出，T1 加权和 T2 加权 MR 影像均显示为中等信号。（C）轴位 T2 加权 MR 影像显示硬膜囊受压，偏向右侧（白色箭头）。（D）同时，突出的椎间盘侵犯侧隐窝的神经根（白色箭头）。（E）L3～L4 水平硬膜囊的正常表现

（郭　刚　孟殿怀 译　孙海燕　倪家骧 审）

第51章 椎间孔型腰椎间盘突出

定义

- 局灶脱出的椎间盘组织挤压椎间孔

症状和体征

- 椎间盘突出的层面和大小将决定临床表现
- 严重的腰神经根性痛是最常见的体征
- 常因肌肉痉挛导致腰椎活动范围降低
- 疼痛可以向相应的皮节区放射，向其他区域放射少见
- 可出现运动、感觉和反射改变
- 股神经牵拉试验多为阳性
- 瓦氏（Valsalva）动作常会加重根性症状

流行病学

- 比其他类椎间盘突出少见
- 可因急性外伤诱发
- 发病率随年龄增加，高峰见于50～70岁
- 重复运动导致椎间盘微损伤会提高发病率
- 有遗传倾向
- 发病率：男性＝女性
- 没有人种或种族差异

影像学检查

- MRI是坐骨神经痛的主要检查方法：
  - 通常在保守治疗六周后进行
  - 早期显现神经损害
- 当有MRI检查禁忌证时可选用CT检查替代
- X线只能显示椎间盘空间缩小

影像学表现

- 急性椎间盘脱出：T2加权MR影像上呈高信号
- 慢性椎间盘脱出：T2加权MR影像上呈低信号
- 位置：
  - 外侧：椎间孔内
  - 极外侧：超出椎间孔外界
- 压迫出行神经根
- 可以通过造影显示神经根汇肿胀和周围增生影像

其他检查

- 当出现神经根病变时建议行肌电图和神经传导速度检查
- 诱发性椎间盘造影可作为一个有效的诊断工具，明确疼痛的责任间盘
- 选择性神经根阻滞可以作为一种有用的诊断工具，以明确疼痛的责任椎间盘

鉴别诊断

- 椎体终板骨赘形成
- 神经根根袖囊肿或憩室
- 关节突关节骨赘形成
- 肿瘤
- 神经鞘病

治疗

- 保守治疗，包括局部冷、热疗，单纯止痛和非甾体类抗炎药物，可以改善大部分患者的症状
- 物理治疗，包括柔和的牵伸、关节活动训练、深部热疗和力量训练，对部分患者有益
- 保守治疗无效或疼痛限制日常生活活动时行硬膜外阻滞可以缓解症状

- 保守治疗无效或疼痛限制日常生活活动时可选用选择性神经根阻滞缓解临床症状
- 整骨疗法或脊柱按摩可以缓解部分患者的症状
- 出现持续性痛或进展性神经系统症状时采用外科手术治疗

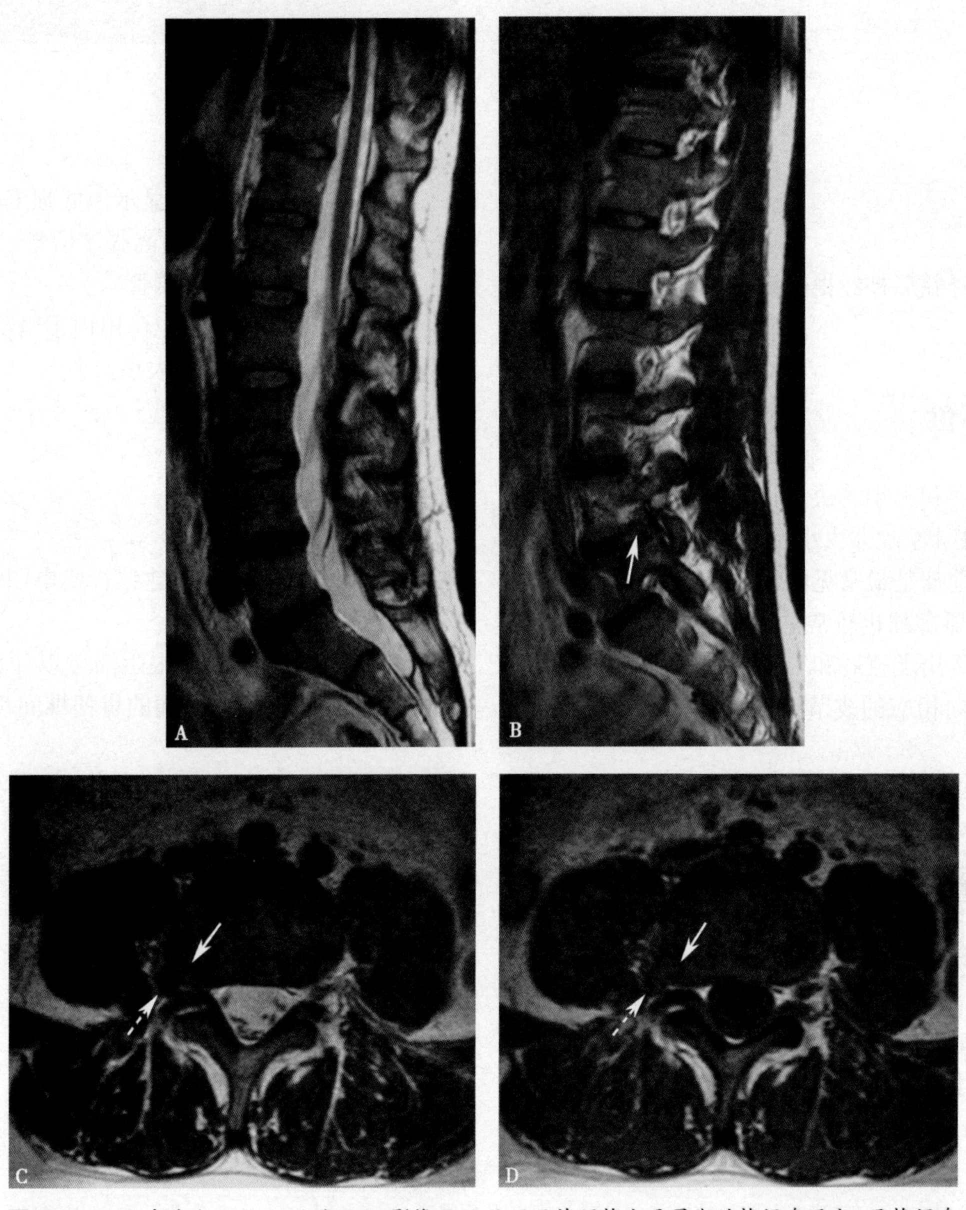

图 51-1　(A) 中线矢状位 T2 加权 MR 影像显示了下两节腰椎水平早期的椎间盘退变，呈椎间盘低强度信号和轻度膨出。(B) 旁矢状位 T2 加权 MR 影像显示椎间盘组织在椎间孔内加压神经根（白色箭头）。侧方椎间盘突出更易于在轴位 T2 加权 (C) 和 T1 加权 (D) 影像中显现，可见突出的椎间盘（白色箭头）可以使得出行神经根移位（虚箭头），并出现肿胀。与左边相比，出行神经根周围有明显的脂肪层；脂肪层是椎间盘突出侧侵蚀的表现

（郭　刚　孟殿怀 译　孙海燕　倪家骧 审）

第52章 塔洛夫神经根袖囊肿

定义

- 进展性的脊髓后神经根鞘蛛网膜与硬脊膜局灶性扩张

症状和体征

- 囊肿的层面和大小将决定临床表现
- 多无临床症状，除非大小超过临界状态
- 腰神经根性痛是最常见的体征
- 背和（或）骶部痛也较常见
- 较大囊肿可出现直肠和（或）膀胱症状
- 疼痛可以向相应的皮节区放射，向其他区域放射少见
- 可出现运动、感觉和反射改变
- 瓦氏动作常会加重根性症状
- 向前弯腰常可加重根性痛症状

流行病学

- 发病率高峰见于30～40岁
- 发病率：男性=女性
- 没有人种或种族差异

影像学检查

- X线
  - 不是根性症状的常规检查方法
- MRI
- CT脊髓造影：
  - 用于MRI禁忌的情况下

影像学表现

- 神经根周围充满液体的圆形“囊肿”：
  - T1加权MR影像显示为低强度信号，T2加权MR影像则显示为高强度信号
  - 出现于椎间孔或骶管
- 多见于低位腰椎，但也可出现于胸椎
- 通常较小（5～10mm大小）
- 通常多发

其他检查

- 当出现神经根病变时建议行肌电图和神经传导速度检查
- 诊断性、选择性神经根阻滞可以作为一种有用的诊断工具，以明确疼痛的责任椎间盘

鉴别诊断

- 神经鞘病
- 椎间孔型椎间盘突出
- 脑脊膜膨出
- 关节突关节滑囊囊肿
- 脊神经根撕裂
- 肿瘤

治疗

- 保守治疗，包括局部冷、热疗，单纯止痛和非甾体类抗炎药物，可以改善大部分患者的症状
- 物理治疗，包括柔和的牵伸、关节活动训练、深部热疗和力量训练，对部分患者有益
- 保守治疗无效或疼痛限制日常生活活动时行硬膜外阻滞可以缓解症状
- 保守治疗无效或疼痛限制日常生活活动时可选用选择性神经根阻滞缓解临床症状
- 出现持续性痛或进展性神经系统症状时采用外科手术治疗

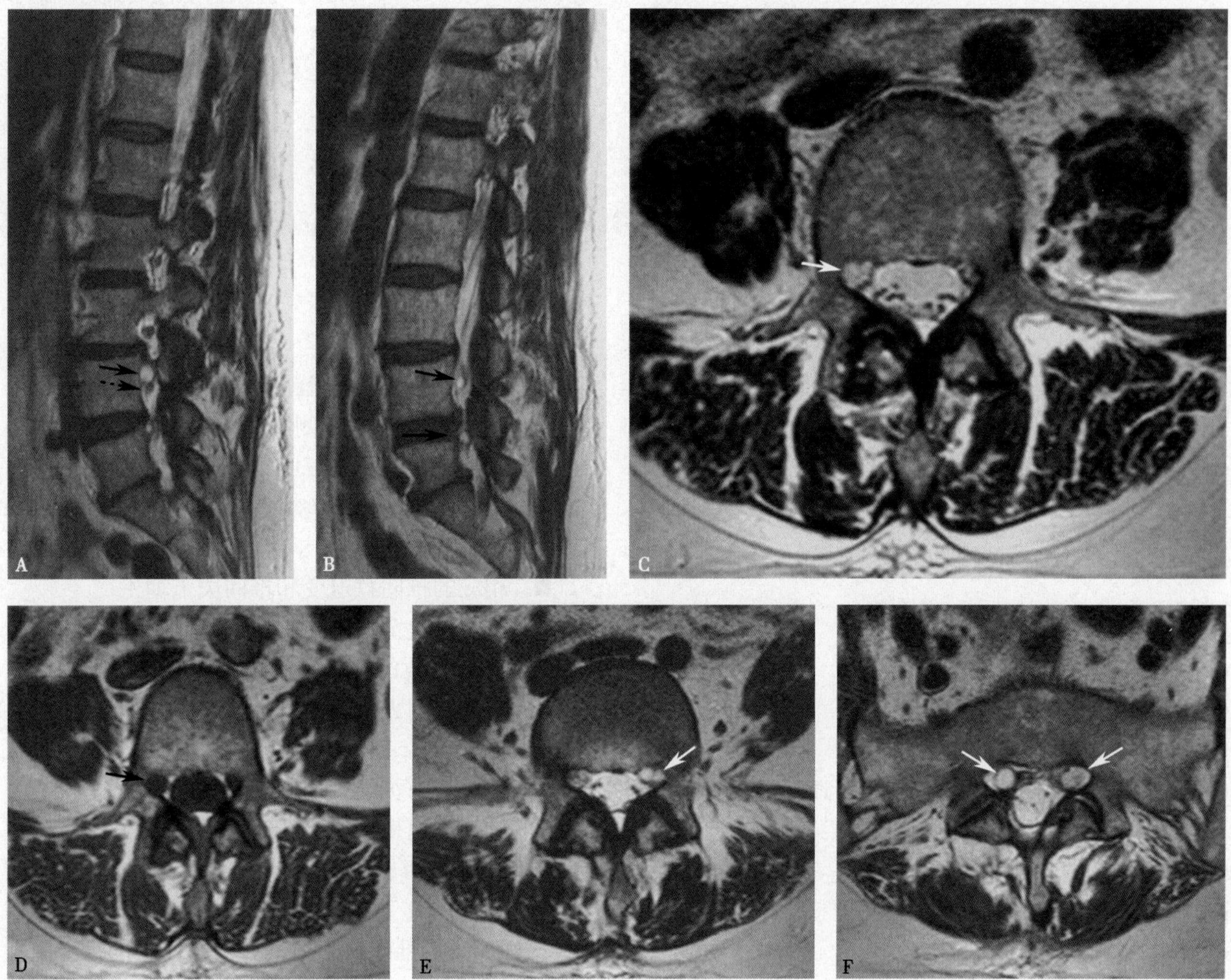

图 52-1　腰骶椎多发性塔洛夫（Tarlov）囊肿患者。（A）右侧旁矢状面 T2 加权 MR 影像显示 L4～L5 水平椎间孔高信号囊肿（连续黑色箭头），邻近于出行神经根（黑色虚箭头）。（B）左侧旁矢状面 T2 加权 MR 影像可见另两个塔洛夫囊肿（黑色箭头）。（C）轴位 T2 加权 MR 影像显示 L4～L5 水平高信号囊肿（白色箭头），在 T1 加权 MR 影像上（D）为低强度信号（黑色箭头）。T2 加权 MR 影像显示左侧 L5 水平（E）和骶管两侧（F）囊肿（白色箭头）

（郭　刚　孟殿怀 译　孙海燕　倪家骧 审）

第 53 章
获得性腰椎管狭窄

定义

- 退变所致的腰椎管及相应神经管狭窄

症状和体征

- 没有创伤下出现症状较危险
- 渐进或缓慢发生腰脊髓病变
- 神经源性跛行
- 伴或不伴有放射痛的背痛
- 下肢麻木、无力和反射改变，可逐渐进展为痉挛型轻瘫
- 本体觉和振动觉消失
- 共济失调、痉挛步态
- 反射亢进
- 出现病理反射（如 Babinski 反射）
- 直肠和膀胱症状
- 其他腰椎外伤后的突发症状

流行病学

- 发病率高峰见于 50～60 岁
- 发病率：男性 = 女性
- 先天性椎弓根短缩者发病率较高

影像学检查

- X 线评估椎体序列：
  - 屈曲 / 伸展位 X 线可用于评估椎体稳定性
- MRI 是评测神经源性跛行的主要方法
- MRI 禁忌情况下可用 CT 替代

影像学表现

- 中央型狭窄：
  - T2 加权 MR 影像脑脊液和马尾体积缩小
  - T1 加权 MR 影像侧隐窝脂肪侵犯
  - 轴位影像显示为三叶草形
  - 椎间盘膨出、关节突关节骨性关节病（OA）和韧带增生
  - 相应的椎间盘退变和椎间关节增生
  - 侧隐窝狭窄可独立出现
  - 没有有效的评估狭窄的方法，因为影像结果与症状间无关联性
- 椎间孔狭窄
  - 出行孔内神经根周围硬膜外脂肪侵犯
  - 椎间盘退变致出行孔高度降低
  - 椎间盘膨出、关节突关节骨性挂接病和侧方骨赘形成
- 急性局灶性椎间盘突出不会引起典型的神经源性跛行

其他检查

- 当出现神经根病变或排除肌萎缩侧索硬化时建议行肌电图和神经传导速度检查
- 诱发电位测试量化脊髓受压状况

鉴别诊断

- 多发性硬化症
- 腰部脊髓和（或）周围组织肿瘤
- 椎间盘炎
- 腰椎间盘突出
- 硬膜外血肿
- 佩吉特（Paget）病

治疗

- 避免

- 增加腰椎损伤风险的运动，如身体接触项目
- 麻醉时腰椎极度屈曲位
- 腰椎治疗性手法

- 调整活动，以避免腰椎过用
- 保守治疗，包括局部冷、热疗，单纯止痛和非甾体类抗炎药物，可以改善大部分患者的症状
- 物理治疗，包括柔和的牵伸和轻柔的关节活动训练
- 保守治疗无效或疼痛限制日常生活活动时可行硬膜外阻滞可以缓解症状
- 如果神经系统症状持续进展时采用外科手术治疗

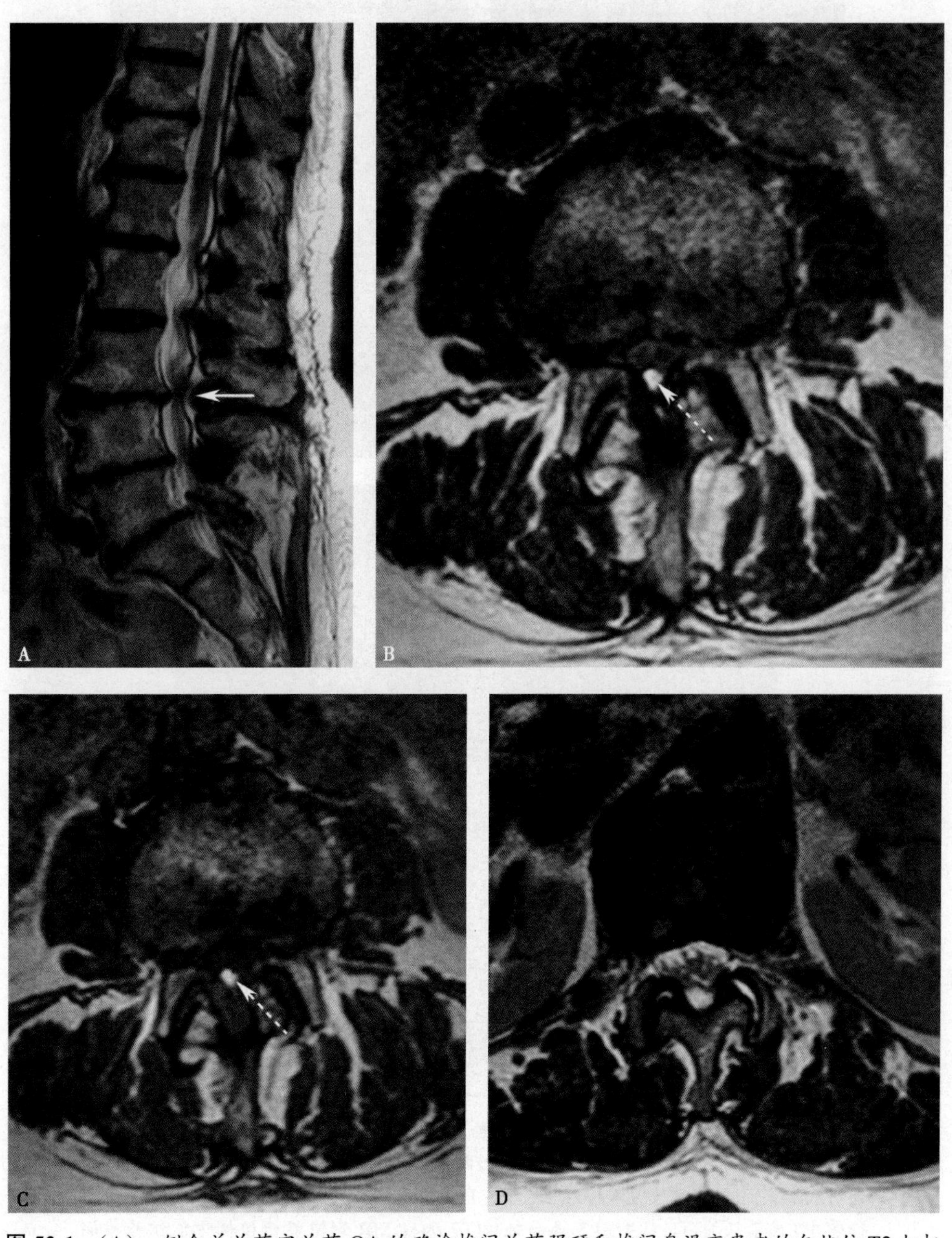

图 53-1 （A）一例合并关节突关节 OA 的确诊椎间关节强硬和椎间盘退变患者的矢状位 T2 加权 MR 影像；有多个层面椎间盘膨出，导致椎管狭窄，L3～L4 层面最为明显，出现了神经根受压（白色箭头）。轴位 T2 加权（B）和 T1 加权（C）MR 影像清晰显示了狭窄的严重程度，可见脑脊液空间的完全闭塞；椎管后缘小儿集中的高强度信号（虚箭头）所示为椎管内正常的脂肪。（D）L1～L2 水平 T2 加权 MR 影像椎管直径的比较，保留了包绕马尾的脑脊液的空间

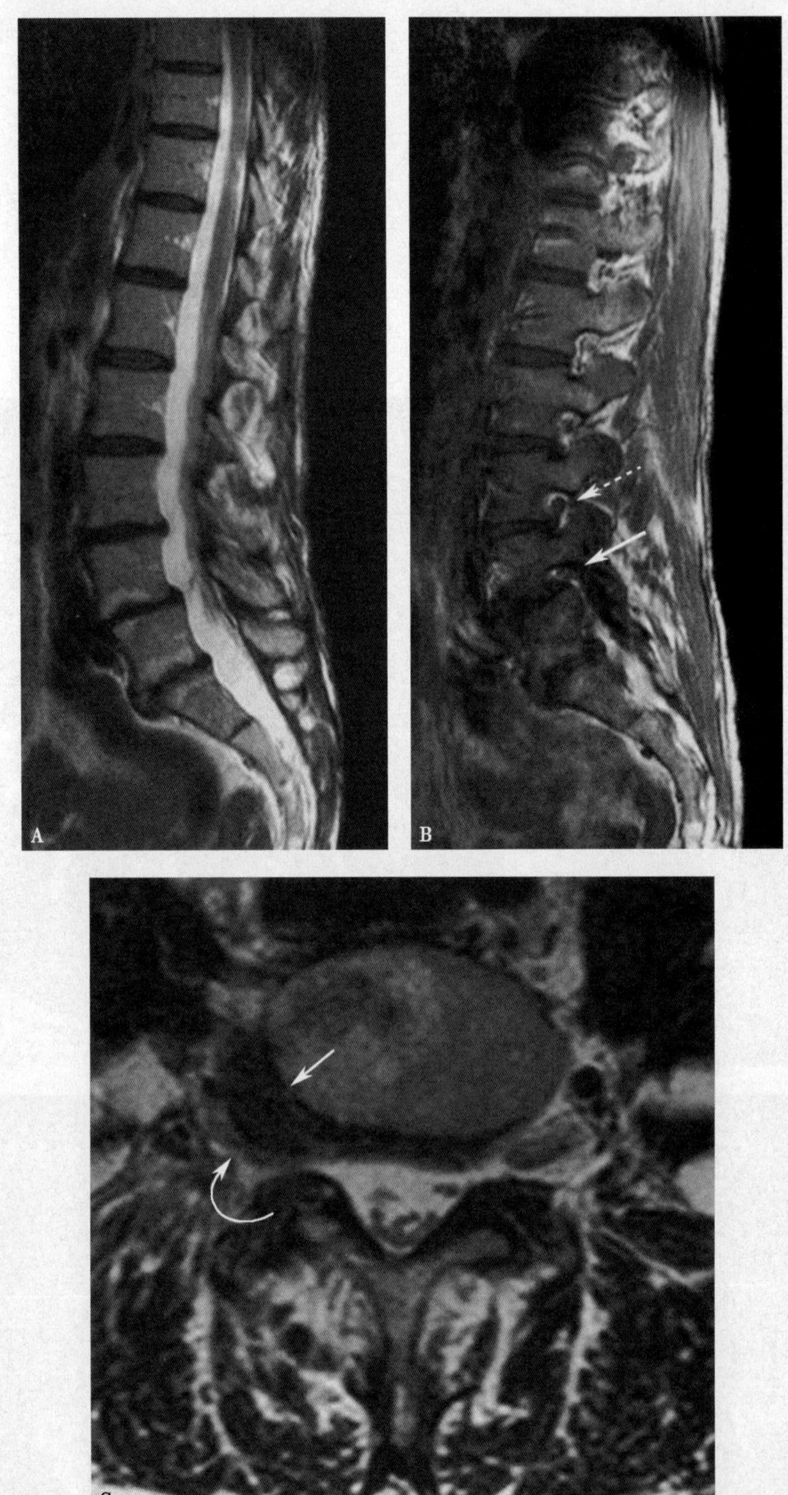

图 53-2 (A)一例低位腰椎退变和滑移患者的矢状位 T2 加权 MR 影像。(B)没有中央型狭窄，但旁矢状位 T2 加权 MR 影像显示 L4～L5 出行管狭窄(白色箭头)，伴有硬膜外脂肪侵犯和 L4 神经根受压；L3 神经根位于上一层面的正常直径的出行管中(虚箭头)。(C)L4～L5 层面轴位 T2 加权 MR 影像显示极侧方低信号椎间盘 - 骨赘复合体，压迫出行的 L4 神经根(弯箭头)

(郭 刚 孟殿怀 译 孙海燕 倪家骧 审)

第 54 章

黄韧带骨化

定义

- 黄韧带的特发性骨化

症状和体征

- 通常没有症状
- 症状较隐匿
- 渐进或缓慢发生腰脊髓病变
- 伴或不伴有放射痛的背痛
- 下肢麻木、无力和反射改变，可逐渐进展为痉挛型轻瘫
- 本体觉和振动觉消失
- 共济失调、痉挛步态
- 反射亢进
- 出现病理反射（如 Babinski 反射）
- 直肠和膀胱症状
- 其他腰椎外伤后的突发症状

流行病学

- 发病率高峰见于 40～60 岁
- 发病率：男性 > 女性
- 日本和北非人群发病率较高

影像学检查

- X 线或 CT 可以鉴别韧带钙化和骨化
- MRI 可用于评估相应的椎管狭窄和神经受压

影像学表现

- 黄韧带钙化和骨化
- MRI 脉冲序列可见韧带增厚的低强度信号
- 其他退变症像
  - 关节突关节 OA
  - 椎间盘退变
  - 椎间关节僵硬

其他检查

- 当出现神经根病变或排除肌萎缩侧索硬化时建议行肌电图和神经传导速度检查
- 诱发电位测试量化脊髓受压状况
- 实验室检查排除二水焦磷酸钙结晶沉积症（CPPD）

鉴别诊断

- CPPD 病
- 腰部脊髓和（或）周围组织肿瘤
- 脑脊膜瘤
- 关节突关节变

治疗

- 避免
  - 增加腰椎损伤风险的运动，如身体接触项目
  - 麻醉时腰椎极度屈曲位
  - 腰椎治疗性手法
- 调整活动，以避免腰椎过用
- 保守治疗，包括局部冷、热疗，单纯止痛和非甾体类抗炎药物，可以改善大部分患者的症状
- 物理治疗，包括柔和的牵伸和轻柔的关节活动训练
- 保守治疗无效或疼痛限制日常生活活动时可行硬膜外阻滞可以缓解症状
- 如果神经系统症状持续进展时采用外科手术治疗

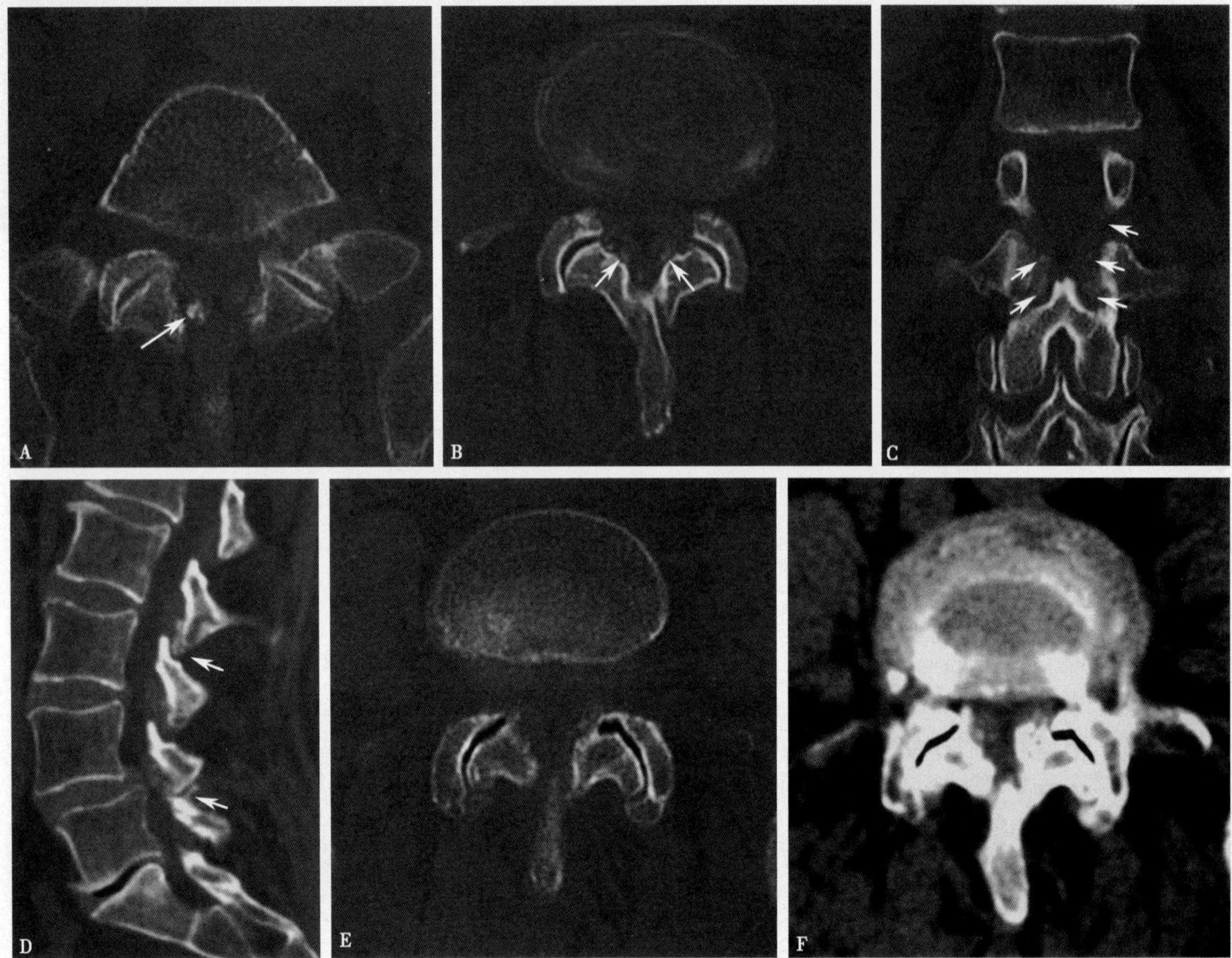

图 54-1　一例背痛并有椎管狭窄症像的老年女性(A 和 B)，轴位 CT 扫描显示腰椎几个节段有局限性钙化灶和肥厚的黄韧带骨化。冠状位(C)和矢状位(D)扫描(白色箭头)也有相应表现。本例中，患者由最初的退变，L4～5 轴位像显示有关节突关节骨关节炎(E)，伴有关节面过度增生和囊内积气。同时椎间盘退变，L5～S1 椎间盘内积气和 L4～L5 椎体退变性滑脱(D)。L4～L5 椎管狭窄在轴位软组织窗中显示最明显(F)

(郭　刚　孟殿怀 译　孙海燕　倪家骧 审)

第 55 章
腰椎关节突关节病

定义

- 内衬滑膜的关节突关节的退行性骨关节炎

症状和体征

- 可以没有症状
- 可由表面上看来轻微的创伤诱发
- 背痛致腰椎活动较差
- 休息后加重
- 典型的疼痛放射至腰部和臀部，且不遵守相应的神经分布规律
- 轴位负荷将使疼痛加重，且腰椎活动度降低

流行病学

- 发病率：男性 = 女性
- 多于 20～30 岁发病
- 50 岁以后常见
- 可能有遗传倾向

影像学检查

- 影像学检查并不是常规的评测背痛机制的手段
- MRI 和 CT 均可以揭示关节突关节病
- CT 可用于引导关节突关节注射
- X 线对早期关节突关节病不敏感

影像学表现

- 关节突关节骨质增生硬化
- 低强度信号的关节囊增生、韧带肥厚
- 关节突关节积液
- X 线或 CT 示囊内积气
- 伴有脊柱前移的关节突关节半脱位

其他检查

- 关节突关节囊内注射来鉴别其是否为疼痛的来源

鉴别诊断

- 炎性关节炎，尤其是风湿性关节炎（rheumatoid arthritis）
- 脓毒性关节突关节炎
- 关节突关节骨折愈合后
- 肿瘤
- 佩吉特病
- 骨化性肌炎

治疗

- 保守治疗，包括局部冷、热疗，单纯止痛和非甾体类抗炎药物，可以改善大部分患者的症状
- 物理治疗，包括柔和的牵伸、关节活动训练、深部热疗和力量训练，对部分患者有益
- 保守治疗无效或疼痛限制日常生活活动时行关节突关节局麻药与甾体激素局部阻滞可以缓解症状
- 整骨疗法或脊柱按摩可以缓解部分患者的症状
- 出现持续性疼痛或神经系统症状持续进展时可采用外科手术治疗

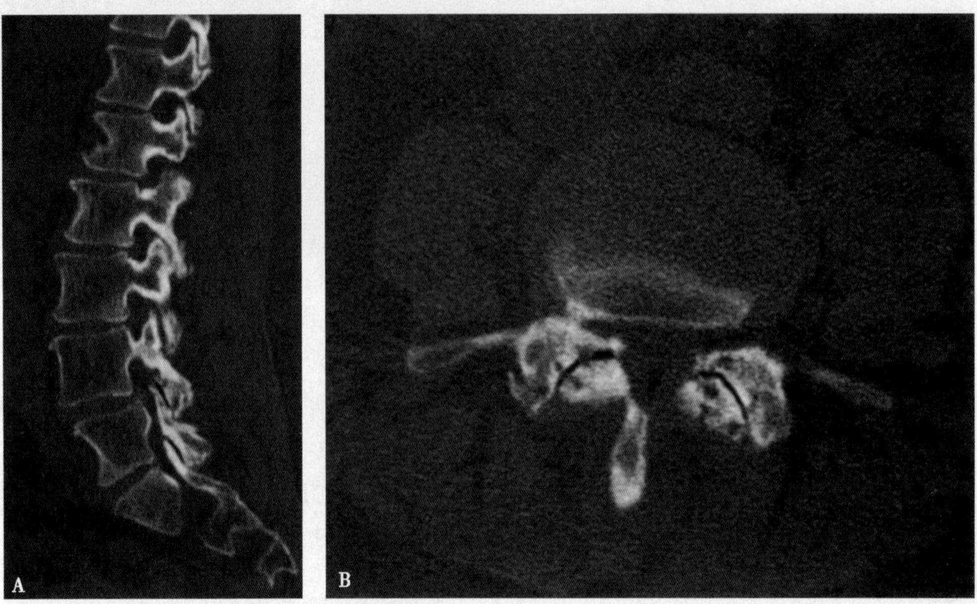

图 55-1　腰椎关节突关节广泛性骨关节病的矢状位（A）和轴位（B）CT 扫描影像。L4～L5 水平影响最重，伴软骨下骨硬化和囊肿形成。可见骨质增生和关节内积气

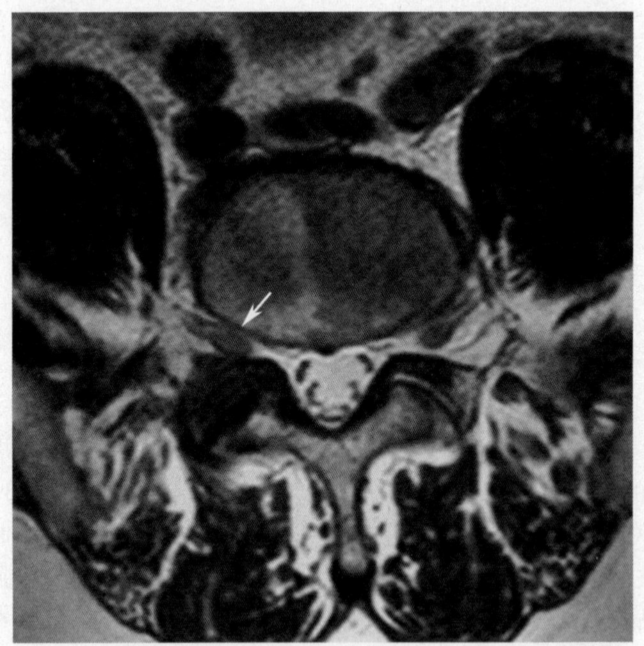

图 55-2　右侧关节突关节骨关节病的轴位 T2 加权 MRI 影像，伴有韧带增生和骨质增生。可见早期椎间孔内出行神经根受压表现（白色箭头）

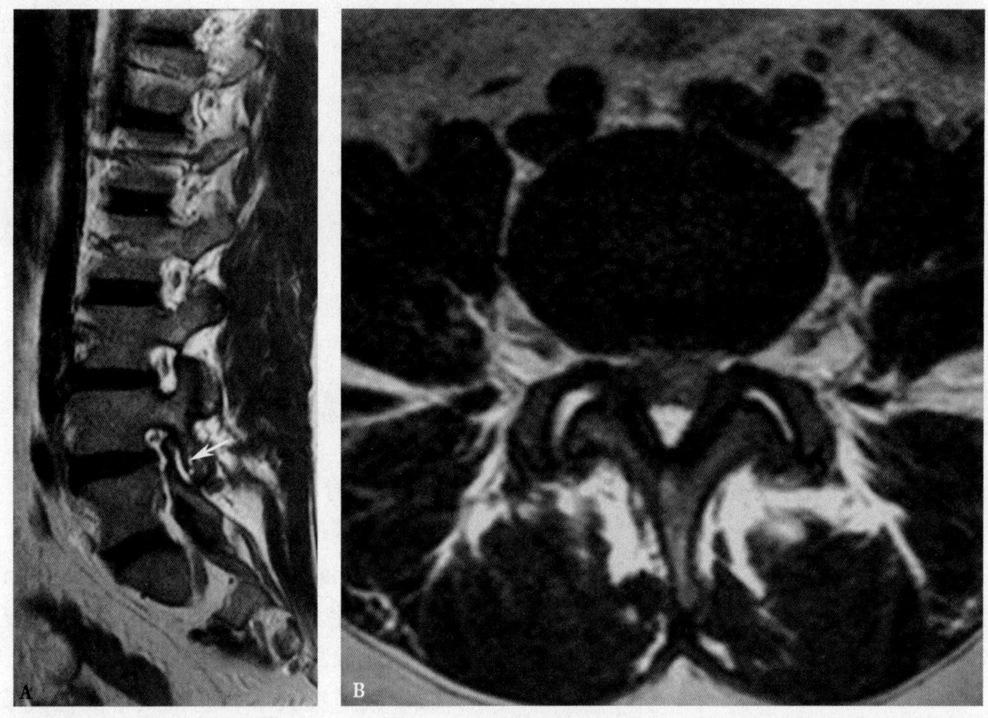

图 55-3 （A）L4～L5 双侧关节突关节高强度信号积液的矢状位 T2 加权 MR 影像。（B）也可以在轴位 T2 加权 MR 影像上见到积液，同时伴有韧带肥厚所致的椎管狭窄

（郭 刚 孟殿怀 译 孙海燕 倪家骧 审）

第 56 章
血清阴性脊柱关节病

定义

- 脊柱和骶髂关节炎性破坏性关节炎类风湿因子（RF）阴性，血沉（ESR）升高
- 最常见的病因是强直性脊柱炎（AS）、肠病性脊柱关节病、银屑病和赖特尔（Reiter）病
- 强直性脊柱炎的骶髂关节特征在第 135 章阐述

症状和体征

- 最常见的表现是腰痛，晨起时最明显
- 疲劳
- 低热
- 脊柱和骶髂关节活动度降低
- 并发葡萄膜炎、虹膜炎和结膜炎
- 足跟痛和跖筋膜炎常见，尤其是反应性关节炎
- 症状可发生于外表看起来轻度创伤后
- 常见脊柱病理性骨折
- 可有反复发作和缓解的特点

流行病学

- 发病率：男性 = 女性
- 多于 20～30 岁发病
- 血清阴性脊柱关节病患者 HLA-B27 单体型的发病率高

影像学检查

- 腰椎和骶髂关节（SIJs）X 线
- 腰椎和骶髂关节（SIJs）MRI 可以发现 X 线检查正常的早期病变
- CT 可用于检测骨性强直区域的骨折

影像学表现

- 强直性脊柱炎（AS）
  - 骨赘形成和椎盘侵蚀
  - Romanus 病变：X 线“Shiny Corner”征；因反应性水肿所致的短 T1 反转恢复（STIR）MR 影像高强度信号
  - 关节突关节和肋椎关节炎性关节炎：STIR 影像反应性水肿
  - 最终关节僵硬：竹节样脊柱和“trolley track”征
  - 骨质疏松
  - 骶髂关节和腰背部椎体最先受累，可进展至整个脊柱
  - 肠病性脊柱关节病有类似的 X 线特征
- 银屑病 / 赖特尔病
  - 混合型包括：韧带骨赘；更多的显著骨赘
  - 不对称分布
- 常限制腰椎和下胸椎活动

其他检查

- 怀疑血清阴性脊柱关节病者进行 HLA-B27 检测
- 怀疑血清阴性脊柱关节病者进行血沉（ESR）检测

鉴别诊断

- 炎性关节炎，尤其是风湿性关节炎
- 脓毒性关节突关节炎
- 关节突关节骨折愈合后
- 弥漫性特发性骨肥厚（DISH）综合征
- 慢性幼年性关节炎
- 肿瘤

治疗

- 保守治疗，包括局部冷、热疗，单纯止痛和非甾体类抗炎药物，可以改善大部分患者的症状
- 物理治疗，包括柔和的牵伸、关节活动训练、深部热疗和力量训练，对部分患者有益
- 保守治疗无效或疼痛限制日常生活活动时行病变关节局麻药与甾体激素局部阻滞可以缓解症状
- 缓解病情药物如甲氨蝶呤和柳氮磺胺吡啶
- 出现持续性疼痛或神经系统症状持续进展时可采用外科手术治疗

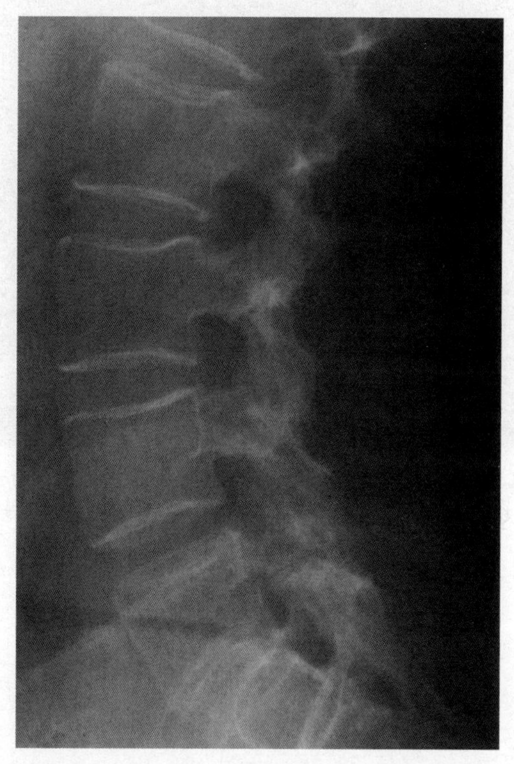

图 56-1　腰椎侧位 X 线示椎体呈方形变，为早期强直性脊柱炎的典型的特征；还可见退变性骨化和下关节突关节早期炎性关节病

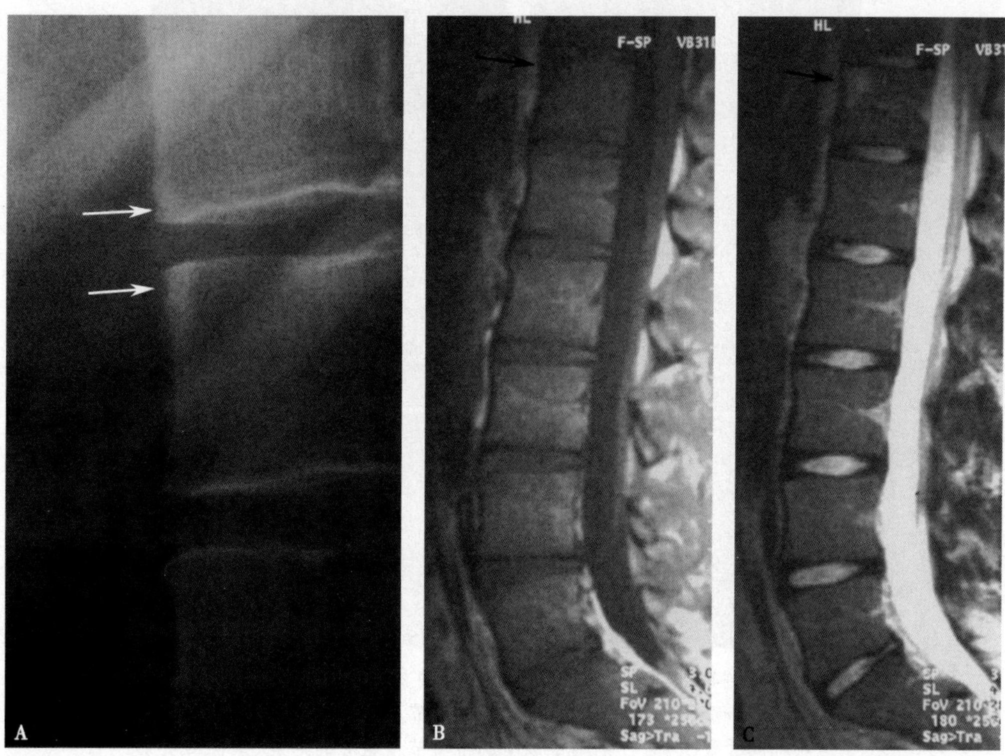

图 56-2　(A)侧位 X 线示早期强直性脊柱炎的 Romanus 病变，可见因反应性骨炎所致的邻近椎体前缘硬化(白色箭头)。(B 和 C)矢状位 MR 影像所示为不同患者相同病变类型，其水肿反应在 T1 加权 MR 影像呈低信号(B)(黑色箭头)、T2 加权 MR 影像呈高信号(C)(黑色箭头)

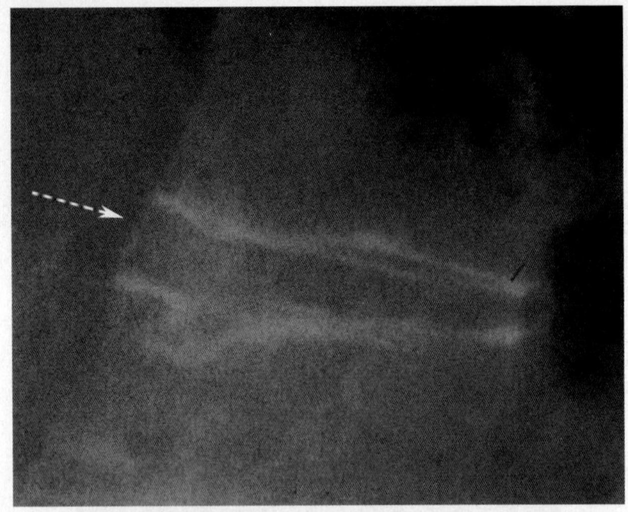

图 56-3　X 线显示韧带骨赘的形成，伴纤维环外纤维的钙化，延伸超越邻近椎体（箭头）；同时可见椎盘间 Schmorl 结节的形成

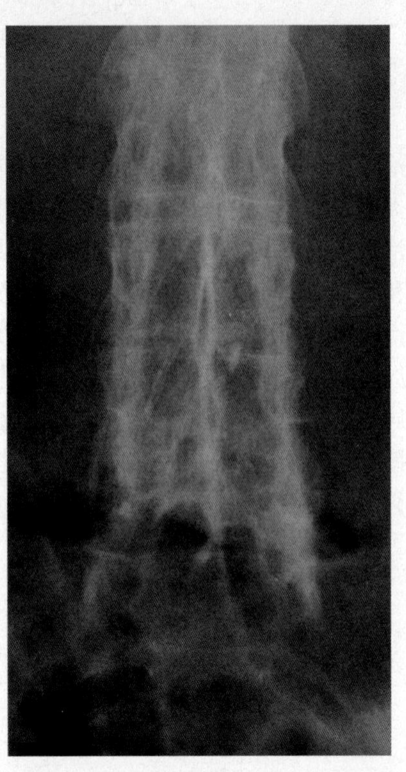

图 56-4　强直性脊柱炎的前后位（A/P）X 线；“trolley track”征源自于即由双强直的关节突关节和棘间韧带与棘上韧带的骨化

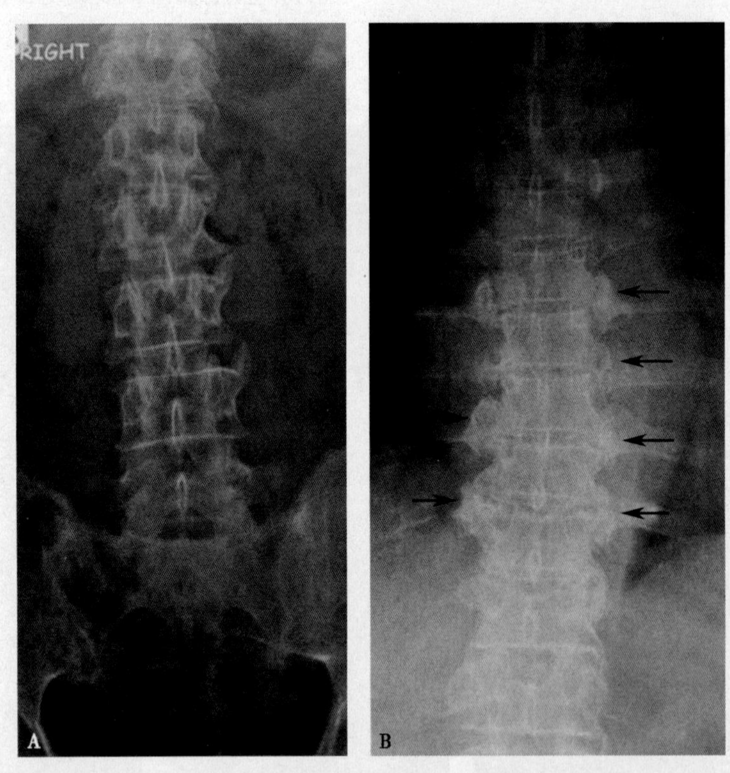

图 56-5　一例银屑病性关节炎和相关脊柱关节病患者的前后位（AP）腰椎 X 线（A）和胸椎 X 线（B），示双侧骶髂关节炎；中、上部腰椎左侧出现了不对称的骨赘，同时可见胸椎多个肋椎关节增生骨的形成（黑色箭头）

（郭　刚　孟殿怀 译　孙海燕　倪家骧 审）

第57章 腰椎细菌性关节盘炎和骨髓炎

定义

- 因椎间盘和椎体化脓性细菌感染所致的关节盘炎和骨髓炎

症状和体征

- 急性发作的局灶性背痛
- 背痛可较集中或呈区域性
- 伴有急性疼痛的椎体塌陷是感染的常见后遗症
- 发热可突发或隐匿
- 盗汗
- 疼痛可以向相应的皮节区或以外范围放射
- 可有脊髓炎
- 脊髓受压所致的肠道和膀胱损伤症状

流行病学

- 发病率呈双峰分布：儿童和老年人好发
- 发病率：男性 > 女性
- 伴有慢性疾病的患者好发，如糖尿病、免疫抑制状态（艾滋病，肿瘤等）
- 静脉毒瘾者好发
- 最常见的病原体是金黄色葡萄球菌
- 最常见的革兰氏阴性杆菌病原体是大肠杆菌
- 贫血患者最常见的病原体是沙门氏菌
- 常反复发作，尤其是免疫抑制患者
- 椎间盘术后感染等

影像学检查

- MRI是可以脊柱感染的主要检测手段
- X线在发病早期不敏感
- CT在有MRI禁忌时可作为替代检测手段
- CT或X线透视引导下穿刺活检

影像学表现

- 感染起于椎体终板（VEP）并快速扩散至椎间盘
- 早期可见VEP侵蚀，T1加权MR影像显示最明确
- 注射造影剂增强的T2加权MR影像可见椎间盘高强度信号（SI）（增强扫描）
- 邻近椎体显著的反应性骨髓水肿，并可进展为硬化
- 椎旁软组织进展性脓肿：
  - 液体成分在无增强的T2加权MR影像上呈高强度信号
  - 增强扫描可见肉芽组织增生
- 硬膜外囊肿可压迫硬膜囊或马尾
- 愈合期
  - 脓肿和肉芽组织消退，椎间盘和椎旁软组织增强扫描显影减弱
  - 进展性骨硬化，可出现关节强直

其他检查

- 所有疑似椎体骨髓炎患者均应进行白细胞（WBC）数目、血沉（ESR）和C反应蛋白（CRP）检查
- 所有疑似椎体骨髓炎患者均应进行血、尿培养检查
- 出现神经根病变时建议行肌电图和神经传导速度检查
- 出现脊髓病时行诱发电位测试

鉴别诊断

- 肿瘤所致的病理性骨折
- 椎体创伤性爆裂骨折
- 波特病（Pott disease）
- 终板退变
- 慢性透析性脊柱关节病
- 脊椎夏科特病（Charcot disease）

治疗

- 敏感抗生素治疗
- 阿片类药物缓解急性疼痛
- 矫形器应用
- 急诊手术减压和排除脓肿

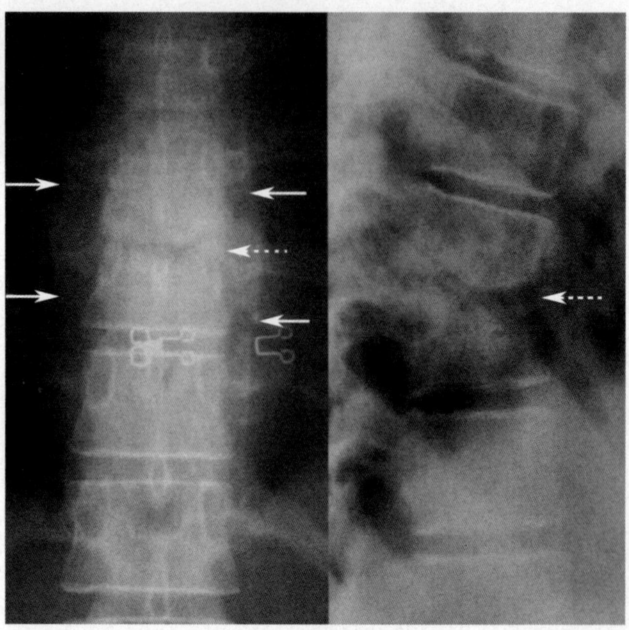

图 57-1　胸椎椎间盘炎的前后位及侧位 X 线。可见椎旁软组织团块影（白色箭头），以及因骨侵蚀所致的椎体终板界限不明（虚箭头）

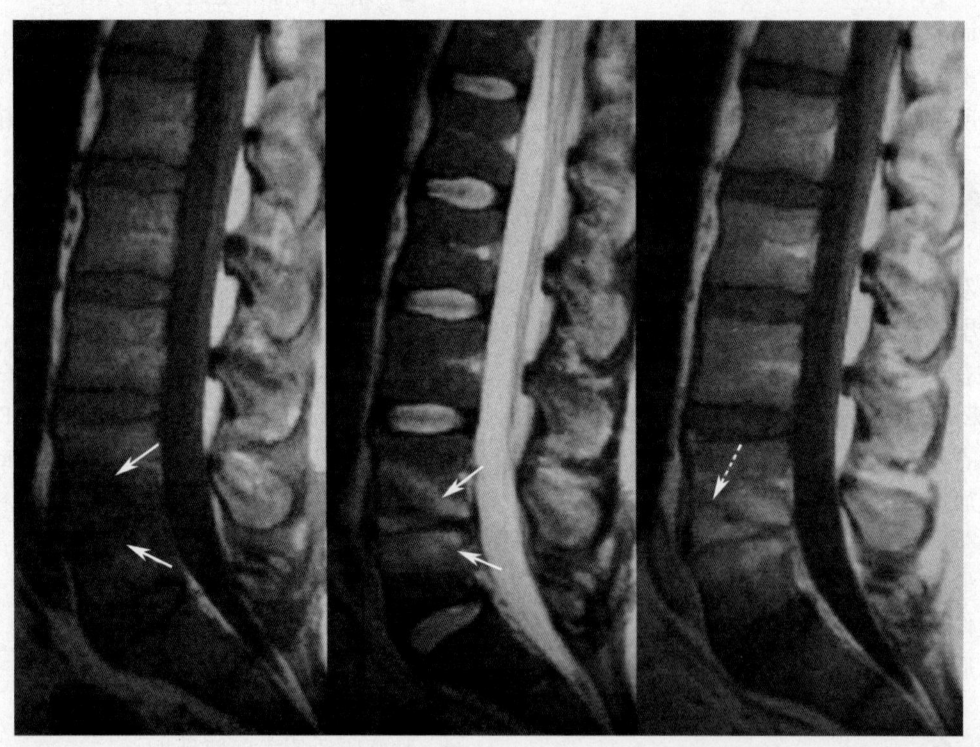

图 57-2　矢状位 T1 加权 MR 影像（左）、T2 加权 MR 影像（中）和增强 T1 加权 MR 脂肪抑制影像（右）示早期椎间盘炎。T1 加权 MR 影像上低强度信号椎体水肿，椎间盘上下两边的椎体终板（VEPs）界限不清；T2 加权 MR 影像示高强度信号的骨髓水肿（白色箭头），同时缩窄的椎间盘内也可见高强度信号；增强影像可见反应性水肿，并清晰可见椎盘侵蚀（虚线白色箭头）

（郭　刚　孟殿怀 译　孙海燕　倪家骧 审）

第58章
波 特 病

定义

- 椎体和周围软组织肉芽肿性结核感染所致的骨髓炎，常合并驼背

症状和体征

- 逐步发作的局灶性背痛
- 背痛可较集中或呈区域性
- 伴有急性疼痛的椎体塌陷是感染的常见后遗症
- 发热可突发或隐匿
- 盗汗
- 疼痛可以向相应的皮节区或以外范围放射
- 可有脊髓炎
- 脊髓受压所致的肠道和膀胱损伤症状

流行病学

- 多见于50～60岁
- 发病率：男性 = 女性
- 伴有慢性疾病的患者好发，如糖尿病、免疫抑制状态（艾滋病，肿瘤等）
- 诊断常被延误

影像学检查

- X线
  - 怀疑有椎体结核时应拍摄胸片
- MRI
  - 冠状位结合矢状位、轴位影像可用于诊断腰大肌脓肿

影像学表现

- 椎间盘受累是最常见的模式：
  - 椎体终板侵蚀，如同椎间盘炎中所见
  - 非裔美国人患者可见后柱受累
- 骨破坏及椎体塌陷所致的脊柱侧弯
- 由早期韧带下感染扩散至临近椎体水平
- 广泛的软组织脓肿
- 疾病后期：
  - 反应性骨硬化
  - 骨关节强直
  - 软组织脓肿钙化

其他检查

- 肉芽肿性病变应摄胸片检查
- 所有疑似椎体骨髓炎患者均应进行白细胞（WBC）数目、血沉（ESR）和C反应蛋白（CRP）检查
- 所有疑似椎体结核性骨髓炎患者均应进行痰培养、尿培养找结核分枝杆菌
- 出现神经根病变时建议行肌电图和神经传导速度检查
- 出现脊髓病时行诱发电位测试

鉴别诊断

- 肿瘤所致的病理性骨折
- 腰椎化脓性细菌性骨髓炎
- 真菌性脊柱炎

治疗

- 敏感抗生素治疗
- 阿片类药物缓解急性疼痛
- 矫形器应用
- 急诊手术减压和排除脓肿

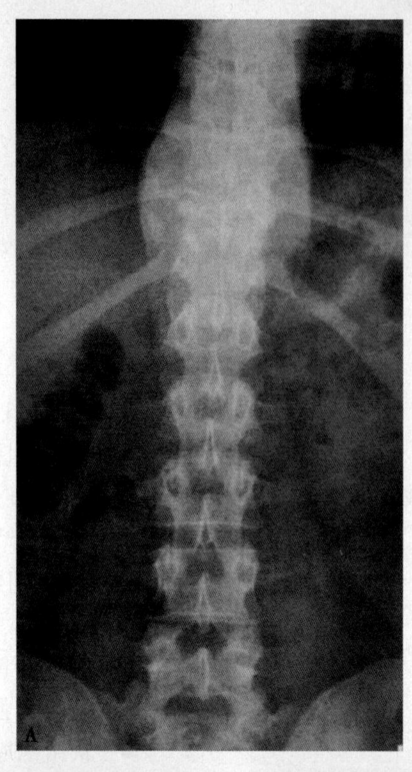

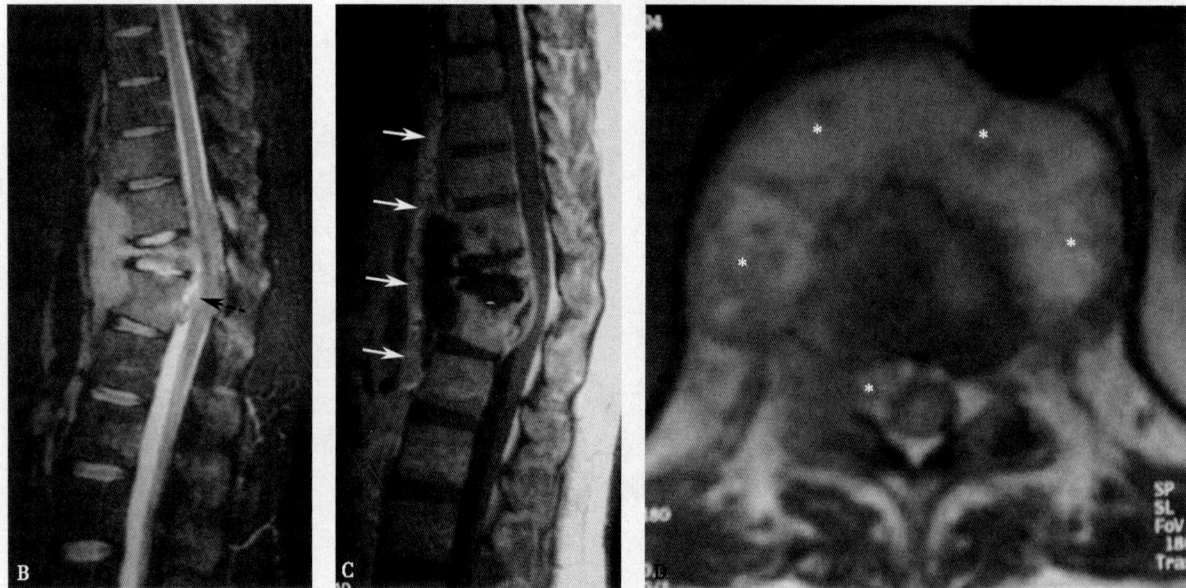

图 58-1　(A)前后位X线示下胸段椎旁软组织团块影，伴T11椎体塌陷。(B)矢状位T2加权MR影像确认了椎体塌陷，以及林间椎间盘区的液体信号影；前方有一较大椎旁软组织脓肿所呈现的高强度信号；还可见T12椎体后方硬膜外脓肿压迫脊髓(虚箭头)。(C)注射造影剂后T1加权MR影像可见非增强液体集聚区，还可见广泛增强的软组织炎(白色箭头)。TB典型的表现是向病灶上、下区域的显著侵蚀；(D)轴位T2加权MR影像可见大片的脓肿积聚(星号)

(郭　刚　孟殿怀 译　孙海燕　倪家骧 审)

第59章
脊柱旁脓肿

定义

- 化脓性细菌或分枝杆菌感染所致的脊柱旁软组织感染，伴蜂窝织炎形成

症状和体征

- 细菌感染所致的急性发作的局灶性背痛
- 结核分枝杆菌感染所致的逐步发作的局灶性背痛
- 背痛本质上可较集中或呈区域性
- 发热可突发或隐匿
- 盗汗
- 疼痛可以向相应的皮节区或以外范围放射
- 可有脊髓炎
- 脊髓受压所致的肠道和膀胱损伤症状

流行病学

- 所有年龄段均可发病，但多见于50～60岁
- 发病率：男性 > 女性
- 伴有慢性疾病的患者好发，如糖尿病、免疫抑制状态（艾滋病，肿瘤等）
- 静脉毒瘾者好发
- 最常见的病原体是金黄色葡萄球菌
- 最常见的革兰氏阴性杆菌病原体是大肠杆菌
- 免疫功能正常的患者真菌感染极其少见

影像学检查

- X线
- MRI是评测软组织的主要手段：
  - 冠状位影像用于评估广泛的病变集聚区
- 超声（US）用于表浅的软组织脓肿，并引导穿刺引流
- CT可用于评测腰肌脓肿，并引导穿刺引流

影像学表现

- T2加权MR影像示高强度信号液体积聚区：
  - 通常位于脊柱旁肌肉中
- 可能与椎间盘感染相关
- 增强（通过注射造影剂）MR影像可见反应性肉芽组织区边缘性强化
- 结核脓肿最终可钙化

其他检查

- 所有患者均应进行白细胞（WBC）数目、血沉（ESR）和C反应蛋白（CRP）检查
- 所有疑似细菌性脊柱旁脓肿患者行血培养和尿培养
- 所有疑似结核性脊柱旁脓肿患者行摄胸片检查、尿培养和痰培养找结核分枝杆菌
- 出现神经根病变时建议行肌电图和神经传导速度检查
- 出现脊髓病时行诱发电位测试

鉴别诊断

- 肿瘤所致的病理性骨折
- 肿瘤
- 腹膜后血肿
- 骨髓外造血

治疗

- 敏感抗生素或抗结核杆菌药物治疗
- 阿片类药物缓解急性疼痛
- 蜂窝织炎经皮导管穿刺引流
- 急诊手术减压和排除脓肿

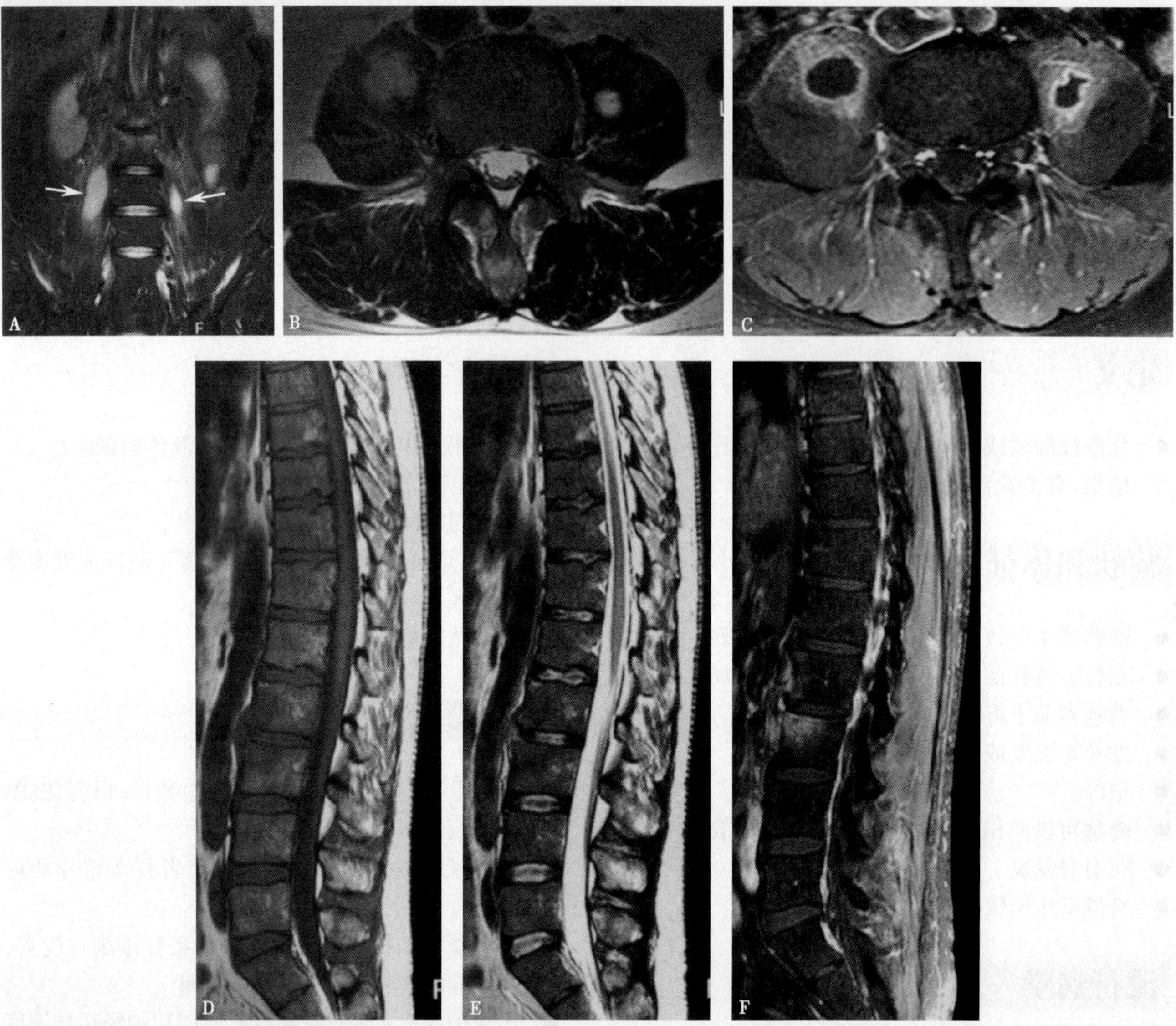

图 59-1 冠状位短 T1 反转恢复(STIR)MR 影像示双侧高强度信号的腰肌脓肿(白色箭头)(A)。脓肿在轴位 T2 加权 MR 影像上也是高强度信号(B),而在轴位前后位 T1 加权脂肪抑制(FST1W)MR 影像上则呈周缘颗粒状组织增强的低强度信号(C)。(D)矢状位 T1 加权 MR 影像示 L2～L3 椎体前缘细微的侵蚀,伴小的前侧团块影。(E)矢状位 T2 加权 MR 影像示椎间盘外缘一小的高强度信号集聚区。(F)增强造影的 FST1W MR 影像也显示了 L3 椎体前、上缘的增强区,因骨炎所致。这些表现与椎间盘感染相一致,也是腰肌脓肿的来源

(郭 刚 孟殿怀 译 孙海燕 倪家骧 审)

第 60 章
硬膜外脓肿

定义

- 化脓性细菌或分枝杆菌感染所致的硬膜外感染，伴蜂窝织炎形成

症状和体征

- 细菌感染所致的急性发作的局灶性背痛
- 结核分枝杆菌感染所致的逐步发作的局灶性背痛
- 背痛可较集中或呈区域性
- 发热可突发或隐匿
- 盗汗
- 疼痛可以向相应的皮节区或以外范围放射
- 可有脊髓炎
- 脊髓受压所致的肠道和膀胱损伤症状

流行病学

- 所有年龄段均可发病，但多见于 60～70 岁
- 发病率：男性 > 女性
- 伴有慢性疾病的患者好发，如糖尿病、免疫抑制状态（艾滋病，肿瘤等）
- 静脉毒瘾者好发
- 最常见的病原体是金黄色葡萄球菌
- 最常见的革兰氏阴性杆菌病原体是大肠杆菌
- 免疫功能正常的患者真菌感染极其少见

影像学检查

- 怀疑硬膜外感染时，MRI 是最主要的检测手段
- X 线和 CT 在有 MRI 检查禁忌时可提供部分信息

影像学表现

- T2 加权 MR 影像示硬膜外高强度信号液体积聚区
- T1 加权 MRI 影像则呈低强度信号液体区
- 注射造影剂后获得的影像（增强影像）：
  - 脓肿区的非增强影像
  - 蜂窝织炎的周缘增强影像
- 硬膜囊和马尾受压，脑脊液回流区消失
- 相关的椎间盘感染和脊柱旁脓肿

其他检查

- 所有患者均应进行白细胞（WBC）数目、血沉（ESR）和 C 反应蛋白（CRP）检查
- 所有疑似细菌性脊柱旁脓肿患者行血培养和尿培养
- 所有疑似结核性脊柱旁脓肿患者行摄胸片检查、尿培养和痰培养找结核分枝杆菌
- 出现神经根病变时建议行肌电图和神经传导速度检查
- 出现脊髓病时行诱发电位测试

鉴别诊断

- 肿瘤所致的病理性骨折
- 转移性肿瘤侵犯硬膜外区
- 硬膜外血肿
- 突出的椎间盘碎片
- 硬膜外脂肪瘤样病

治疗

- 敏感抗生素或抗结核杆菌药物治疗
- 阿片类药物缓解急性疼痛
- 急诊手术减压和排除脓肿

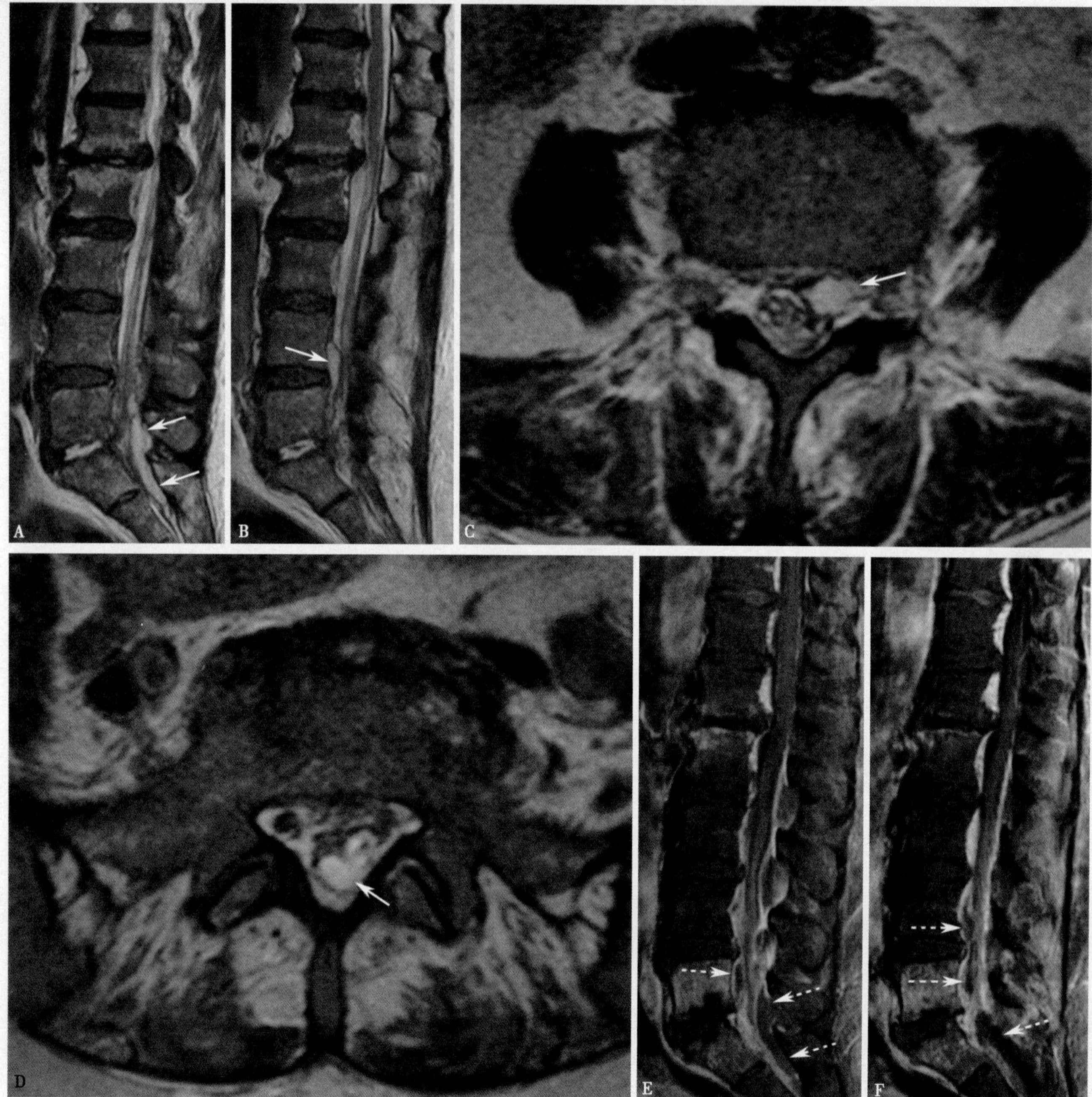

图 60-1　L5～S1 水平椎间盘炎的矢状位(A 和 B)轴位(C 和 D)T2 加权 MR 影像显示椎间内高强度信号液性区。硬膜外脓肿区可见高强度信号液体集聚区(白色箭头)。矢状位增强 T1 加权脂肪抑制 MR 影像(FST1W)(E 和 F)示脓肿为仅周缘增强的低强度信号区(虚箭头)

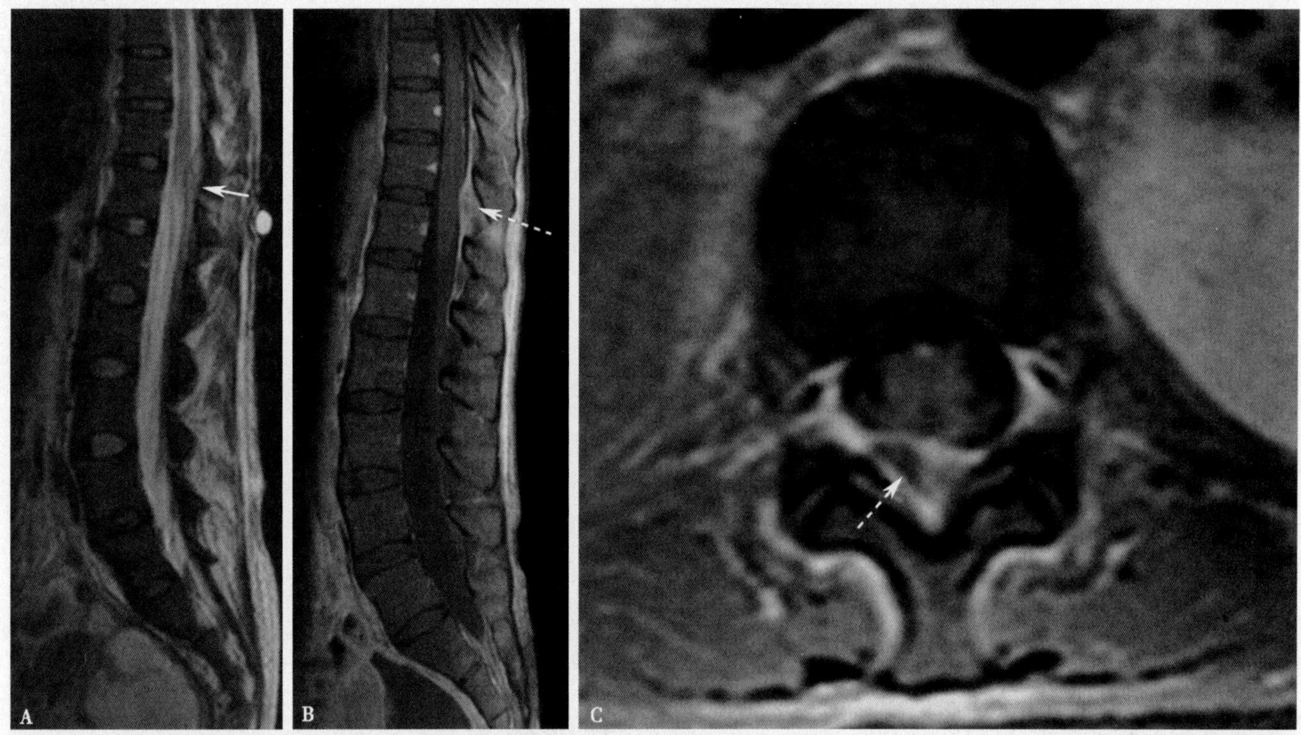

图 60-2 一例硬膜外麻醉后患败血症患者的矢状位 T2 加权 MR 影像（A），可见硬膜外穿刺区水平、脊髓后方模糊的硬膜外团块影（白色箭头）。矢状位（B）和轴位（C）增强 FST1W MR 影像显示团块为低强度信号区，周缘增强的液性非增强区（虚箭头）。这是一个小的硬膜外脓肿的影像，是单纯抗菌治疗的结果

（郭 刚 孟殿怀 译 孙海燕 倪家骧 审）

第 61 章

化脓性关节突关节炎

定义

- 化脓性细菌感染所导致的关节突关节的感染

症状和体征

- 急性发作的局灶性背痛
- 背痛可较集中或呈区域性
- 发热可突发或隐匿
- 盗汗
- 疼痛可以向相应的皮节区或以外范围放射
- 可有脊髓炎
- 脊髓受压所致的肠道和膀胱损伤症状

流行病学

- 发病高峰见于 50～60 岁
- 发病率：男性 > 女性
- 伴有慢性疾病的患者好发，如糖尿病、免疫抑制状态（艾滋病，肿瘤等）
- 静脉毒瘾者好发
- 最常见的病原体是金黄色葡萄球菌

影像学检查

- MRI 是最主要的检测手段
- US 可用于探测表浅软组织积液，并引导诊断性穿刺
- CT 可用于评估骨质破坏的范围

影像学表现

- T2 加权 MR 影像示关节突关节明显高信号强度溢出：
- 短 T1 反转恢复（STIR）影像示邻近关节突反应性骨髓水肿
- 增强 MRI（注射造影剂后获得的影像）示滑膜增大、增厚
- 近关节软组织炎性改变和脓肿形成
- 骨质破坏
- 最终导致关节僵硬

其他检查

- 所有患者均应进行白细胞（WBC）数目、血沉（ESR）和 C 反应蛋白（CRP）检查
- 所有疑似细菌性脊柱旁脓肿患者行血培养和尿培养
- 出现神经根病变时建议行肌电图和神经传导速度检查
- 出现脊髓病时行诱发电位测试

鉴别诊断

- 肿瘤所致的病理性骨折
- 关节突关节炎
- 肿瘤转移侵犯关节突关节
- 关节突关节滑膜囊肿
- 类风湿性关节炎

治疗

- 敏感抗生素或抗结核杆菌药物治疗
- 阿片类药物缓解急性疼痛
- 矫形器应用
- 急诊手术减压和排除脓肿

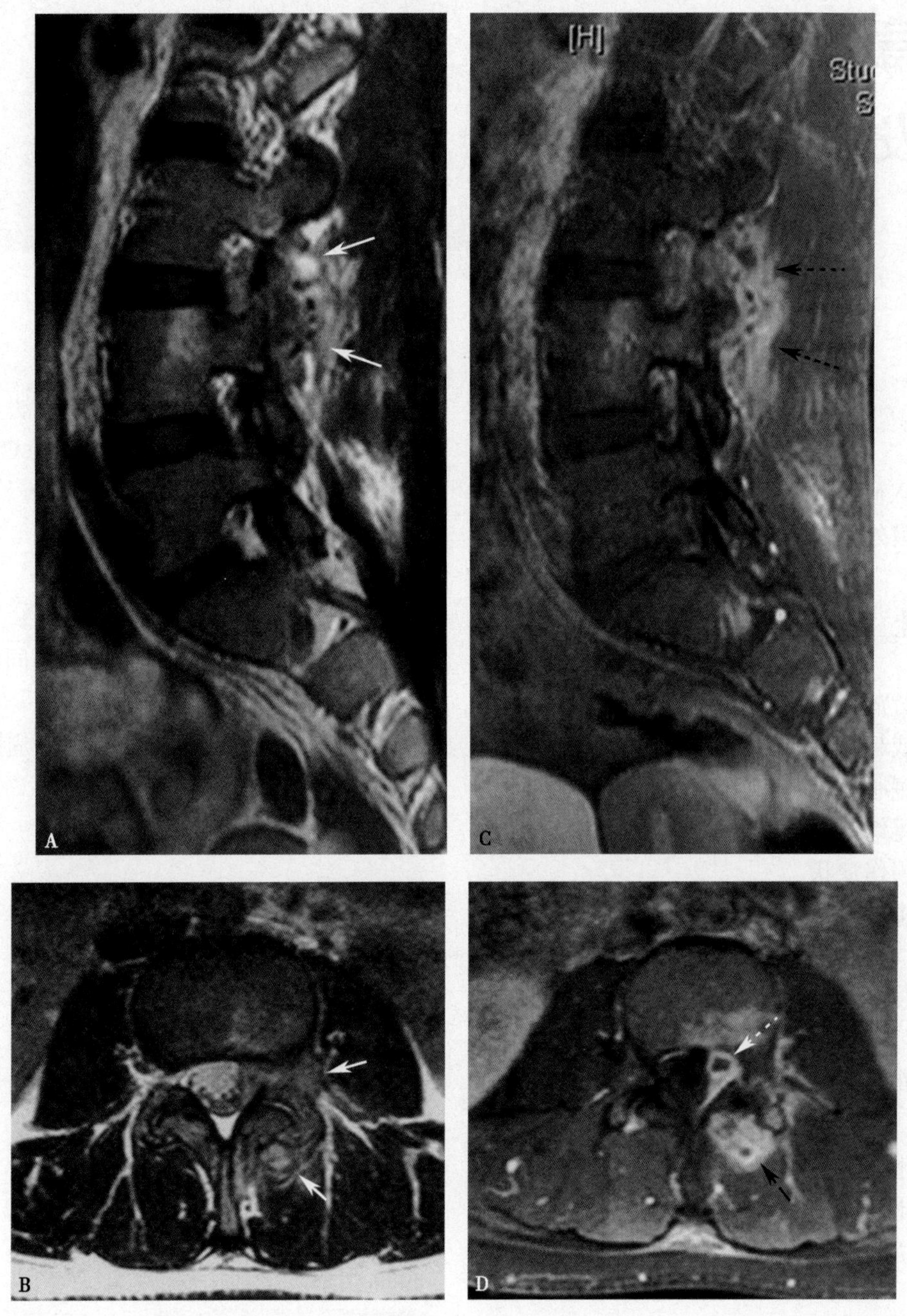

图 61-1 一例因化脓性关节突关节炎致腰痛、发热、CRP 升高的女性患者的矢状位(A)和轴位(B)T2 加权 MR 影像。L3～L4 关节突关节骨质破坏，后侧有炎性组织和小袋状的高信号强度液区(黑色箭头)。出口孔中也有炎性组织(白色箭头)。增强矢状位(C)和轴位(D)T1 加权脂肪抑制(FST1W)MR 影像中炎性组织显像增强，而袋状区信号并未增强，呈低信号强度的液区(黑色虚箭头)，还有一个小的硬膜外脓肿，压迫硬膜囊(白色虚箭头)

(郭 刚 孟殿怀 译 孙海燕 倪家骧 审)

第62章
腰椎自发性硬膜外血肿

定义

- 自发出血进入硬膜外区，而没有明显的前期外伤史或涉及硬膜外区的医疗程序

症状和体征

- 急性发作的背痛
- 疼痛可位于或超出相应的神经根分布区
- 快速进展的感觉、运动和反射改变，最终导致脊髓病变或马尾综合征
- 肠道和膀胱损伤症状
- 若不治疗可进展为下肢瘫，偶尔可以自行恢复

流行病学

- 发病年龄分布呈双峰曲线，儿童和50～60岁成人
- 发病率：
  - 儿童：男性 = 女性
  - 成人：男性 > 女性
- 临床转归与症状的严重性和治疗时间长短直接相关

影像学检查

- MRI
- CT
  - 可作为MRI禁忌的替代方法
  - 服用抗凝药物的患者，禁忌CT脊髓造影

影像学表现

- 晶体状物质压迫硬膜囊
- 血肿因内部所含血液期限的不同而呈不同的信号强度
- 注入造影剂后的影像显示血肿周围现象增强
- 中心部位无增强
- 激素或圆锥病变

其他检查

- 凝血障碍的实验室检查

鉴别诊断

- 硬膜外脓肿
- 硬膜外肿瘤
- 椎间盘突出

治疗

- 有凝血障碍立即纠正
- 紧急性椎板切除减压术
- 系统的糖皮质激素治疗脊髓水肿

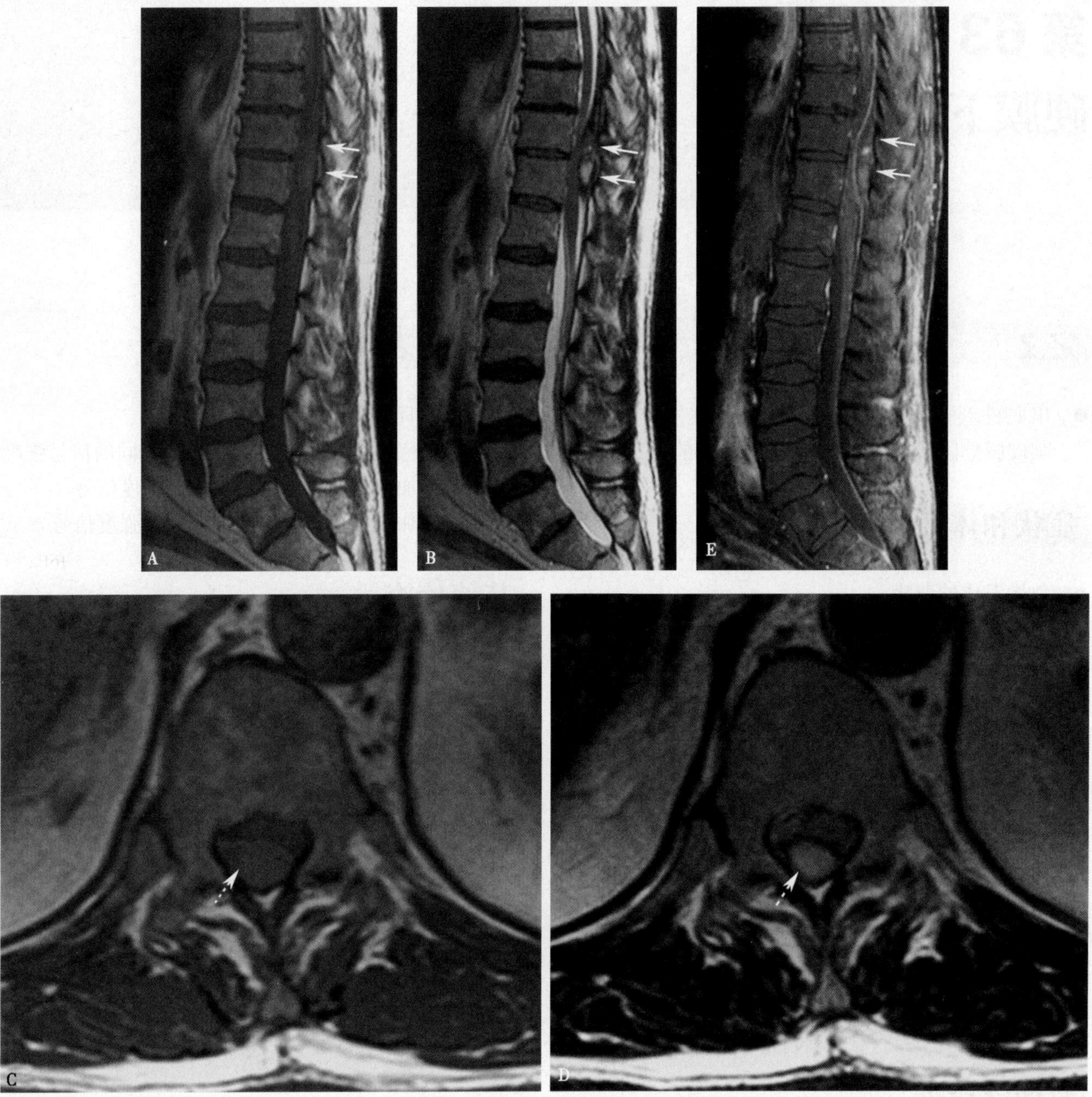

图62-1 一例逐步出现下肢无力、服用华法林患者的矢状位T1加权(A)和T2加权(B)影像。T10～T12水平椎管内后侧晶体状团块(白色箭头)。该物质T2加权MR影像上有着低信号强度的边缘，中央为变化的高强度信号，在T1加权MR影像上也显示为轻度增强的信号。这意味着亚急性硬膜外血肿，其中含有不同时期的血液。轴位T1加权(C)和T2加权(D)MR影像显示出血肿内部类似的信号特征(白色虚箭头)，脊髓前面受压。髓内早期增强的信号源自于早期脊髓软化，可见于T2加权MR影像。(E)矢状位增强T1加权脂肪抑制(FST1W)MR影像显示周围少许增强，而中央无增强(白色箭头)

(郭　刚　孟殿怀 译　孙海燕　倪家骧 审)

第63章
硬膜下血肿

定义

- 出血进入硬脊膜和蛛网膜间区，常继发于腰椎穿刺硬膜外阻滞，或者有凝血障碍患者的自发出血

症状和体征

- 急性发作的背痛
- 疼痛可位于或超出相应的神经根分布区
- 快速进展的感觉、运动和反射改变，最终导致脊髓病变或马尾综合征
- 肠道和膀胱损伤症状
- 若不治疗可进展为下肢瘫，偶尔可以自行恢复

流行病学

- 见于各个年龄段
- 发病率：男性 = 女性
- 临床转归与症状的严重性和治疗时间长短直接相关

影像学检查

- MRI

影像学表现

- 硬膜下局限性液区，压迫硬膜囊
- 出血可因血肿期限的不同显现为不同的信号强度
  - T2 加权 MR 影像上典型的高强度信号
  - T1 加权 MR 影像上中等的或高强度信号

其他检查

- 凝血障碍的实验室检查

鉴别诊断

- 硬膜下脓肿
- 硬膜外血肿
- 硬膜外脓肿
- 硬膜外肿瘤
- 脑脊液渗漏综合征
- 脊膜炎

治疗

- 有凝血障碍立即纠正
- 紧急性椎板切除减压术
- 系统的糖皮质激素治疗脊髓水肿

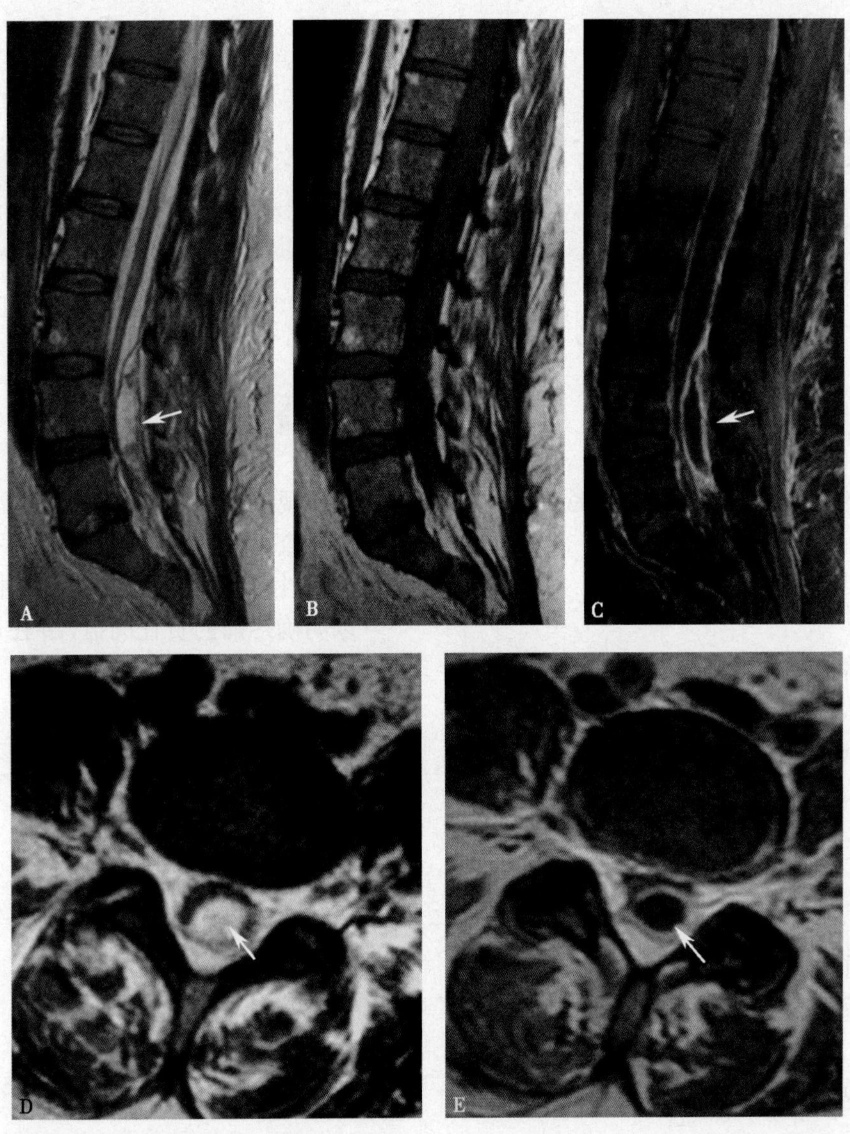

图 63-1 一例接受 L5～S1 椎间盘切除术的中年患者的影像，术中硬膜囊损伤，术后 48 小时内出现马尾综合征。(A)矢状位 T2 加权 MR 影像显示一个晶体状的、不均匀的、高强度信号血肿，从 L3 延伸至 S1，局限于硬膜下区(白色箭头)。(B)T1 加权 MR 影像上血肿接近于脑脊液(CSF)的信号强度。(C)矢状位 T1 加权脂肪抑制(FST1W)增强(注射造影剂)MR 影像上显示周围有增强(白色箭头)。(D)轴位 T2 加权 MR 影像最易于见到血肿压迫硬膜囊(黑色箭头)

(郭 刚 孟殿怀 译 孙海燕 倪家骧 审)

第 64 章 连体神经根

定义

- 一个异常增大的神经根袖含有两根神经根

症状和体征

- 通常在脊柱成像或手术当时无明显症状
- 连体的神经根水平决定临床表现
- 腰椎根性痛是最常见的症状
- 可出现运动、感觉和反射改变

流行病学

- 1%～2% 的患者发病
- 先天性椎管狭窄的患者发病率较高
- 发病率：男性 = 女性
- 没有人种或种族差异

影像学检查

- 影像学检查不是常规推荐的方法
- MRI 可以鉴别其他源性的根性痛

影像学表现

- 轴位 T1 加权（T1W）和 T2 加权（T2W）MR 影像：
  - 邻近水平身体同侧神经根融合
  - 侧隐窝内神经根不对称
  - 相关的神经根外表增厚
- 矢状位 MR 影像表现多正常

其他检查

- 当出现神经根病变时建议行肌电图和神经传导速度检查
- 诱发性椎间盘造影可作为一种有用的诊断工具，以明确疼痛的责任间盘，并在诊断不清时辨别是否有连体神经根的存在

鉴别诊断

- 椎体终板骨赘
- 神经根袖囊肿或憩室
- 关节突关节骨赘
- 肿瘤
- 神经鞘瘤

治疗

- 保守治疗，包括局部冷、热疗，单纯止痛和非甾体类抗炎药物，可以改善大部分患者的症状
- 物理治疗，包括柔和的牵伸、关节活动训练、深部热疗和力量训练，对部分患者有益
- 保守治疗无效或疼痛限制日常生活活动时行硬膜外阻滞可以缓解症状
- 保守治疗无效或疼痛限制日常生活活动时行选择性神经根阻滞可以缓解症状
- 整骨疗法或脊柱按摩可以缓解部分患者的症状
- 出现持续性疼痛或神经系统症状持续进展时可采用外科手术治疗

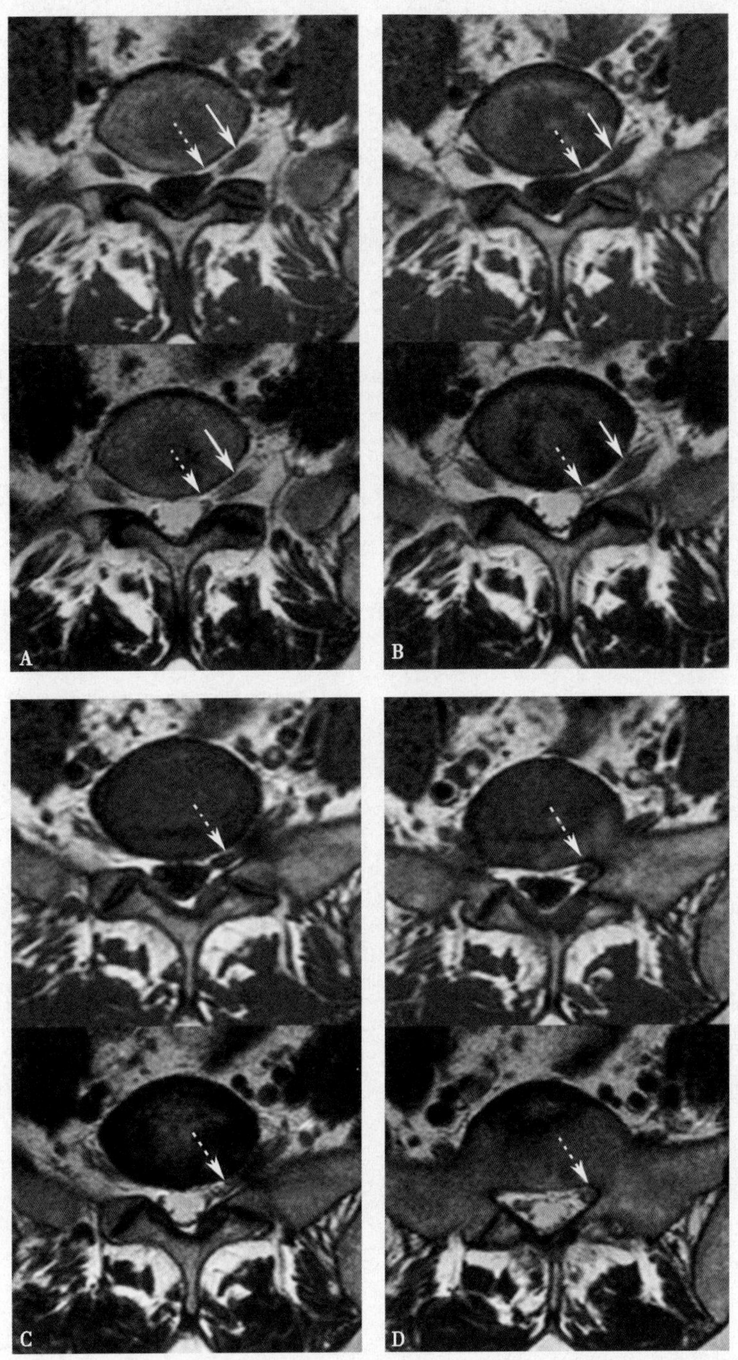

图 64-1　(A～D)连续的轴位 T1 加权和 T2 加权 MR 影像。左侧 L5(白色箭头)和左侧 S1(白色虚箭头)神经根连接在一起。相较于右侧 L5 和 S1 神经根，两者一起更加接近于侧隐窝和出口孔区。出口孔是左侧的一个狭窄区，一种特性是它远比连体根更像是根性症状的来源

(郭　刚　孟殿怀 译　孙海燕　倪家骧 审)

第65章 终　室

定义

- 位于脊髓圆锥尖端和终丝起点之间的脊髓末端的小囊状扩张

症状和体征

- 通常无明显症状
- 偶尔可有位于或超出相应的神经根分布区的背痛
- 较少见的是，下肢麻木、无力及反射改变，逐步进展为痉挛性瘫痪
- 本体感觉（包括振动觉）消失
- 运动失调、痉挛性步态
- 反射亢进
- 病理反射（如Babinski征）阳性
- 肠道和膀胱损伤症状
- 其他脊髓末端损伤所致的突发症状

流行病学

- 见于各个年龄段，儿童更常见
- 发病率：男性 = 女性

影像学检查

- MRI

影像学表现

- 脊髓圆锥或终丝的局灶性囊性损伤：
  - T1加权MR影像上低强度信号
  - T2加权MR影像上高强度信号［相当于脑脊液（CSF）］
- 注射造影剂（增强影像）后影像无明显增强
- 可能与脊髓栓系相关

其他检查

- 怀疑神经根受损时建议行肌电图和神经传导速度检查
- 怀疑脊髓损害时可行诱发电位测试以定量脊髓受压状况

鉴别诊断

- 新生儿末端脊髓正常的暂时膨大
- 腰髓肿瘤
- 脊髓空洞
- 脊髓软化症

治疗

- 避免：
  - 增加腰椎损伤风险的运动，如接触类运动
  - 麻醉过程中的过度的腰椎屈曲体位
  - 腰椎治疗性按摩
- 保守治疗，包括局部冷、热疗，单纯止痛和非甾体类抗炎药物，可以改善大部分患者的症状
- 保守治疗无效或疼痛限制日常生活活动时行骶管硬膜外阻滞可以缓解症状
- 出现神经系统症状持续进展时可采用外科手术治疗

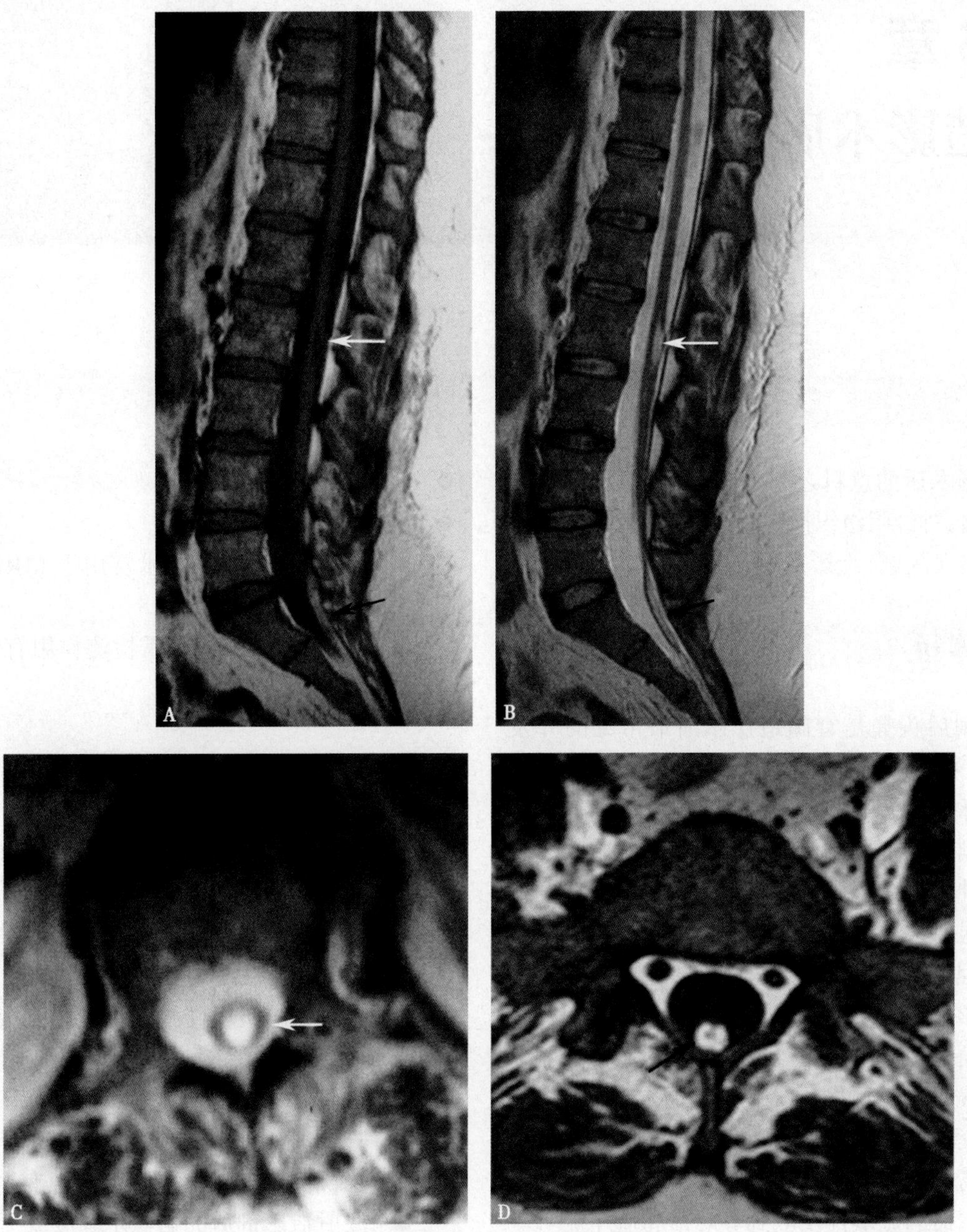

图 65-1 (A)一例低位脊髓栓系和终丝增厚患者的矢状位 T1 加权 MR 影像。L2 水平髓内有一局限的低信号区(白色箭头),在矢状位 T2 加权 MR 影像上呈高信号(B)。(C)轴位 T2 加权 MR 影像也显示有高强度信号的局灶性囊状损伤。增强影像示病灶无明显强化。另外,L5~S1 水平远端终丝内可见小灶性的脂肪瘤(黑色箭头),在 T1 加权和 T2 加权 MR 影像上均显示为高强度信号,但在轴位 T1 加权 MR 影像上更易观察(D),与硬膜囊内的低强度信号的脑脊液(CSF)对比明显

(郭 刚 孟殿怀 译 孙海燕 倪家骧 审)

第66章
脊髓造影术后并发症

定义

- 脊髓造影术后的意料之外的并发症，包括硬膜穿破后头痛、神经阻组织损伤、癫痫、蛛网膜炎、造影剂注入错误区域、造影剂反应和医源性表皮样瘤

症状和体征

- 硬膜穿刺后头痛是脊髓造影术后最常见的并发症，主要特征为体位性头痛、恶心、呕吐、耳鸣、脑神经麻痹和头晕
- 硬膜穿刺后头痛常与脑神经麻痹相关，尤其涉及第Ⅵ脑神经时
- 穿刺针损伤神经组织的症状和体征是受伤害组织和伤害程度的临床反应——比如，是单纯的针刺还是造影剂神经内注射
- 癫痫的发生率与脱水和造影剂误入脑室相关
- 造影剂误入硬膜下和（或）硬膜外通常无症状
- 蛛网膜炎表现为神经根和（或）脊髓病变
- 尽管非离子造影剂较少见，造影剂反应确实存在，从威胁生命的过敏性反应到荨麻疹和瘙痒症
- 医源性表皮样瘤由皮肤细胞误入蛛网膜下腔，临床表现为神经根和（或）脊髓病变，决定于肿瘤生长对神经组织的压迫情况

流行病学

- 硬膜穿破后头痛的发生与脊椎穿刺针的尺寸和类型有关，使用小号（25G）、防损伤针尖时的发病率约为5%
- 随着患者年龄的增加，硬膜穿破后头痛发生率降低
- 女性患者易于发生硬膜穿破后头痛
- 尽管比较少见，蛛网膜炎在脱水患者身上较易发生

影像学检查

- MRI
- MRI禁忌时则用CT
  - 铌（Nb）脊髓造影术常用于MRI检查禁忌的患者
  - CT平扫对鞘内异常检测作用有限，不推荐多次脊髓造影

影像学表现

- 硬膜外血肿：
  - 硬膜外区液体积聚
  - MRI信号特征与血肿期限强相关
- 蛛网膜炎：
  - 在受影响平面硬膜囊内神经根聚集
- 医源性表皮样瘤：
  - 硬模内肿块
  - T2加权MR影像示高强度信号
  - T1加权MR影像示中等强度信号
  - 注射造影剂后的影像示轻度或无明显增强

其他检查

- 怀疑神经根受损时建议行肌电图和神经传导速度检查
- 怀疑脊髓损害可行诱发电位测试以定量脊髓受压状况

鉴别诊断

- 颅内低压
- 脑膜炎
- 与脊髓造影无关的脑脊液（CSF）漏
- 装病

治疗

- 治疗造影剂过敏反应，足量补液，苯海拉明，类固醇，和吸氧
- 若硬膜穿破后头痛症状经保守治疗 24 小时未缓解，可采用硬膜外血液回输
- 若患者有症状，手术切除表皮样瘤

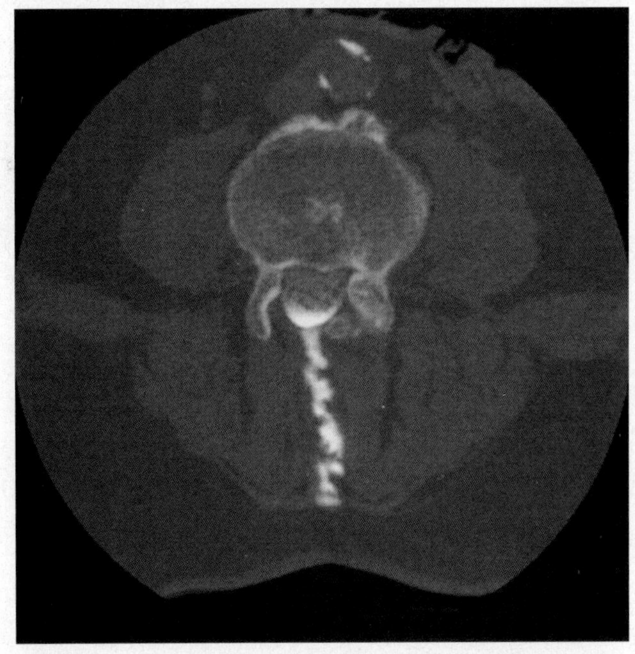

图 66-1 一例行腰椎穿刺脊髓造影患者脊柱穿刺针拔除后的轴位 CT 扫描影像。图中脑脊液（CSF）有明显的即刻泄漏，且 CT 扫描显示椎旁软组织中高密度造影剂向后泄漏。患者出现了重度低颅压性头痛，留观 24 小时，CSF 泄漏自愈

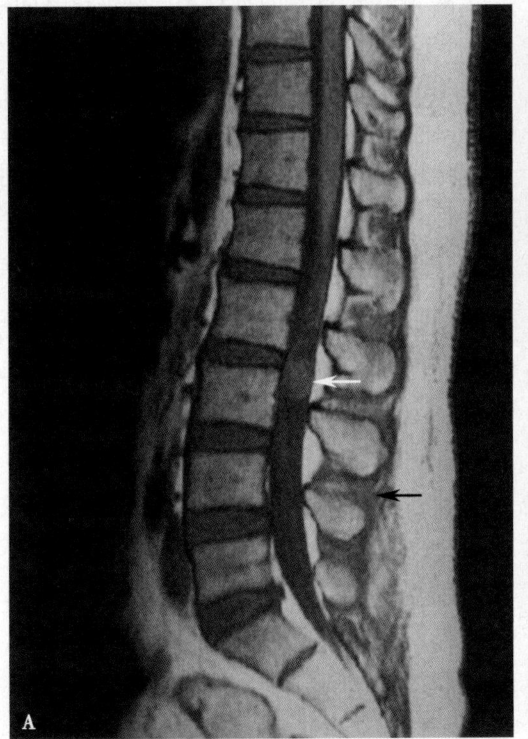

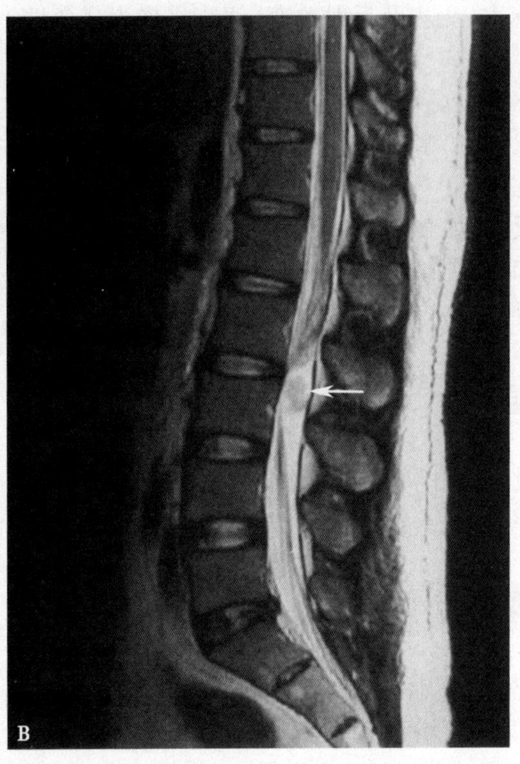

图 66-2 （A）一例多次腰椎穿刺后双侧臀部和小腿疼痛 5 年患者的矢状位 T1 加权 MR 影像。图中有中等强度信号的硬模内团块（白色箭头），矢状位 T2 加权 MR 影像则显示为高强度信号（B）（白色箭头）。该组织切除后，证实为医源性表皮样瘤。（源自 Park JC，Chung CK，Kim HJ：Latrogenic spinal epidermoid turmor：A complication of spinal puncture in an adult. Clin Neurol Neurosurg 2003；105：281-285.）

（郭 刚 译 孟殿怀 倪家骧 审）

第 67 章

硬膜外纤维化

定义

- 在前期脊柱手术区域，纤维组织和瘢痕组织包绕硬膜囊和出口根

症状和体征

- 通常无症状
- 看似成功的脊柱手术，症状也有可能隐匿
- 逐渐出现腰神经根和（或）脊髓病变
- 背痛可以向相应的皮节区或以外范围放射
- 下肢麻木、无力及反射改变，逐步进展为痉挛性瘫痪
- 本体感觉（包括振动觉）消失
- 运动失调、痉挛性步态
- 反射亢进
- 病理反射（如 Babinski 征）阳性
- 肠道和膀胱损伤症状
- 其他脊髓末端损伤所致的突发症状

流行病学

- 接受过脊柱手术的成人
- 发病率：男性 = 女性

影像学检查

- MRI 是主要的评测方式：
  - 可能需要增强（注射造影剂）影像
- 有 MRI 检查禁忌时可行增强 CT 扫描或 CT 脊髓造影

影像学表现

- 术后前 6 个月 MR 影像的表现可与术前相似
- 在辨别肉芽组织和椎间盘组织时可采用增强影像扫描
- 硬膜外纤维化的特性：
  - T1 和 T2 加权 MR 影像显示为中等强度或低强度信号
  - 与椎间盘区域无联系
  - 增强影像示弥散性增强
  - 后期，硬膜囊和神经根朝向纤维化区域盘缩、扭曲
- 经过 6～12 个月，肉芽组织通常缩减，硬膜外脂肪恢复正常
  - 后期，复发的盘和术后纤维化之间较易辨别

其他检查

- 出现神经根病变时建议行肌电图和神经传导速度检查
- 诱发电位测试可以定量脊髓受压状况

鉴别诊断

- 蛛网膜炎
- 硬膜外脓肿
- 亚急性硬膜外血肿
- 腰髓和（或）其周围组织肿瘤
- 脑膜瘤
- 复发的椎间盘突出
- 假性脑膜膨出

治疗

- 避免：
  - 增加腰椎损伤风险的运动，如接触类运动
  - 麻醉过程中的过度的腰椎屈曲体位
  - 腰椎治疗性按摩

- 调整运动方式和强度，以免腰椎过用
- 保守治疗，包括局部冷、热疗，单纯止痛和非甾体类抗炎药物，可以改善大部分患者的症状
- 物理治疗，包括柔和的牵伸和关节活动训练
- 保守治疗无效或疼痛限制日常生活活动时行骶管硬膜外阻滞可以缓解症状
- 溶解硬膜外粘连［罗氏疼痛治疗技术（Racz Procedure）］
- 脊髓电刺激
- 出现神经系统症状持续进展时可采用外科手术治疗

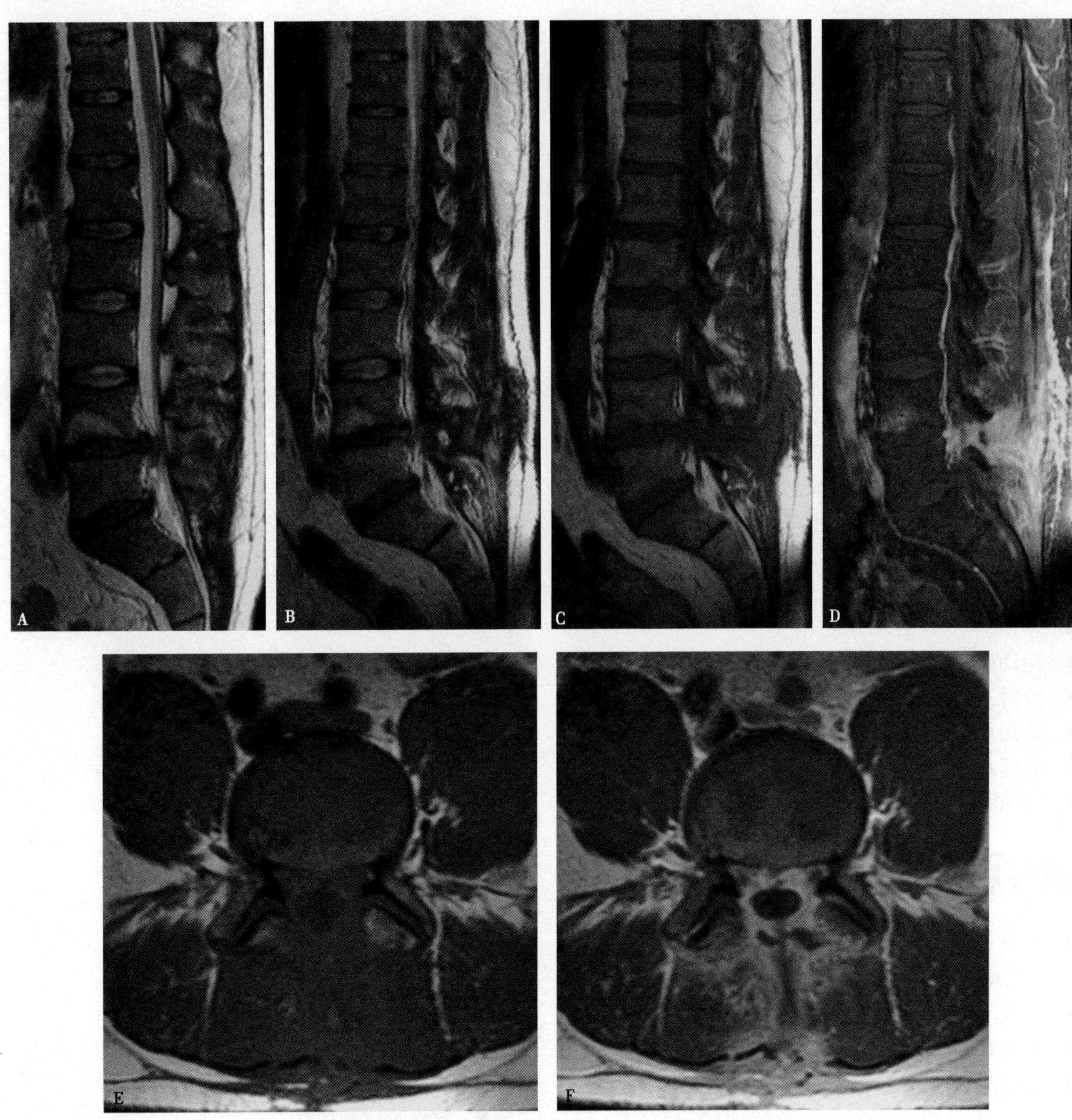

图 67-1　（A）L4～L5 椎间盘突出术前矢状位 T2 加权 MR 影像。术后 T2 加权（B）和 T1 加权（C）MR 影像显示没有椎间盘突出复发的迹象。T1 加权 MR 影像显示后侧显著的术后低强度信号。（D）增强 T1 加权脂肪抑制（FST1W）MR 影像显示椎管和后侧软组织中有大片增强的高强度信号肉芽组织。（E）轴位 T1 加权 MR 影像显示大量低强度信号肉芽组织包绕硬膜囊，在增强 T1 加权 MR 影像上则一致强化成高强度信号（F）。后路减压也清晰可见

（郭　刚　孟殿怀 译　孙海燕　倪家骧 审）

第68章
蛛网膜炎

定义

- 脊髓造影、脊髓麻醉、脊柱手术或涉及这些结构的感染后出现的三层脑膜和神经根的炎症，导致粘连性瘢痕、脑脊液（CSF）腔隙形成和神经根积聚

症状和体征

- 看似成功的脊髓造影术、脊髓麻醉、脊柱手术之后，或脑膜感染后，症状有可能隐匿发作
- 逐渐出现腰神经根和（或）脊髓病变
- 背痛可以向相应的皮节区或以外范围放射
- 下肢麻木、无力及反射改变，逐步进展为痉挛性瘫痪
- 本体感觉（包括振动觉）消失
- 运动失调、痉挛性步态
- 反射亢进
- 病理反射（如 Babinski 征）阳性
- 肠道和膀胱损伤症状
- 其他腰椎损伤所致的突发症状

流行病学

- 接受过脊髓造影、脊髓麻醉、脊柱手术或有脑膜和（或）神经根感染的成人
- 发病率：男性 = 女性
- 无人种差异
- 更常见于使用油基脊髓造影剂

影像学检查

- MRI 是主要的评测方式
- 有 MRI 检查禁忌时可行 CT 脊髓造影

影像学表现

- 轴位 T2 加权 MR 影像上神经根在硬膜囊内汇聚
- 硬膜囊内神经根吸附于硬脑膜上
- 老年患者，可于 X 线片上见到油基造影剂碘苯脂（Myodil）（已经不再使用），在 T1 加权和 T2 加权 MR 影像上均显示为高强度信号

其他检查

- 出现神经根病变时建议行肌电图和神经传导速度检查
- 诱发电位测试可以定量脊髓受压状况

鉴别诊断

- 硬膜外纤维化
- 硬膜外脓肿
- 亚急性硬膜外血肿
- 椎管狭窄
- 腰髓、马尾和（或）其周围组织肿瘤
- 脑膜瘤
- 恶性脑膜炎

治疗

- 避免：
  - 增加腰椎损伤风险的运动，如接触类运动
  - 麻醉过程中的过度的腰椎屈曲体位
  - 腰椎治疗性按摩
- 调整运动方式和强度，以免腰椎过用
- 物理治疗，包括柔和的牵伸和关节活动训练
- 保守治疗无效或疼痛限制日常生活活动时行骶管硬膜外阻滞可以缓解症状
- 硬膜囊内类固醇注射

- 溶解硬膜外粘连(罗氏疼痛治疗技术)
- 脊髓电刺激
- 出现神经系统症状持续进展时可采用外科手术治疗

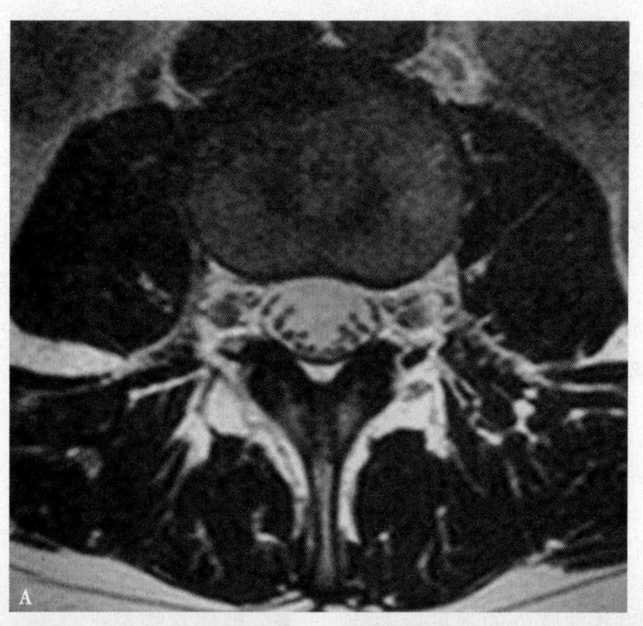

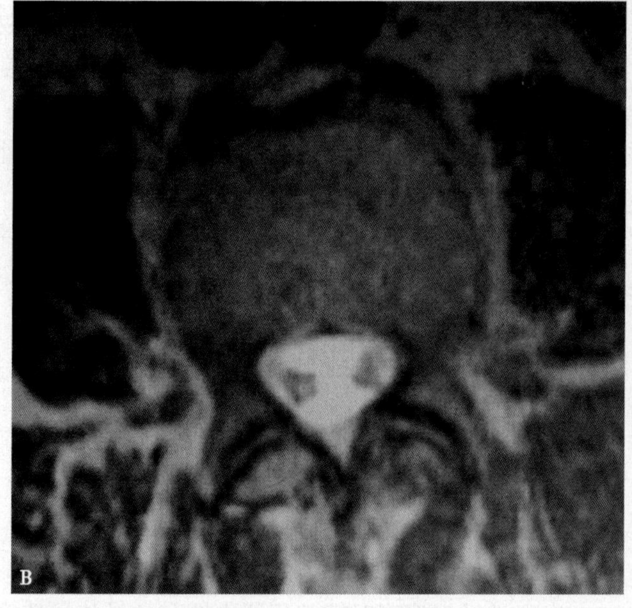

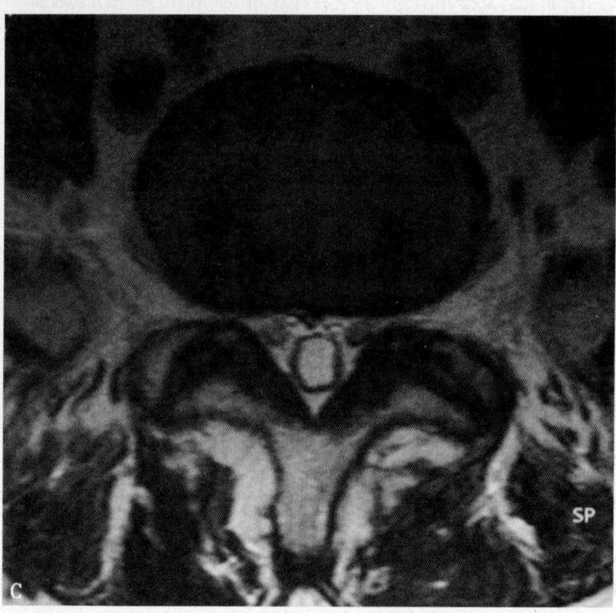

图 68-1 (A)正常马尾的轴位T2加权MR影像。神经根表现为硬膜囊内多个小圆形低强度信号区，外被以高强度信号的脑脊液(CSF)。(B和C)其他两个患者的轴位T2加权MR影像示蛛网膜炎的不同类型。神经根可在硬膜囊内向中央积聚(B)或吸附于硬脊膜而呈现“空囊(empty sac)”(C)

(郭 刚 孟殿怀 译 孙海燕 倪家骧 审)

第69章
术后感染

定义

- 脊柱手术后椎体和（或）椎间盘及其周围结构的感染，多为化脓性细菌感染

症状和体征

- 急性发作的局灶性背痛
- 背痛可较集中或局灶化
- 伴有急性疼痛的椎体塌陷并非感染的常见后遗症
- 发热可突发或隐匿
- 盗汗
- 疼痛可以向相应的皮节区或以外范围放射
- 可有脊髓炎
- 脊髓受压所致的肠道和膀胱损伤症状

流行病学

- 发病率呈双峰曲线，常见于儿童脊柱侧弯术后和老年人
- 发病率：男性 > 女性
- 伴有慢性疾病的患者好发，如糖尿病、免疫抑制状态（艾滋病，肿瘤等）
- 静脉毒瘾者好发
- 最常见的病原体是金黄色葡萄球菌
- 最常见的革兰氏阴性杆菌病原体是大肠杆菌
- 镰状细胞贫血患者最常见的病原菌是沙门氏菌
- 免疫功能不全的患者常复发

影像学检查

- MRI 是最主要的检测手段
- CT 主要用于：
  - 用于磁共振检查无法实施的骨科手术人造金属植入物患者
  - 可用于引导深部积液的穿刺引流
- 超声可用于检测浅表组织积液、进行诊断性活检和辅助穿刺引流

影像学表现

- 椎间盘区感染：
  - T2 加权 MR 影像上高强度信号，并侵蚀椎体终板（VEP）
- 椎体骨髓炎：
  - T1 加权 MR 影像上低强度信号区、T2 加权 MR 或短 T1 反转恢复（STIR）影像上高强度信号
- T2 加权 MR 影像示高强度信号软组织和硬膜外脓肿
- 轻度感染者，椎弓根钉周围反应性骨髓水肿和骨硬化症
  - 轻度骨炎性硬化经 CT 观察最佳

其他检查

- 所有疑似术后感染患者均应进行白细胞（WBC）数目、血沉（ESR）和血清 C 反应蛋白（CRP）检查
- 所有疑似术后感染患者行血培养和尿培养
- 出现神经根病变时建议行肌电图和神经传导速度检查
- 出现脊髓病时行诱发电位测试

鉴别诊断

- 肿瘤所致的病理性骨折
- 肿瘤
- 复发性椎间盘突出
- 波特病
- 退变性椎体终板改变

- 血透性脊柱关节病
- 脊柱夏科特病

治疗

- 敏感抗生素或抗结核杆菌药物治疗
- 阿片类药物缓解急性疼痛
- 矫形器应用
- 急诊手术减压和排除脓肿

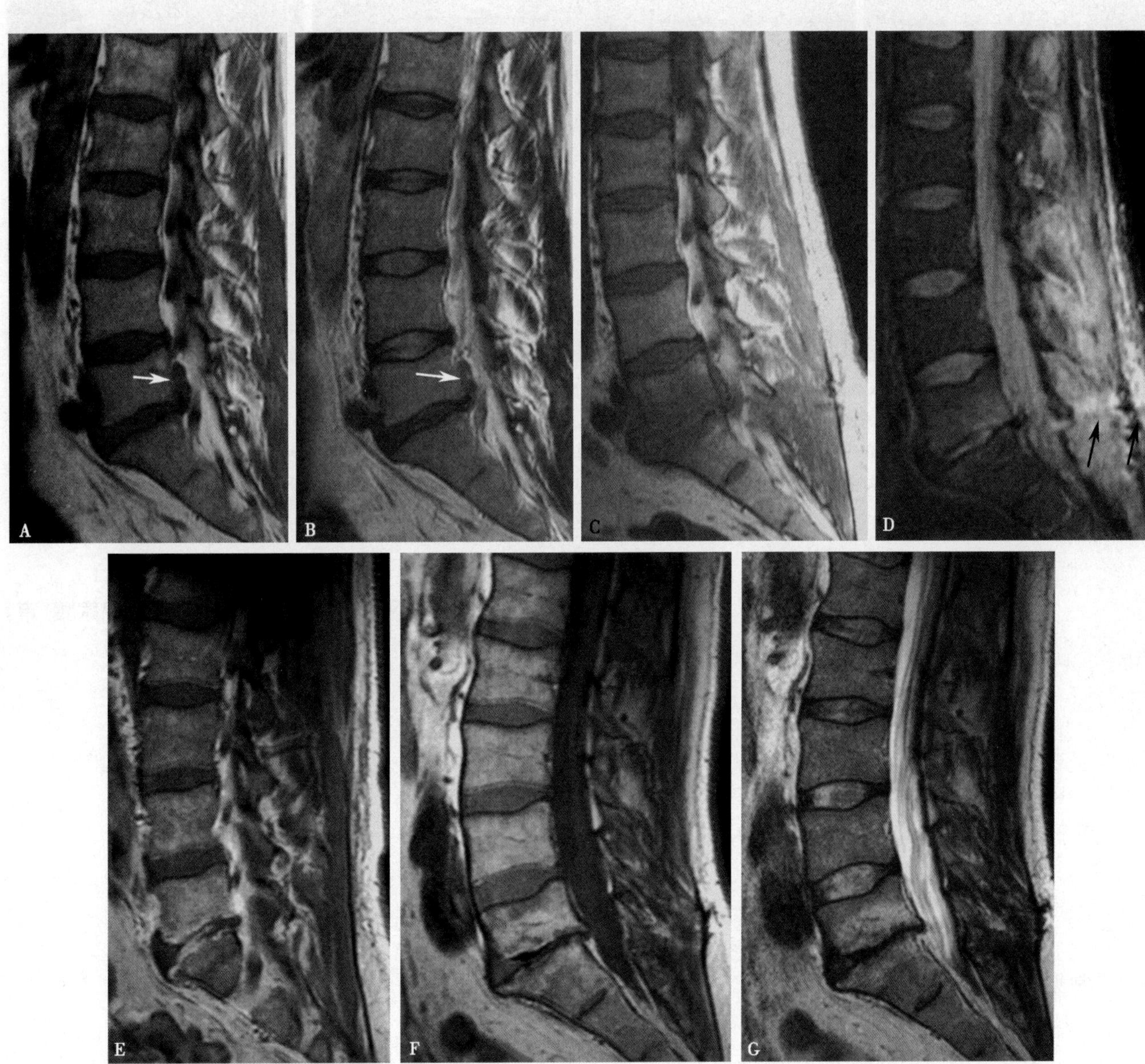

图 69-1 术前矢状位T1加权(A)和T2加权(B)MR影像示退变的L5～S1椎间盘突出(白色箭头)。经微创椎间盘切除术，患者出现了背痛和轻度发热，CRP升高。(C)复测矢状位T1加权MR影像示L5和S1椎体低强度信号骨髓水肿，椎体终板侵蚀。(D)相应的矢状位STIR影像上高强度信号椎体水肿，盘内高强度信号，椎间盘变窄(与术前相比)。后侧软组织瘢痕清晰可见(黑色箭头)。(E)增强矢状位T1加权MR影像示盘内和终板高强度信号增强区。此处并无椎旁软组织肿物或硬膜外脓肿。此种表现符合轻度关节盘炎。患者抗生素治疗有效。数月后随访的MRI也显示出满意的结果。椎体终板脂肪化，在T1加权(F)和T2加权(G)MR影像上均显示为高强度信号，T2加权MR影像上椎间盘在变为低强度信号

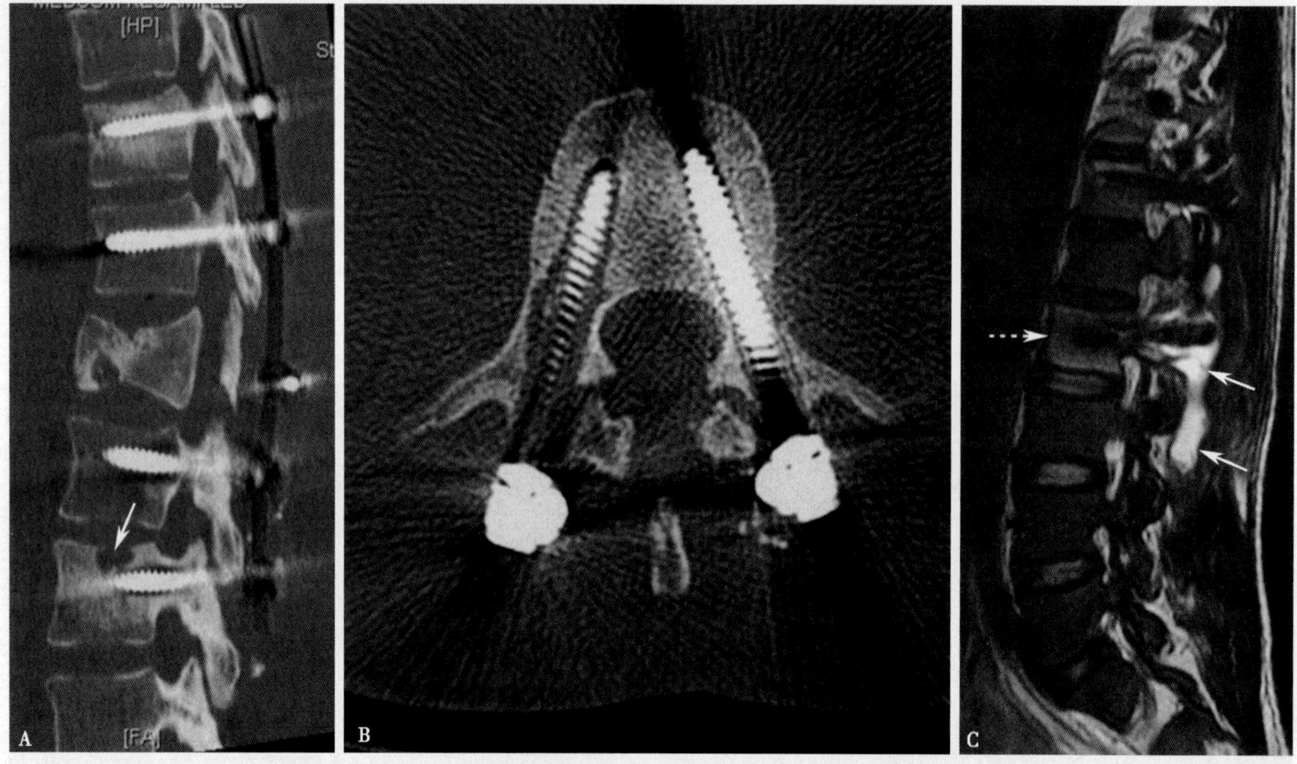

图 69-2 (A 和 B)一例 L1 椎体骨折脊柱修补术后血肿患者的 CT 扫描图像。患者有术后感染性血肿病史。矢状位扫描(A)示 T11 和 L3 椎弓根螺钉周围骨质硬化，符合轻度骨炎表现。此外，还有 L3 椎体上部终板的椎盘侵蚀，因早期感染扩散至椎间盘区域所致。轴位扫描(B)上右侧椎弓根螺钉周围的低密度区，表明感染后继发的松弛。(C)另一例接受过修补手术患者的矢状位 FST2W MR 影像显示，在椎弓根螺钉下方周围的感染性高强度信号(白色箭头)。此外，L4 椎体高强度信号水肿(虚箭头)则与感染性骨炎相关

(郭 刚 孟殿怀 译 孙海燕 倪家骧 审)

第 70 章

假性脊膜膨出

定义

- 脊柱术后出现的邻近硬膜囊的内含脑脊液的囊肿

症状和体征

- 通常无症状
- 看似成功的脊柱手术后症状隐匿发作
- 逐渐出现腰神经根和(或)脊髓病变
- 背痛可以向相应的皮节区或以外范围放射
- 下肢麻木、无力及反射改变,逐步进展为痉挛性瘫痪
- 有时可在手术切口下方的皮下组织中触及囊肿

流行病学

- 接受过脊柱手术的儿童或成人
- 发病率:男性 = 女性
- 可自愈

影像学检查

- MRI
- CT 或超声可显示大块的假性脊膜膨出
- 偶尔需要 CT 脊髓造影确认脑脊液回流

影像学表现

- T2 加权 MR 影像上椎管后方软组织中高强度信号积液
- 与脑脊液交通
- 通常周围炎性改变缺如,除非有相应的术后感染
- 椎管减压术后后方骨质缺损

其他检查

- 出现神经根病变时建议行肌电图和神经传导速度检查
- 诱发电位测试可以定量脊髓受压状况

鉴别诊断

- 蛛网膜炎
- 硬膜外脓肿
- 术后硬膜外血肿
- 腰髓、马尾和(或)其周围组织肿瘤
- 神经纤维瘤
- 复发性椎间盘突出
- 真性脊膜膨出

治疗

- 避免:
  - 增加腰椎损伤风险的运动,如接触类运动
  - 麻醉过程中的过度的腰椎屈曲体位
  - 腰椎治疗性按摩
- 调整运动方式和强度,以免腰椎过用
- 保守治疗,包括局部冷、热疗,单纯止痛和非甾体类抗炎药物,可以改善大部分患者的症状
- 物理治疗,包括柔和的牵伸和关节活动训练
- 保守治疗无效或疼痛限制日常生活活动时行骶管硬膜外阻滞可以缓解症状
- 出现神经系统症状持续进展时可采用外科手术治疗

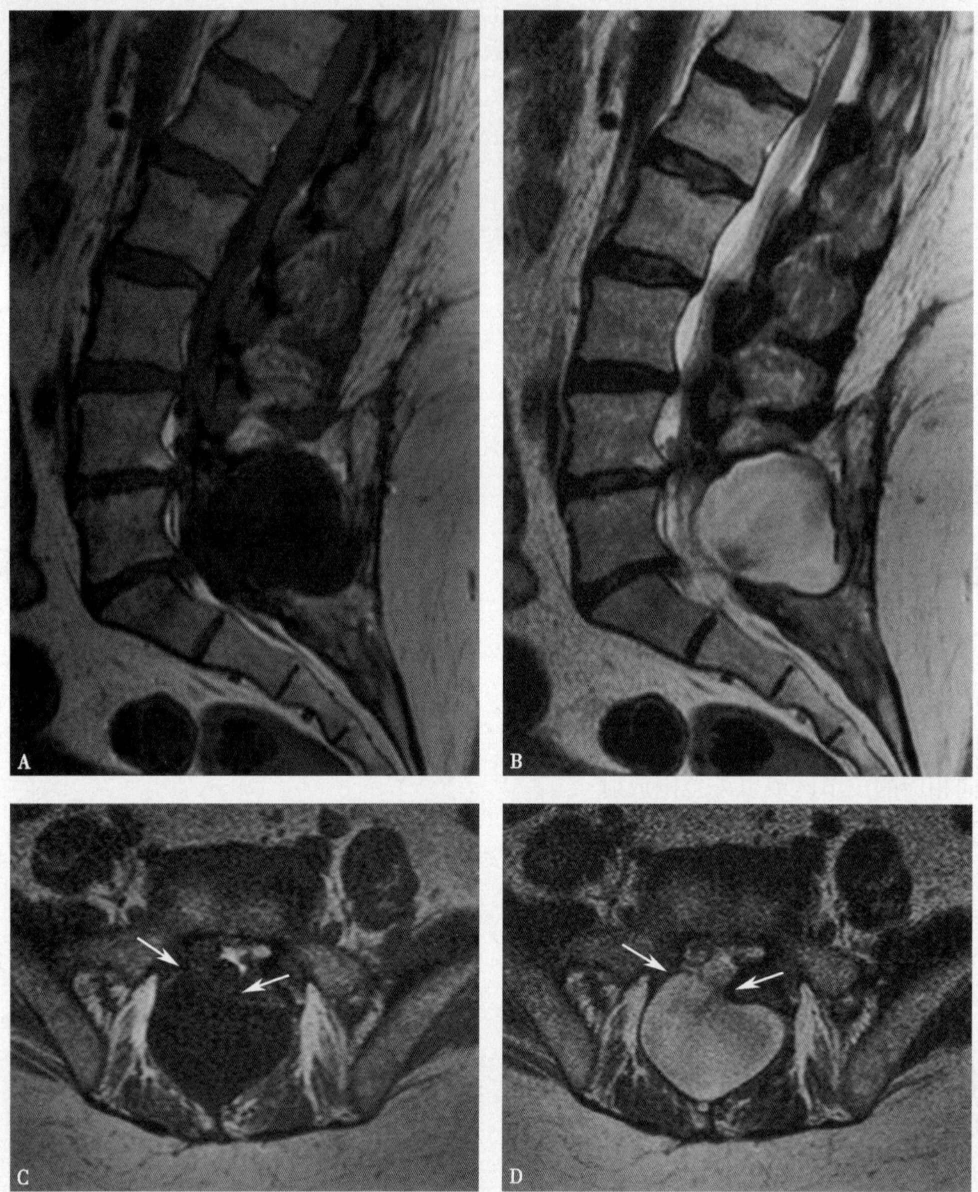

图 70-1　一例因椎管狭窄行椎板切除术、术后出现假性脊膜膨出患者的矢状位 T1 加权（A）和 T2 加权（B）MR 影像。L5 椎体水平后方出现大团、圆形、内含液体的肿块，T1 加权 MR 影像上显示为低强度信号，而 T2 加权 MR 影像上则显示为高强度信号。轴位 T1 加权（C）和 T2 加权（D）MR 影像也显示出经椎板切除术后囊肿及其与硬膜囊之间的关联性（白色箭头）

（郭　刚　孟殿怀 译　孙海燕　倪家骧 审）

第 71 章
脊柱术后加速退变

定义

- 椎间盘区域和关节突关节滑膜线的病理改变加速：
  - 椎体融合区邻近水平，因为改变了这些层面的生物力学特性
  - 椎间盘切除术后同一水平

症状和体征

- 可以无症状
- 可在看似微小的创伤后发病
- 腰椎活动时背痛更加明显
- 休息后加重
- 疼痛不按皮节分布区向腰部和臀部放射
- 轴位负荷合并腰椎活动时疼痛更加明显

流行病学

- 发病率随年龄增加
- 发病率：男性 = 女性
- 脊柱融合术后数月发病

影像学检查

- MRI 是基本的评测方法：
  - 骨科金属制品并不会使得融合区以上水平的脊柱影像模糊
- CT 是一种替代的方法：
  - MR 磁敏感性伪影使得相应的椎间盘水平模糊
  - MRI 检查禁忌
- X 线
  - 评估稳定性时可用到屈曲 / 伸展位视角 X 线

影像学表现

- MRI 序列或 X 线检查上进展性的、快速的椎间盘退变
- 椎体终板显著的 Modic 改变
- 椎体不稳可以和椎体滑脱同时出现
- 关节突关节骨关节炎或关节积液

其他检查

- 关节突关节囊内注射，以确定相应的关节突关节是否为疼痛的责任关节
- 诱发性椎间盘造影，以确定相应的关节突关节是否为疼痛的责任关节

鉴别诊断

- 关节炎，尤其是风湿性关节炎
- 化脓性关节突关节炎
- 关节盘炎
- 关节突关节骨折愈合后
- 肿瘤
- 伴有脊柱滑脱的椎弓峡部裂
- 脊柱假性关节

治疗

- 保守治疗，包括局部冷、热疗，单纯止痛和非甾体类抗炎药物，可以改善大部分患者的症状
- 物理治疗，包括柔和的牵伸、关节活动训练、深部热疗和力量训练，对部分患者有益
- 保守治疗无效或疼痛限制日常生活活动时行骶管硬膜外阻滞可以缓解症状
- 矫形支具
- 出现神经系统症状持续进展时可采用外科手术治疗

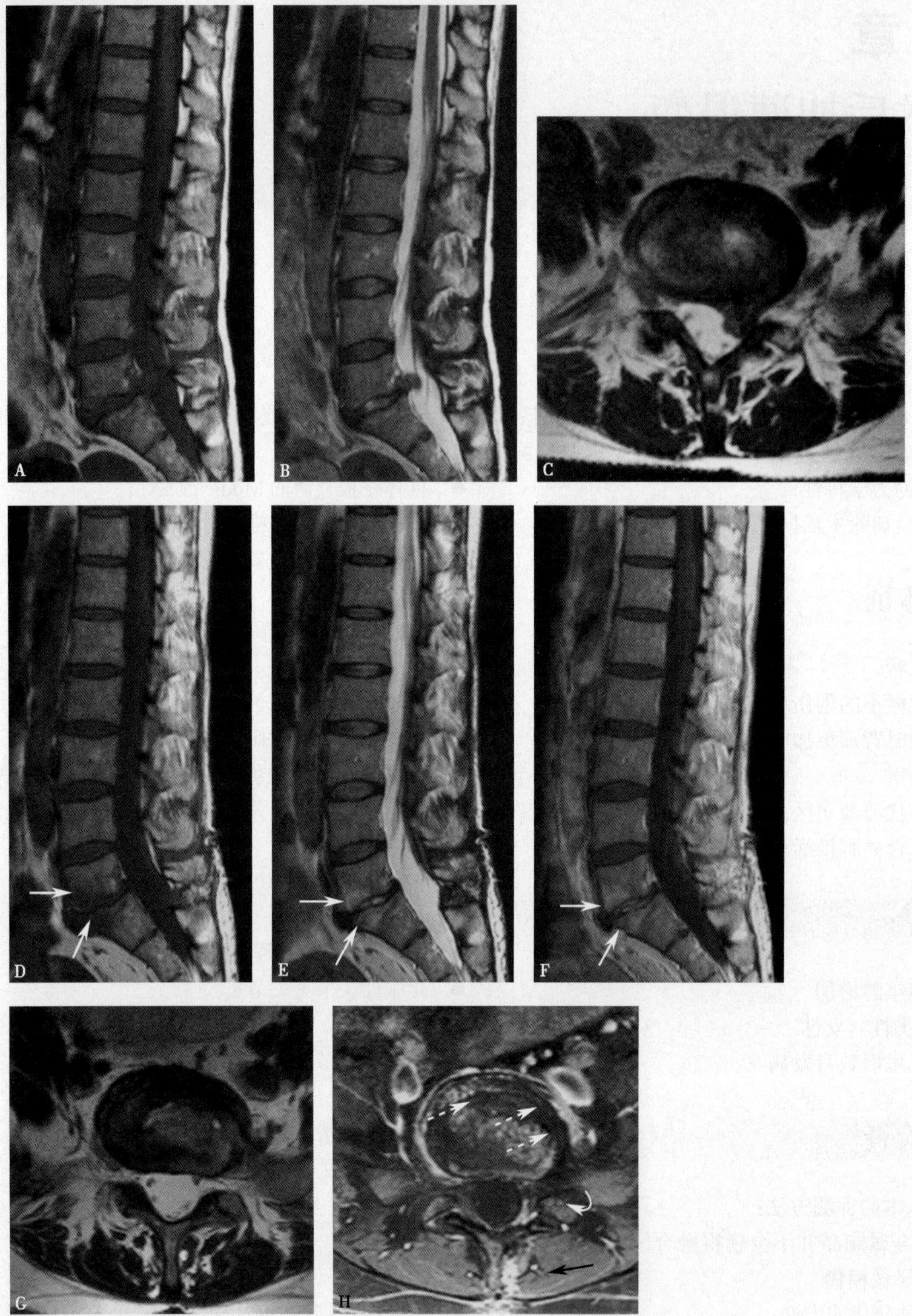

图 71-1　矢状位 T1 加权（A）、矢状位 T2 加权（B）和轴位 T2 加权（C）MR 影像示 L5～S1 水平左侧旁正中椎间盘突出，压迫 S1 神经根。椎间盘区狭窄，但盘的含水量尚可，椎体终板无 Modic 改变。患者接受了微创椎体终板切除，几个月后再次出现进展性腰痛。此时的矢状位 T1 加权（D）和 T2 加权（E）MR 影像示进展性盘区狭窄，并出现了椎体终板的 Modic Ⅰ型改变，伴有骨髓水肿，在 T1 加权 MR 影像上呈现低强度信号，T2 加权 MR 影像呈现高强度信号（白色箭头）。增强（由注射造影剂获取）T1 加权 MR 影像（F）显示这些区域信号增强，盘内信号也有增强。（G）轴位 T2 加权 MR 影像并未见到复发性椎间盘突出的证据。（H）轴位增强 T1 加权 MR 影像显示厚实的椎间盘增强影（白色虚箭头），硬膜外纤维轻度增强（白色弯箭头），同时外科手术切除路径上也有增强影（黑色箭头）

（郭　刚　孟殿怀 译　孙海燕　倪家骧 审）

第 72 章
复发性腰椎间盘突出

定义

- 腰椎手术后椎间盘局灶性突出，至少 50% 椎间盘周缘超出椎体边缘

症状和体征

- 椎间盘突出的层面、大小和位置（如前、后、侧方）将决定临床表现
- 背、腰部根性痛是最常见的体征
- 常因肌肉痉挛导致腰椎活动范围降低
- 疼痛可以向相应的皮节区或以外范围放射
- 可出现运动、感觉和反射改变
- 中央型椎间盘突出可引起腰部脊髓受压导致脊髓损伤

流行病学

- 可因急性外伤诱发
- 发病率随年龄增加
- 重复运动导致椎间盘微损伤会提高发病率
- 发病率：男性 = 女性

影像学检查

- MRI 是主要检查方法：
  - 可能需要增强（由注射造影剂获取）影像
- MRI 检查禁忌时可用增强 CT 或 CT 脊髓造影检查

影像学表现

- 术后 6 个月内的 MR 影像多与术前影像类似
- 可用增强影像辨别肉芽组织和椎间盘组织
- 复发性椎间盘突出的确诊特征：
  - T2 加权 MR 影像上高强度信号的椎间盘组织
  - 与椎间盘区域相连
  - 椎间盘组织无增强，而周缘强化
  - 神经根移位，硬膜囊远离椎间盘组织
- 术后 6～12 个月，肉芽组织通常缩小，硬膜外脂肪密度影回归正常
  - 复发椎间盘和术后纤维化后期较易区分

其他检查

- 当出现神经根病变时建议行肌电图和神经传导速度检查
- 诱发性椎间盘造影可作为一个有效的诊断工具，明确疼痛的责任间盘

鉴别诊断

- 硬膜外纤维化
- 硬膜外脓肿
- 椎体终板骨赘
- 硬膜外血肿
- 肿瘤
- 神经鞘瘤

治疗

- 保守治疗，包括局部冷、热疗，单纯止痛和非甾体类抗炎药物，可以改善大部分患者的症状
- 物理治疗，包括柔和的牵伸、关节活动训练、深部热疗和力量训练，对部分患者有益
- 保守治疗无效或疼痛限制日常生活活动时行骶管硬膜外阻滞可以缓解症状
- 矫形支具
- 出现持续性疼痛或进展性神经系统症状时可采用包括相邻水平椎体融合在内的手术治疗

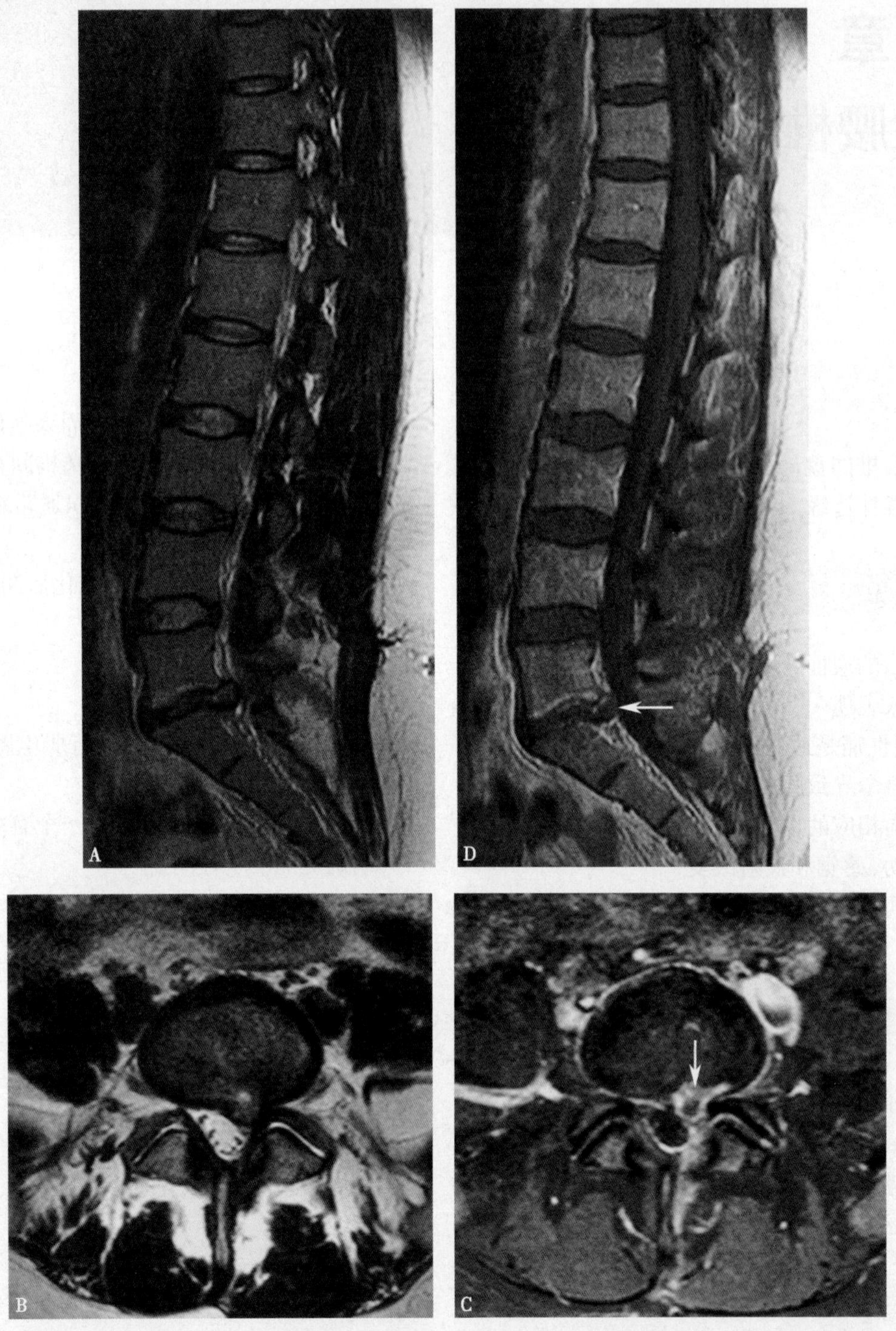

图 72-1 矢状位 T2 加权（A）和轴位 T2 加权（B）MR 影像显示复发的 L5～S1 右旁中央椎间盘突出为高强度信号影，周缘低强度信号。增强脂肪抑制 MR 影像轴位 T1 加权（C）和矢状位 T1 加权（D）影像显示椎间盘组织并无增强（白色箭头），而周缘信号增强

（郭 刚 孟殿怀 译 孙海燕 倪家骧 审）

第 73 章
腰椎术后植入物故障

定义

- 腰椎术后因断裂或机械失灵所致的内植入物故障

症状和体征

- 临床表现取决于植入物故障的类型及其对植入区的生物力学影响：
  - 内固定对神经结构的侵犯可引起明显的根性和(或)脊髓损伤的症状和体征
  - 内固定的松动或断裂使得固定节段可以活动，可引起机械性腰痛及根性和(或)脊髓损伤的症状和体征
- 背、腰部根性痛是最常见的体征
- 常因肌肉痉挛导致腰椎活动范围降低
- 疼痛可以向相应的皮节区或以外范围放射
- 可出现运动、感觉和反射改变

流行病学

- 主要见于成年人
- 发病率：男性 = 女性
- 可继发于急性创伤
- 发病率随腰椎手术后时间的延长而上升，尤其是在没有出现骨性融合的情况下

影像学检查

- X 线是主要的检查方法：
  - 与以前的 X 线检查对比是最基本的
- CT 是一种有用的辅助手段，主要用于：
  - 辨别植入物故障
  - 评估骨性融合
- MRI 对神经并发症、感染等情况的检查作用有限
- 在 MRI 因磁敏感性伪影而禁忌或不能诊断时，CT 或 CT 脊髓造影可用于检测神经系统并发症

影像学表现

- 术后血肿
- 螺钉的松动或断裂
- 内固定棒的弯曲或断裂
- CT 用于以下情况较准确：
  - 椎弓根螺钉的位置不正
  - 螺钉松动，周围骨溶解
- 椎弓根螺钉位置不正或复发的椎间盘突出所致的神经压迫或侵犯
- 内固定金属制品感染所致的骨硬化、侵蚀和破坏

其他检查

- 当出现神经根病变时建议行肌电图和神经传导速度检查
- 诱发性椎间盘造影可作为一个有效的诊断工具，明确疼痛的责任间盘

鉴别诊断

- 其他可导致背部手术失败的因素在植入物故障时所引起的症状

治疗

- 保守治疗，包括局部冷、热疗，单纯止痛和非甾体类抗炎药物，可以改善大部分患者的症状
- 保守治疗无效或疼痛限制日常生活活动时行骶管硬膜外阻滞可以缓解症状
- 出现持续性疼痛、功能障碍或进展性神经系统症状时，手术移除、修补或重新植入障碍的内固定器件

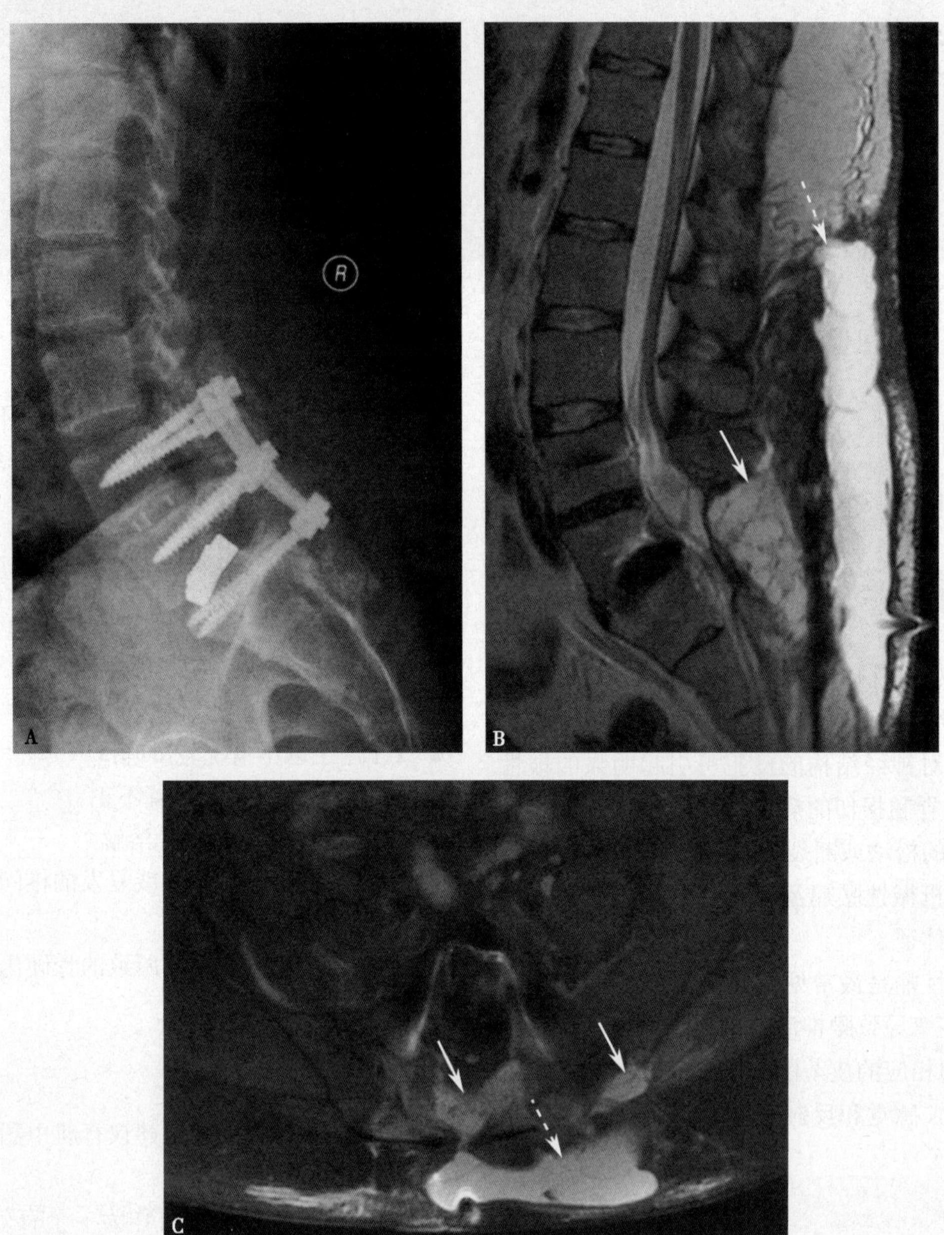

图 73-1 (A)L5 至 S1 前路椎体融合、L4 至 S1 后路融合及骨移植术后的侧位 X 线影像。患者出现疼痛和肿胀，但 X 线检查结果正常。矢状位(B)和轴位(C)T2 加权 MR 影像则显示深层(实线箭头)和浅层(虚箭头)均有高强度信号的血肿。穿刺引流未见明显感染的证据

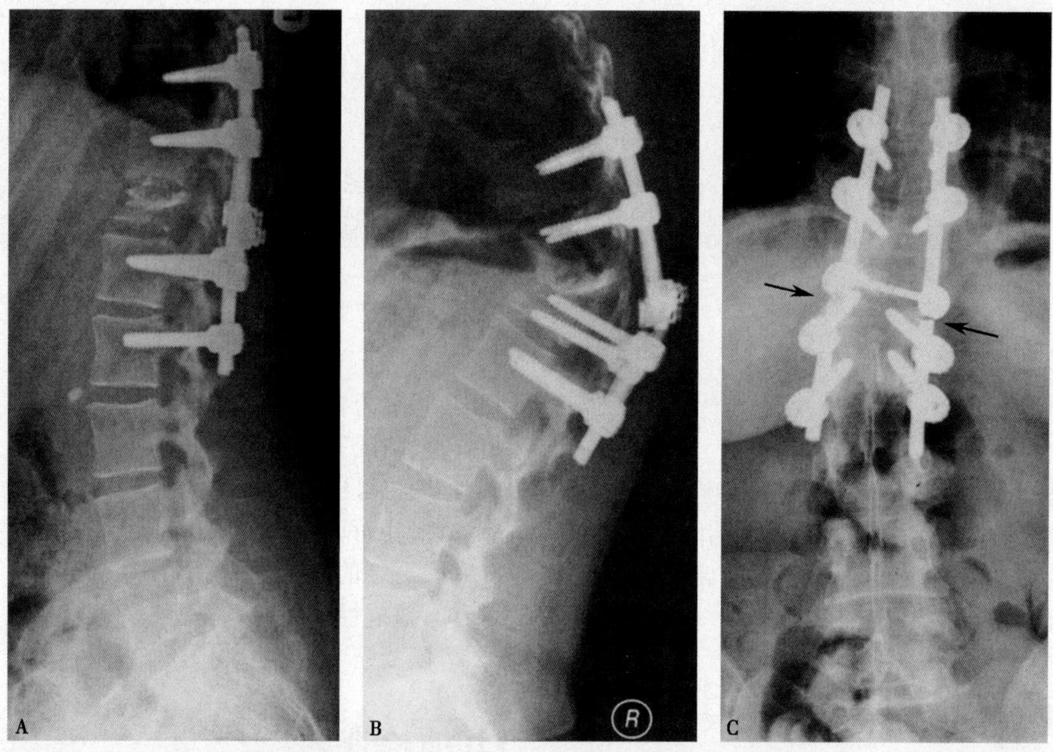

图 73-2　(A)一例因T12椎体骨折行T10至L2后路器械椎体融合患者的侧位X线，该患者使用了磷酸钙水泥强化。脊柱序列良好，内固定在位。患者术后数月出现了脊柱侧弯和疼痛。(B)当时侧位X线显示脊柱侧凸的方向及椎体塌陷。(C)前后位X显示出双侧的脊柱固定棒断裂(黑色箭头)

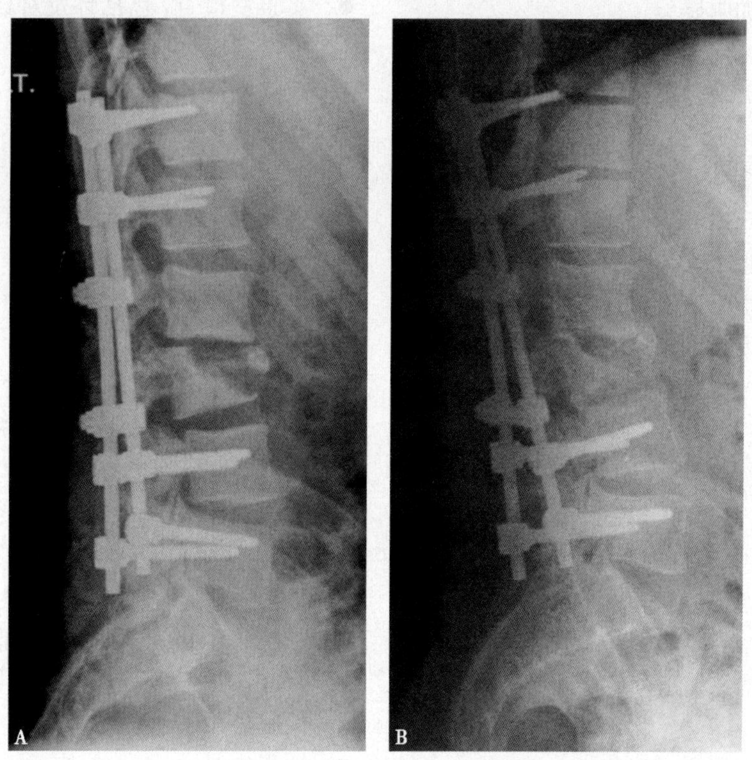

图 73-3　(A)一例L3椎体骨折行T12至L5后路融合患者的侧位X线影像，骨折和内固定区序列良好。(B)但数月后X线显示T12至L1的椎弓根螺钉松动

(孟殿怀 译　孙海燕　倪家骧 审)

第74章
腰椎夏科特关节病

定义

- 糖尿病、脊髓损伤或其他神经系统疾病如神经梅毒导致保护性神经功能障碍，从而引起的一种破坏性的关节病变，患病关节活动正常，而深浅感觉异常

症状和体征

- 开始可因伤害感受器障碍而无症状
- 患者可有脊柱不稳的感觉
- 可在看似微小的创伤后发病
- 腰椎活动时背痛更加明显
- 疼痛不按皮节分布区向腰部和臀部放射
- 轴位负荷合并腰椎活动时疼痛更加明显

流行病学

- 发病率：男性＝女性
- 伤害感受器及深感觉障碍可掩盖发病症状
- 糖尿病是最常见的发病因素
- 常牵涉其他关节

影像学检查

- X线
- MRI
- CT：
  - 评测骨损害的程度

影像学表现

- 椎间盘区的狭窄和阻塞
- 明显的骨硬化、碎裂及骨赘形成
- 可进展为脊柱侧弯和半脱位
- 一般情况下没有椎旁肿块
- 病变也可出现在骨折周边
- MRI也可以显示：
  - 既往的脊髓损伤
  - 进展性脊髓空洞形成
- 脊髓萎缩

其他检查

- 当出现神经根病变时建议行肌电图和神经传导速度检查
- 实验室检查，包括怀疑神经梅毒时行脑脊液查找梅毒螺旋体检查

鉴别诊断

- 关节炎，尤其是风湿性关节炎
- 化脓性关节突关节炎
- 椎体骨髓炎
- 关节突关节骨折愈合后
- 肿瘤
- 伴有不稳的退变性椎间盘病变

治疗

- 保守治疗，包括局部冷、热疗，单纯止痛和非甾体类抗炎药物，可以改善大部分患者的症状
- 保守治疗无效或疼痛限制日常生活活动时行骶管硬膜外阻滞可以缓解症状
- 矫形支具
- 出现持续性疼痛或进展性神经系统症状时可采用外科手术治疗

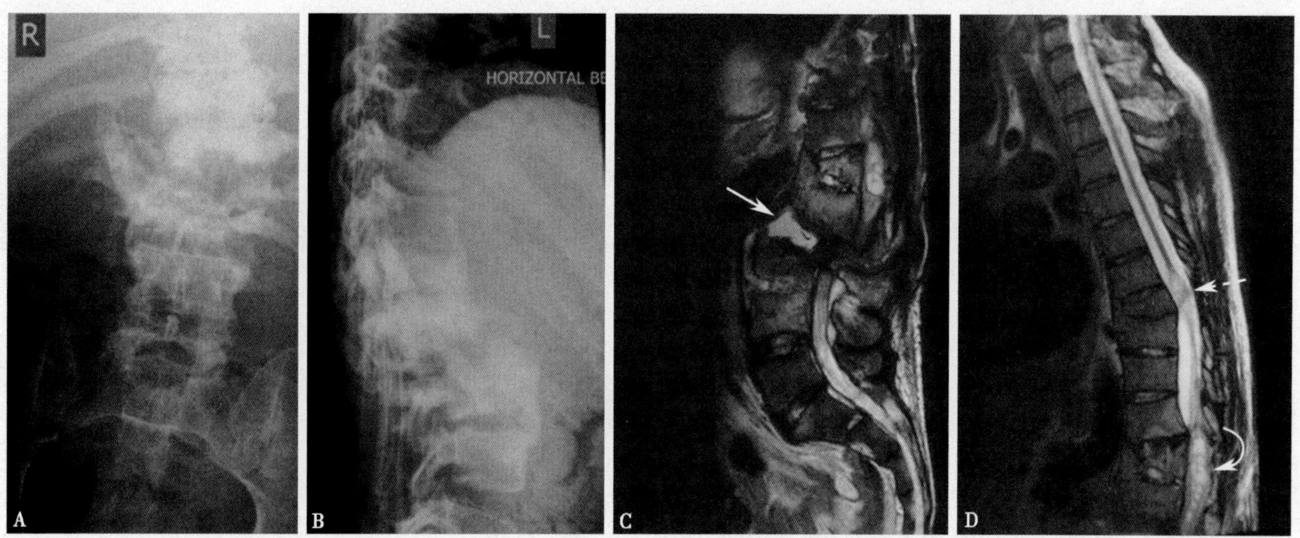

图 74-1　胸中部水平完全性脊髓损伤患者。腰椎前后位（A）和侧位（B）X 线示广泛的骨破坏，伴 L1～L3 水平显著的新骨形成和骨赘病，以及因夏科特关节病所致的严重半脱位和脊柱侧弯。（C）腰椎矢状位 T2 加权脂肪抑制 MR 影像显示假关节内高强度信号液体（白色箭头），以及邻近椎体反应性高强度信号骨髓水肿。（D）胸椎矢状位 T2 加权脂肪抑制 MR 影像示 T7 水平原发性脊髓损伤（白色虚箭头）以及相应的椎体骨折。远端脊髓萎缩，脊髓圆锥内局灶性囊状扩张（白色弯箭头）

（孟殿怀 译　孙海燕　倪家骧 审）

第75章 佩吉特病

定义

- 因破骨细胞和成骨细胞过度活跃所引起的慢性骨代谢紊乱，导致特征性的异常骨重塑，产生典型的象牙色相框椎骨

症状和体征

- 开始可能因伤害感受器受损而无症状
- 患者可主诉脊柱深层钝痛
- 可由表面上看来轻微的创伤诱发
- 可因异常骨重塑而出现明显水肿
- 背痛致腰椎活动较差
- 典型的疼痛放射至腰部和臀部，且不遵守相应的神经分布规律
- 可出现神经根和脊髓病变

流行病学

- 多见50～80岁的中年人群中发病
- 发病率：男性<女性
- 多见于白人和具有北欧血统的人
- 亚洲人和非裔美国人较少发病
- 所有骨头均有可能受累

影像学检查

- X线常有诊断意义
- 同位素骨扫描：
  - 评价整体骨骼状况
  - 评价治疗效果
- 在不能确诊时，MRI或CT的信息可以辅助诊断

影像学表现

- 脊柱受累最多见于：
  - 椎体
  - 骶骨
- 病变可局限于单一椎体或多个层面
- X线/CT表现：
  - 骨性硬化
  - 骨性膨大
  - 骨皮质增厚
  - 骨小梁增粗
- T1加权和T2加权MR影像上均呈高、低强度信号混杂区
- 新生的骨吸收或软组织肿胀区可能为肉瘤转移

其他检查

- 当出现神经根病变时建议行肌电图和神经传导速度检查
- 实验室检查明确血清碱性磷酸酶和尿液羟脯氨酸水平

鉴别诊断

- 椎体的成骨细胞转移性疾病
- 椎体血管瘤

治疗

- 抑制破骨细胞吸收药物，包括双磷酸盐类、降钙素和金霉素
- 保守治疗，包括局部冷、热疗，单纯止痛和非甾体类抗炎药物，可以改善大部分患者的症状

- 保守治疗无效或疼痛限制日常生活活动时行硬膜外或关节突关节局麻药与甾体激素局部阻滞可以缓解症状
- 由于椎管狭窄导致持续性疼痛或进展性神经系统症状时可采用外科手术治疗

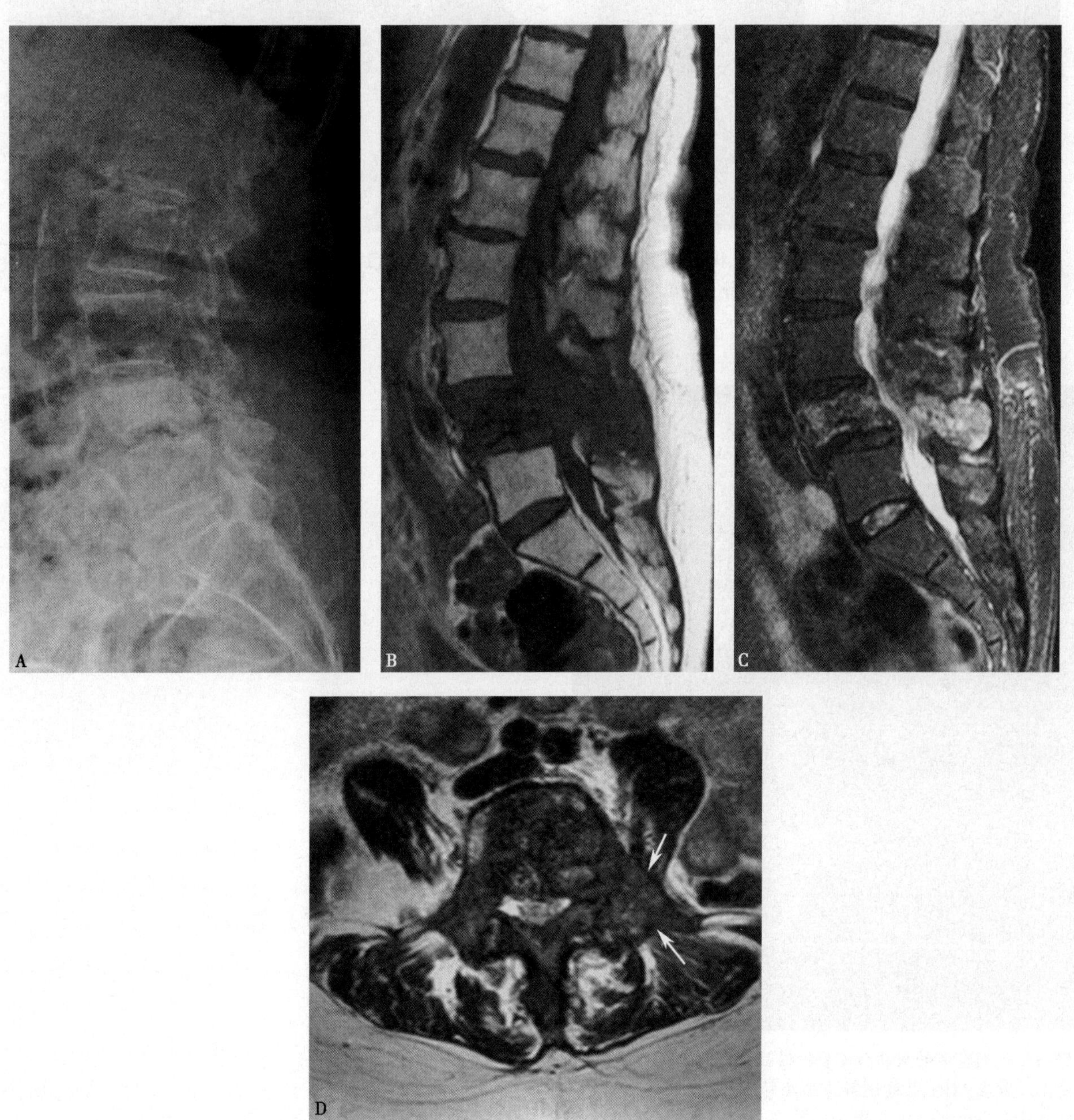

图 75-1 一位患腰痛的老年女性。(A)侧位 X 线显示 L4 椎体广泛的硬化剂部分塌陷。(B)矢状位 T1 加权 MRI 影像示低强度信号的成骨细胞损伤，累及椎体和棘突，短 T1 反转恢复(STIR)MR 影像表现为低、高强度混合信号(C)。同时还有佩吉特病典型的骨性膨大的表现，在轴位 T2 加权 MR 影像上的横突区最为明显(D)(白色箭头)

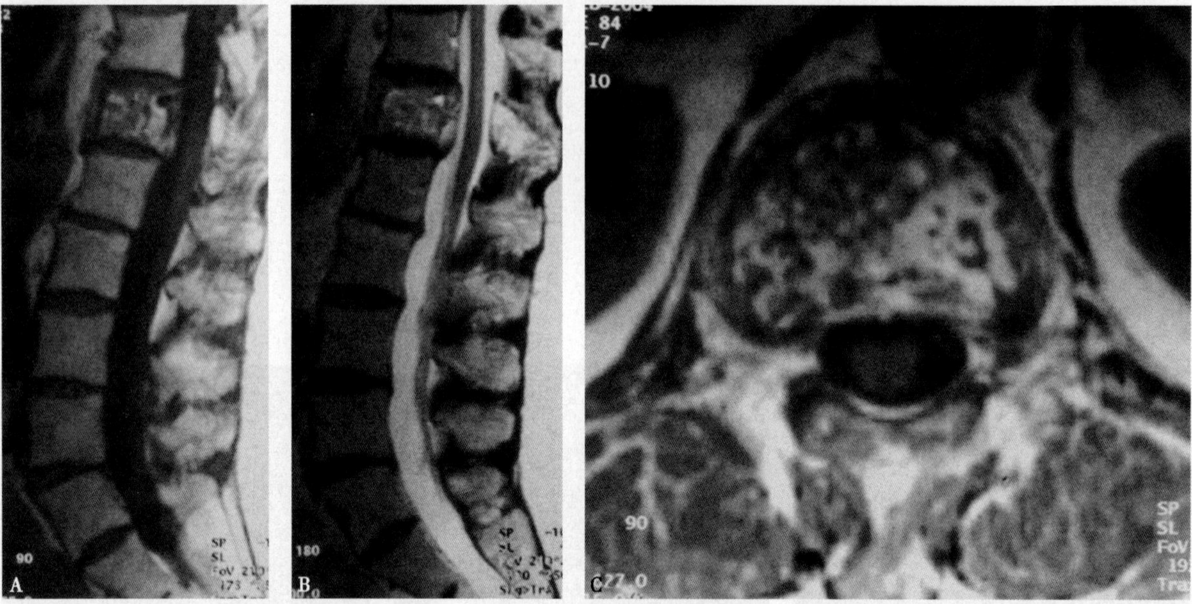

图 75-2　另一患有佩吉特病患者的矢状位 T1 加权（A）、T2 加权（B）和轴位 T1 加权（C）MR 影像显示了受累的 T12 椎体更加明显的骨性扩张，同时在长期静止的病变中包含了较大的脂肪成分

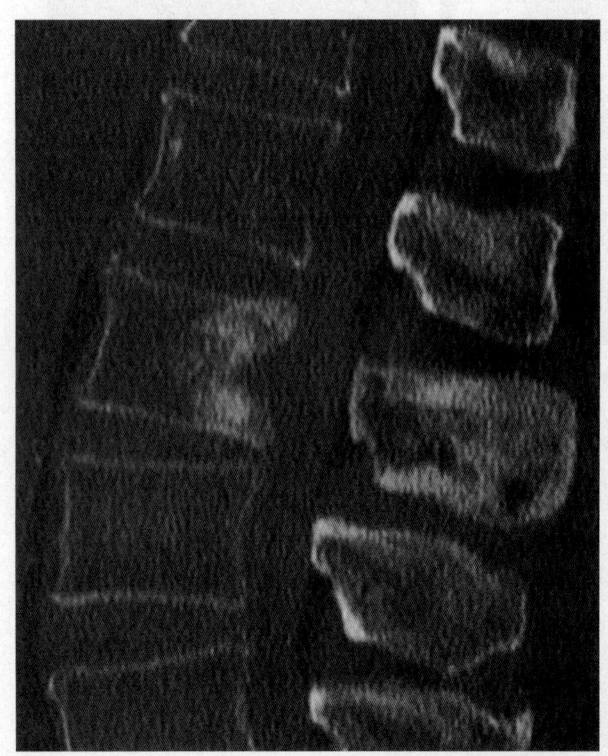

图 75-3　一例患者的矢状位 CT 扫描显示 L3 椎体后缘和棘突的硬化。曾在 MRI 上被误解为肺癌转移灶，但骨硬化和扩张的形态显示为典型的佩吉特病

（孟殿怀 译　孙海燕　倪家骧 审）

第 76 章
多发性骨髓瘤

定义

- 单克隆浆细胞的多灶性、恶性增殖，导致特征性骨骼畸形，伴有贫血和肾脏疾病

症状和体征

- 通常表现为骨痛
- 患者可主诉脊柱或其他受累骨的深层钝痛
- 可由表面上看来轻微的创伤诱发
- 背痛致腰椎活动较差
- 典型的疼痛放射至腰部和臀部，且不遵守相应的神经分布规律
- 可出现神经根和脊髓病变

流行病学

- 多见 40～80 岁的中年人群中发病
- 发病率：男性 > 女性
- 多见于非裔美国人
- 亚洲人较少发病
- 常出现贫血和肾衰
- 多发性骨髓瘤患者易发生淀粉样变性病
- 受到电磁辐射和接触农药后易发病
- 艾滋病患者易发病

影像学检查

- X 线
  - 评估骨骼
- MRI
  - 全身 MRI 可替代骨骼 X 线评估
  - 脊柱 MRI 可以评测局灶性脊柱疼痛或神经痛

影像学表现

- 局灶性、境界分明的骨溶解和破坏区
- 很少发生硬化性骨髓瘤
- MRI 上可见典型的沉积病灶：
  - 圆形
  - T1 加权 MR 影像呈低强度信号
  - T2 加权或短阵 T1 反转恢复 MR 影像呈高强度信号
- 可因红骨髓再生或弥散性骨髓瘤致弥散性骨髓改变
- 多见骨质疏松性骨折，较病理性骨折易发

其他检查

- 当出现神经根病变时建议行肌电图和神经传导速度检查
- 实验室检查明确血清钙水平
- 血清蛋白电泳鉴别单克隆丙球蛋白病
- 尿液分析排查本 - 周蛋白尿（Bence Jones proteinuria）

鉴别诊断

- 椎体的成骨细胞转移性疾病
- 椎体血管瘤

治疗

- 抑制破骨细胞吸收药物，包括双磷酸盐类、降钙素和金霉素
- 红细胞生成素治疗贫血
- 化疗
- 反应停
- 骨髓移植
- 保守治疗，包括局部冷、热疗，单纯止痛和非甾体

类抗炎药物，可以改善大部分患者的症状
- 保守治疗无效或疼痛限制日常生活活动时行硬膜外或关节突关节局麻药与甾体激素局部阻滞可以缓解症状
- 椎体骨折或塌可行椎体成形术
- 由于椎管狭窄导致持续性疼痛或进展性神经系统症状时可采用外科手术治疗

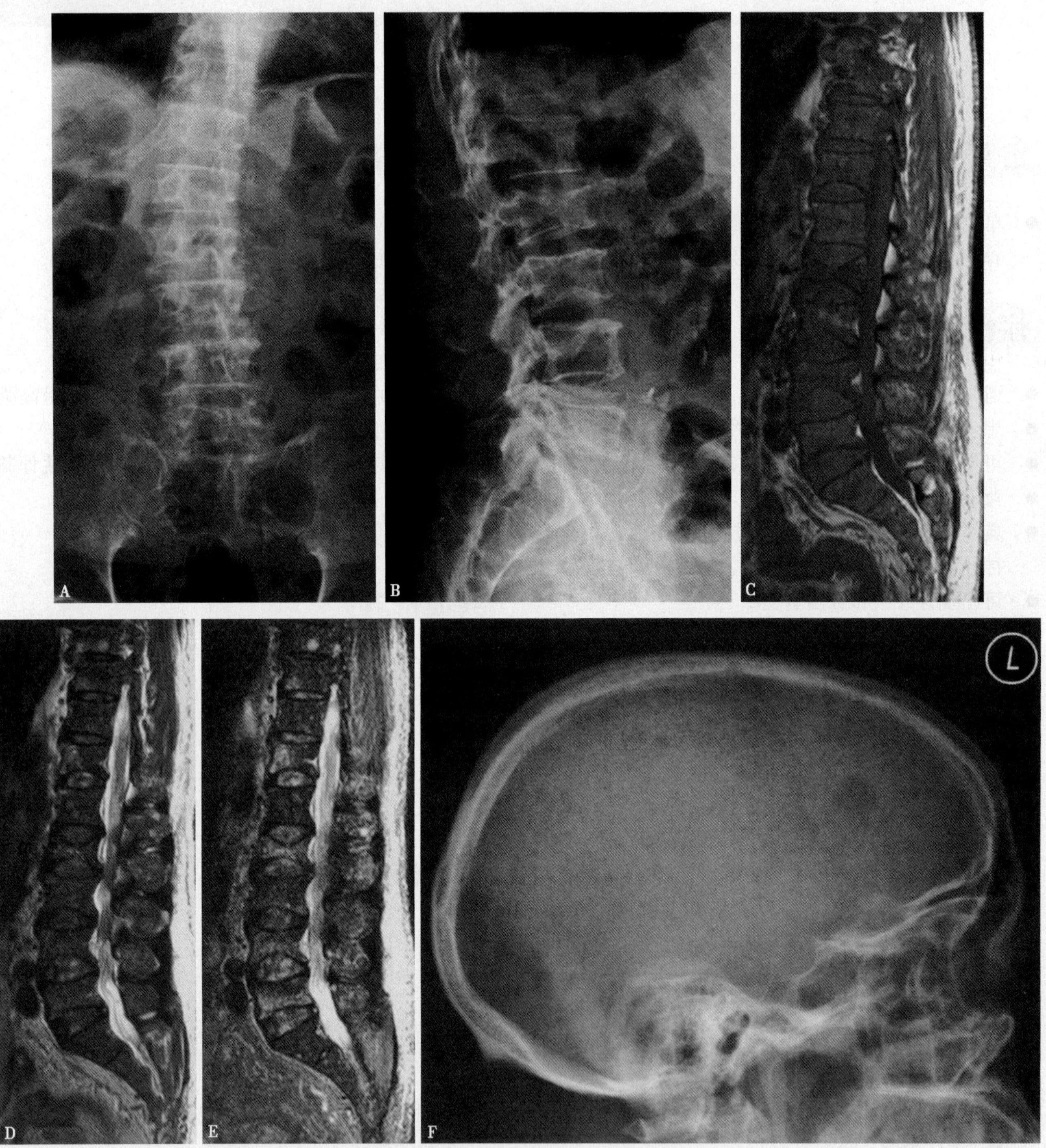

图 76-1 患有腰痛的老年患者。前后位(A)和侧位(B)X 线示 L2 椎体可能不全骨折，伴轻度 L3 椎体终板塌陷。数月后的矢状位 T1 加权(C)、T2 加权(D)和 STIR(E)MR 影像显示多个层面的椎体骨折。还有一些骨髓弥散性的病变，呈现较不协调状况，T2 加权和 STIR 影像上出现高强度信号的圆形区。这些表现较疑似一些诸如浆细胞病和其他网状内皮组织病等病变。免疫球蛋白测定显示骨髓瘤阳性，随后的骨骼评测显示颅骨骨吸收(F)，属多发性骨髓瘤的典型病变

(孟殿怀 译 孙海燕 倪家骧 审)

第 77 章

解剖：骶髂关节和骨盆的影像学特征

骨骼

骶骨 由 4 块扁宽的骨组成，在冠状面和矢状面上，由头侧向尾侧逐渐变窄。每段骶椎的节段间有退化的纤维性间盘。各节段骶骨侧方融合，形成骶骨翼。每块骶骨前侧方都有一对孔，每对孔均向背侧及腹侧开口，其内有成对的骶神经走行。

骶髂关节（SIJ） 骶髂关节为骶骨与髂骨间形成的关节。关节面在头尾方向旋转，在 S1 水平骶髂关节背侧缘比腹侧缘更靠侧方，而在骶 3 则恰恰相反。在 SIJ 关节注射时应注意这种解剖学结构。由于其前后界均被骶髂韧带覆盖固定，故 SIJ 并无真正的关节囊。SIJ 上 2/3 由后方的纤维性骨间韧带相连；SIJ 下 1/3 有滑囊结构，为 SIJ 关节注射治疗靶点。

髂骨 如上所述，髂骨双侧的骶髂关节面都由上部纤维性连接以及下部滑囊构成。宽而凹的髂嵴由 SIJ 上缘向前侧方成弧形延伸，形成髂嵴，缝匠肌便起自髂嵴。髂前下棘位于髂嵴下方，股直肌附着其上。髂骨侧面及髂骨下缘共同组成了髋臼顶及侧缘。

耻骨 双侧耻骨在前正中线相交，共同构成耻骨联合。弯曲的耻骨上支构成了髋臼前柱和 1/3 髋臼窝的前段。弯曲的耻骨上支延伸至前侧，构成了髋臼前壁以及髋臼窝前 1/3。耻骨体下方形成收肌节结，位于向后下方走行的耻骨下肢外侧。长收肌及股薄肌附着于收肌节结。耻骨下支向后走行，在坐骨结节处与坐骨相连。

坐骨 坐骨前部与耻骨下支融合后增宽，形成坐骨结节，其上附着有下肢肌肉肌腱。而后，坐骨向后上增宽形成髋臼后壁，同时加深形成髋臼窝后 1/3。

骨盆肌群

髂肌 为一宽大的肌肉，起自髂骨内侧面。其向远端走行变窄形成肌腱，与腰大肌肌腱融合为髂腰肌腱。髂腰肌腱为重要的髋部屈肌。

腰大肌 为一长而厚的肌肉，起自腰椎横突，沿椎旁下行，进入骨盆后逐渐变窄，在髋关节上数厘米处形成强大肌腱。腰大肌肌腱与髂肌肌腱共同形成髂腰肌腱，附着于股骨小转子，参与髋关节屈曲运动。

闭孔内肌 起自髋臼内壁内侧面，向后侧跨过坐骨后，走向其外侧形成肌腱。肌腱进入股骨大转子后面，参与髋关节外旋。

闭孔外肌 起自构成闭孔外缘的坐骨及耻骨，向外侧走行变窄形成肌腱。肌腱进入股骨大转子后面，位于闭孔内肌肌腱下，参与髋关节外旋。

梨状肌 为一三角形宽基底肌肉，起自骶骨侧缘，向外侧斜行进入大转子内面。其内侧有坐骨神经走行，最终由坐骨大切迹出骨盆。

盆底肌群 盆底肌群的主要组成部分为肛提肌。肛提肌为一较宽、下凸的膈状肌肉。肛提肌起自耻骨支后部、坐骨以及骨盆壁内孔筋膜，与耻骨直肠肌伴行，参与支撑骨盆内容物。

神经

腰丛 由 L1-L3 及部分 L4 前支组成。腰丛走行在腰大肌内侧及腰椎横突前方。腰丛分支分布于邻近结构，分为肌支、髂腹下神经、髂腹股沟神经、生殖股神经、股外侧皮神经、股神经、闭孔神经以及副闭孔神经。下文将对以上神经中的一部分做详细介绍。

髂腹股沟神经 起自 L1 前支，穿过腰方肌走行于腹股沟管，支配大腿内侧、阴茎（男性）以及阴唇（女性）皮肤感觉。

股神经 走行于腰大肌与髂肌之间，腹股沟韧带后方，在髂肌及耻骨肌发出分支。

闭孔神经　在腰大肌内下行至骨盆上口水平，穿过闭孔内肌及闭孔进入股部。在骨盆走行时闭孔神经未发出分支。

骶丛　由L5、S1～S4前支及后支及部分L4分支组成。出骶孔后，骶神经在骶前间隙发出若干分支：分布于股方肌及梨状肌的上下分支；上、下臀神经，股后皮神经，胫神经（坐骨神经）、腓总神经（坐骨神经）及阴部神经；支配盆底肌群神经。

坐骨神经　由L4、L5及S1～S3神经分支组成，在远端分为胫神经及腓总神经。坐骨神经是人体最大的神经，在坐骨大切迹穿出骨盆，走向深部至梨状肌，后由大转子及坐骨结节间向下走行。

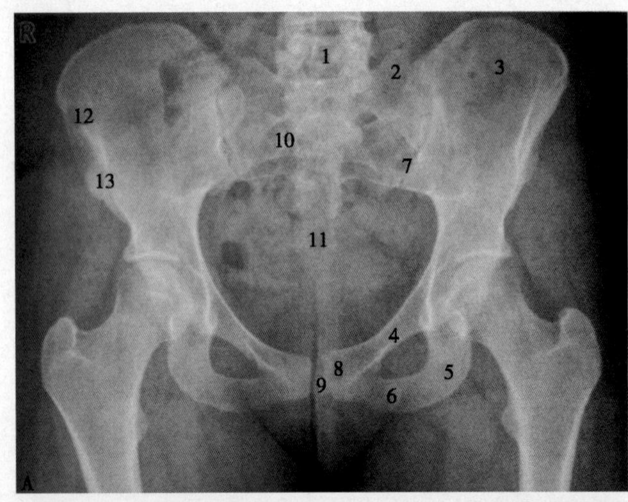

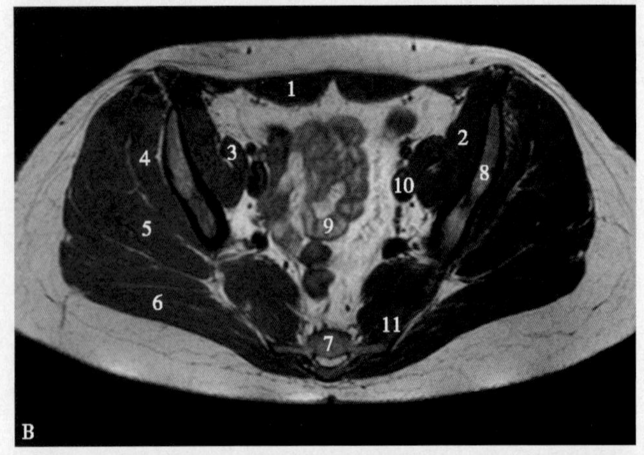

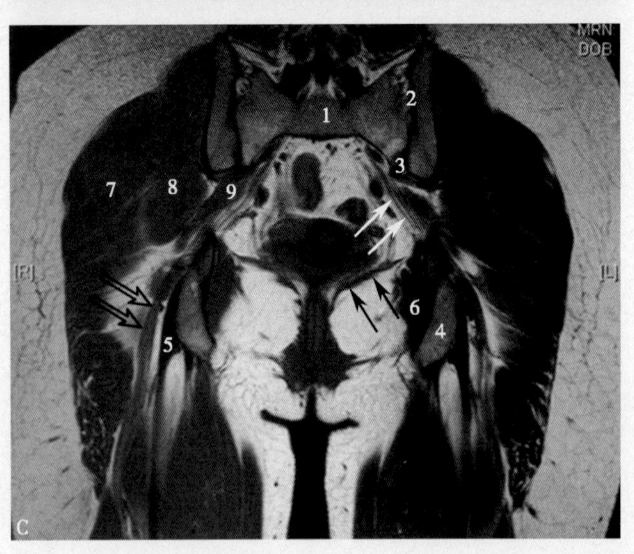

图77-1　（A）骨盆前后位平片：1. 第5腰椎；2. 骶骨左侧；3. 髂骨；4. 耻骨上支；5. 坐骨；6. 耻骨下支；7. 骶髂关节（滑囊部）；8. 耻骨体；9. 耻骨联合；10. 第1骶孔；11. 骶尾连接；12. 髂前上棘；13. 髂后上棘。（B）骨盆MRI轴位T1加权像：1. 腹直肌；2. 髂肌；3. 腰大肌；4. 臀小肌；5. 臀中肌；6. 臀大肌；7. 骶骨；8. 髂骨；9. 小肠；10. 髂总静脉；11. 梨状肌（上缘）。（C）骨盆MRI冠状位T1加权像：1. 第1骶骨；2. 骶髂关节纤维部；3. 骶髂关节滑囊部；4. 坐骨结节；5. 胭绳肌腱起点；6. 闭孔内肌；7. 臀大肌；8. 臀中肌；9. 梨状肌；白色箭头：骶丛；黑色箭头：肛提肌；空心黑色箭头：坐骨神经

（贾绍芳 译　孙海燕　倪家骧 审）

第 78 章
骶髂关节功能紊乱

定义

- 骶髂关节病除了“血清阴性脊柱关节病”外，还有其他各种各样的病因。其中包括好发于青年的骶髂关节功能障碍、应力性疾病（如髂骨致密性骨炎）、骨关节炎、弥漫性特发性骨肥厚（DISH 综合征）、痛风、感染、甲状旁腺功能亢进等

症状和体征

- 最常见的表现是局限于骶髂关节和大腿的疼痛
- 疼痛多放射到后臀部及大腿背侧
- 放射痛不会超过膝盖以下
- 活动后加重
- 休息和保暖，疼痛缓解
- 为持续性疼痛
- 疼痛可引起睡眠障碍
- 轻触诊即可引发患侧骶髂关节疼痛
- 患者常将患侧的腿同时与健侧的进行比较，将健侧误以为患侧
- 常出现腰部肌肉痉挛
- 站位常出现腰椎活动受限，坐位腰椎活动度增大，原因为坐位时大腿后部肌群放松
- 骨盆滚动试验阳性

流行病学

- 发病率：男性 > 女性
- 常常发生于骶髂关节的轻微创伤之后
- 在骶髂关节病变中，包括血沉、白细胞数等感染指标均无明显升高

影像学检查

- X 线：骨盆 CR
- MRI、CT：骶髂关节 CT 或 MRI 检查，可协助诊断

影像学表现

- 骶髂关节紊乱：影像学检查多为正常
- 髂骨致密性骨炎：硬化仅限于髂一边的骶髂关节
- 骨关节炎：关节腔的狭窄、硬化、骨赘的形成；在高龄患者中，常见关节前间隙融合
- 痛风：大型单边被侵蚀；痛风结节在 CT 显示为高密度的团状影
- 感染：单侧的骶髂关节损害；关节腔隙变宽、软骨下骨板的糜烂、软组织增厚和脓肿的形成；突出的骨髓水肿在 MR 的 T1 项缩短；晚期出现的关节僵硬

其他检查

- HLA-B27 检查用于在所有表现为骶髂关节疼痛患者中排除血清阴性脊椎关节炎
- 血沉检查在所有表现为骶髂关节疼痛患者中排除感染
- 白细胞计数在所有表现为骶髂关节疼痛患者中排除感染
- 血清尿酸在所有表现为骶髂关节疼痛患者中排除痛风
- 血清钙在所有表现为骶髂关节疼痛患者中排除甲状旁腺功能亢进

鉴别诊断

- 血清阴性脊椎关节炎
- 脓毒性骶髂关节炎
- 骶髂关节陈旧骨折愈合
- 盘源性疼痛
- 慢性的幼年型关节炎

- 类维生素治疗
- 赘生物

治疗

- 保守的治疗包括局部的热敷、冷敷、单纯止痛和非甾体类抗炎药物，可以改善大部分患者的症状
- 物理治疗，包括柔和的牵伸、关节活动训练、深部热疗和力量训练，对部分患者有益
- 保守治疗无效或疼痛限制日常生活活动时可行骶髂关节阻滞可以缓解症状
- 使用缓解症状的药物如甲氨蝶呤和柳氮磺胺吡啶
- 出现持续性痛或进展性神经系统症状时采用外科手术治疗
- 感染性关节炎的患者可以给予活检和适当的抗生素治疗

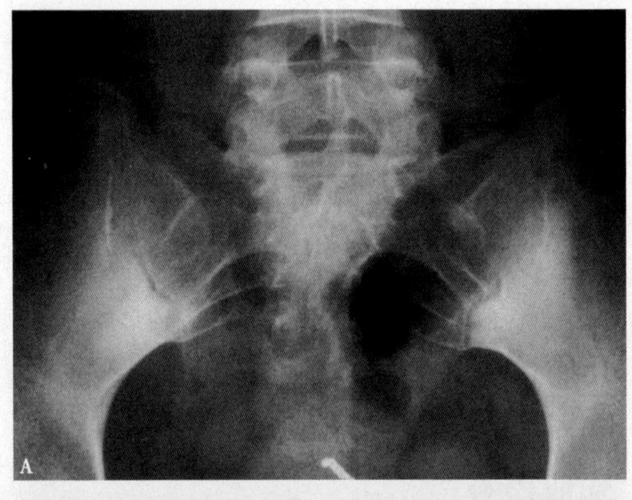

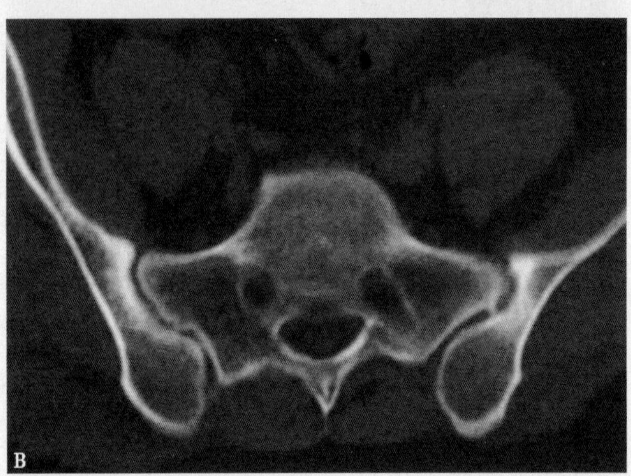

图 78-1 （A）一例产后骶髂关节疼痛的年轻女性X线正位影像，髂骨致密性骨炎导致的双侧骶髂关节的髂动脉硬化。（B）一个轴位CT扫描示另一个患者由于体育活动造成的应激变化显示骶髂关节中在髂骨侧的特性硬化。注意到在这两种情况中，关节腔没有改变，软骨下骨板也没有减少和侵蚀性的改变

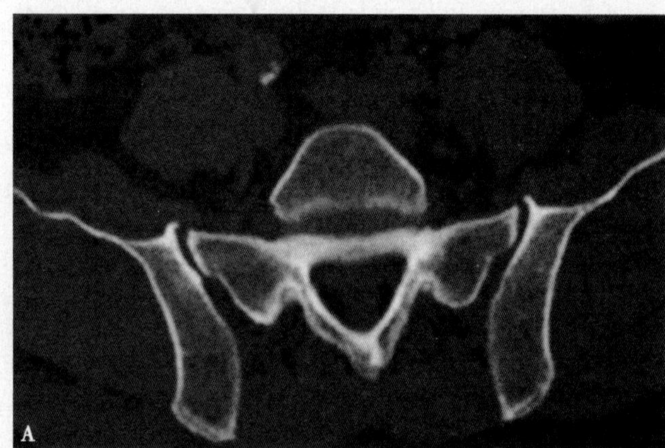

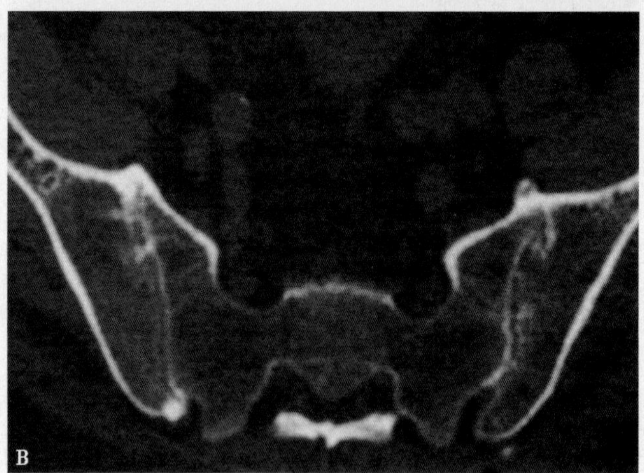

图 78-2 （A）轴位CT扫描显示一例双侧骶髂关节早期的骨关节炎病例。骨质增生改变了关节前侧的滑囊腔。（B）在轴位CT扫描中显示骨关节炎的多为老年患者，此类病例中均有关节前的骨赘融合。在外观上同时出现的广泛的关节僵硬可以与强直性脊柱炎相鉴别

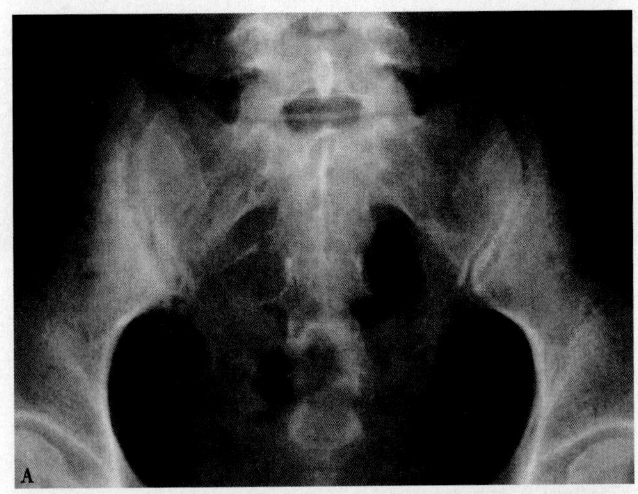

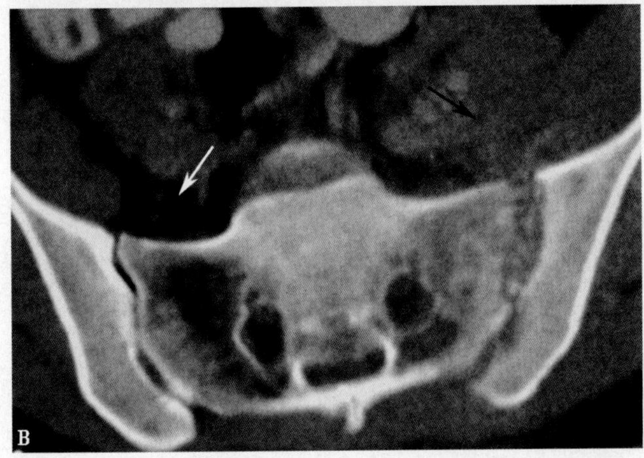

图 78-3　(A)轴位 CT 扫描显示一例右侧单侧感染性骶髂关节炎患者。骶髂关节变宽，软骨下骨板变脆和流失和不明确的硬化。(B)轴位 CT 扫描显示另一感染性骶髂关节炎在左侧的骶髂关节显示同样的特征。黑色箭头所示和白色箭头所示比较，黑色箭头所示为前侧的白色的软组织，白色箭头所示为正常的低信号的对侧的腹膜后脂肪

(李　琳 译　贾绍芳　孙海燕　倪家骧 审)

第79章
骶骨不全骨折

定义

- 由于骶骨骨质疏松而引起在正常生理压力下的骨折

症状和体征

- 急性腰、腹股沟、臀、髋部疼痛
- 疼痛可以放射为根性痛或范围模糊的疼痛
- 骶骨表面压痛
- 承重时疼痛加重
- 活动时疼痛加重

流行病学

- 60～80岁易发生骨质疏松
- 骨质疏松发生率：男性大于女性
- 无种族差异

影像学检查

- X线片常无异常表现
- MRI检查是对可疑骶骨不全骨折首先推荐的检查方法
- 同位素骨扫描和CT检查也可以作为替代检查

影像学表现

- 不全骨折有3个典型的特征：
- 骶骨中部横行贯穿性骨折
- 骶骨翼垂直骨折
- 同位素骨扫描可显示经典的"Honda"征
- MRI所有序列可发现低信号影的骨折线，骨髓腔水肿
- CT可见低密度的骨折影和广泛的骨质硬化
- 运动员的压力性骨折表现为典型的单侧垂直性骨折

其他检查

- 骨质疏松患者可进一步检查甲状腺功能、垂体功能及性激素分泌
- 有根性痛的患者可检查神经肌电图和神经传导速度测定

鉴别诊断

- 肿瘤导致的病理性骨折
- 骶髂关节炎
- 肌肉扭伤
- 骨髓炎
- 骨盆不全骨折

治疗

- 急性疼痛可用阿片类药物控制
- 对于阿片类药物疼痛控制不佳的患者，可骶管硬膜外注射局麻药、阿片类药物和(或)类固醇激素控制疼痛
- 因过度活动造成的骨折应减少活动
- 双磷酸盐类药物及钙剂治疗骨质疏松

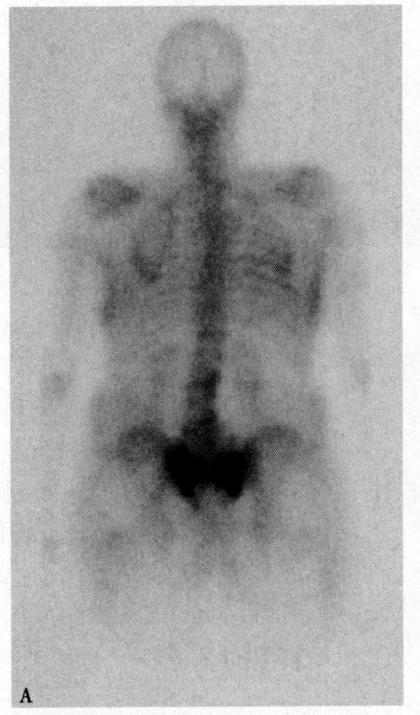

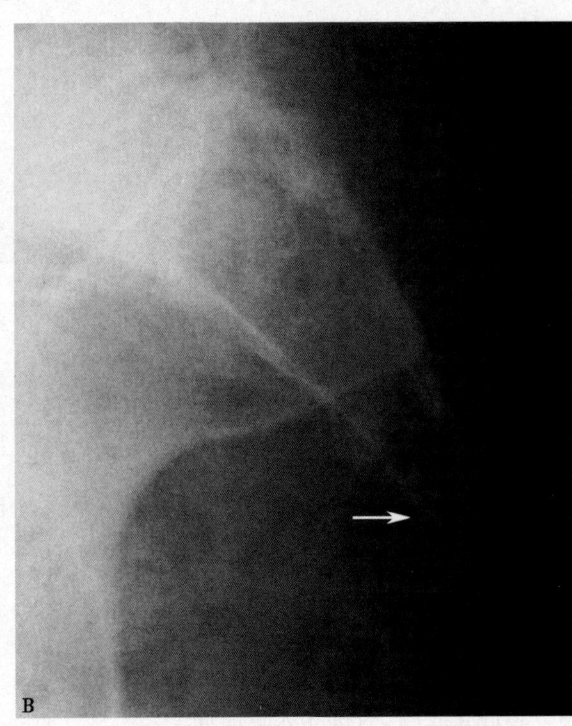

图 79-1　(A)老年女性骶骨疼痛患者同位素骨扫描。典型的H型信号增高影(Honda征)提示骶骨不全骨折。(B)X线侧位片显示横行骨折线(白色箭头)

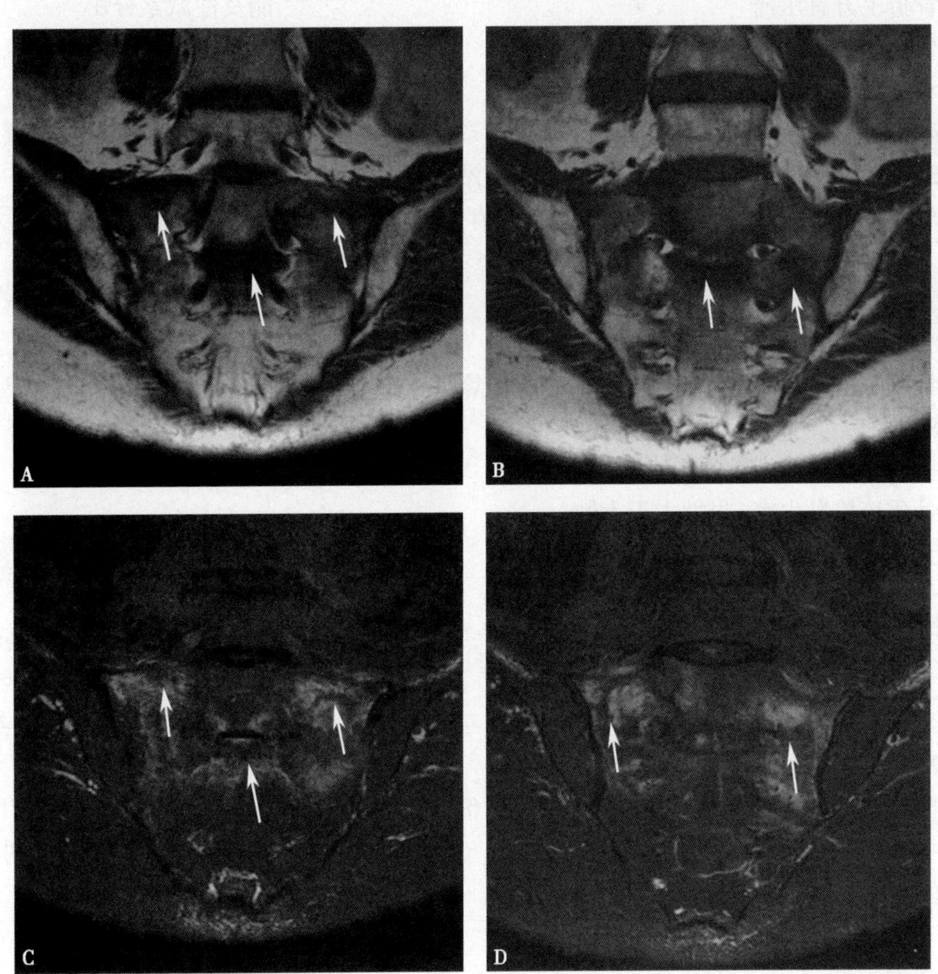

图 79-2　骶骨不全骨折MRI冠状位T1加权像(T1W,A和B)及T1短时反转恢复序列(STIR,C和D)图像。TI加权和STIR图像显示低信号影多条骨折线(白色箭头)。STIR图像显示高信号影的广泛的骨髓水肿信号

(唐元章 译　孙海燕　倪家骧 审)

第80章 耻骨支不全骨折

定义

- 由于耻骨支骨质疏松而引起在正常生理压力下的骨折

症状和体征

- 急性腹股沟、臀部和大腿疼痛
- 疼痛可以放射为根性痛或范围模糊的疼痛
- 骨折上方有压痛
- 外旋髋关节疼痛
- 对抗髋关节内收疼痛
- 减痛步态
- Stork征（受累下肢在无外力协助下不能站立）
- 患者脊柱后突畸形、驼背提示骨质疏松存在

流行病学

- 骨质疏松导致的耻骨支疼痛发病高峰年龄在60～80岁
- 可发生于过度训练的年轻运动员
- 骨质疏松发生率：男性大于女性
- 无种族差异

影像学检查

- X线片是首选检查方法
- MRI或CT检查有助于诊断隐匿性骨折
- 同位素骨扫描对多发不全骨折有助于评价骨质

影像学表现

- 骨量减少
- 局部的骨折软化性骨折可见
- 耻骨或耻骨支的骨折
- 肥厚性骨痂形成并促进病理性骨折
- MRI图像T1短时反转恢复序列（STIR）可现实骨髓水肿，T1加权像（T1W）可见低信号影的骨折线

其他检查

- 骨质疏松患者可进一步检查甲状腺功能、垂体功能及性激素分泌
- 有根性痛的患者可检查神经肌电图和神经传导速度测定
- 有脊髓病的表现可检查诱发电位

鉴别诊断

- 肿瘤导致的病理性骨折
- 耻骨支撕裂性骨折
- 髋关节不全骨折
- 骨髓炎
- 肌肉扭伤

治疗

- 急性疼痛可用阿片类药物控制
- 对于阿片类药物疼痛控制不佳的患者，可骶管硬膜外注射局麻药、阿片类药物和（或）类固醇激素控制疼痛
- 骨不连需手术治疗
- 双磷酸盐类药物及钙剂治疗骨质疏松

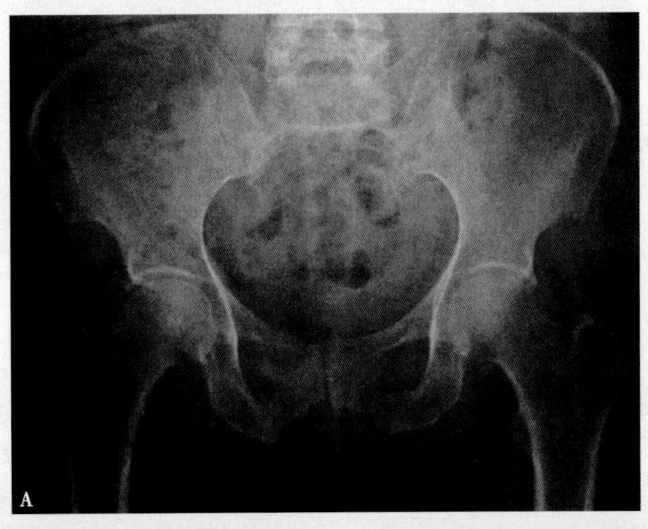

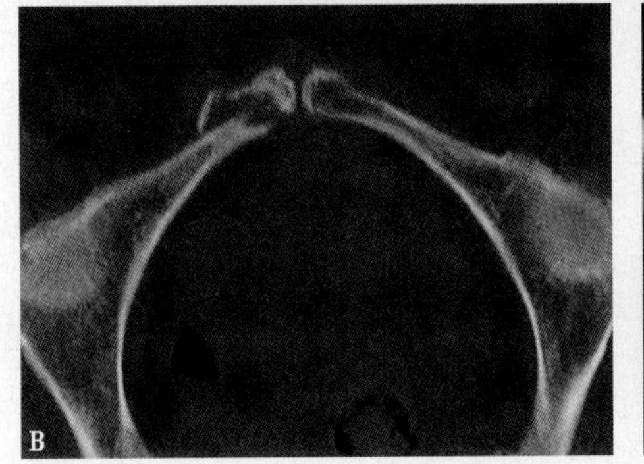

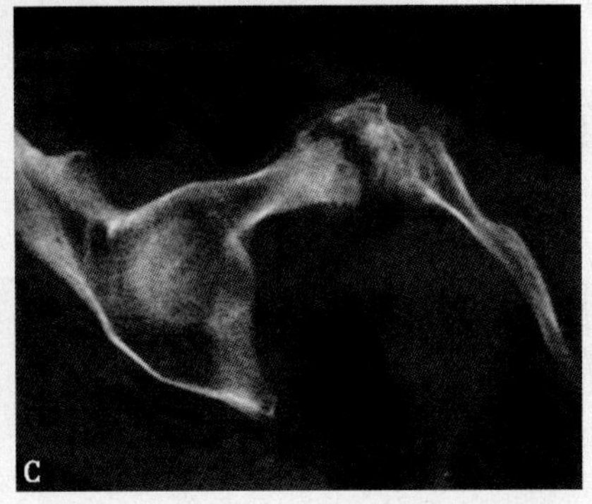

图 80-1　(A)老年女性患者右侧髋部疼痛 X 线片。髋关节无异常，但是在右侧耻骨支有骨折(B 和 C)，CT 扫描示耻骨支骨折，并有骨痂形成，骨折部位骨不连，并且无软组织及溶骨性骨破坏。并发骶骨不全骨折(未显示)

(唐元章 译　孙海燕　倪家骧 审)

第81章 坐骨结节撕脱性骨折

定义

- 由于不正常的外加作用力施加于腘绳肌肌腱附着点而导致的软骨或骨的骨折

症状和体征

- 急性腹股沟、臀部和髋部疼痛
- 疼痛可以放射为根性痛或范围模糊的疼痛
- 坐骨结节压痛

流行病学

- 呈两个年龄段分布，年轻人过度被动牵拉、重复收缩或劳损腘绳肌可导致骨折，年龄在60～80岁骨质疏松的骨质疏松老年人也易导致骨折
- 可发生于训练过度的年轻运动员
- 骨质疏松发生率：男性大于女性
- 多见于芭蕾舞演员、跨栏及体操运动员
- 无种族差异

影像学检查

- X线片
- MRI
  - X线片未发现异常或可以异常
  - 观察有无软组织损伤

影像学表现

- 坐骨结节的撕裂性骨折
- 未经治疗的陈旧性骨折可形成大量骨痂
  - 坐骨神经痛的罕见原因
- 腘绳肌常与骨折断端相连
- 急性损伤，MRI可发现髋关节周围的肌肉撕裂

其他检查

- 骨质疏松患者可进一步检查甲状腺功能、垂体功能及性激素分泌
- 有根性痛的患者可检查神经肌电图和神经传导速度测定

鉴别诊断

- 肿瘤导致的病理性骨折
- 肌肉扭伤
- 梨状肌综合征
- 肌腱炎
- 骨髓炎
- 不全骨折

治疗

- 急性疼痛可用阿片类药物控制
- 对于阿片类药物疼痛控制不佳的患者，可骶管硬膜外注射局麻药、阿片类药物和(或)类固醇激素控制疼痛
- 因过度活动造成的骨折应减少活动
- 双磷酸盐类药物及钙剂治疗骨质疏松

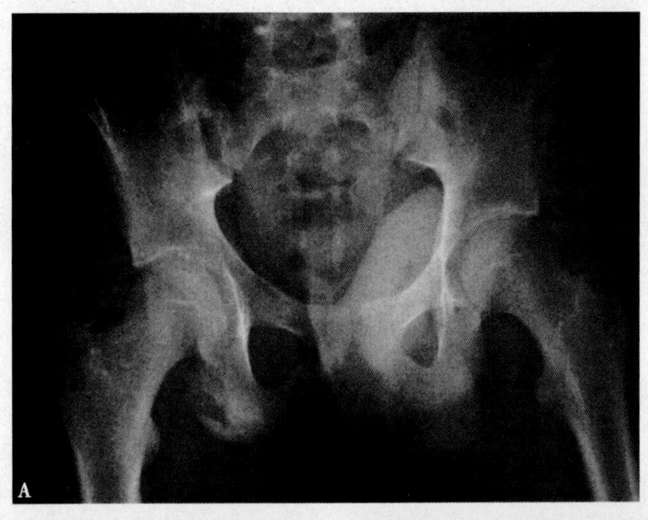

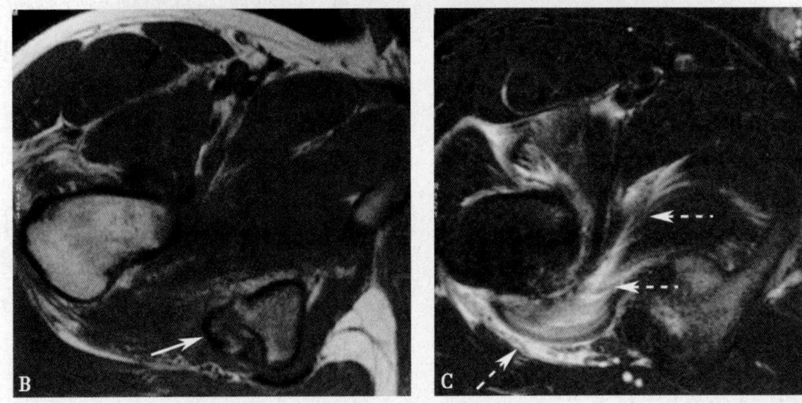

图 81-1　(A)一名年轻体操运动员的骨盆X线片显示右侧坐骨结节撕裂性骨折。(B)轴位T1加权像(T1W)显示撕裂性骨折(白色箭头)。(C)轴位压脂T2加权像(FST2W)高信号影(虚箭头)显示肌肉损伤、局部血肿和软组织水肿

(唐元章 译　孙海燕　倪家骧 审)

第82章
耻 骨 炎

定义

- 以骨性硬化为特征的耻骨联合非传染性炎症

症状和体征

- 急性或隐匿性起病
- 中度到重度腹股沟疼痛
- 疼痛可放射至髋部或大腿内侧
- 耻骨联合触痛
- 特征性蹒跚步态
- 患侧卧位，疼痛加重
- 走不平坦的路或翻身可出现点击样感觉
- 慢跑、踢腿或翻身疼痛加剧

流行病学

- 发病高峰女性为30岁，男性为40～50岁
- 发病率：女性>男性
- 运动员更易发病
- 盆腔、泌尿系统手术术后患者及孕妇易发病
- 欧洲由于橄榄球较为普及，发病率较高
- 无种族差异

影像学检查

- X线检查
- MRI检查骨及软组织结构

影像学表现

- 骨性硬化，以及耻骨联合不规则
- MRI检查发现：
  - MR图像中短T1反转相（ST1R）发现骨髓水肿
  - MR图像ST1R邻近软组织水肿
  - 耻骨联合处发现异常裂隙
  - 慢性肌腱疾病，或者内收肌撕裂

其他检查

- 伴有骨质疏松的患者，检查可能出现甲状旁腺功能亢进、垂体功能减退、性激素分泌不足
- 如果患者患有神经根疾病，检查肌电图以及神经传导速率

鉴别诊断

- 肿瘤导致的病理性骨折
- 肌肉拉伤
- 梨状肌综合征
- 腹股沟肌腱炎
- 骨髓炎
- 不全骨折

治疗

- 急性疼痛使用阿片类药物缓解
- 耻骨联合处注射局麻药及类固醇
- 如果为运动过度导致的耻骨炎，应制动
- 局部冰敷

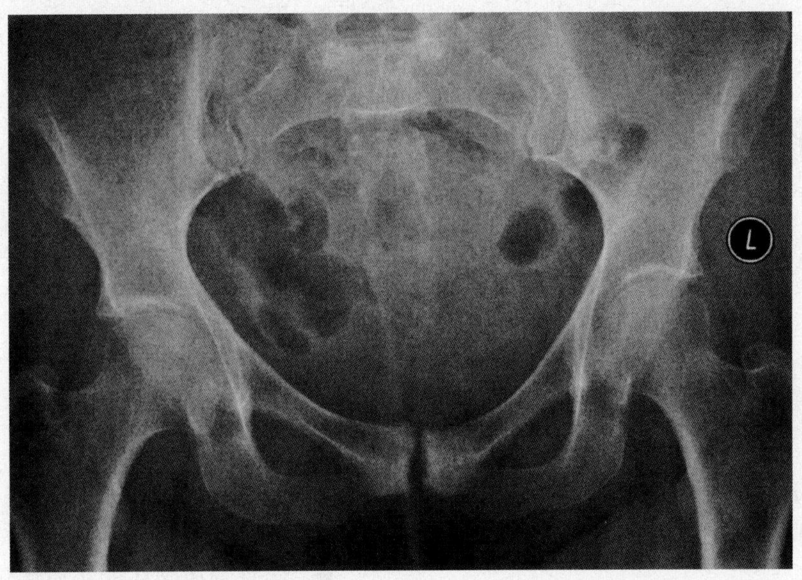

图 82-1 骨盆AP位X线图像显示，伴有骨性硬化以及骨质边缘受到侵蚀的耻骨联合周围，呈慢性压力相关性非感染性改变

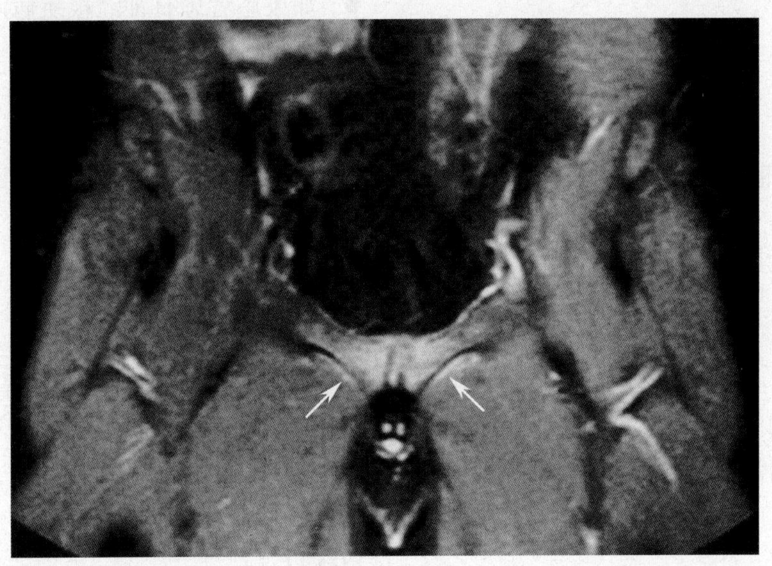

图 82-2 冠状位MR ST1R像显示，耻骨炎在双侧耻骨（白色箭头）处可见高信号区（SI）骨髓水肿

（李 娜 译 孙海燕 倪家骧 审）

第83章
骶椎脊膜膨出

定义

- 骶骨内不侵犯骨质的囊肿
- 骶内囊肿多种多样，其分类取决于囊壁内的神经纤维。包括：
  - Tarlov 嗜神经囊肿
  - 硬膜内蛛网膜囊肿
  - 硬膜外蛛网膜囊肿

症状和体征

- 经常在影像图像上不经意的发现
- 下腰痛隐匿发生
- 可能有根性放射痛，或以非皮区支配形式的放射痛
- 可能出现膀胱功能异常

流行病学

- 所有年龄均可发病
- 发病率：女性 > 男性
- 无种族差异

影像学检查

- MRI
- CT 脊髓造影术
  - MRI 的替代方法

影像学表现

- 骶管内圆形囊性膨胀物
- 压迫骶椎或神经孔
- 很少侵犯前壁的前缘
- 脊髓造影时延迟显影
- 区别骶内囊肿的重点是：
  - 伴有骨质破坏的实质性包块
  - 脑脊髓膜突出

其他检查

- 如果患者患有神经根疾病，检查肌电图以及神经传导速率
- 如果患有脊髓疾病，可进行激发试验

鉴别诊断

- 肿瘤导致的病理性骨折
- Tarlov 囊肿
- 硬脑膜结构异常
- 真性脑脊髓膜突出或脊髓脊膜突出的骶骨发育不全
- 脊索瘤

治疗

- 急性疼痛使用阿片类药物缓解
- 如果口服阿片类药物不能缓解疼痛，尾椎硬膜外注射局麻药物、阿片类药物和(或)类固醇
- 外科治疗和(或)神经毁损

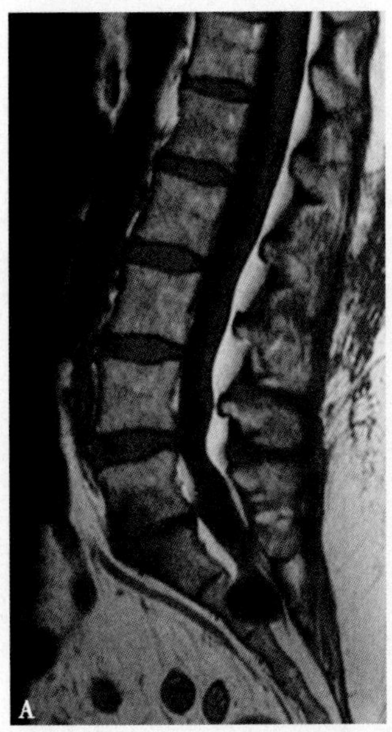
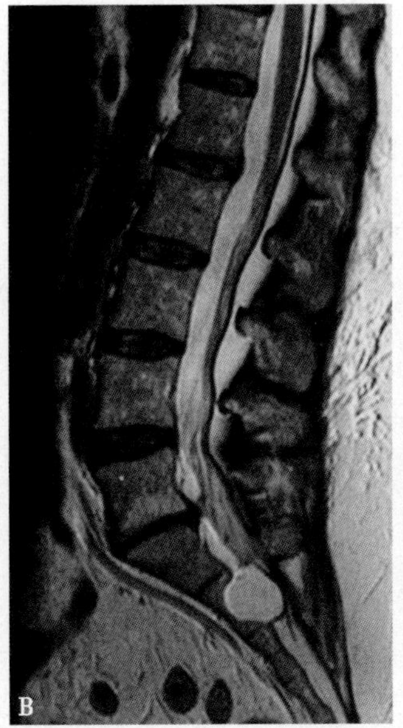
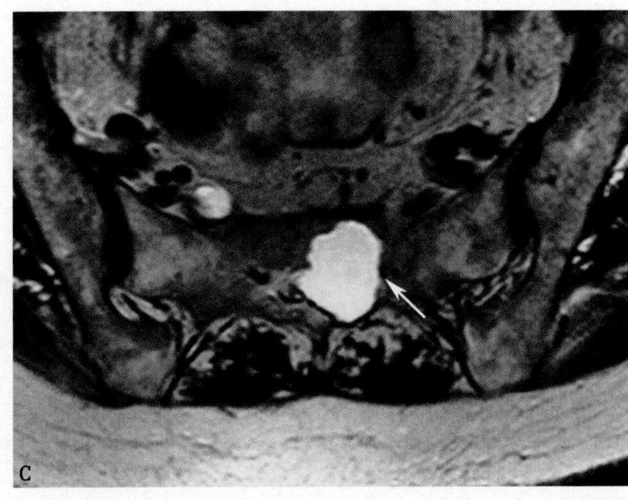

图 83-1　(A)矢状位 T1 加权相(T1W)MR 图像示，骶管 S2 水平由于囊肿后壁压迫，损伤周围呈现中等信号强度(SI)。(B)T2 加权 MR 图像示损伤的信号强度与脑脊液一致，证明了囊肿的性质，外观与蛛网膜囊肿一致。(C)轴位 T2 加权 MR 图像显示囊肿外侧壁压迫神经根纤维(白色箭头)。患者 L5～S1 水平椎间盘退变，伴有 Modic Ⅰ型(骨髓水肿)椎体终板改变。腰痛更有可能是骶内囊肿引起的

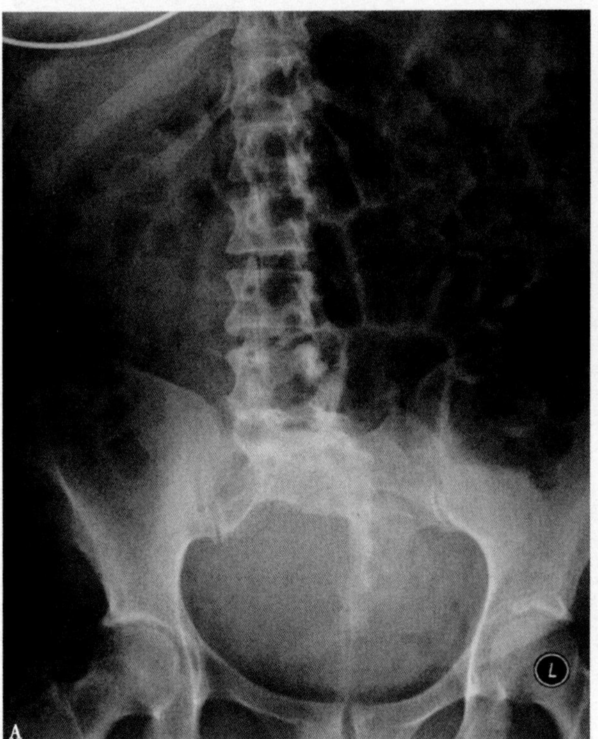
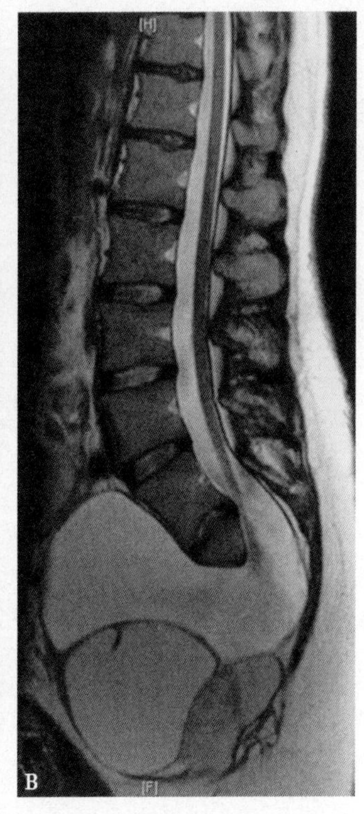

图 83-2　(A)右半部骶管缺如患者的 AP 位 X 线图像，腰椎呈涡旋状畸形。(B)T2 加权矢状位 MR 图像显示骶骨缺如，骶部和盆腔内形成一个囊内有神经纤维的低位脊髓栓系，诊断为脊髓脊膜突出

(李　娜 译　孙海燕　倪家骧 审)

第三部分
四　肢

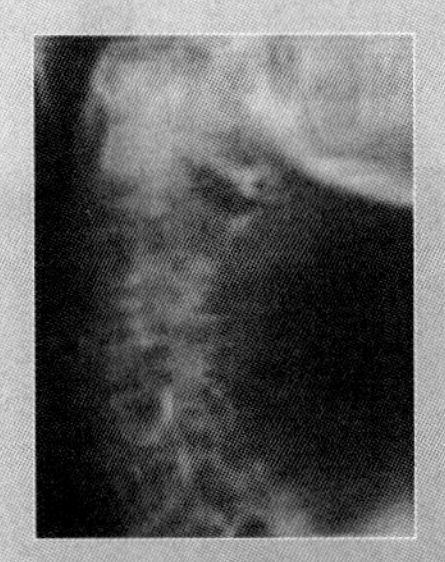

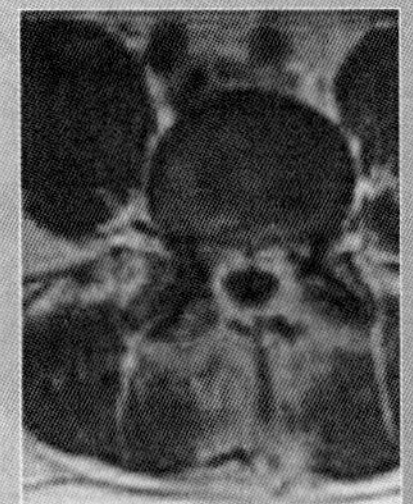

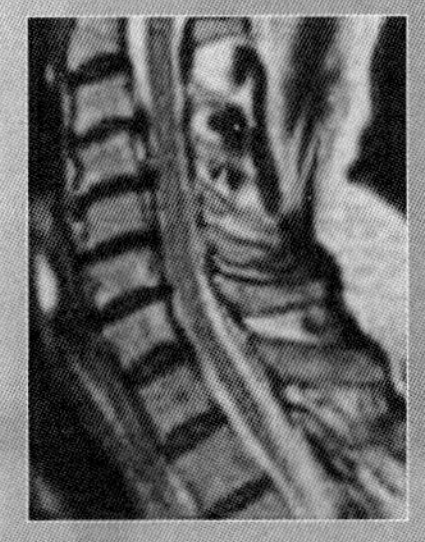

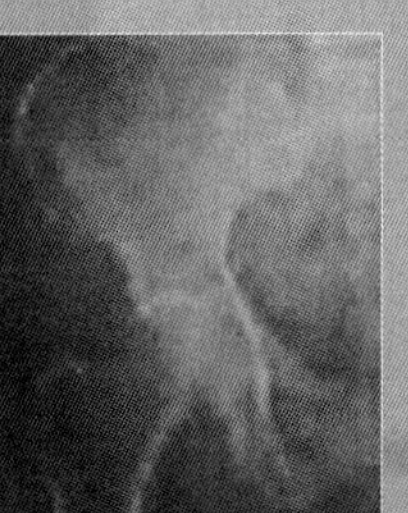

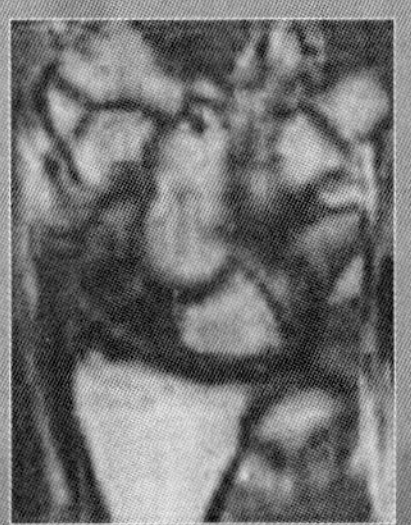

第 84 章

关节影像学的基本原则

基本原则

滑膜关节可以受许多病理因素影响，包括：

- 外伤
  - 反复发生导致急、慢性损伤
- 关节炎
  - 骨关节炎
  - 炎症性关节炎
  - 结晶性关节病
  - 结缔组织疾病
- 感染
- 缺血性坏死
- 滑膜增生性疾病：
  - 色素绒毛结节性滑膜炎（PVNS）
  - 滑膜骨软骨瘤病
  - 淀粉样蛋白沉积
  - 树枝状脂肪瘤

其他检查

- 临床病史与体格检查
- 实验室检查
- 关节抽吸术
- 滑膜活检

影像学检查

- 临床诊断能帮助确立标准的放射学检查方法

外伤

- X 线片
- CT：
  - 术前评估骨折的急性损伤
  - 游离体
- MRI：
  - 隐匿的骨软骨损伤
  - 韧带与纤维软骨损伤
  - 肌腱及近关节软组织损伤
- MR/CT 关节造影术
  - 适于一些关节的关节和纤维软骨损伤

关节炎

- X 线片
  - 关节间隙变窄
  - 软组织肿胀
  - 骨缺失
    - ▲骨质减少
    - ▲侵蚀
    - ▲软骨下囊肿
  - 反应性骨形成：
    - ▲软骨下硬化
    - ▲骨赘形成
    - ▲肌腱末端骨形成
    - ▲骨膜炎
  - 软组织钙化
  - 关节融合
- 超声
  - 筛查滑膜炎和侵蚀
  - 引导关节抽吸和注射
- MRI
  - 单发关节病的可能检测手段：与其他的滑膜增生性疾病相鉴别
  - 大关节的早期骨关节炎

脓毒性关节炎

- X 线片
- 超声
  - 证实关节积液
  - 引导关节抽吸
- MRI
  - 骨髓炎怀疑的并发症

缺血性坏死

- X 线片
- MRI
  - 缺血性坏死的分期和检测隐匿的疾病

滑膜增生性疾病

- X 线片
  - 软组织肿胀
  - 侵蚀
  - 软组织钙化
- MRI
  - MRI 特征性改变：
    含铁血黄素沉积（PVNS/ 血友病关节炎）
    软骨化生（骨软骨瘤病）
    脂肪（树枝状脂肪瘤）

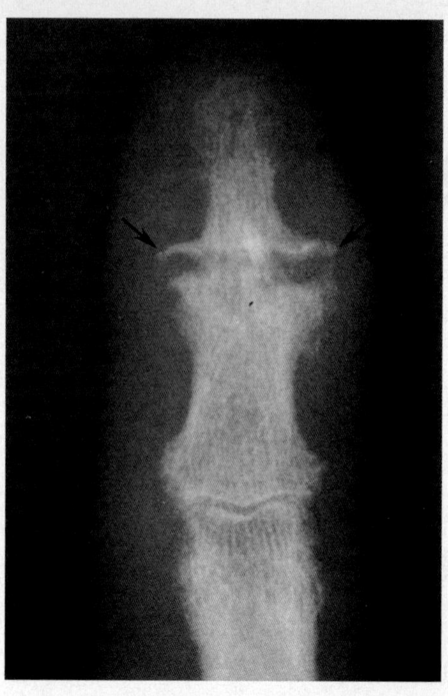

图 84-2　示指前后位 X 线片显示远侧指间关节周围骨质破坏及明显的肌腱末端骨形成（黑色箭头）。这些特点在牛皮癣性关节病较为典型

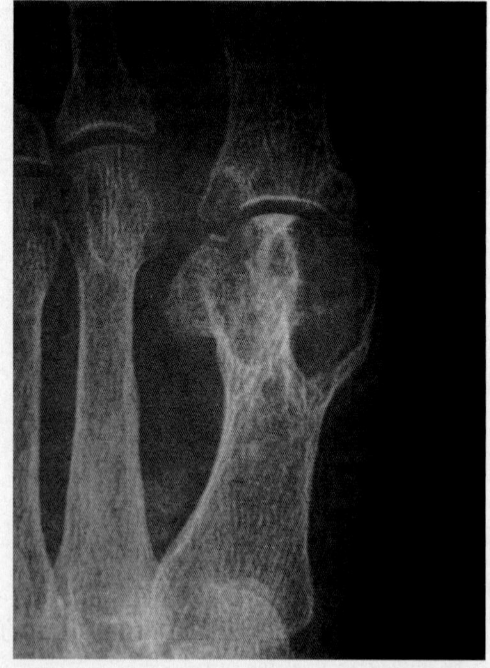

图 84-1　痛风患者第一跖趾关节前后位 X 线片。各骨广泛性骨质减少，第一跖骨一较大的穿凿样骨质破坏区，近节趾骨出现小的破坏区

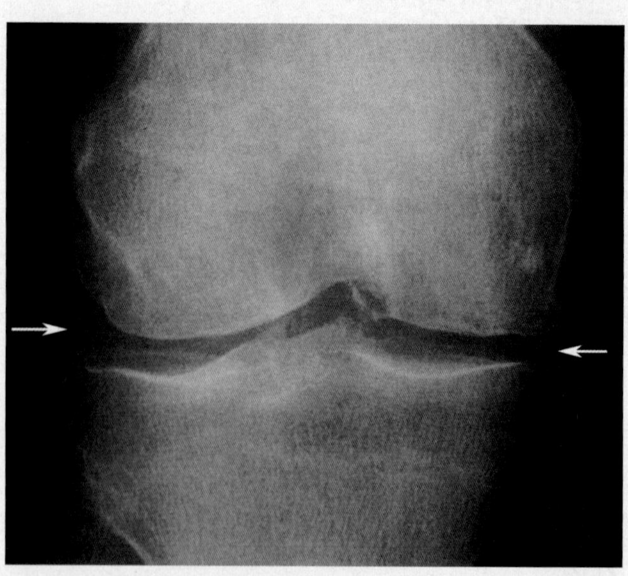

图 84-3　膝关节前后位 X 线片。纤维软骨半月板（白色箭头）出现软骨钙质沉着症，这是由于焦磷酸钙脱水（CPPD）沉积而引起的

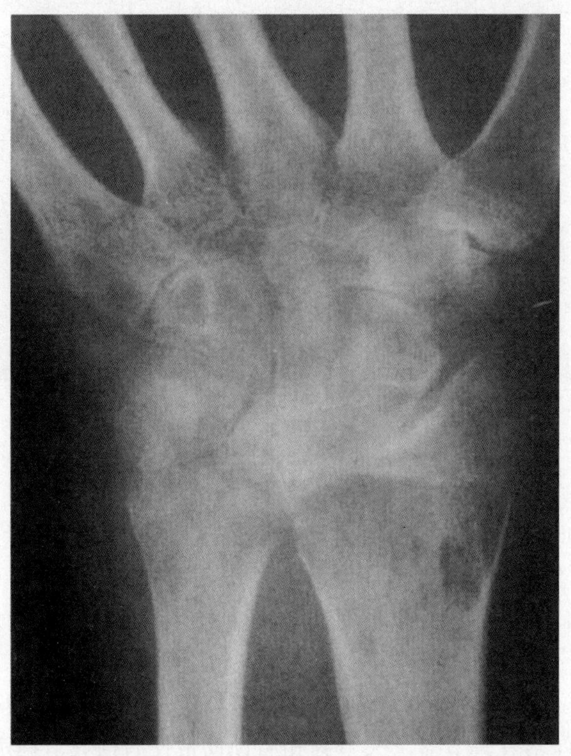

图 84-4　急性单发性关节病患者腕关节前后位X线片。脓毒性关节炎导致各骨骨质明显减少，关节间隙变窄。本诊断通过超声和关节抽吸证实

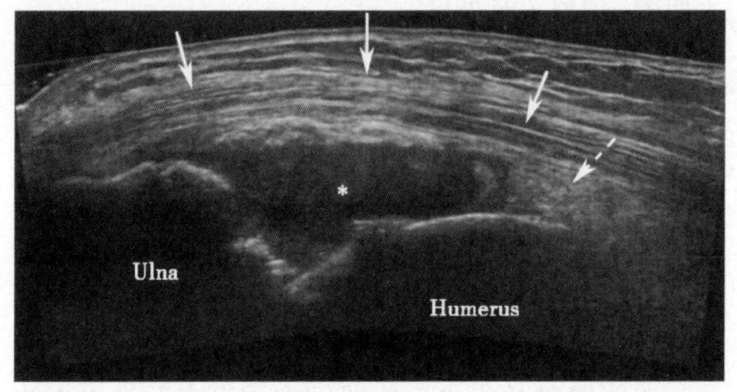

图 84-5　类风湿性关节炎患者肘关节超声纵切面。可见明显低回声的关节积液（星号），深达三头肌腱（白色箭头），并使高回声的后脂肪垫移位

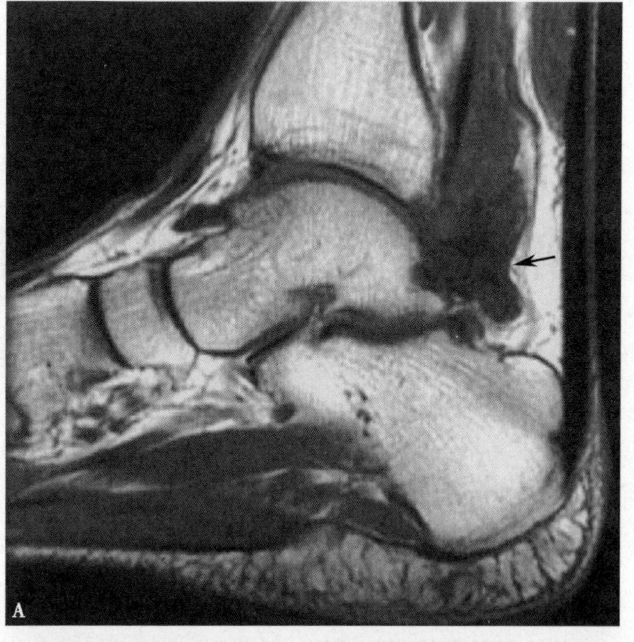

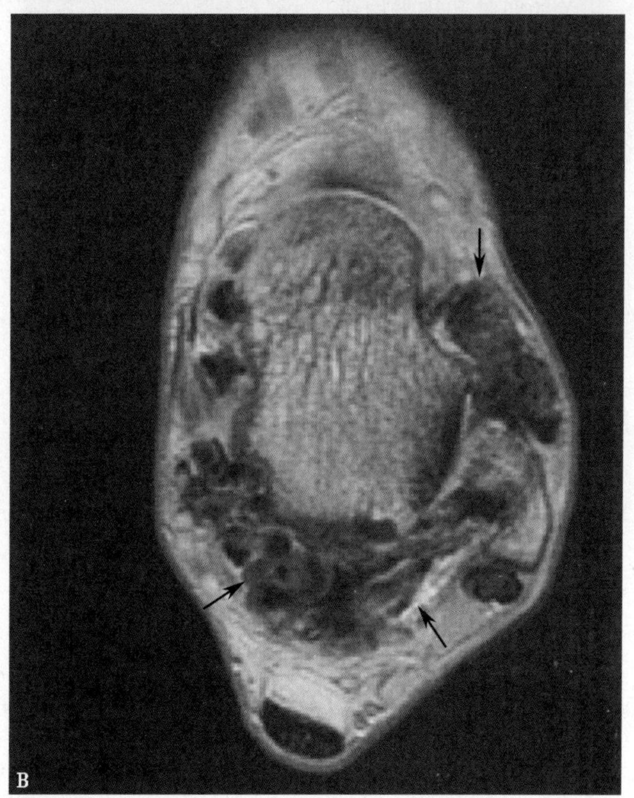

图 84-6　磁共振T1加权矢状位（A）和T2加权轴位（B）显示踝关节周围增厚的滑膜表现为低信号（黑色箭头）。这些特点是由于该色素绒毛结节性滑膜炎患者含铁血黄素沉积引起的。关节内类似的低信号改变可见于钙化、淀粉样蛋白沉积或气体

（增利川　杨汉丰 译　孙海燕　倪家骧 审）

第 85 章 解剖：肩关节的影像学特征

解剖

- 肩关节由盂肱关节、肩锁关节、肌腱袖肌肉及相关的肌腱和韧带构成
- 这样的结构本身有利于上肢的各个方向运动，但其缺点是不稳定
- 根据特殊的临床需要和解剖结构，肩关节有多种影像学检查方法

骨骼

肱骨头（HH） 由关节软骨不完全覆盖。

大结节 位于肱骨头前方中央区上端外侧部分，为冈上肌腱（SST）附着或印迹部位。冈下肌腱（IST）和小圆肌肌腱由后方附着。

小结节 肱骨头前方垂直性隆起，为肩胛下肌腱（SCT）附着处。

二头肌间沟 大、小结节之间的沟走行有二头肌腱长头（LHB）。

关节盂 卵圆形凹陷表面为透明软骨所覆盖，起于肩胛颈，与肱骨头形成关节。

肩峰 为起源于肩胛冈外侧末端的突起，其外侧及后份为三角肌附着点，前方为喙肩韧带。肩峰与锁骨外侧端形成滑膜关节。

喙突 为肩胛骨头端前上部分突起，连接喙肩韧带、喙锁韧带、喙肱肌及二头肌短头。

锁骨 呈 S 形，内侧与胸骨柄连接形成胸锁关节（SCJ），外侧与肩峰形成肩锁关节（ACJ）。

关节

盂肱关节（GHJ） 由肱骨头和关节盂连接形成的球窝关节，有很大运动幅度。盂唇是关节盂边缘的纤维软骨环，能增加接触面积而使盂肱关节稳定性增加。盂肱关节有一滑膜囊，其前方和下方松弛，有利于外展和外旋转。

肩锁关节 由锁骨外侧端与肩峰构成的滑膜关节，常有关节盘。关节囊和肩锁韧带使肩锁关节稳定。

软组织

肌腱袖肌肉

肩胛下肌起于肩胛骨前表面的宽大、垂直走行肌肉，形成肩胛下肌腱附着于小结节，使肩关节内旋。

冈上肌起于肩胛骨的冈上窝，在大转子处形成宽大肌腱，使肩关节外展。

冈下肌起于肩胛骨后方、肩胛冈下方，在外侧形成宽大的肩胛下肌腱，在冈上肌腱后方附着于大转子处。

小圆肌起于肩胛骨，沿冈下肌下缘走行，在冈下肌腱附着点下方附着于肱骨颈后外侧。

其他软组织结构

二头肌腱长头由二头肌间沟垂直走行进入盂肱关节，再在冈上肌腱前缘和肩胛下肌腱上缘之间的被称为肩袖间隙中走行。二头肌腱长头附着于关节盂上方和盂上结节，形成二头肌锚。

肩峰下囊为冈下肌腱和冈上肌腱印迹部位的滑膜间隙，位于肩锁关节内下方。与三角肌下囊后外侧相延续，与肩胛下囊前方相延续。

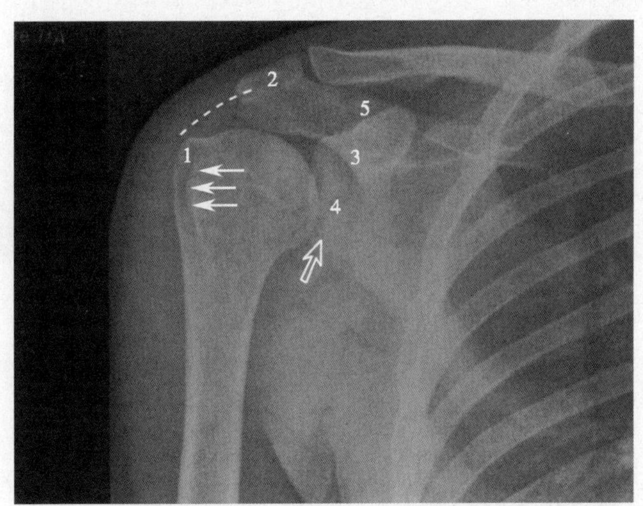

图 85-1　肩关节前后位X线片：1. 大结节；2. 肩峰；3. 喙突；4. 关节盂（前缘）；5. 肩胛骨；白实箭：大结节；白色空心箭：肱盂关节；虚线：三角肌下脂肪垫（勾勒出肩峰下囊）

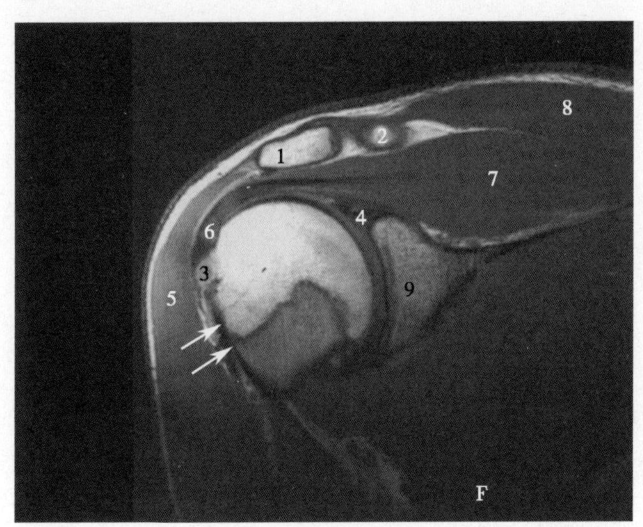

图 85-2　肩关节质子密度加权冠状位成像：1. 肩峰；2. 锁骨外侧端；3. 大结节；4. 盂唇；5. 三角肌；6. 冈上肌腱附着端；7. 冈上肌；8. 斜方肌；9. 关节盂；白色箭头：二头肌腱长头

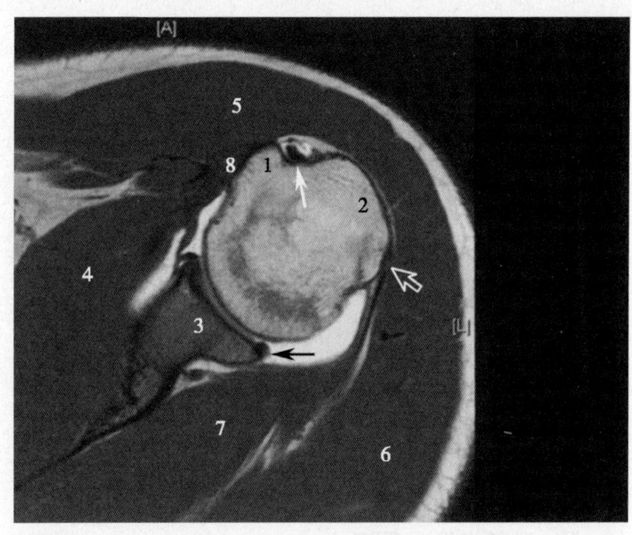

图 85-3　肩关节磁共振轴位T1加权关节造影图像：1. 小结节；2. 大结节；3. 关节盂；4. 肩胛下肌；5. 三角肌前份；6. 三角肌后份；7. 小圆肌；8. 肩胛下肌腱；白色箭头：二头肌腱长头；空心箭：小圆肌腱；黑色箭头：盂唇

（增利川　杨汉丰 译　孙海燕　倪家骧 审）

第 86 章
盂肱关节骨关节炎

定义

- 退行性关节炎，特点是软骨表面破坏、软骨下囊肿、滑膜炎及骨赘形成

症状和体征

- 肩关节活动区域逐渐发生的疼痛
- 可出现积液
- 可出现捻发音
- 活动度逐渐受限

流行病学

- 发生率：女性 > 男性
- 最常见于老年患者；也可见于肩关节损伤或手术后的年轻患者
- 年龄多 > 50 岁
- 常有关节外伤史
- 可能有遗传倾向

影像学检查

- X 线片是关节病的一线检查手段
- MRI：
  - 评价关节内结构和肌腱袖情况
  - 评价软骨缺失情况
- MR/CT 关节造影术：
  - 专门用于评价关节不稳定等相关疾病，评价关节盂、韧带和关节软骨
- 超声：
  - 评价肌腱袖
  - 证实积液和滑膜炎
  - 引导关节抽吸及注射

影像学表现

- 关节间隙变窄，软骨下硬化，软骨下囊肿和骨赘形成
- X 线片肩峰下间隙变窄提示肌腱袖破坏
- 常伴有肩锁关节（AC）骨关节炎

其他检查

- 实验室检查以除外炎症性关节炎
- 关节抽吸以除外结晶性关节病
- 关节抽吸以除外感染

鉴别诊断

- 炎症性关节炎，尤其是风湿性关节炎
- 脓毒性肩关节
- 肩关节骨折愈后，尤其是关节盂边缘
- 肌腱袖撕裂
- 肩关节结晶性关节病
- 缺血性坏死

治疗

- 保守治疗包括局部加热、降温、单纯镇痛，非甾体类抗炎药对许多病例能有效改善症状
- 物理治疗对于一些患者有益，包括轻微牵拉、关节活动度锻炼、深度热疗
- 保守治疗无效或疼痛导致日常活动受限时，关节内注射麻醉剂或甾体类药物可改善症状
- 持续性疼痛或进展性功能障碍需要手术治疗

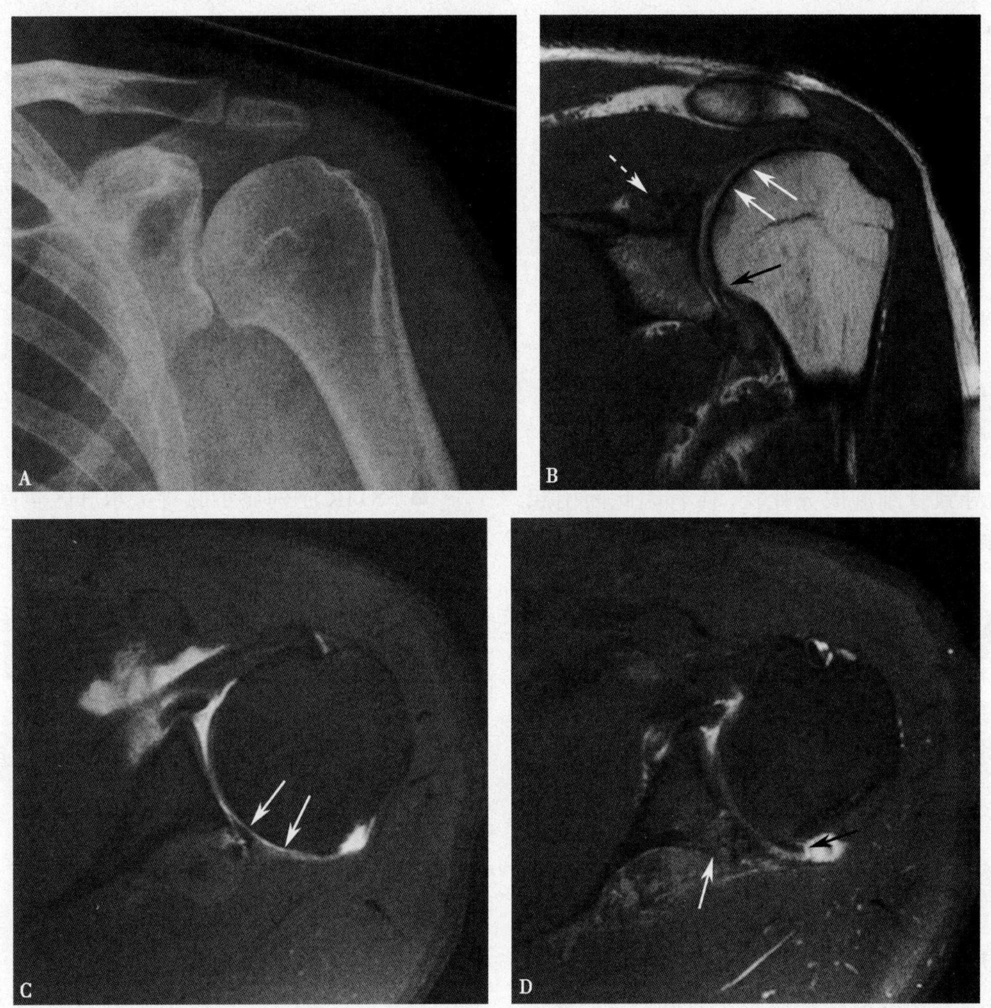

图 86-1　(A)早期肩关节骨关节炎患者前后位X线片。关节间隙不均匀变窄，下方小骨赘形成。肩锁关节正常，肩峰下间隙尚在。(B)磁共振关节造影冠状位T1加权显示软骨变薄(白色箭头)，下方骨赘(黑色箭头)及肩胛冈关节盂内低信号游离体(虚箭头)形成。(C)磁共振轴位T1加权脂肪抑制(FST1W)显示变薄的软骨(白色箭头)。(D)磁共振FST1W轴位显示更下方层面，可见骨赘形成(黑色箭头)及关节盂后方骨象牙质改变(白色箭头)

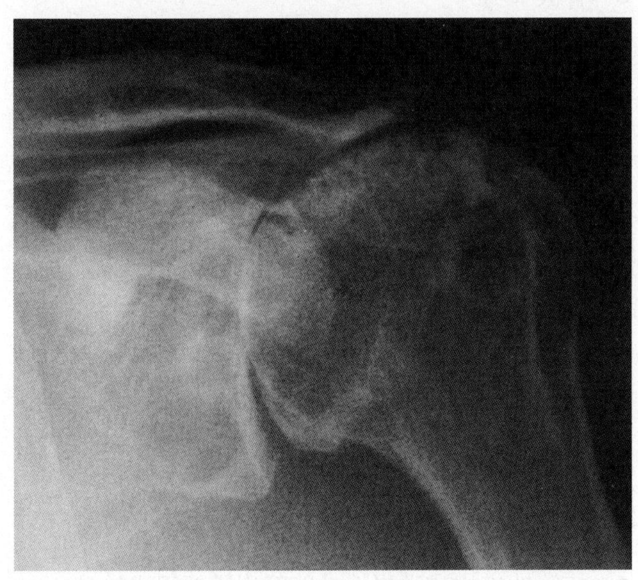

图 86-2　前后位X线片显示继发于肌腱袖破坏后(肌腱袖关节病)肩关节严重的骨关节炎。注意肱骨头向上方移位，肩峰下间隙完全消失，肩峰骨象牙质形成

(增利川　杨汉丰 译　孙海燕　倪家骧 审)

第 87 章
盂肱关节骨坏死

定义

- 血供中断导致骨细胞成分死亡，伴有因此而引起的疼痛、骨破坏及功能障碍

症状和体征

- 肩关节逐渐出现的疼痛，活动度降低
- 可出现捻发音
- 可出现严重的功能障碍

流行病学

- 发生率：男性 > 女性
- 起病年龄与外伤或潜在疾病发生时间有关，镰刀细胞病是年轻患者最常见的刺激因素
- 最常见于肩关节外伤后，后者常引起血供受损
- 深海潜水员常出现减压性骨坏死
- 镰刀细胞病、戈谢病、法布里病、系统性红斑狼疮（SLE）和痛风患者更常见
- 与外源性类固醇治疗及酗酒有关

影像学检查

- X 线片
- MRI
  - X 线片正常或可疑病变
  - 术前计划

影像学表现

- X 线片
  - 肱骨头关节下硬化
  - 软骨下的透光区和破坏最终导致骨碎片形成和关节面破坏
  - 髓腔内梗死见硬化带
- MRI
  - STIR 序列显示肱骨头水肿区呈高信号
  - T1 加权、T2 加权软骨下硬化显示为低信号
  - 软骨下新月体征
  - 最终导致软骨下塌陷与碎裂
  - 髓内梗死在 T2 加权可出现“双边征”

其他检查

- 实验室检查除外 SLE
- 实验室检查除外痛风
- 关节抽吸除外结晶性关节病
- 关节抽吸除外感染

鉴别诊断

- 炎症性关节炎，尤其是 SLE
- 骨关节炎
- 骨髓肿瘤
- 原发性骨肿瘤
- 转移性肿瘤
- 骨软骨损伤

治疗

- 保守治疗包括局部加热、降温、单纯镇痛，非甾体类抗炎药，对许多病例能有效改善症状
- 物理治疗对于一些患者有益，包括轻微牵拉、关节活动度锻炼、深度热疗
- 保守治疗无效或疼痛导致日常活动受限时，关节内注射麻醉剂或甾体类药物可改善症状
- 持续性疼痛或进展性功能障碍需要手术治疗

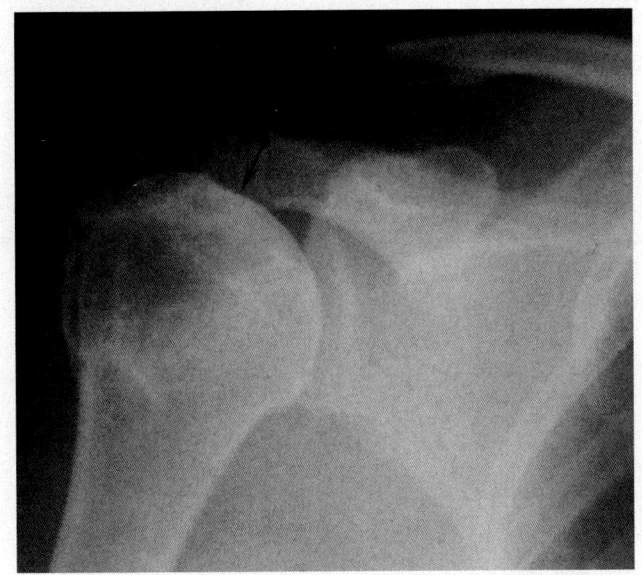

图 87-1　减压性骨坏死患者前后位 X 线片。肱骨头可见边缘不规则的软骨下硬化，以及早期软骨下塌陷和关节面变平（黑色箭头）

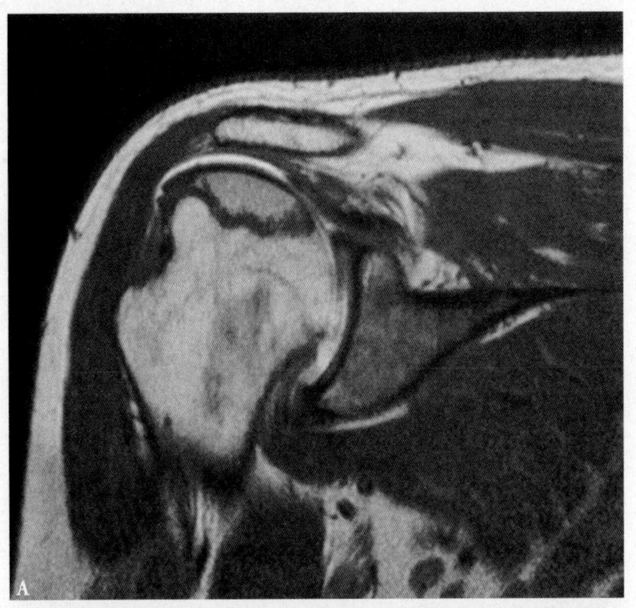

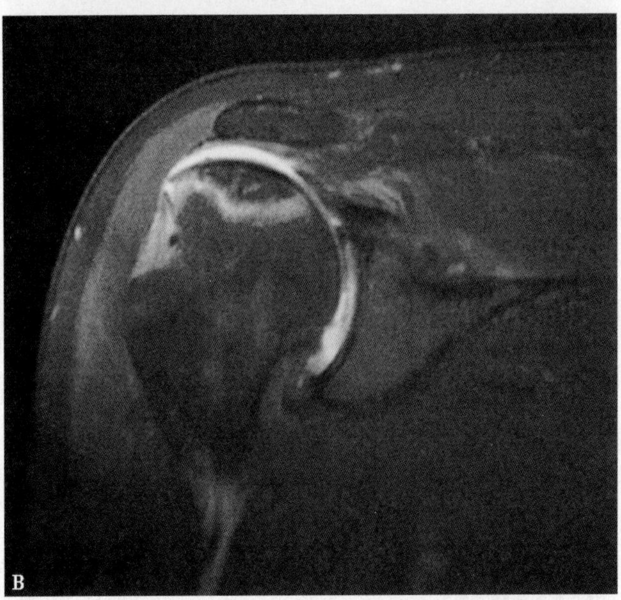

图 87-2　冠状位 T1 加权（A）和 T2 加权脂肪抑制序列（FST2W）（B）显示有肩关节脱位病史的患者，肱骨近端外侧部分可见一较大骨缺损。此外，肱骨头上方出现继发性缺血坏死（AVN），软骨下新月体显示出缺血坏死边界，在 T1 加权表现为低信号，FST2W 表现为高信号

（增利川　杨汉丰 译　孙海燕　倪家骧 审）

第88章 盂肱关节类风湿性关节炎

定义

- 对称性炎症性关节炎，表现为滑膜炎、关节间隙变窄、积液、侵蚀及血清类风湿因子升高，伴有多种临床症状与体征

症状和体征

- 肩关节活动区疼痛
- 滑膜炎
- 常出现积液
- 患处常出现温度升高
- 可出现捻发音
- 晨僵
- 葛氏现象
- 活动度逐渐降低
- 疲劳、乏力及低热
- 对称性多关节炎不可逆的累及三个或以上关节

流行病学

- 发生率：女性＞男性
- 成人型最常见，尽管儿童多关节炎需要考虑幼年型
- 发病高峰位于40～60岁之间

影像学检查

- X线片是关节病的首选检查方法
- MRI
  - 评价滑膜炎
  - 评价软骨缺失
- 超声
  - 证实滑膜炎、积液及早期侵蚀
  - 引导关节抽吸与注射

影像学表现

- 关节间隙变窄、侵蚀、骨质减少
- 继发性骨关节炎时出现反应性骨形成，表现为骨赘和硬化
- 通常肩锁关节出现侵蚀病变
- 肩峰下间隙变窄并肌腱袖破坏

其他检查

- 实验室检查，包括完全血细胞计数、血液化学分析及红细胞沉降率测量，以除外疾病关节外改变
- 怀疑该诊断时进行抗核抗体检测、SLE制剂检验
- 关节抽吸除外结晶性关节病
- 关节抽吸除外感染

鉴别诊断

- 其他炎症性关节炎，尤其是系统性红斑狼疮性关节炎
- 夏科特肩关节
- 骨关节炎
- 牛皮癣关节炎
- 肩关节结晶性关节病
- 缺血性骨坏死

治疗

- 改变病情药物，包括金制剂、青霉胺、硫唑嘌呤、环孢素A，虽然有一定副作用，但能够显著的减慢疾病的发展
- 细胞毒性药物，包括甲氨蝶呤
- 生物制剂，包括白介素与肿瘤坏死因子-α（TNF-α）
- 水杨酸类药物、非甾体抗炎药和皮质类固醇
- 物理疗法与职业疗法

- 关节内注射麻醉药和皮质类固醇以缓解症状，辅助物理疗法
- 持续性疼痛或进行性功能障碍可进行手术治疗

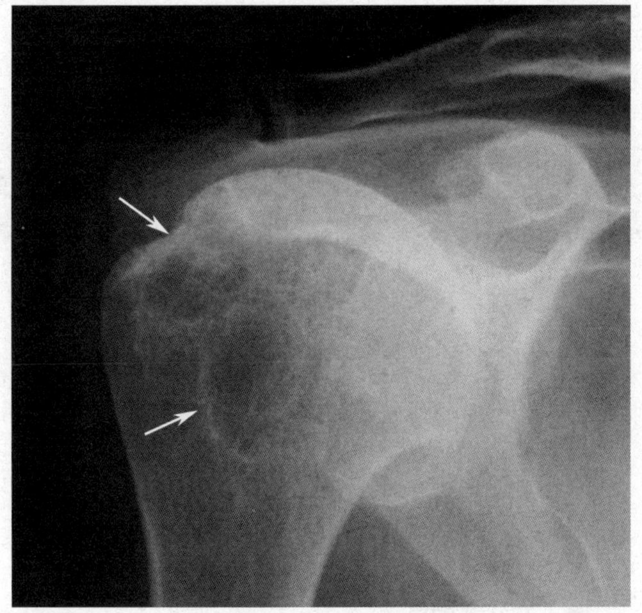

图 88-1 肩关节类风湿性关节炎患者前后位 X 线片，肱骨头区可见大片状骨侵蚀（白色箭头），由于肩袖破坏导致肩峰下间隙变窄

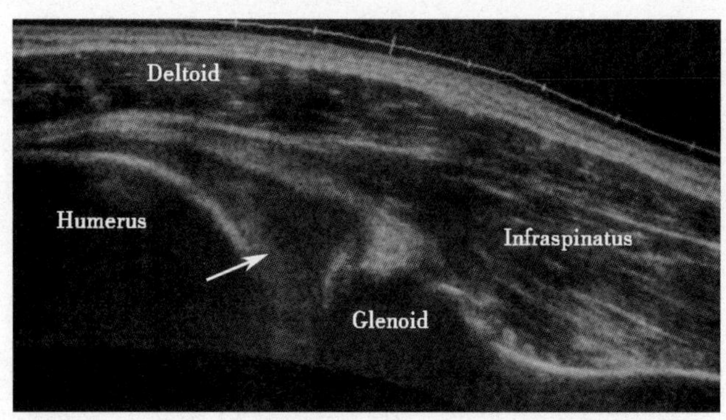

图 88-3 类风湿性关节炎患者肩关节后份超声横断面图像，由于纤维蛋白性渗出而见积液及碎片影

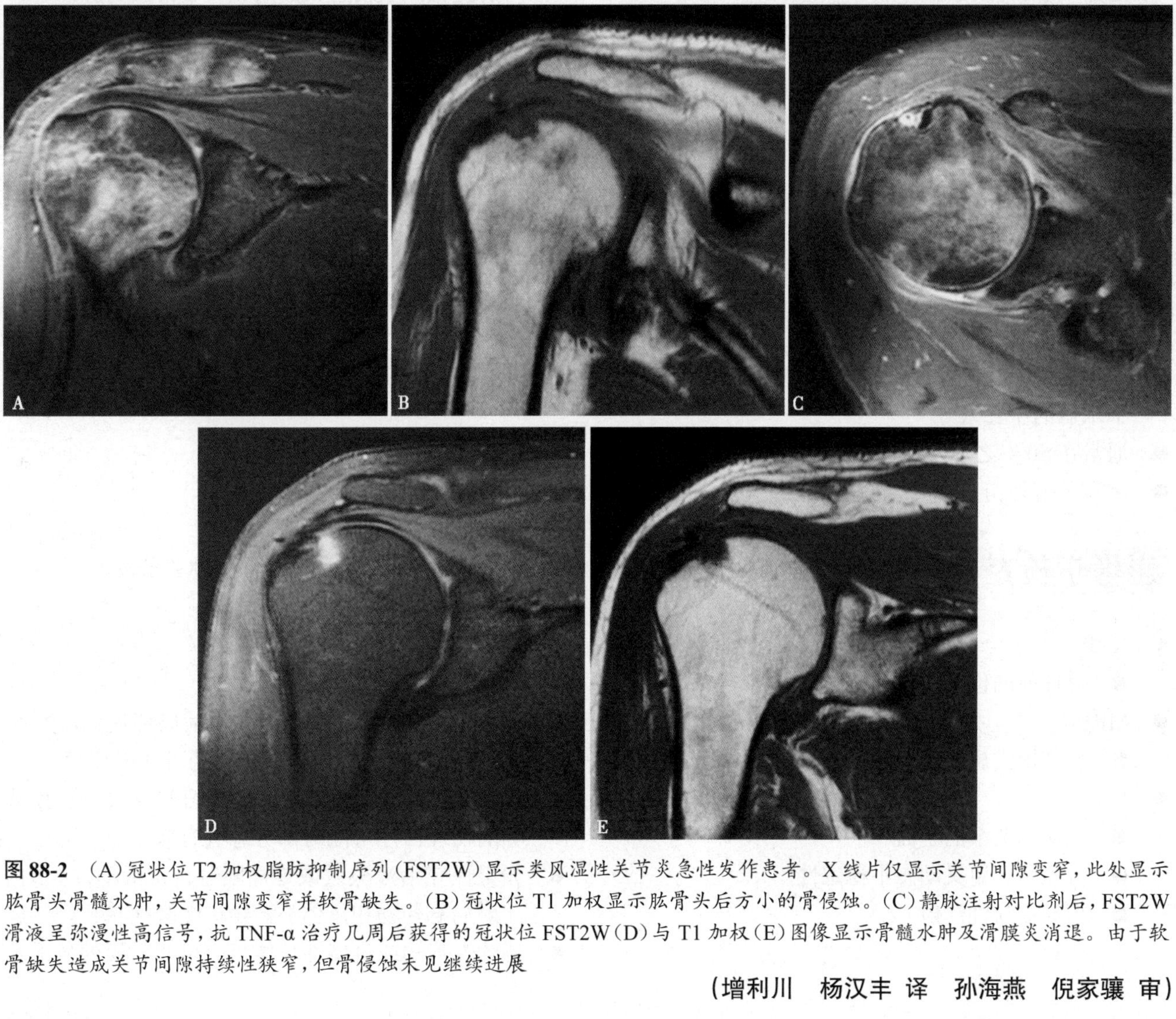

图 88-2 （A）冠状位 T2 加权脂肪抑制序列（FST2W）显示类风湿性关节炎急性发作患者。X 线片仅显示关节间隙变窄，此处显示肱骨头骨髓水肿，关节间隙变窄并软骨缺失。（B）冠状位 T1 加权显示肱骨头后方小的骨侵蚀。（C）静脉注射对比剂后，FST2W 滑液呈弥漫性高信号，抗 TNF-α 治疗几周后获得的冠状位 FST2W（D）与 T1 加权（E）图像显示骨髓水肿及滑膜炎消退。由于软骨缺失造成关节间隙持续性狭窄，但骨侵蚀未见继续进展

（增利川　杨汉丰 译　孙海燕　倪家骧 审）

第 89 章

肩锁关节骨关节炎

定义

- 退行性关节炎以软骨面的破坏，软骨面下囊肿，滑膜炎和骨赘形成为特点

症状和体征

- 缓慢起病的前上方疼痛伴肩锁关节异常的活动范围
- 可能存在积液
- 可能存在捻发音
- 可能存在点击或叩击感
- 肩锁关节交叉内收试验(阳性)
- 活动范围缓慢变小

流行病学

- 发病率：男性 > 女性
- 最常见于老年人，可见于肩关节外伤和(或)外科手术后的年轻人
- 通常在 50 岁之后发现
- 常有关节外伤史

影像学检查

- X 线
  - 脊柱前凸位及斜位
- MRI
  - 受到撞击患者的肩腱袖的评估
- US
  - 仅显示关节的上面
  - 可能用于定义动态不稳定性
  - 指导治疗性注射

影像学表现

- 骨赘，硬化及软骨下囊肿
- MRI 还可显示
  - 骨髓水肿
  - 关节囊增厚
  - 关节囊周围水肿
  - 撞击肩腱袖引起的肩峰下滑囊炎和骨赘
- 与肩腱袖撕裂伤有关的肩锁关节滑膜囊肿：
  - “喷泉”现象

其他检查

- 关节内注射造影剂或局部麻醉剂
- 实验室检查排除炎症性关节炎
- 关节穿刺抽液排除结晶性关节病
- 关节穿刺抽液排除感染

鉴别诊断

- 肩锁关节分离
- 肩峰骨关节炎
- 创伤后性关节炎
- 炎症性关节炎，特别是类风湿性关节炎

治疗

- 在大多数病例中，保守治疗包括局部热疗，冷疗，单纯性镇痛，及非甾体类抗炎药可改善症状
- 包括轻度牵拉、关节活动度练习和深层热疗模式等的物理治疗可能对部分患者有效
- 如果保守治疗失败或疼痛限制日常活动，关节内注射局麻药物和甾体类药物可缓解症状
- 持续性疼痛或进展性功能障碍可能需要外科手术

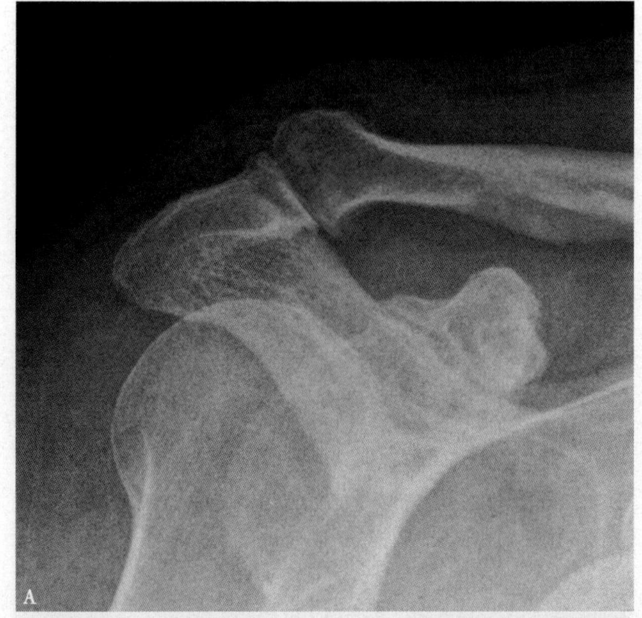

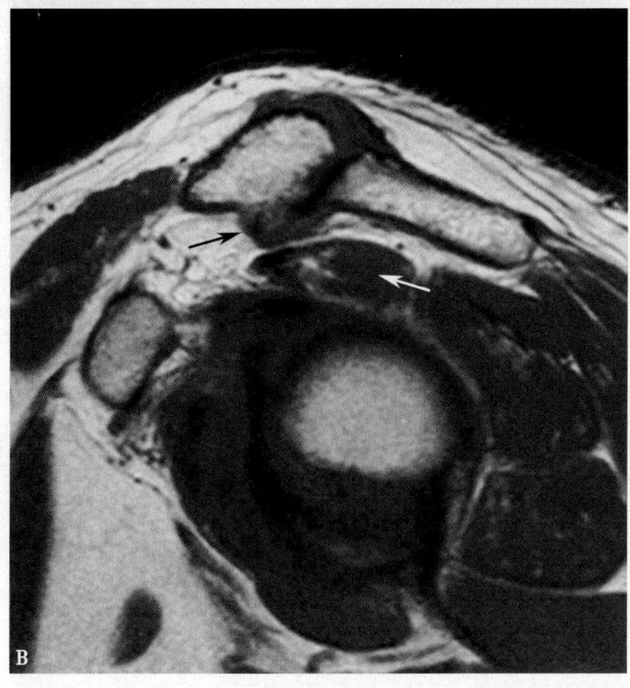

图 89-1 (A)斜位X线成像显示骨关节炎(OA)骨赘和硬化改变的典型特征。(B)矢状斜位T1W加权MR成像显示下方骨赘形成(黑色箭头),尚未接触冈上肌腱(白色箭头)

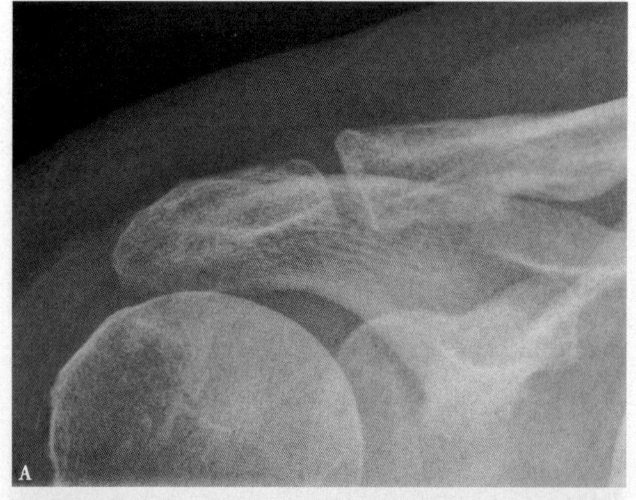

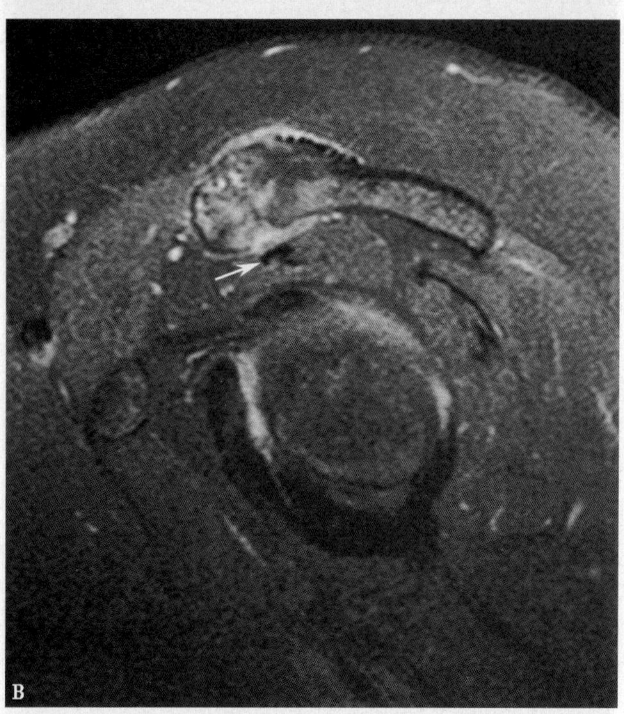

图 89-2 (A)肩锁关节疼痛患者的AP X线成像。X线成像上没有肩锁关节骨关节炎的特征。(B)斜位矢状FST2W显示在靠近冈上肌和冈上肌腱处(白色箭头)的关节囊增厚伴高信号强度(SI)的骨髓水肿和关节囊周围水肿

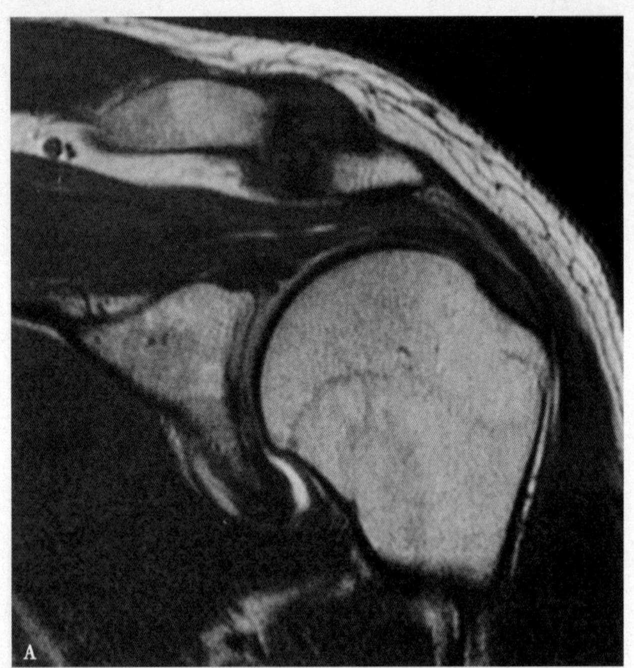

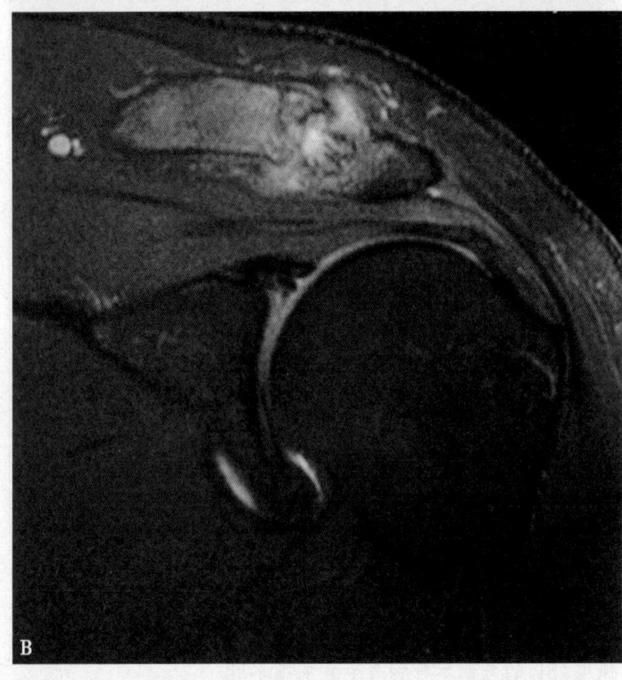

图 89-3　一肩锁关节有骨髓水肿和关节软骨下囊肿形成的肩锁关节骨关节炎患者的冠状斜位 T1 加权（A）和 FST2W（B）MR 成像。另外，还有肩锁关节半脱位，提示关节不稳定，可能由肩峰下撞击综合征导致

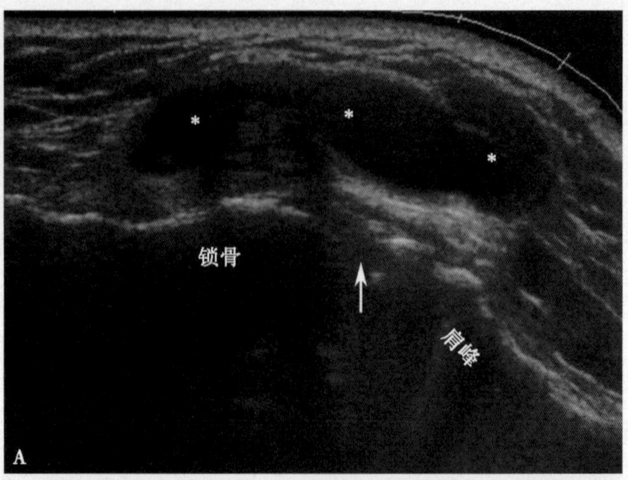

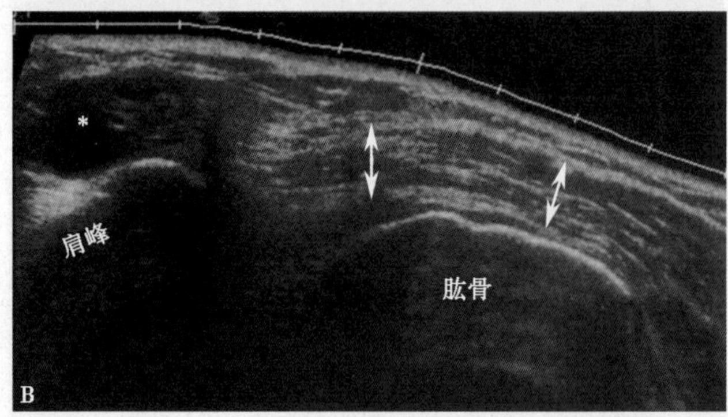

图 89-4　（A）其上有一的分隔状无回声囊性结构的肩锁关节（白色箭头）的冠状 US 成像。（B）肩腱袖的冠状成像显示三角肌（双头箭头）直接位于肱骨头之上，由于肩腱袖巨大的撕裂伤而没有冈上肌的存在。该囊肿因肩关节积液而出现，肩关节积液与肩锁关节联合肩腱袖撕裂伤相交通，一被称为“喷泉”现象的表现。在该图像上（星号）也可见部分囊肿

（冯　林　杨汉丰 译　孙海燕　倪家骧 审）

第90章
肩峰小骨

定义

- 远端一个或多个骨化中心不能正常融合，导致分离的远端小骨。可能是由外力撞击造成的

症状和体征

- 缓慢起病的肩关节的前上部疼痛
- 肩关节外展时疼痛加剧
- 肩关节前屈时疼痛加剧
- 可能存在点击或叩击感

流行病学

- 发病率：男性 > 女性
- 高发于 30 岁左右
- 常与撞击综合征有关
- 常与肩腱袖肌腱病变有关

影像学检查

- X 线：轴下位显示最佳
- MRI

影像学表现

- 不融合的骨化中心
- 假关节内的反应性硬化是不正常的，尽管可能与撞击导致的肩峰肌腱端病有关
- 在短 T1 反转恢复（STIR）MR 成像上可见邻近骨端反应性水肿

其他检查

- 关节内注射造影剂或局部麻醉剂
- 如果诊断有疑问：
    - 实验室检查排除炎症性关节炎
    - 关节穿刺抽液排除结晶性关节病和充血

鉴别诊断

- 肩锁关节分离
- 远端锁骨骨折
- 创伤后性关节炎
- 炎症性关节炎，特别是类风湿性关节炎
- 肩峰下大血管

治疗

- 在大多数病例中，保守治疗包括局部热疗，冷疗，单纯性镇痛，及非甾体类抗炎药可改善症状
- 包括轻度牵拉、关节活动度练习和深层热疗模式等在内的物理治疗可能对部分患者有效
- 如果保守治疗失败或疼痛限制日常活动，关节内注射局麻药物和甾体类药物可缓解症状
- 持续性疼痛或进展性功能障碍可能需要外科手术

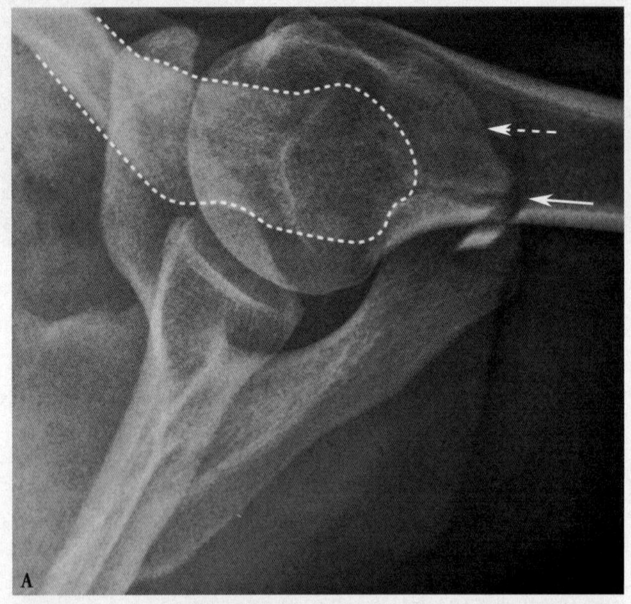

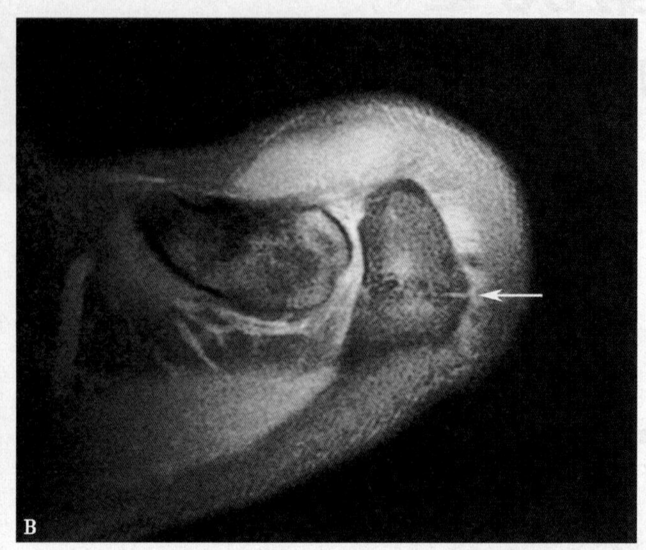

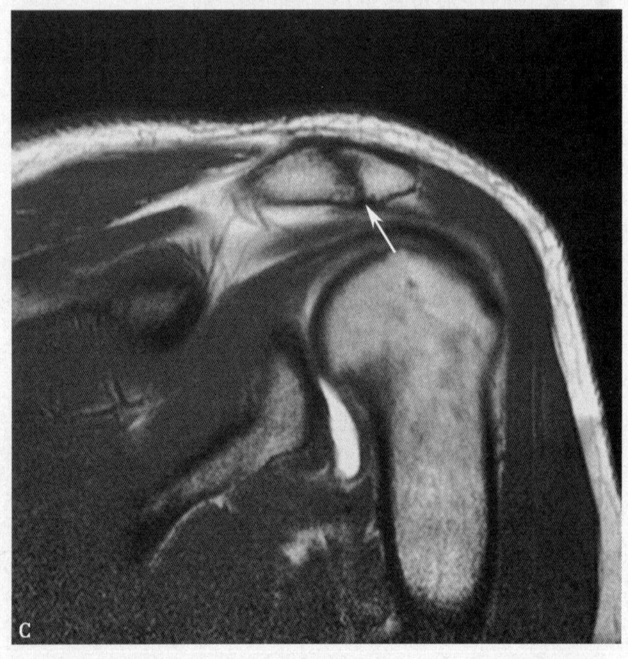

图 90-1 (A)一肩峰骨关节炎(虚箭头)患者的亚轴位 X 线成像。清晰可见假关节(白色箭头),并勾画出锁骨外侧(虚线)。轴位梯度回波(B)和冠状斜位 T1 加权(C)MR 成像清晰的显示肩峰骨关节炎(白色箭头)。必须注意在冠状 MR 成像上不要将肩峰骨关节炎与肩锁关节骨关节炎混淆

(冯 林 杨汉丰 译 孙海燕 倪家骧 审)

第 91 章

肩袖肌腱病

定义

- 组成肩袖的肌腱的胶原成分退化

症状和体征

- 缓慢起病的肩关节前外侧疼痛伴活动范围减小
- 无力
- 可存在捻发音
- 向上举手过头时疼痛加剧
- 夜间疼痛加剧
- 患者不能取患侧卧位
- 活动范围逐渐减小

流行病学

- 女性略多于男性
- 年轻运动员常受累
- 40～50 岁中年人最常受累
- 冈上肌腱最常受累
- 常发病于创伤之后，包括肢体重复性劳损

影像学检查

- MRI 或 US
- X 线
  - 排除钙化性肌腱炎
  - 排除老年性盂肱关节病
- 成像主要需要
  - 排除肩袖撕裂伤
  - 鉴别外力撞击造成的盂肱关节损伤

影像学表现

- 肌腱增厚
- MR 检查 T2 加权像（T2WI）或脂肪抑制 T2 加权像示肌腱内高信号（SI）
  - 短 TE MR 成像示魔角效应（肌腱内伪影增强信号）
- US 上低回波改变或纤维样缺失
- 外力撞击特征：
  - 肩峰下滑囊炎
  - 肩峰和肌腱结节的肌腱端病
  - 肩锁关节骨关节炎
  - 肩峰形态学异常

其他检查

- 实验室检查排除炎性关节炎
- 关节穿刺抽液排除结晶性关节病
- 如诊断不确定，关节穿刺抽液排除感染

鉴别诊断

- 钙化性肌腱炎
- 局部增厚的肩袖撕裂伤
- 完全性肩袖撕裂伤
- 累及组成肩袖肌腱的囊肿
- 后上方关节盂撞击综合征

治疗

- 在大多数病例中，保守治疗包括局部热疗，冷疗，单纯性镇痛，及非甾体类抗炎药可改善症状
- 包括轻度牵拉、关节活动度练习和深层热疗模式等在内的物理治疗可能对部分患者有效
- 如果保守治疗失败或疼痛限制日常活动，注射局麻药物和甾体类药物可缓解症状
- 持续性疼痛或进展性功能障碍可能需要外科手术

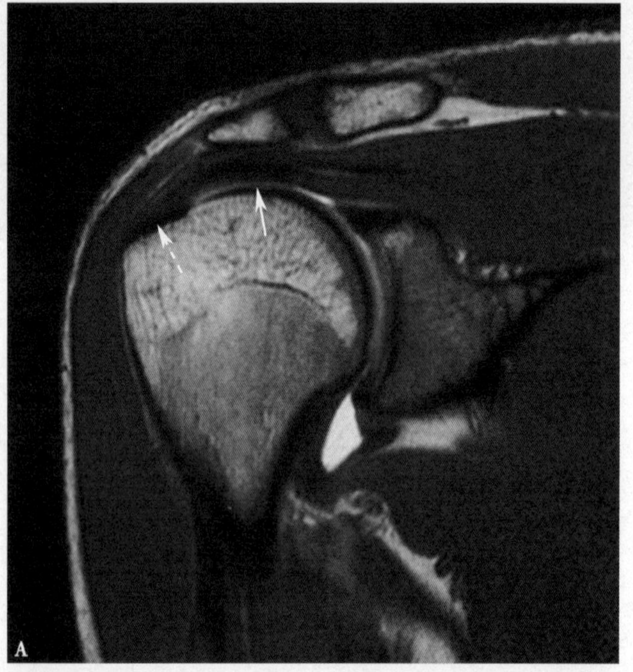

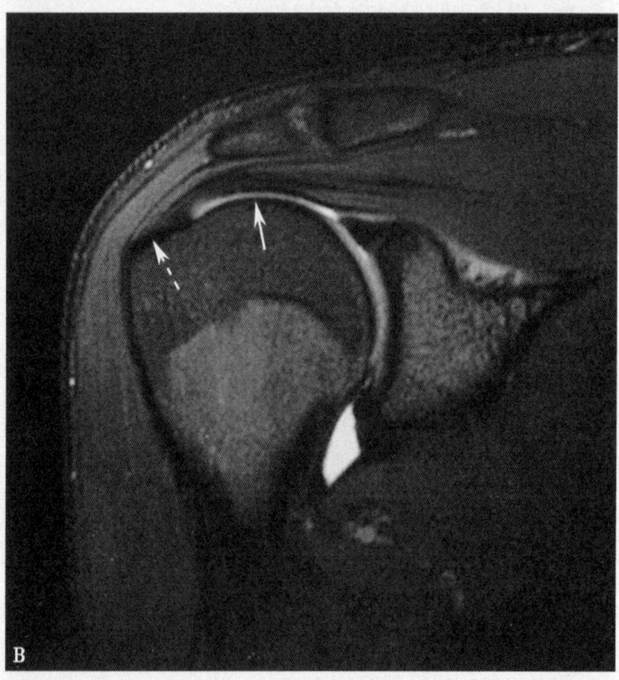

图 91-1　冠状斜位 T1 加权(A)和脂肪抑制 T2 加权 MR(FST2W)成像和正常的冈上肌腱(白色箭头)MR 成像(B),附着在较大的肌腱结节上(白色虚箭头)。该肌腱在两种脉冲序列上都是低 SI

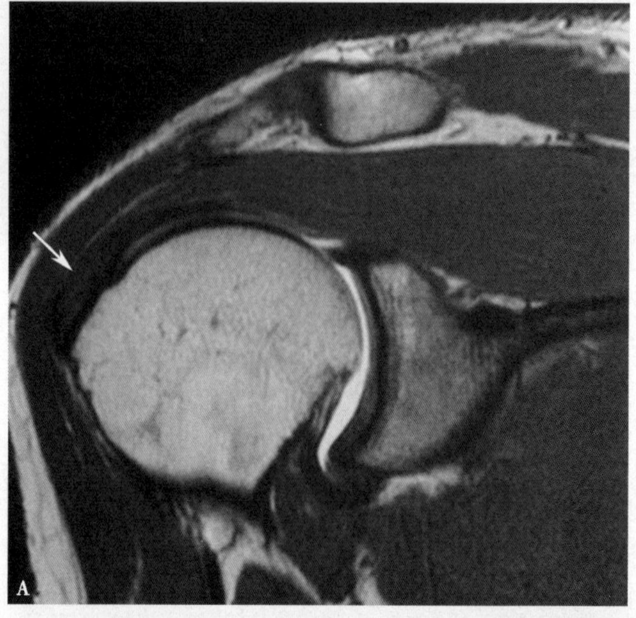

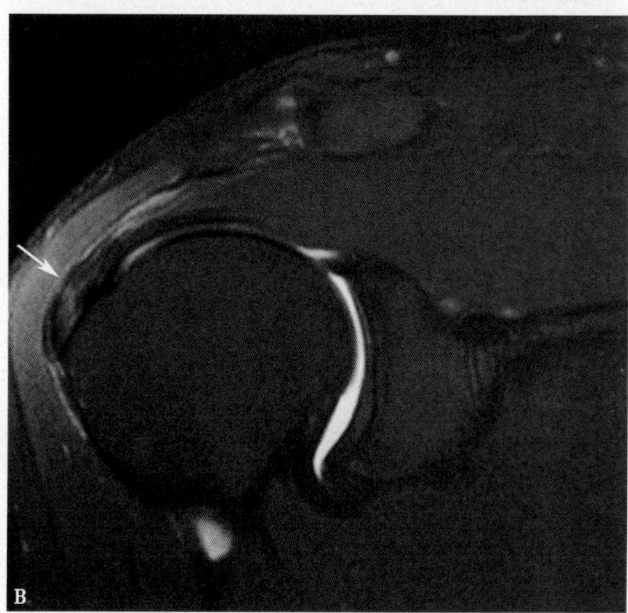

图 91-2　一冈上肌肌腱病变患者的冠状斜位 T1 加权(A)和 FST2W(B)MR 成像。肌腱的末端增厚,在两种脉冲序列上都是增强 SI(白色箭头)。没有肌腱撕裂伤的依据

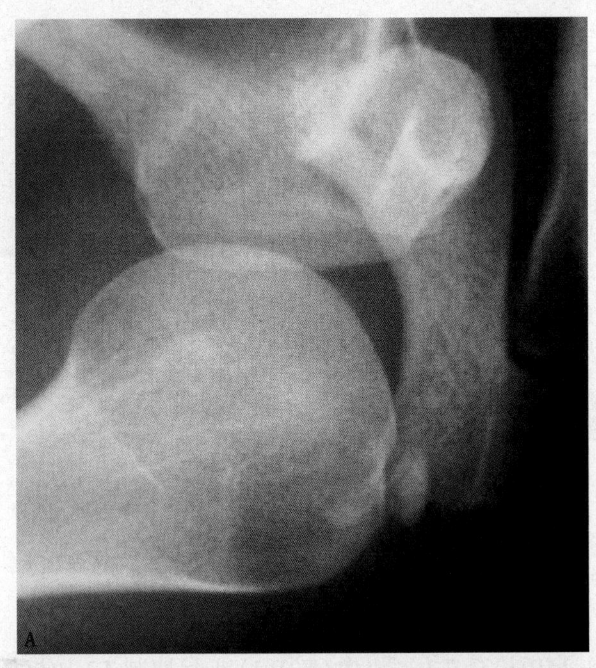

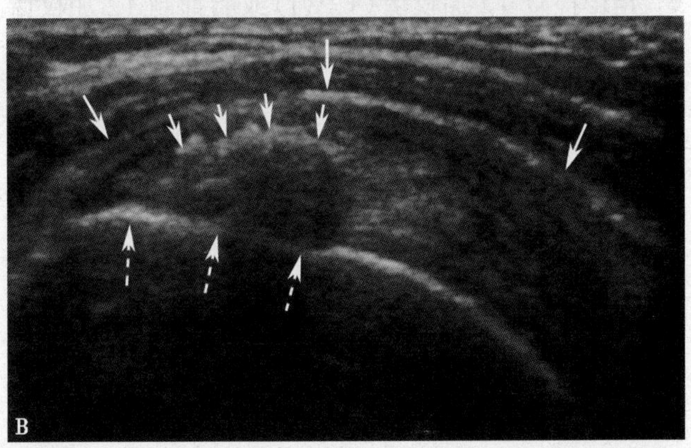

图91-3　(A)钙化性肌腱炎累及冈上肌腱的患者的AP位X线成像。(B)相应的纵向US成像显示肌腱内(白色小箭头)的钙化区伴后方声影。清晰可见三角肌下脂肪层位于该肌腱(白色大箭头)之上，该肌腱附着于稍大的肌腱结节(白色虚箭头)

(冯　林　杨汉丰 译　孙海燕　倪家骧 审)

第 92 章 肩袖肌腱不全撕裂

定义

- 肩袖肌腱的胶原成分退化，造成部分撕裂

症状和体征

- 缓慢起病的肩关节前外侧疼痛，肌肉收缩时加剧
- 创伤后突发性前外侧肩痛
- 无力
- 可存在捻发音
- 向上举手过头时疼痛加剧
- 夜间疼痛加剧
- 患者不能取患侧卧位
- 活动范围逐渐减小
- 临床上难以与 SLAP（上唇上面由前至后撕裂）鉴别

流行病学

- 发病率：男性 = 女性
- 投掷运动员和重体力劳动者高发
- 40～50 岁年中年人最常受累，但发病年龄通常小于完全性肩袖撕裂伤患者
- 冈上肌腱最常受累
- 常发病于创伤之后，包括肢体重复性劳损

影像学检查

- 年轻患者不需要常规 X 线检查
- MR 关节造影是检查的金标准
  - 也有助于排除 SLAP 相关病变
- 常规 MRI 和 US 不能准确的诊断部分撕裂，已报道的敏感性和特异性有较大差异

影像学表现

- 根据受累肌腱的增厚而分级
  - 1 级：<25%
  - 2 级：25%～50%
  - 3 级：>50%
- MR 检查 T2 加权像（T2WI）或脂抑制 T2 加权像示肌腱结节根部边缘可见高信号（SI）裂缝
- 肌腱的局部有衰减或不均
- US 上有低回声的裂缝
- MR 关节造影中由造影剂勾画出肌腱的局部缺损
- ABRE（外展和外旋）成像可能使局部撕裂伤更好的显示
- 滑膜囊表面损伤较少见
- 局部撕裂伤难以与肌腱病变鉴别
- 在肌腱病变区域内可能发生造影剂的吸收，因此其关节造影的表现类似于局部撕裂伤

其他检查

- 实验室检查排除炎症性关节炎
- 如果诊断有疑问，关节穿刺抽液排除结晶性关节病
- 如果诊断有疑问，关节穿刺抽液排除感染

鉴别诊断

- 钙化性肌腱炎
- 肩袖肌腱炎病变
- 完全性肩袖撕裂伤
- 囊肿累及组成肩袖的肌腱
- 肩关节粘连性关节囊炎

治疗

- 在大多数病例中，保守治疗包括局部热疗，冷疗，单纯性镇痛，及非甾体类抗炎药可改善症状
- 包括轻度牵拉、关节活动度练习和深层热疗模式等在内的物理治疗可能对部分患者有效
- 如果保守治疗失败或疼痛限制日常活动，可注射局麻药物和甾体类药物缓解症状
- 持续性疼痛或进行性性功能障碍可能需要外科手术

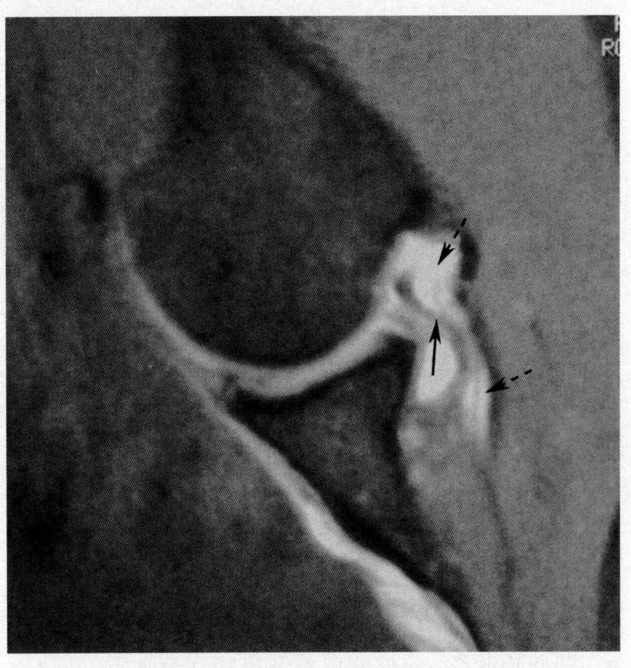

图 92-2 在外展外旋位获得的 FST1W MR 关节造影成像。部分冈上肌腱撕裂伤伴肌腱分层。肌腱的磨损的关节部分（黑色箭头）从其肌腱结节起源处分离，高信号强度的造影剂沿着肌腱的分层（黑色虚箭头）扩散

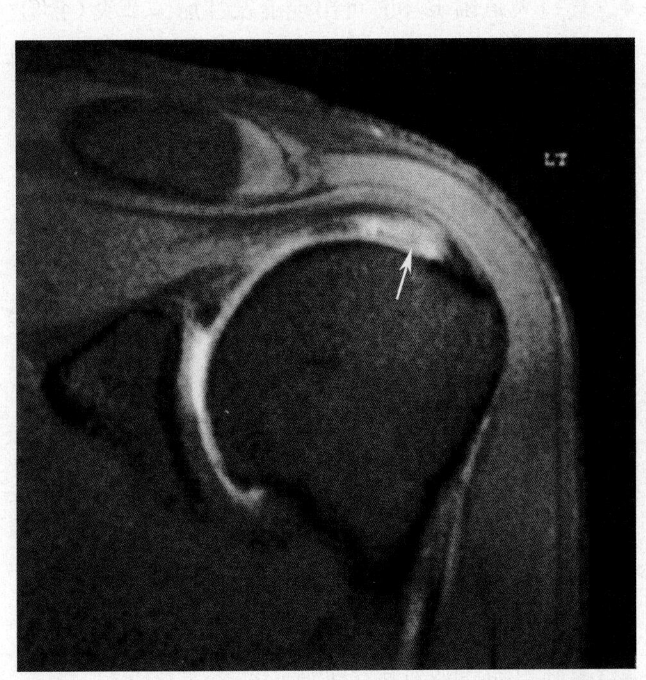

图 92-1 冠状斜位 MR 关节造影成像显示一冈上肌腱的局部关节面撕裂伤由高信号强度的对比剂填充（白色箭头）。该撕裂伤中＞50% 的患者伴肌腱增厚，但并与不肌腱的滑膜囊表面相交通

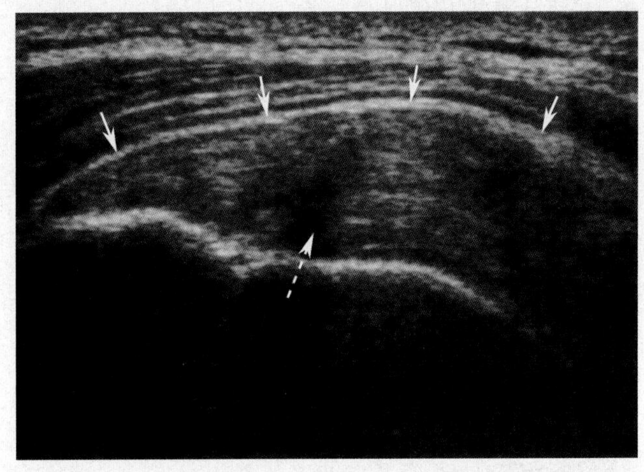

图 92-3 一局部的冈上肌关节面撕裂伤的纵向 US 成像上肌腱内（虚箭头）肌腱结节边缘有一边界清晰，局部低回声区。该撕裂伤未延伸通过肌腱的滑膜囊表面（白色箭头）

（冯 林 杨汉丰 译 孙海燕 倪家骧 审）

第 93 章
肩袖肌腱完全撕裂

定义

- 是指肩袖的一个或多个肌腱全部撕裂

症状和体征

- 随肌肉收缩，前外侧肩关节疼痛逐渐加重
- 外伤后前外侧肩关节突发性疼痛
- 跌落实验阳性结果变弱
- 可出现捻发音
- 向上举时疼痛加重
- 夜间时疼痛加重
- 患者无法取患侧卧位
- 在运动范围症状逐渐减轻

流行病学

- 发病率：男性 > 女性
- 好发于投掷运动员
- 好发年龄为 40～50 岁
- 冈上肌肌腱常受累
- 外伤后多见，包括反复压力性损伤

影像学检查

- X 线可排除老年患者的肩关节病
- 经调查研究，虽然 MR 关节造影术为其金标准，但是对于大多数病例，常规的 MRI 和 US 也十分准确（对全层撕脱伤的诊断准确率接近 100%）

影像学表现

- 直接征象：
  - 肌腱的局部病变
  - 大范围撕脱伤时，肌腱收缩
- 继发性征象：
  - 肩峰下黏液囊以及肩关节有液体流出
  - 肌腱缺损处可见三角肌
  - 肩峰下间隙变窄
  - 肱骨头向上移，并且伴有肩峰硬化
- 慢性套口撕脱伤，其肱骨头向上移，肩峰下间隙变窄
- 套口大范围破坏时可出现继发性肩关节炎（套口骨关节病）
- MRI 和 US 可评估肌肉的萎缩程度

其他检查

- 实验室检查以除外炎症引起的关节炎
- 如果诊断困难，可用关节吸引术以除外克里斯特尔关节病
- 如果诊断困难，可用关节吸引术以除外感染

鉴别诊断

- 钙化性肌腱炎
- 肩袖肌腱病变
- 肩袖的部分撕脱伤
- 囊肿浸润肩袖的某一肌腱
- 风湿性关节炎
- 肩关节粘连性关节囊炎

治疗

- 保守治疗包括局部热敷、冷敷、单纯镇痛以及非类固醇消炎药，这可能会改善多数患者的症状
- 理疗，包括轻度牵拉、关节活动的训练以及深热方式，这些可能选择性对某些患者有效
- 如果保守治疗无效或疼痛限制了日常生活行动，可注射局麻药和类固醇消炎药使症状缓解
- 如果有持续性疼痛或功能逐渐减低，可进行手术

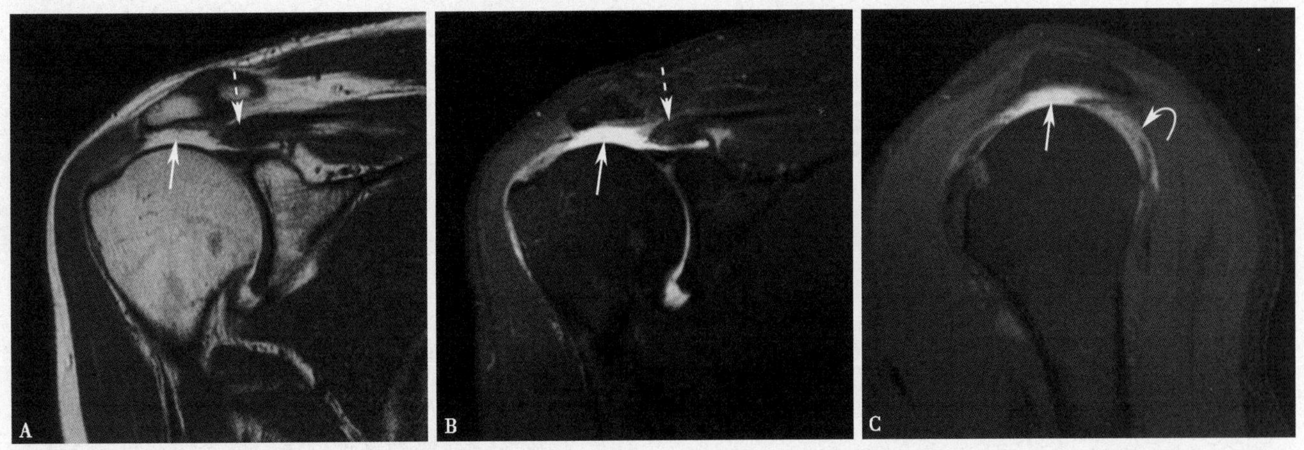

图 93-1　该患者冈上肌肌腱全层撕脱，此图为冠状斜位 T1 加权（T1W）（A）和 T2 加权脂肪抑制（FST2W）（B）MR 关节摄影。可见到高信号对比剂，表明该处肌腱缺损（白色箭头），内侧可见撕脱的肌腱末端（白色虚箭头）。（C）矢状斜位 FST2WMRI 也可显示撕脱的肌腱（白色箭头），因为伴随有肌腱的病变，所以后侧的冈下肌肌腱（弯箭头）增厚呈高信号

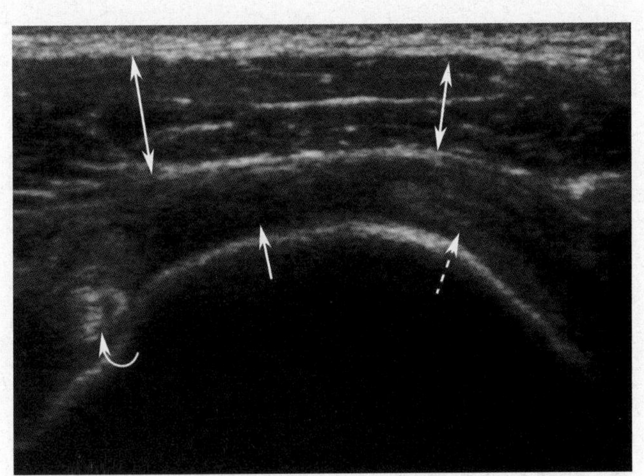

图 93-2　冈上肌肌腱撕脱伤的横断面 US 成像。该图像可与图 103-1C 相比。肌腱缺损处充满了低回声的液体（白色箭头）；它位于前方肱二头肌肌腱和后方冈上肌之间（白色虚箭头），深达三角肌（白色双箭头）

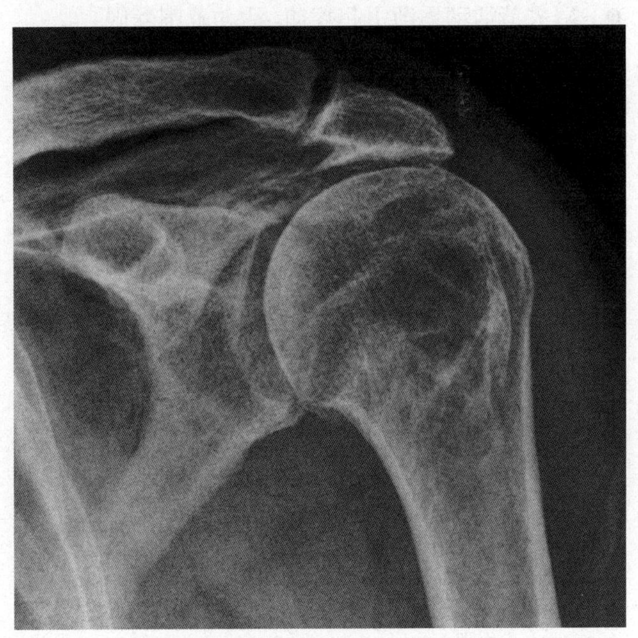

图 93-3　肩关节前后位 X 线成像，该患者患有慢性肩袖撕脱伤。由于近端肱骨头移位，肩峰下间隙显著变窄

（任逢春　杨汉丰 译　孙海燕　倪家骧 审）

第 94 章
粘连性肩关节囊炎

定义

- 肩关节活动范围逐渐受限，伴有疼痛和关节挛缩

症状和体征

- 肩关节活动逐渐引起疼痛，活动范围受限
- 抬高或旋转肩关节时疼痛加重
- 可出现捻发音
- 夜间疼痛明显
- 患者无法取患侧卧位
- 活动范围逐渐降低

流行病学

- 发生率：女性 > 男性
- 常伴有肌腱袖病变
- 最常发生于 40～70 岁老年患者
- 发生率增高见于：
  - 糖尿病患者，尤其是胰岛素依赖型
  - HLA-B27 阳性患者
- 肩关节外伤后，包括肱骨骨折

影像学检查

- 仅进行临床诊断，无需影像学检查
- MRI 或超声
  - 排除其他肩关节病变
- 关节造影术
  - 膨胀性关节造影能用于关节囊炎的治疗

影像学表现

- MRI
  - 关节积液
  - 肱盂下方韧带（IGHL）和腋窝凹陷增厚及高信号影（慢性粘连性关节囊炎时呈低信号）
  - 回旋肌间隙正常脂肪板消失
- 关节造影
  - 注射部位关节囊变窄伴疼痛
- 超声
  - 回旋肌间隙见多普勒信号（尽管可见于如何滑膜炎患者）

其他检查

- 实验室检查以除外炎症性关节炎
- 实验室检查以除外糖尿病
- 可疑诊断时，关节抽吸以除外结晶性关节病
- 关节抽吸以除外可疑的感染

鉴别诊断

- 肩关节骨关节炎
- 肌腱袖肌腱病变
- 肌腱袖完全性撕裂
- 肩撞击综合征

治疗

- 保守治疗包括局部加热、降温、单纯镇痛，非甾体类抗炎药及阿片类药物，对许多病例能缓解症状
- 物理治疗对于一些患者有益，包括轻微牵拉、关节活动度锻炼、深度热疗
- 保守治疗无效或疼痛导致日常活动受限时，局部注射麻醉剂或甾体类药物可改善症状
- 更严重病例需要麻醉后行手法治疗
- 持续性疼痛或进展性功能障碍需要手术治疗

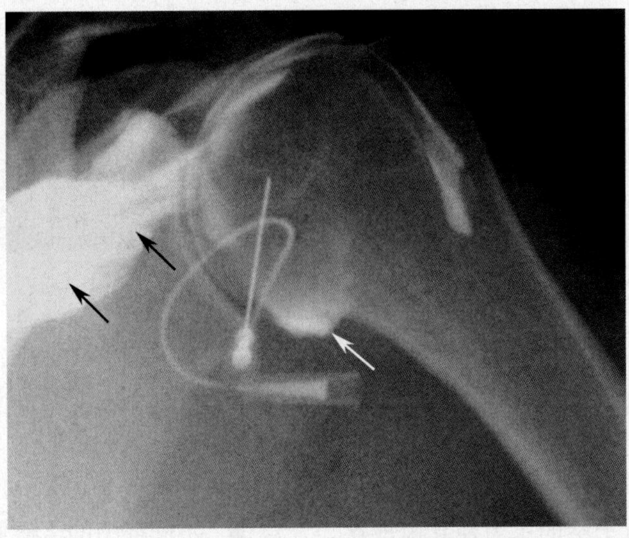

图 94-1　粘连性关节囊炎患者膨胀性关节造影透视图像。腋窝凹陷由于关节囊收缩而过度膨胀，并出现早期造影剂外渗（黑色箭头）

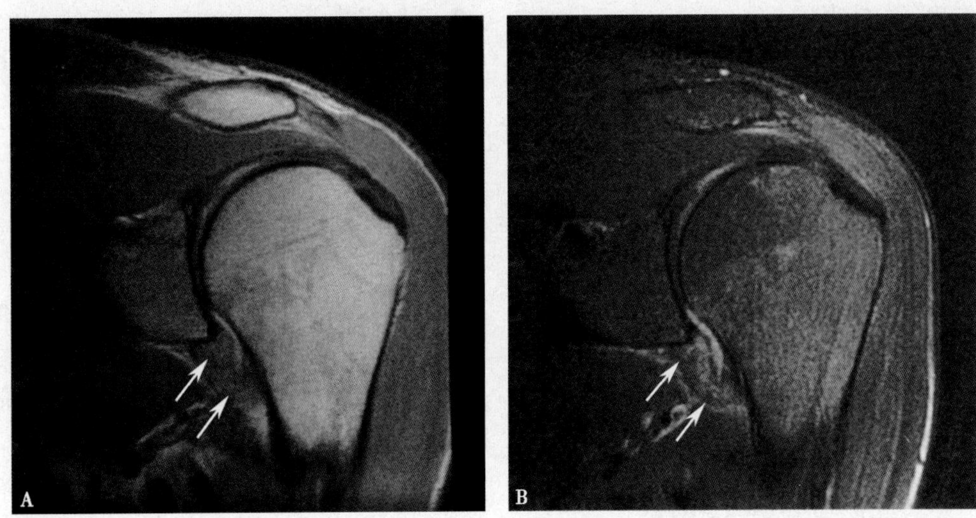

图 94-2　质子加权冠状位（A）及 T2 加权脂肪抑制（FST2W）（B）显示另一粘连性关节囊炎患者。肱盂下方韧带及腋窝凹陷囊可见增厚及高信号影（白色箭头）。仅出现少量关节积液

（任逢春　杨汉丰 译　孙海燕　倪家骧 审）

第 95 章

肩关节盂唇撕裂

定义

- 外伤引起的肩关节软骨上唇的撕裂，包括脱臼造成的创伤性不稳定，反复上举的压力使其内部摩擦以及直接的创伤

症状和体征

- 外伤后肩关节突发性疼痛
- 可能出现半脱位
- 屈曲、内收和内转引起疼痛加剧
- 夜间时疼痛加剧
- 肩关节受累时患者不能入睡
- 关节活动度逐渐减低

流行病学

- 发病率：男性 > 女性
- 好发于投掷和游泳运动员
- 好发于青年人
- 常有癫痫发作的患者，此病发病率较高
- 外伤后多见，包括反复压力性损伤

影像学检查

- 经调查研究，MR 关节造影术常作为其诊断的金标准
- 如果禁忌使用 MRI，可选择 CT 关节造影术
- 对盂唇撕脱伤而言，常规 MRI 与关节造影术相比，其灵敏度和特异性都较低

影像学表现

- 包含两种常见类型：创伤性不稳定以及从前到后的上方盂唇撕脱伤（SLAP）：
  - 这两种情况可同时发生
- 创伤性不稳定：
  - 常出现前下方的不稳定
  - 不同类型的盂唇撕脱和分离（Bankart 病变）
  - 常见关节窝边缘骨质缺损（骨性 Bankart 病变）
  - 伴随有肱骨头骨质缺损（hill-sachs 病变）
  - 伴随有盂肱韧带的损伤（下方的盂肱韧带对维持稳定有重要作用）
- SLAP 病变：
  - 上唇的撕脱伤可能会导致二头肌肌腱受损
  - 1～4 级最常见（尽管共达 12 级）
  - 撕脱的范围比等级更重要

其他检查

- 如果诊断困难，实验室检查以除外炎症引起的关节炎
- 如果诊断困难，关节吸引术以除外克里斯特尔关节病
- 如果诊断困难，关节吸引术以除外感染

鉴别诊断

- 肱骨骨折
- 肩袖肌腱病变
- 肩袖部分撕脱伤
- 肩袖全层撕脱伤
- 囊肿浸润肩袖的某一肌腱
- 小圆肌撕脱伤

治疗

- 保守治疗包括局部热敷、冷敷、单纯镇痛以及非类固醇消炎药，这可能会改善多数患者的症状
- 理疗，包括轻度牵拉、关节活动的训练以及深热

方式，这些可能选择性对某些患者有效

- 如果保守治疗无效或疼痛限制了日常生活行动，可注射局麻药和类固醇消炎药使症状缓解
- 如果有持续性疼痛或功能逐渐减低，可进行手术

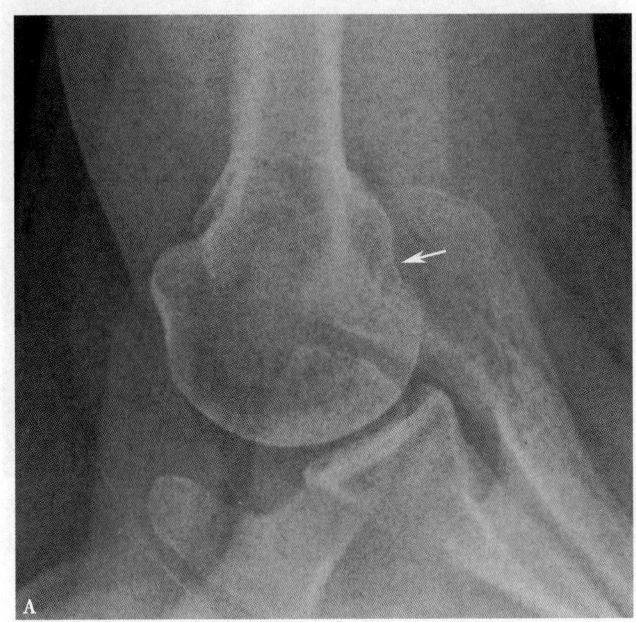

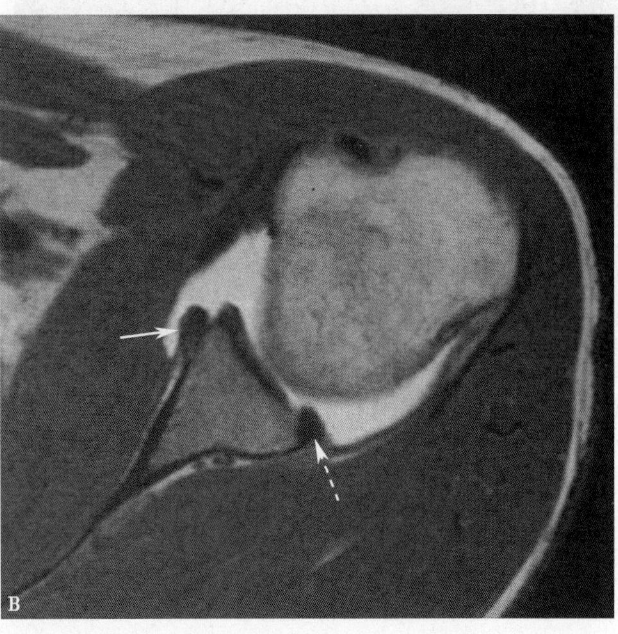

图 95-1　(A) 为创伤性不稳定患者的轴下 X 线摄片。由于嵌入型骨折出现在浅后方的 hill-sachs 病变（白色箭头）。(B) 轴位 T1 加权（T1W）MR 关节造影成像显示了纤维软骨上唇的撕脱伤，并沿盂颈部向内侧移位（白色箭头）。与正常后方上唇比较（白色虚箭头）

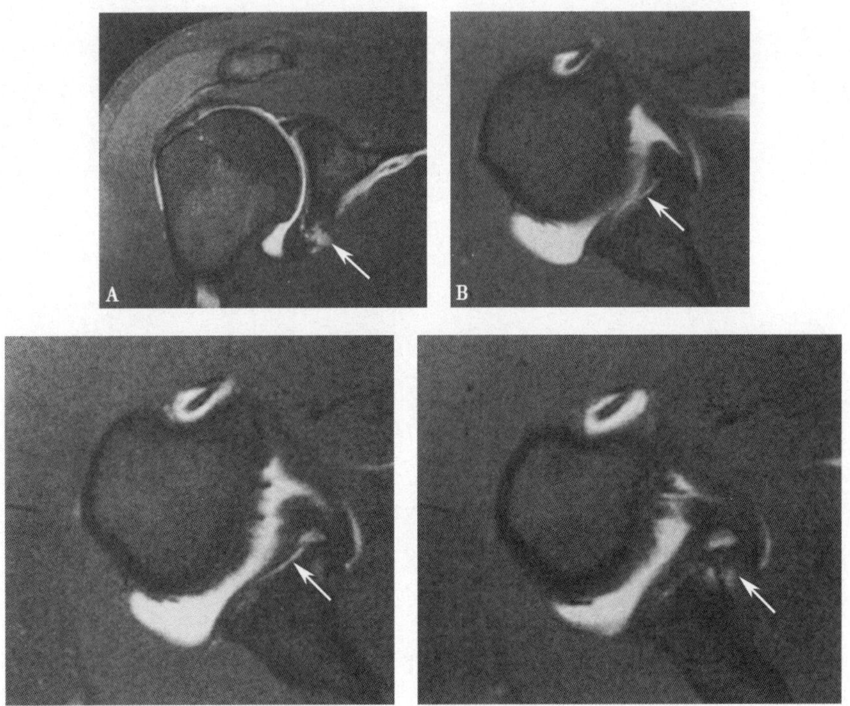

图 95-2　(A) 冠状位 T2 加权脂肪抑制（FST2W）MR 关节造影成像显示了前方脱臼的患者，在肩臼的前下边缘存在一个高信号的盂唇旁囊肿。(B) 三张连贯的轴位 FST1W MR 关节造影成像显示了高信号的对比剂（白色箭头）延伸至撕脱的盂唇处并与囊肿相连

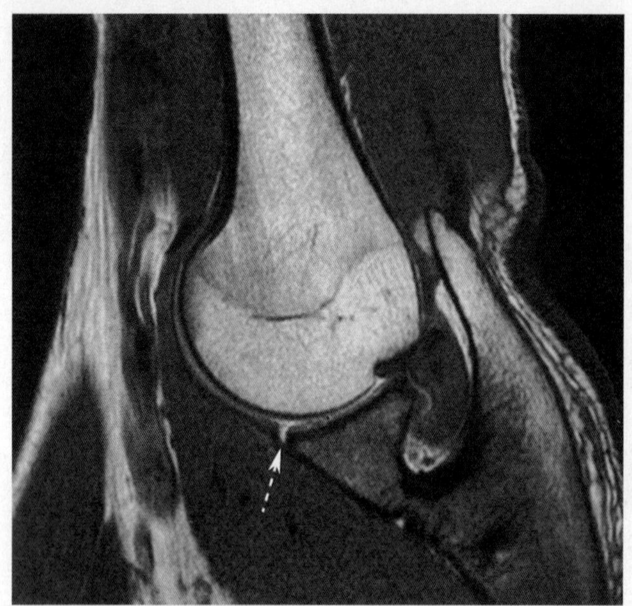

图 95-3 肩关节 T1 加权核磁图像示肩关节外展外旋位(ABER)时不稳定关节病变。前下方盂唇有部分分离(白色虚箭头),表明下方盂肱韧带紧绷,这在常规轴位成像上不可见

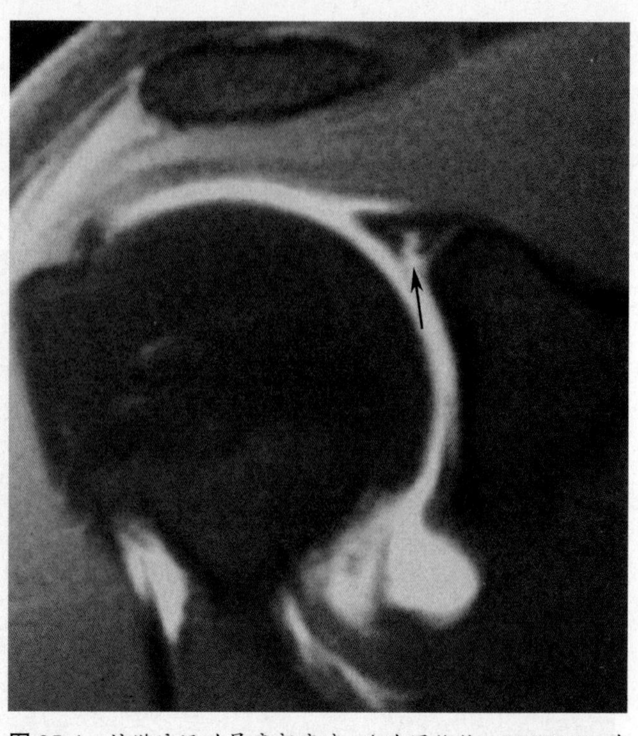

图 95-4 该游泳运动员肩部疼痛,此为冠状位 FST2WMR 关节造影成像。上方盂唇有撕脱伤(SLAP 病变),可见盂唇低信号的基底部被高信号对比剂充填(黑色箭头)

(任逢春 杨汉丰 译 孙海燕 倪家骧 审)

第 96 章

肱二头肌腱病

定义

- 由于肌腱反复性微损伤导致二头肌长头（LHB）的退变

症状和体征

- 逐渐起病的肩关节前方边界不清的钝痛
- 疼痛常放射至上臂
- 阳性征：
  - Speed 实验
  - Yergason 实验
  - O'Brien 实验
- 可出现捻发音
- 过度活动、牵拉和（或）抬举可导致疼痛加剧
- 肩关节受累患者不能入睡

流行病学

- 发生率：男性 = 女性
- 参加投掷和活动过度的年轻运动员常发病
- 40～50 岁老年患者最常见
- 肩峰下撞击患者常出现
- 外伤后更常见，包括反复性压力损伤

影像学检查

- 影像检查主要用于排除相关的肌腱袖病变
- MRI 或超声可用于评价二头肌长头肌腱
- X 线片对于单纯二头肌腱病变价值有限

影像学表现

- 直接征象：
  - 肌腱增厚
  - T1 加权、T2 加权信号增高
  - 超声显示肌腱呈低回声
  - 肌腱分裂可出现部分性撕裂
- 继发性征象：
  - 二头肌间沟内肌腱鞘局限性积液
  - 二头肌间沟内异常增生刺激肌腱
  - 相关的肌腱袖撕裂

其他检查

- 实验室检查以除外炎症性关节炎
- 关节抽吸以除外结晶性关节病
- 怀疑诊断时，关节抽吸以除外感染

鉴别诊断

- 钙化性腱鞘炎
- 肌腱袖部分增厚伴撕裂
- 肌腱袖完全性撕裂
- 囊肿累及肌腱袖其中一肌腱
- 盂唇上方由前向后撕裂（SLAP）病变
- 肩关节盂唇撕裂

治疗

- 保守治疗包括局部加热、降温、单纯镇痛，非甾体类抗炎药对许多病例能有效改善症状
- 物理治疗对于一些患者有益，包括轻微牵拉、关节活动度锻炼、深度热疗
- 保守治疗无效或疼痛导致日常活动受限时，局部注射麻醉剂或甾体类药物可改善症状
- 持续性疼痛或进展性功能障碍需要手术治疗

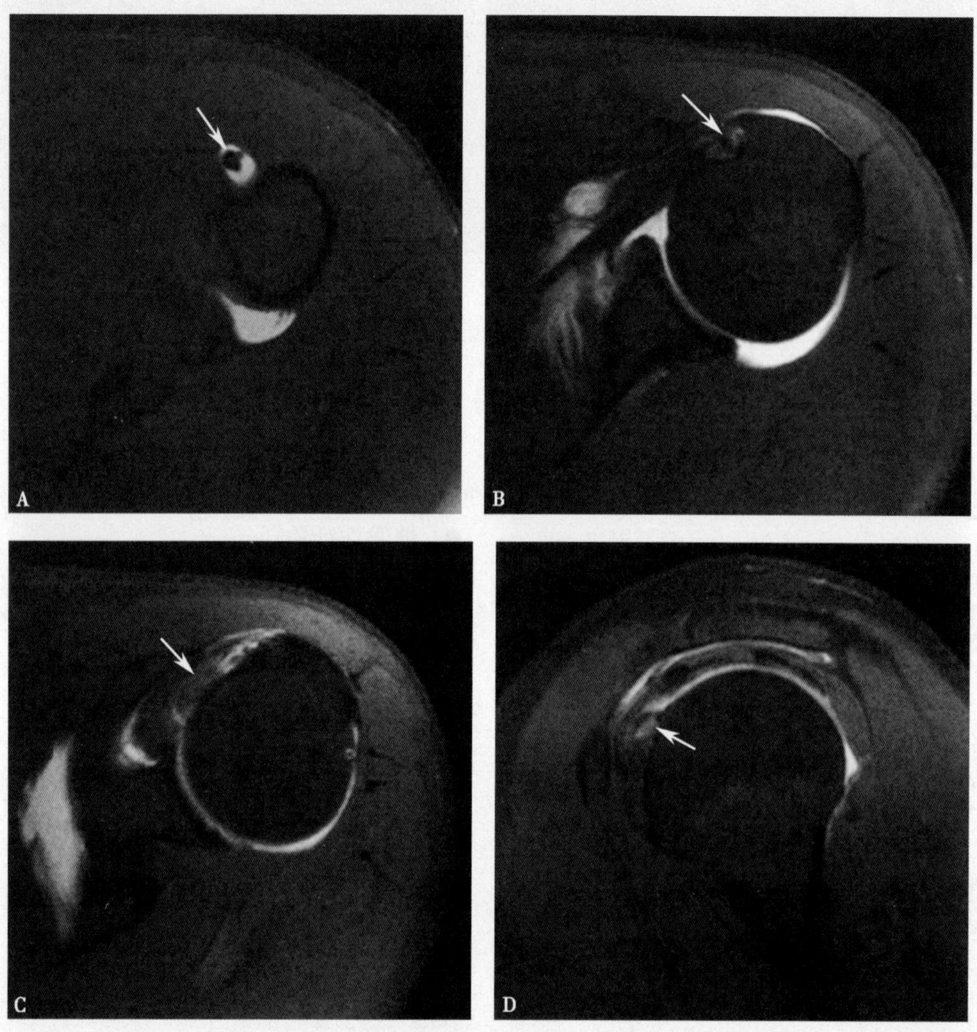

图 96-1 患者二头肌疼痛，轴位(A-C)与斜矢状位(D)T1 加权脂肪抑制(FST1W)磁共振关节造影显示二头肌长头肌腱(白色箭头)。(A)远端腱鞘内二头肌长头肌腱正常。(B)更近端，肌腱信号减低，被增厚的中等信号软组织包绕，并见源于二头肌间沟中份小结节的骨赘。C 与 D 显示回旋肌中份，肌腱增厚，由于肌腱病变导致信号增加

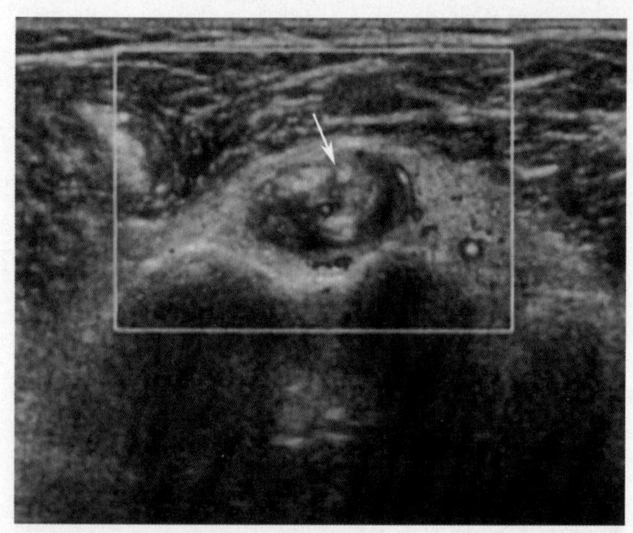

图 96-2 二头肌间沟内二头肌腱(白色箭头)超声能量多普勒横断面图像。腱鞘内可见无回声液性区，若单独发生，意义有限。但是肌腱回声不均质，伴有部分区域低回声改变，肌腱内血供异常及腱滑液鞘，提示二头肌腱病变

(任逢春 杨汉丰 译 孙海燕 倪家骧 审)

第 97 章
肱二头肌腱断裂

定义

- 肱二头肌长头肌腱断裂（LHB）

症状和体征

- 轻微外伤后肩关节前侧突发性定位不清的钝痛
- 疼痛常向上臂放射
- 阳性体征，包括：
  - 由于肌腹收缩 Popeye 实验阳性
  - 加速实验阳性
  - Yergasn 实验阳性
  - O'Brien 实验阳性
- 可能有捻发音
- 牵拉、提、高举患肢过头时疼痛加剧
- 患者向患侧侧身不能入睡

流行病学

- 发病率：男性 > 女性
- 参加投掷或运动过度的年轻运动员常见
- 常发生于肩峰下撞击
- 更常见于外伤后，包括：反复性压力性损伤

影像学检查

- 常有临床的相关诊断
- 影像学主要是用于显示肩袖病变因素
- MRI 或 US 可以用于评估肱二头肌长头肌腱情况
- 对单纯性二头肌肌腱异常，放射学诊断的价值有限

影像学表现

- 二头肌沟内肱二头肌腱显示不清
- 上肢收缩的肌腱出现假性肿瘤征象的“Popeye”征
- 相应的肩袖撕裂
- 同肱二头肌腱脱位的鉴别诊断极为重要，后者主要为肱二头肌肌腱断裂引起肩峰囊下撕裂所致

其他检查

- 实验室检查用于排除炎症性关节炎
- 关节穿刺抽液用于排除结晶沉着样关节病
- 关节穿刺抽液用于排除感染性病变

鉴别诊断

- 肱二头肌肌腱钙化
- 肩袖部分撕裂
- 全层增厚肩袖撕裂
- 肩袖肌腱囊肿
- SLAP 病变（盂唇上方从前向后撕裂）
- 肩关节盂唇撕裂
- 肱骨大结节骨折

治疗

- 综合治疗包括：局部热疗和冷疗，单纯性镇痛药及非甾体类抗炎药物可以改善大部分患者的疼痛症状
- 物理疗法，包括：轻度伸展，适当范围的锻炼，深部热疗法，有利于一些患者缓解疼痛
- 如果综合治疗失败或疼痛影响了患者的日常生活时，局部注射麻醉药和类固醇药物可以缓解症状
- 持续性疼痛或功能进行性丧失需考虑手术

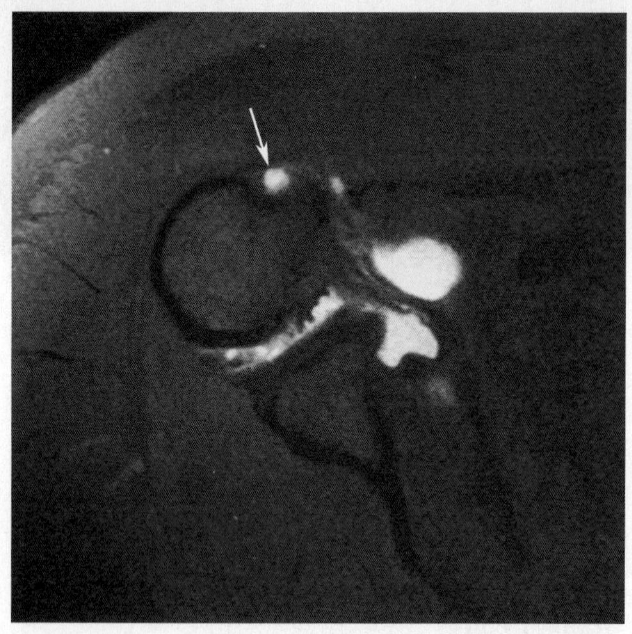

图 97-1 广泛肩袖撕裂和肱二头肌长头肌腱断裂的患者的 T1 加权脂肪抑制轴位磁共振关节成像。在二头肌沟内腱鞘被高信号填充，肌腱显示不清（白色箭头）

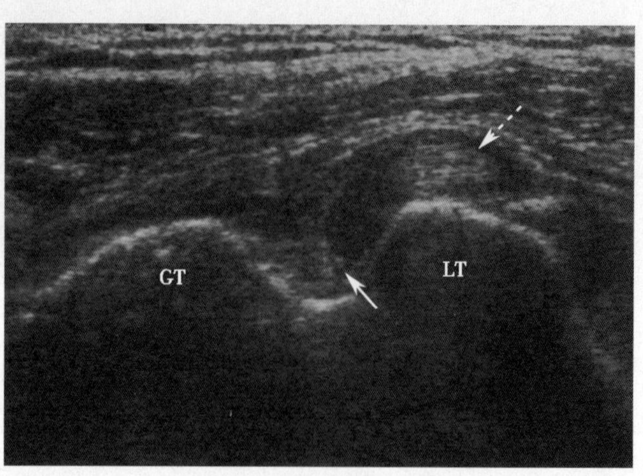

图 97-2 肱骨近端超声显示二头肌沟内无异常声影（白色箭头）。然而，肱二头肌长头内侧半脱位，在其附着的肱骨小结节（虚箭头）上可清晰地显示。肌腱内侧脱位程度进一步严重时，则很难诊断，可能被误诊为肌腱断裂。GT：大结节；LT：小结节

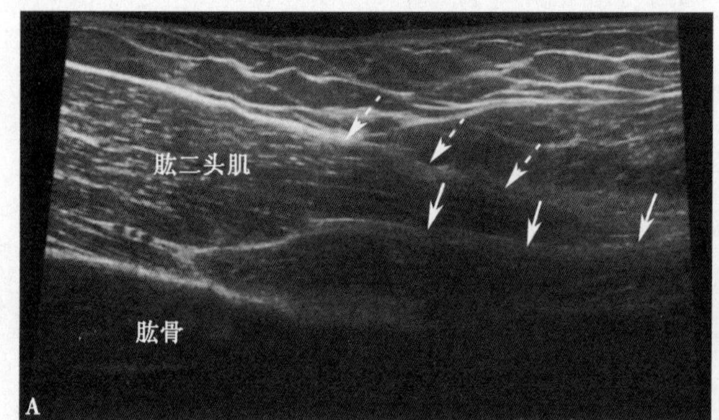

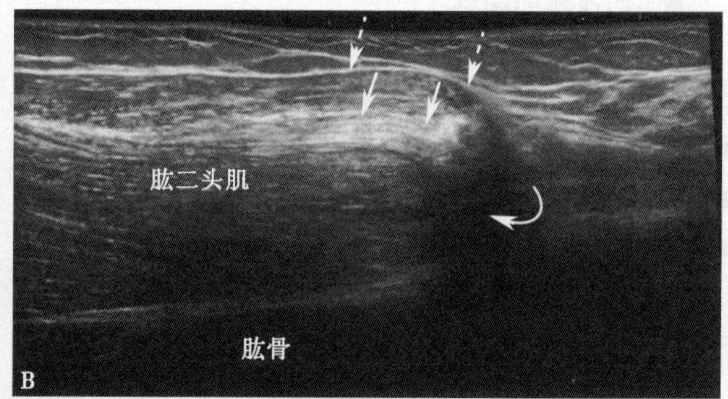

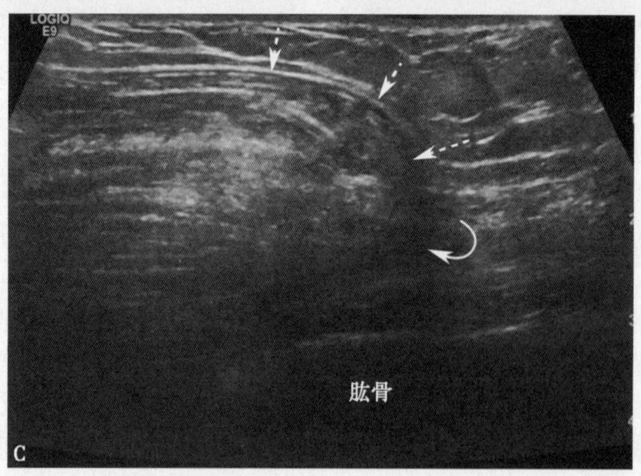

图 97-3 上肢上提损伤后怀疑为肱二头肌肌腱断裂上臂无症状（A）和上臂有症状（B、C）患者的纵向超声图。（A）超声显示的正常肱二头肌肌腹（虚箭头）及相应的肌腱回声（白色箭头）。（B）超声显示有症状肢体的肌肉和肌腱终端断裂，在骨折处伴有低回声的侧方声影（C）肌肉收缩时超声显示更加明显的肌腹聚集和侧方声影

（孙 冬 杨汉丰 译 孙海燕 倪家骧 审）

第98章
肩峰下撞击征

定义

- 肩峰下撞击征是指在喙突肩峰弓(coracoacromial arch)与肱骨头之间的冈上肌肌腱与肩峰下滑囊的疼痛性撞击

症状和体征

- 肩外展和前屈逐渐出现疼痛
- 关节活动度尚可,但有关节疼痛
- 冈上肌功能降低
- Neer实验阳性
- Hawkins实验阳性
- 患者向患侧侧身无法入睡

流行病学

- 发病率:男性 > 女性
- 40~50岁最为常见
- 更常见于外伤后,包括:反复压力性损伤

影像学检查

- MRI或US
  - MRI或US主要用于显示肩袖撕裂
- 影像学可以显示肩外部的异常撞击,但是这种异常撞击会限制伴随的撞击症状
- 诊断撞击征常常以下面其一作为依据
  - 相应临床表现
  - 肩峰下滑膜囊诊断性注射麻醉剂

影像学表现

- 肩峰下滑膜炎
- 肩峰和结节的肌腱端病
  - 骨质硬化,骨皮质增粗,有骨刺形成
- 肩锁关节有骨关节炎改变
- 肩峰形态异常
  - 肩峰小骨
  - 横向向下倾斜
  - 钩形肩峰
- 超声可能观察到肩峰下滑膜囊损伤

其他检查

- 如果诊断仍有疑问:
  - 实验室检查来排除关节炎
  - 关节穿刺抽液可以排除囊性病变
  - 关节穿刺抽液可以排除感染病变

鉴别诊断

- 肌腱钙化
- 部分肩袖撕裂
- 回旋套疾病
- 冈上肌肌腱囊肿
- 后上方关节盂撞击综合征
- 肩峰骨

治疗

- 综合治疗包括:局部热疗,冷疗,单纯镇痛剂,非甾体类抗炎药可以改善大部分患者的症状
- 物理疗法:包括轻度伸展,适当范围的锻炼及热部热疗法可以改善一些患者的症状
- 如果综合治疗失败或疼痛影响了患者的日常生活时,局部注射麻醉药和类固醇药物可以缓解症状
- 持续性疼痛或功能进行性丧失需考虑手术

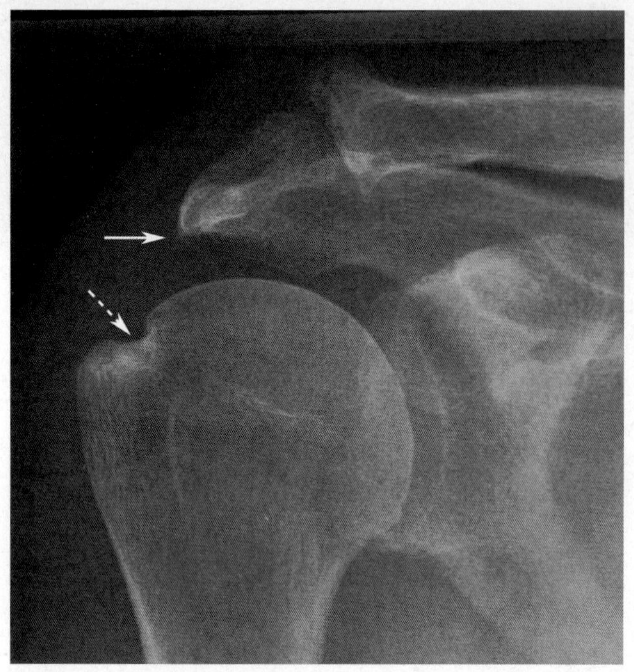

图 98-1　肩关节前后位，肩锁关节骨关节炎改变，但是有肌腱端病，肩峰有骨刺形成（白色箭头），肱骨大结节硬化及凹陷改变（虚箭头）

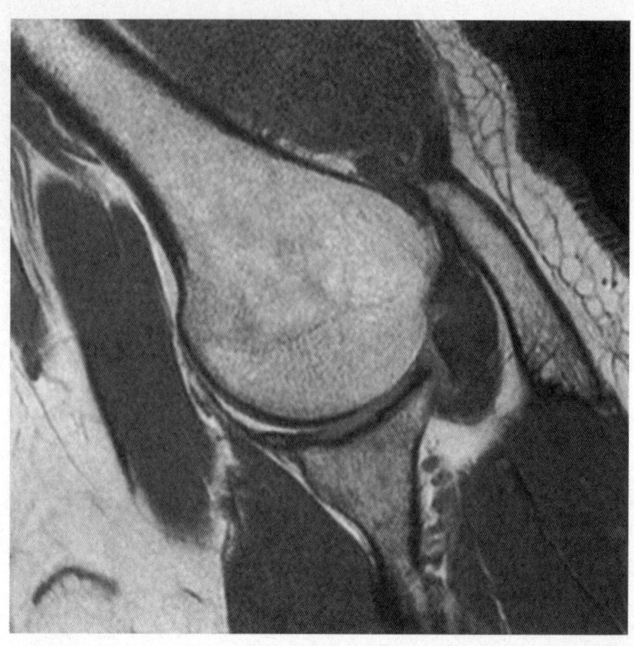

图 98-3　外展、外旋位 T1 加权磁共振成像，肱骨大结节和肩峰之间间隙消失，肱骨及肩峰都有肌腱肌端骨形成

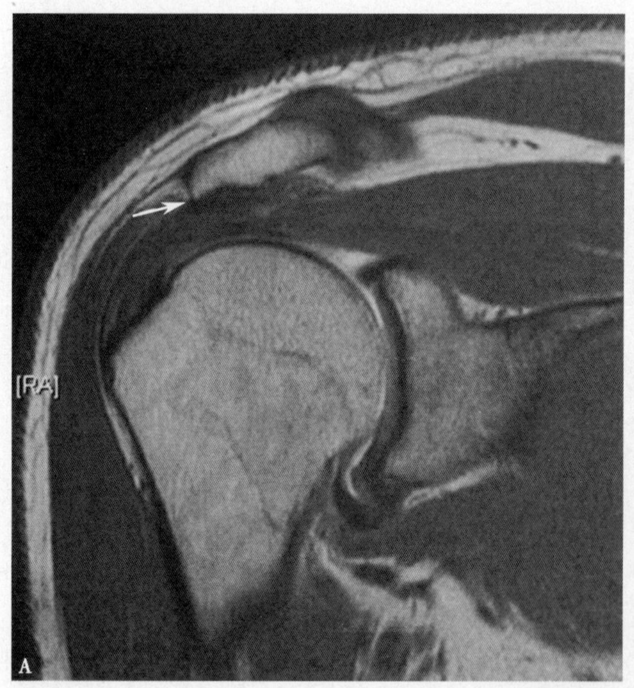

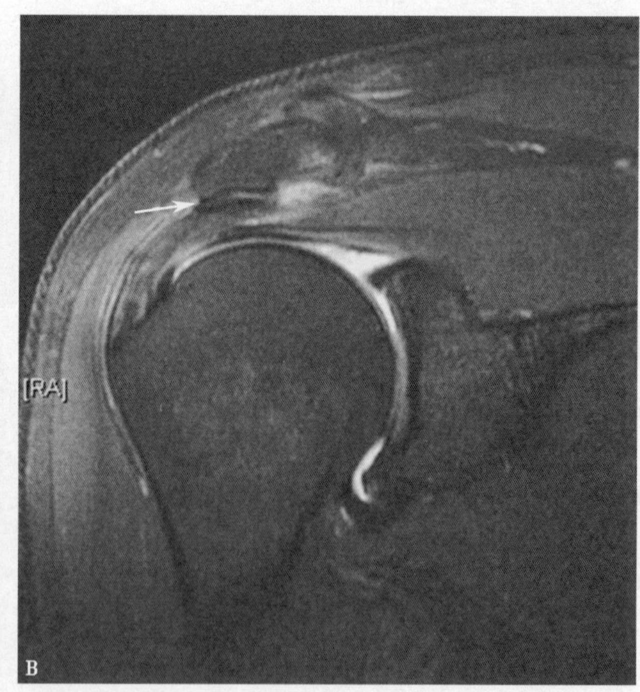

图 98-2　T1 加权冠状位和 T2 加权脂肪抑制冠状位磁共振成像显示肩峰肌腱端病伴冈上肌肌腱增厚和肌腱改变。该图为早期肩峰下滑膜炎

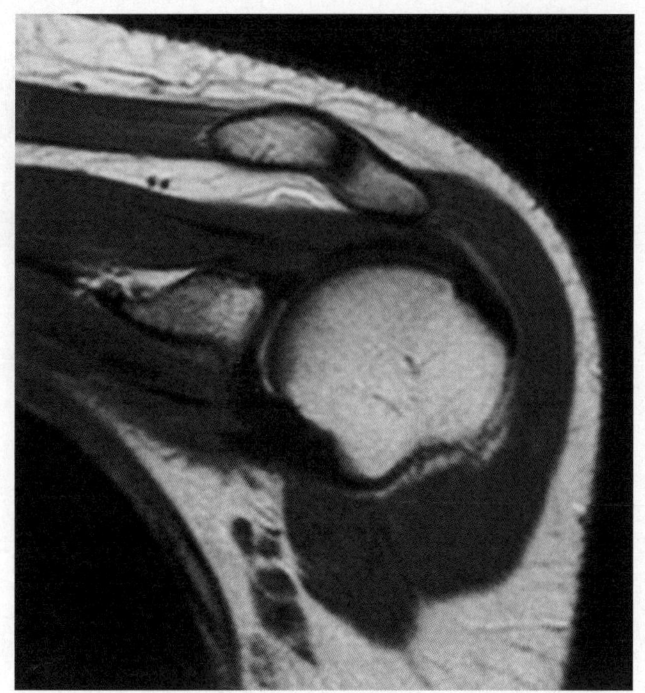

图 98-4　T1 加权冠状位磁共振成像显示肩峰横向滑坡，此肩峰形态认为与撞击相关

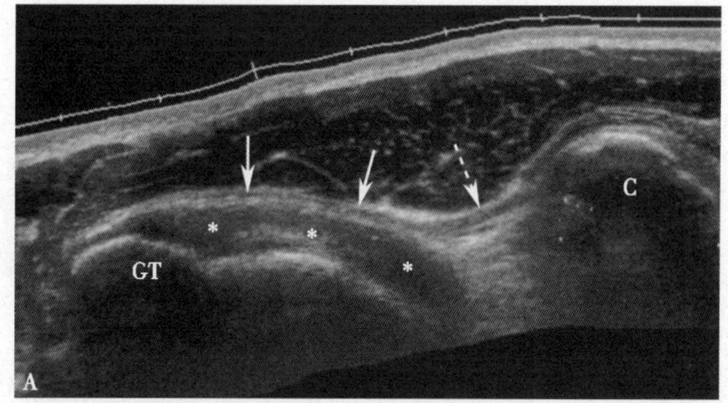

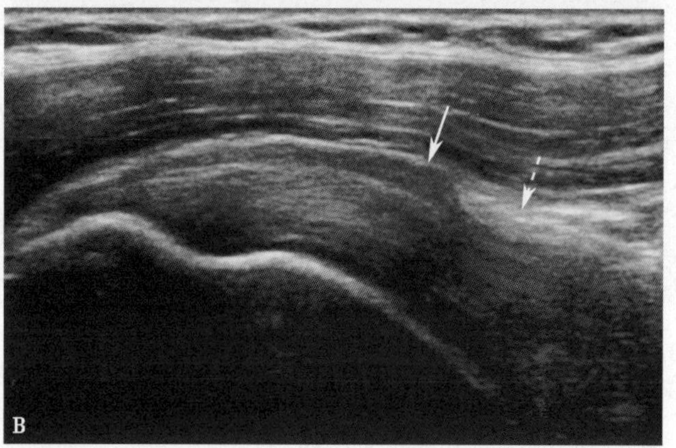

图 98-5　(A)超声显示肩袖(星号)、肩峰下滑膜(白色箭头)、喙肱韧带(虚箭头)之间的正常结构关系。外展时，滑膜可在喙肱韧带下方正常地滑动。(B)伴有撞击综合征患者的超声显示：喙肱韧带近端滑膜增厚，即为“加强”征。C：喙骨，GT：肱骨大结节

(孙　冬　杨汉丰 译　孙海燕　倪家骧 审)

第 99 章
三角肌下滑膜炎

定义

- 三角肌下滑膜炎是指肩峰下方的滑膜炎症，位于三角肌和关节囊之间

症状和体征

- 三角肌下方局部疼痛，活动时加重
- 疼痛可以向肱骨近端放射
- 三角肌下滑膜触诊有压痛
- 局部温度升高
- 可有捻发音或抓握感
- 夜间疼痛加剧
- 患者向患侧侧身不能入睡
- 适当运动可以缓解疼痛
- 如果不接受治疗可以发展为肩周炎

流行病学

- 发病率：男性 = 女性
- 年青运动员常被累及
- 40～50 岁最为常见
- 更常见于外伤后，包括反复压力性损伤
- 从事手臂运动的人，发病率增加
- 可能与炎症或囊性关节病有关

影像学检查

- MRI 或 US
- 影像学主要用于显示相应的肩袖病变

影像学表现

- 三角肌下滑囊内积液
  - 碰撞后常伴有小范围的渗出
- 伴有外界撞伤和肩袖病变的特征
- 炎症或囊性关节病变
  - 渗出病灶可能更为明显
  - 滑液增厚

    MR 对比增强后有增强效应

    多普勒超声显示血流信号丰富
- 类风湿关节炎有纤维性渗出伴有“米粒小体”
- 超声示：结晶体处回波泄漏

其他检查

- 实验室检查可以排除炎症性关节炎
- 如果怀疑为感染或排除了囊性关节病，可采取黏液囊抽取液行革兰氏染色，细胞培养和敏感性测定

鉴别诊断

- 肌腱钙化
- 部分肩袖撕裂
- 全厚层肩袖撕裂
- 肩周炎
- 化脓性肩关节炎

治疗

- 综合治疗包括：局部热疗和冷疗，单纯性镇痛药，非甾体类抗炎药可以改善轻度疼痛患者的症状
- 物理疗法包括：轻度伸展，适当范围的锻炼，深部热疗法，有利于一些患者缓解疼痛
- 如果综合治疗失败或疼痛影响了患者的日常生活时，局部注射麻醉药和类固醇药物可以缓解症状
- 持续性疼痛或功能进行性丧失需考虑手术

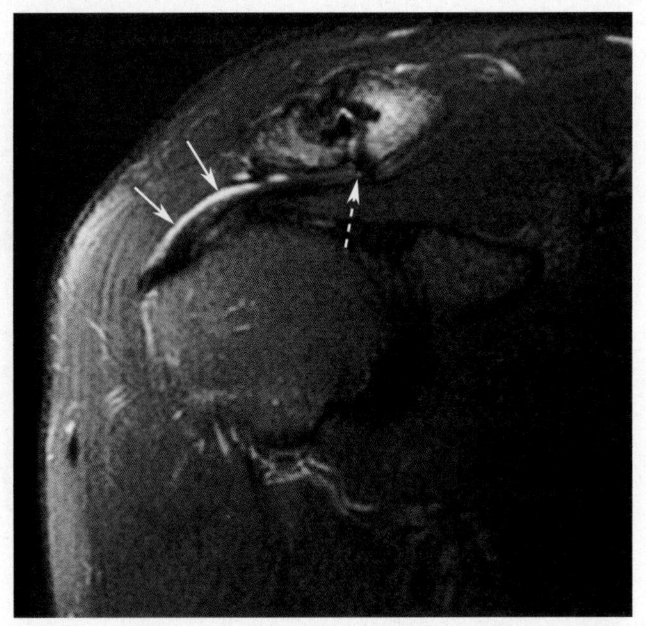

图 99-1　肩峰下撞击伤患者 T2 加权冠状位脂肪抑制，在肩袖表面出现一薄的环形高信号（SI）（白色箭头）肩峰关节也有骨关节的改变伴下方骨赘与冈上肌肌腱链接（虚箭头）接触

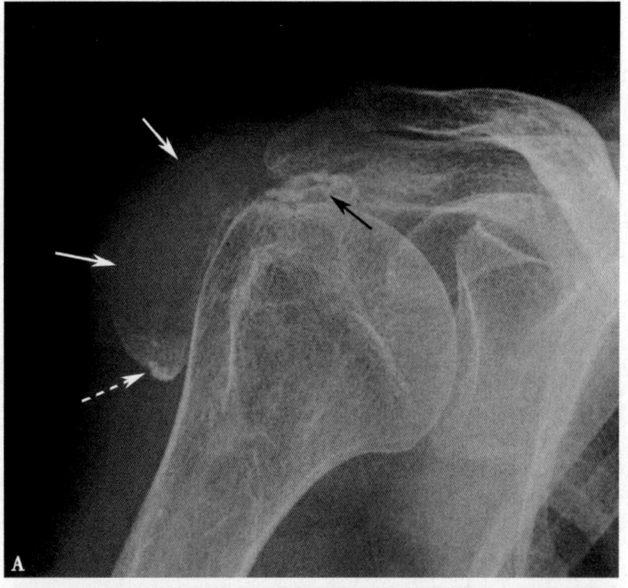

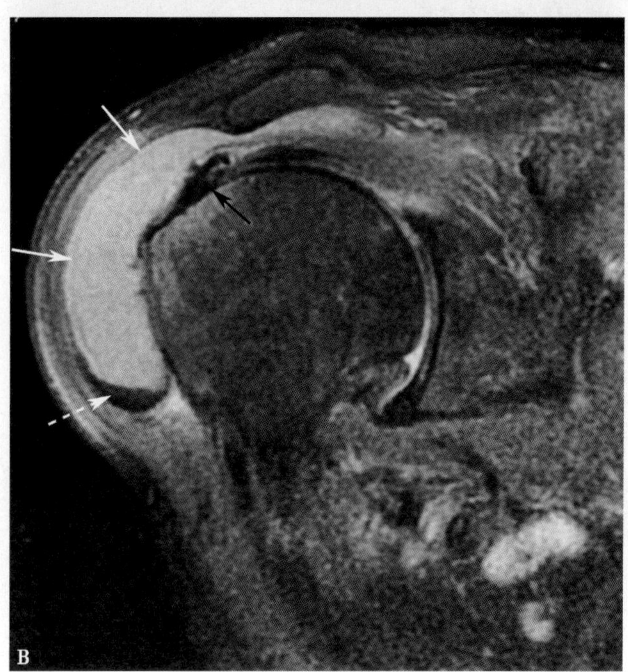

图 99-2　（A）一急性炎症性肩峰下关节炎患者肩关节前后位，由于黏液囊性膨胀所致软组织肿胀（白色箭头），相应的部分关节囊晶体聚集（虚箭头），晶体来自于肩袖内（黑色箭头）的肌腱局部钙化。（B）相应的 FST2W 冠状位磁共振成像显示关节囊内高信号的囊性黏液（黑色箭头），囊性黏液内低信号的晶体（虚箭头）及冈上肌肌腱（黑色箭头）。类风湿关节炎可能有相似的表现，关节穿刺抽液证实为感染

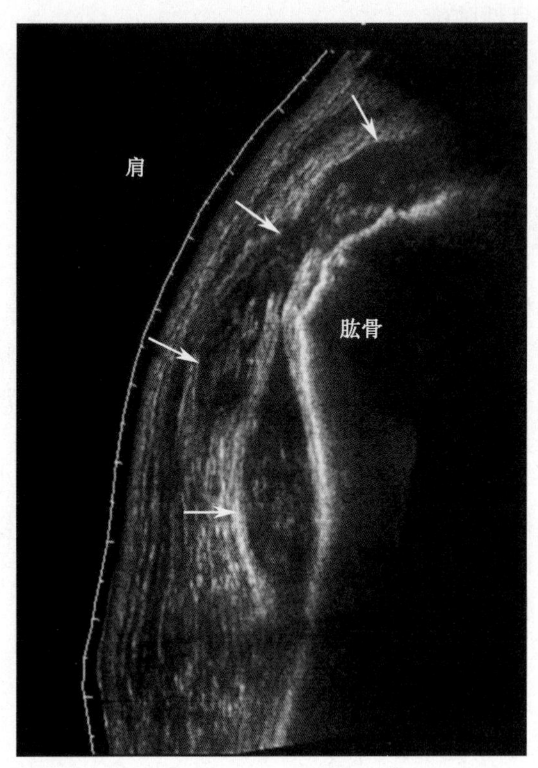

图 99-3　超声冠状位全景，感染性肩峰下滑膜囊肿胀，低回声的液体所致（白色箭头），但内伴有高回声

（孙　冬　杨汉丰 译　孙海燕　倪家骧 审）

第100章
四边孔综合征

定义

- 腋神经因肿块、肿瘤、异常纤维条索或骨折在四边孔内受压所致的一系列症候群

症状和体征

- 感觉异常向肩侧壁和上肢后上方放射
- 不影响患肢运动功能
- 小圆肌和三角肌功能降低
- 四边孔触诊有压痛
- 神经失用症

流行病学

- 发病率男性＞女性
- 常发生于年轻运动员
- 可在外伤后突发
- 20～30岁最为常见
- 更常见于外伤后，包括：反复压力性损伤

影像学检查

- MRI或超声
  - 排除软组织肿块或骨折因素
- MRI
  - MRI是诊断肌去神经水肿最敏感的检查方法，虽然超声也能显示脂性萎缩

影像学表现

- 邻近四边孔或四边孔内软组织肿块或深层骨质结构异常
- 腋神经显示不清
- T1反转恢复相位磁共振成像：小圆肌或三角肌内高信号的肌肉水肿
- 压脂序列可出现高信号和T1加权磁共振成像可显示肌肉萎缩，超声显示为肌肉回声

其他检查

- 肌电图检查和颈部神经根、臂丛、腋神经神经传导速度测试

鉴别诊断

- 神经痛性肌萎缩
- 血肿
- 良性肿瘤
- 恶性肿瘤
- 肱骨骨折
- 肩关节前脱位

治疗

- 综合治疗包括：局部热疗和冷疗，单纯性镇痛药，非甾体类抗炎药可以改善轻度疼痛患者的症状
- 物理疗法包括：轻度伸展，适当范围的锻炼，深部热疗法，有利于一些患者缓解疼痛
- 如果综合治疗失败或疼痛影响了患者的日常生活时，腋神经注射局部麻醉药和类固醇药物可以缓解症状
- 持续性疼痛或功能进行性丧失需考虑手术

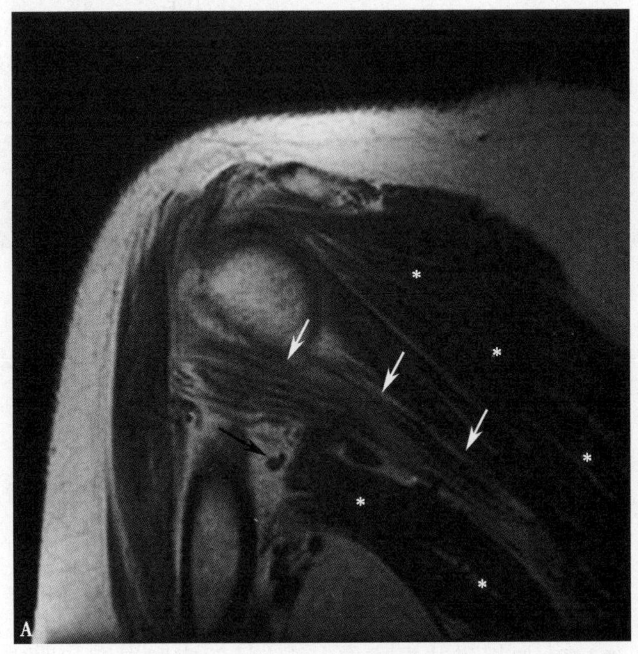

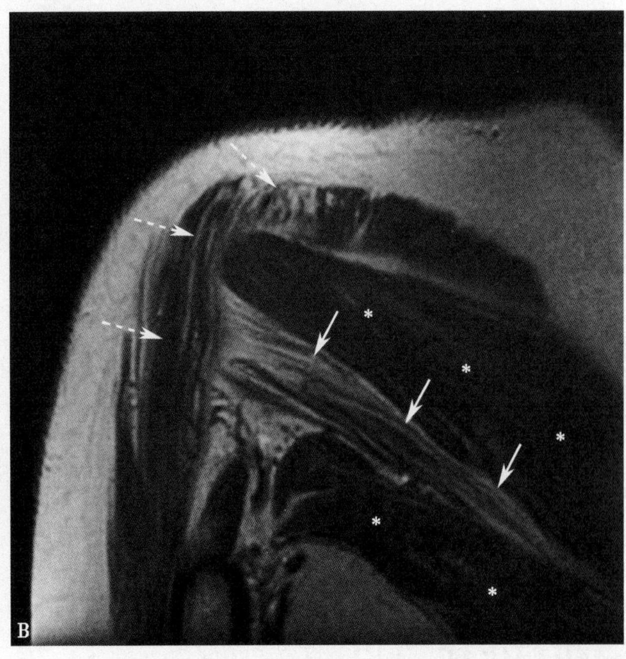

图 100-1　(A 和 B)一慢性四边孔综合征患者连续冠状位 T1 加权磁共振成像。腋神经可清楚地显示(黑色箭头)。与正常的冈上肌，三头肌，大圆肌，背阔肌(星号)信号比较，小圆肌(白色箭头)和后方三角肌(虚箭头)内明显肌萎缩伴脂肪浸润。该慢性患者 T2 压脂磁共振成像，没有发现异常的肌肉水肿信号和可引起腋神经受压的病变。被脂肪完全浸润的四边孔内可见腋神经(虚箭头)

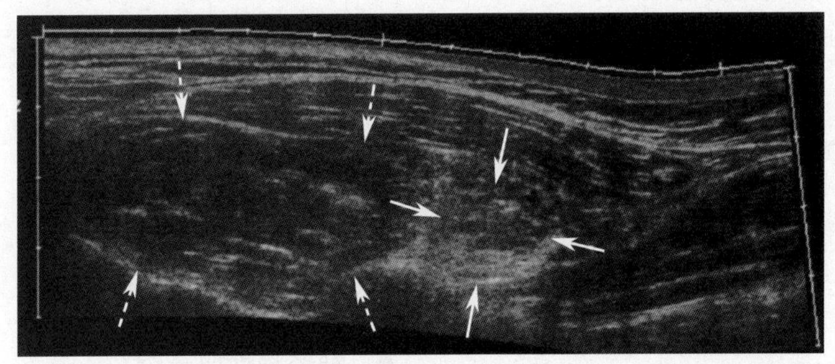

图 100-2　另一例四边孔综合征患者的超声表现，与冈上肌(虚箭头)回声比较，由于脂肪浸润和肌肉萎缩，小圆肌(白色箭头)体积缩小，回声增强

(孙　冬　杨汉丰 译　孙海燕　倪家骧 审)

第101章
肩胛上神经卡压综合征

定义

- 肩胛上神经经过肩胛切迹处受到横韧带、肿块、异常纤维带，肩胛骨骨折或盂唇周围囊肿压迫产生的一系列症候群

症状和体征

- 肩部和上肢后上方放射性感觉异常
- 上肢运动常不受限
- 冈上肌和冈下肌功能减弱
- 肩胛上神经触诊在肩胛切迹处有压痛
- 常可出现神经失用症

流行病学

- 发病率：男性 > 女性
- 常发生于从事网球，排球等常需手举过头运动的年轻运动员中
- 也可在外伤后突发
- 20～30岁最为常见
- 更常见于外伤，包括：反复压力性损伤
- 背包负荷过重也可以诱发该病

影像学检查

- X线
  - 用于排除骨异常方面的因素
- MRI或超声
  - 用于排除软组织肿块压迫因素
  - MRI是诊断肌肉去神经水肿最灵敏的检查方法，虽然超声也可以显示脂性萎缩

影像学表现

- 肩胛冈关节盂切迹处有软组织肿块或其下方骨异常
- T1反转恢复序列磁共振成像显示，冈上肌和冈下肌内肌肉水肿呈高信号，也可以仅累及冈下肌
- T1加权磁共振成像，高信号的脂肪浸润和肌肉萎缩
  - 超声上显示肌组织回声
- 可能有SLAP病变（盂唇从后向前斜形撕裂）或盂唇周围囊肿形成

其他检查

- 肌电图和颈部神经根、肩丛、肩胛上神经神经传导速度检测

鉴别诊断

- 神经痛性肌萎缩
- 血肿
- 良性肿瘤
- 恶性肿瘤
- 肩胛骨骨折
- 肩袖病变

治疗

- 综合治疗包括：局部热疗和冷疗，单纯性镇痛药，非甾体类抗炎药可以改善轻度和自限性患者的症状
- 物理疗法包括：轻度伸展，适当范围的锻炼，深部热疗法，有利于一些患者缓解疼痛
- 如果综合治疗失败或疼痛影响了患者的日常生活时，局部注射麻醉药和类固醇药物可以缓解症状
- 持续性疼痛或功能进行性丧失需考虑手术

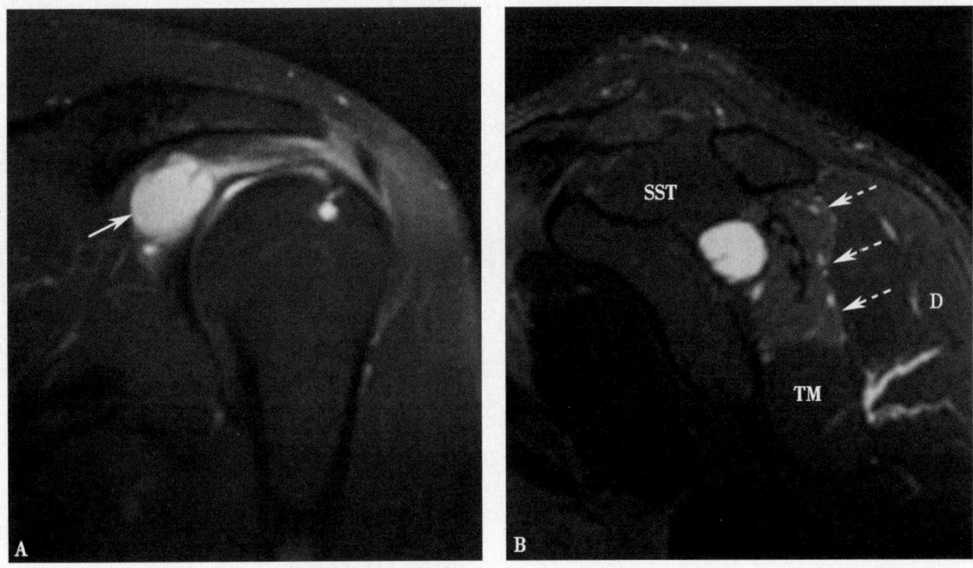

图 101-1　(A)T2 加权脂肪抑制冠状位磁共振成像，该患者肩胛冈关节盂内可见一高信号盂唇周围囊肿(白色箭头)。(B)T2 加权脂肪抑制矢状位磁共振成像显示该囊肿。与冈上肌，小圆肌，三角肌肌腹比较冈下肌肌腹内也可见高信号。该征象提示肌肉去神经水肿，主要为囊肿压迫冈上神经所致。D，三角肌；SST，冈上肌；TM，小圆肌

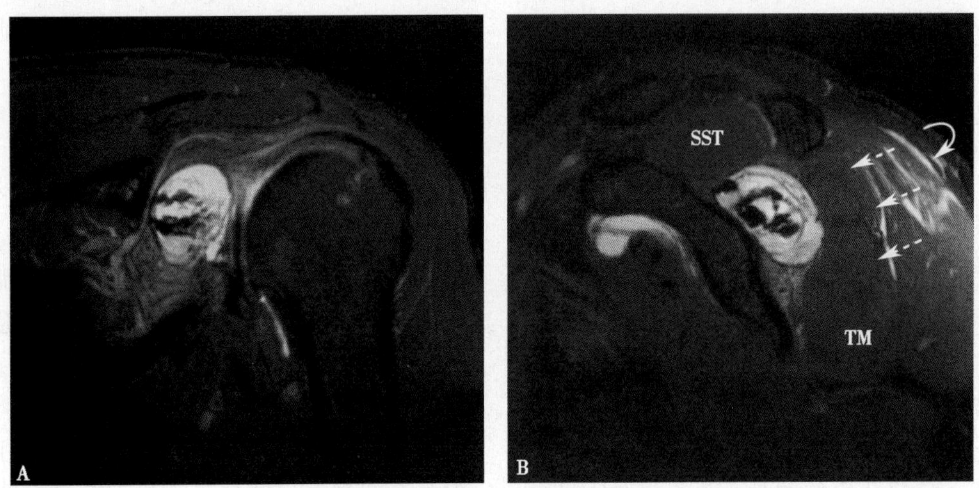

图 101-2　(A)伴有 SLAP 患者 FST2W 横断位磁共振关节成像。有类似图 101-1 的盂唇周围囊肿，囊内可见低信号的游离体。(B)然而，该病例中冈下肌信号在 T2 加权压脂磁共振成像上显示正常(虚箭头)，冈上神经受压不明显。后方软组织内高信号是由于关节摄影过程中局部注射麻醉药所致(弯箭头)。SST，冈上肌；TM，小圆肌

(孙　冬　杨汉丰 译　孙海燕　倪家骧 审)

第 102 章
解剖：肘关节的影像学特征

骨性结构

肱骨 肱骨滑车和肱骨小头组成的肱骨远端参与组成肘关节，关节面两侧的内上髁和外上髁分别附着有共用的屈肌、伸肌肌腱。

桡骨 桡骨近端为桡骨小头，其上包绕一层平坦的呈盘状的透明软骨，与肱骨小头和尺骨近端形成关节。关节囊下方为桡骨粗隆，肱二头肌远端肌腱附着其上。

尺骨 尺骨近端由附着肱三头肌的鹰嘴、滑车切迹及其稍下方的冠状突组成，与肱骨滑车构成关节。

关节

肘关节是一个复杂的滑膜铰链关节，由以下三个独立关节共同组成：

肱尺关节 肱骨滑车与尺骨滑车切迹构成的关节，也称为肘关节的尺滑车部分。

肱桡关节 向前凸出的肱骨小头与轻微下凹的盘状桡骨小头构成的关节，也称为肱桡部分。

尺桡近侧关节（PRUJ） 桡骨小头和尺骨近端外侧的尺骨桡切迹组成。

软组织

内侧稳定 尺侧副韧带较复杂，由前束、横束和后束组成。

外侧稳定 桡侧副韧带和外侧尺侧副韧带，它们也用于保持桡骨小头后方的稳定。

环状韧带 关节内的束状韧带，环绕桡骨小头，稳定尺桡近侧关节。

共用屈肌肌腱（CFO） 构成前臂表面屈肌部分的肌群，起源于一个附着于肱骨内上髁的共同肌腱。

共用伸肌肌腱（CEO） 构成前臂表面伸肌部分的肌群，起源于一个附着于肱骨外上髁的共同肌腱。

肱二头肌远端肌腱 肱二头肌长头、短头于肘关节近端融合，附着于桡骨粗隆，肱二头肌腱膜保持其稳定性。

神经

正中神经 沿上臂肱动脉内侧下行，并分支到肱动脉和旋前圆肌。降至肘窝后从肱二头肌腱膜深面通过，到达肱肌前方。常见的解剖变异是 Struthers 韧带，它由肱骨近端前侧至肘关节的韧带，可导致正中神经卡压。

尺神经 沿上臂肱动脉内侧下行，手臂近端与肘关节之间没有任何分支。尺神经沿着肱三头肌内侧头走行，进入内上髁和鹰嘴之间的尺神经沟。尺神经沟顶盖由 Osborne 韧带形成。

桡神经 于上臂后方下行，当其离开桡神经沟时分支到肱三头肌。然后，桡神经从肱骨的外侧缘穿过肌腱膜向前到达肱肌和肱桡肌之间的区域。桡神经在肱骨外上髁前方分为骨间背侧神经支（PIN）和表浅终末神经支。当 PIN 通过旋后肌起点下方的 Frohse 腱弓区域时可受压。

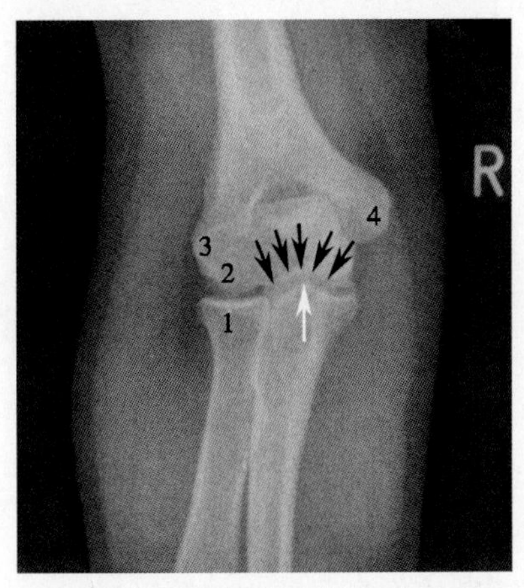

图 102-1　1. 桡骨小头；2. 肱骨小头；3. 外上髁；4. 内上髁；黑色箭头，滑车；白色箭头，冠状突

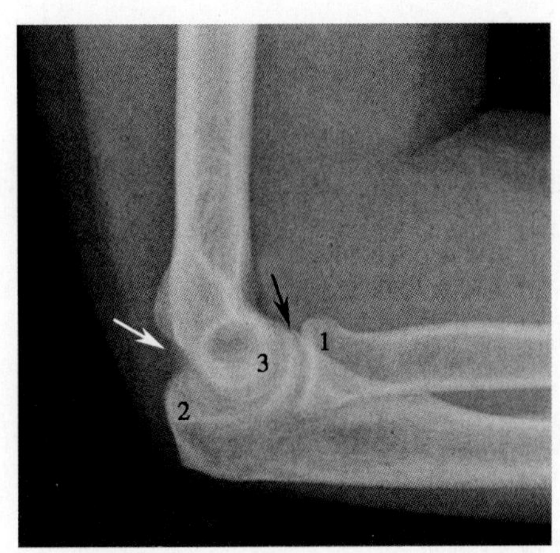

图 102-2　1. 桡骨小头；2. 鹰嘴；3. 肱骨小头；白色箭头，鹰嘴窝；黑色箭头，冠状突

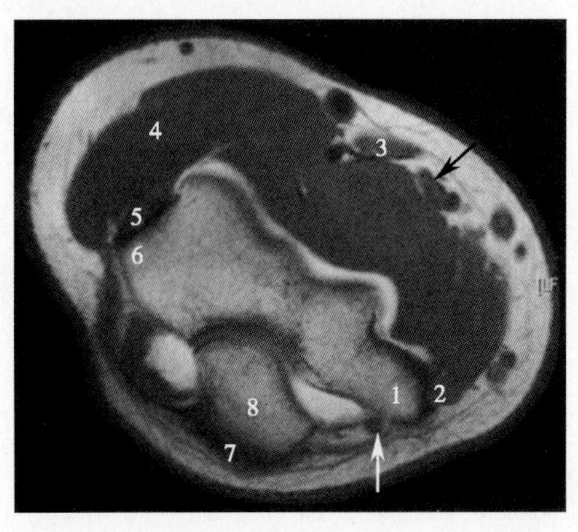

图 102-3　肘关节造影的 MRI 成像横断面 T1 加权。1. 内上髁；2. 共用屈肌肌腱；3. 远端肱二头肌腱；4. 肱桡肌；5. 共用伸肌肌腱；6. 外上髁；7. 肱三头肌腱；8. 鹰喙突；白色箭头，尺神经；黑色箭头，正中神经

（孙　凤　杨汉丰 译　孙海燕　倪家骧 审）

第103章
网　球　肘

定义

- 网球肘是反复微小创伤所致的肱骨外上髁处伸肌肌腱退行性变

症状和体征

- 逐渐出现的肘外侧钝痛
- 逐渐加重
- 疼痛常放射至前臂上方
- 活动后疼痛加重，例如端咖啡杯或使用榔头
- 肱骨外上髁肌腱起点处可有压痛
- 抗阻力伸腕可使疼痛加重
- 疼痛可干扰患者睡眠

流行病学

- 发病率：男＝女
- 与反复应力性肘外翻运动有关
- 打单手反拍的网球运动员更严重
- 损伤后更常见，如反复的应力性损伤

影像学检查

- 一般情况下不进行影像检查
- 对于顽固性患者，MRI或超声有用

影像学表现

- FST2WI上表现为肌腱信号增强，厚度增加
  - 肌腱撕裂时可出现局部液体信号或肌腱缺失
- 超声上表现为低回声和肌腱增厚
  - 多普勒成像显示新生血管形成
- 慢性病例中可有骨赘形成
- 有时候顽固性病例中可见桡侧副韧带撕裂
  - 这可影响肘关节后外侧的稳定性

其他检查

- 肌电图和神经传导速度试验可除外桡管综合征
- 实验室检查可除外感染性关节炎
- 关节吸引术可除外结晶沉积样关节病
- 诊断困难时关节吸引术可除外感染

鉴别诊断

- 钙化性肌腱炎
- 桡管综合征
- 痛风
- 隐蔽性肘关节骨折
- 肘后结构失稳

治疗

- 大多数患者使用保守疗法可改善症状，包括局部热疗，冰敷，普通镇痛药和非甾体类消炎药
- 部分患者物理疗法有效，包括轻牵张疗法，增加关节活动度训练，以及深度热疗法
- 若保守疗法失败或疼痛限制日常活动时，局部注射麻醉剂和类固醇可缓解症状
- 持续性疼痛或进行性功能障碍时可进行外科手术

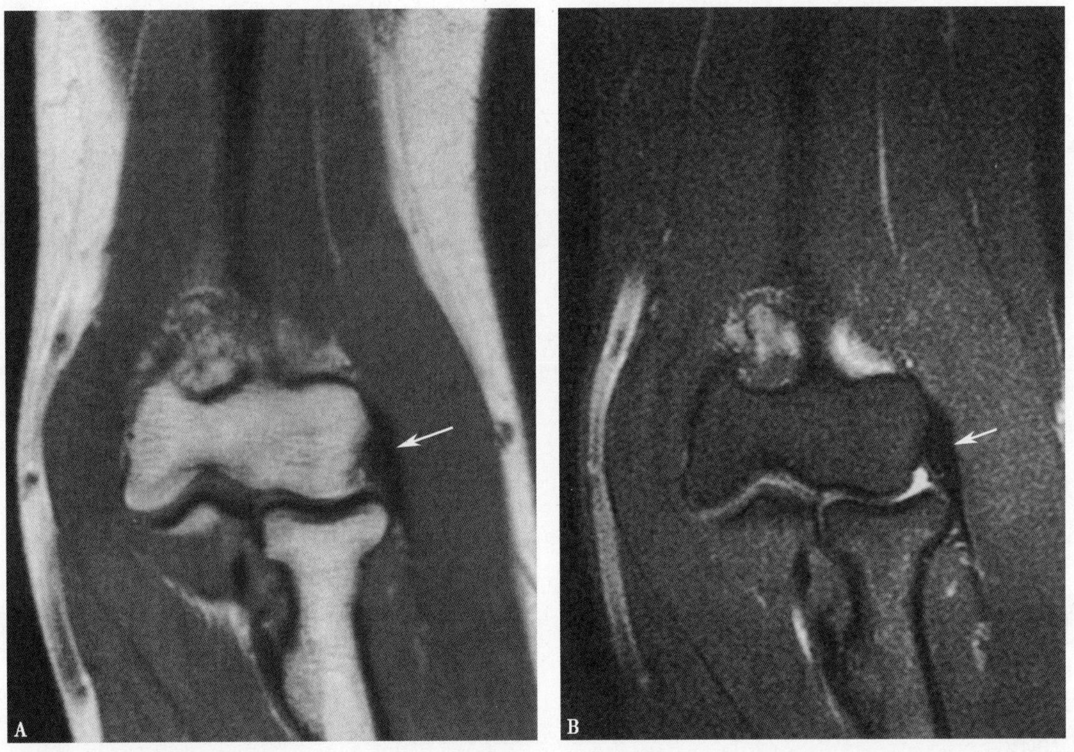

图 103-1 正常肘关节的冠状位质子密度成像（PDW）（A）和 FST2WI（B）。共用伸肌肌腱表现为低信号（箭头），其起点位于肱骨外上髁

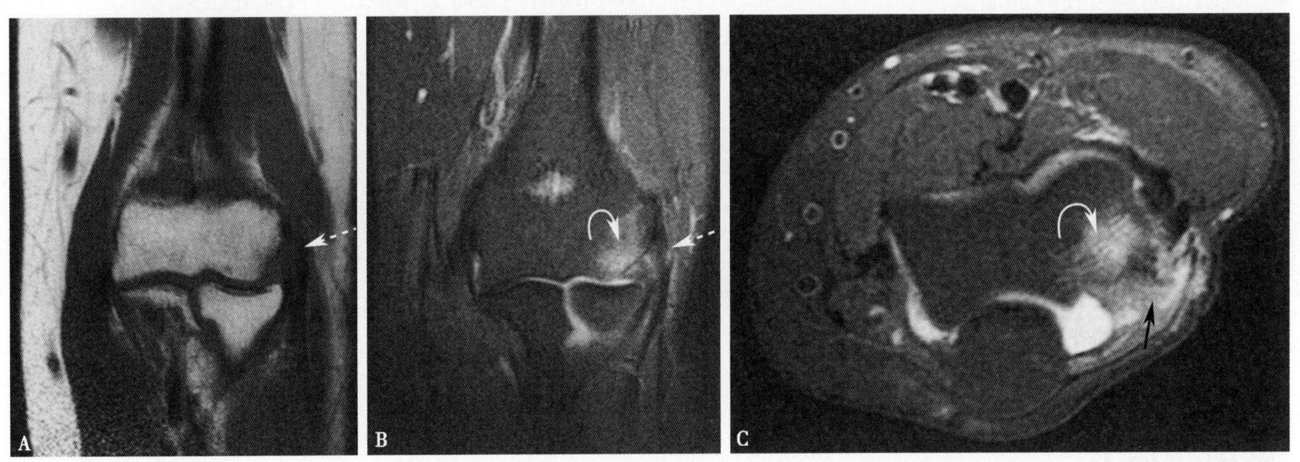

图 103-2 网球肘患者肘关节的冠状位质子密度成像（PDW）（A）和 FST2WI（B）。共用伸肌肌腱增厚，其内信号增高（虚箭头），其走行区相邻的骨髓水肿（弯箭头）。（C）在轴位 FST2W MR 图像上也可见骨髓水肿（弯箭头），伸肌肌腱后方的软组织增厚，信号增高表明相关软组织可疑受损（黑色箭头）

（孙 凤 杨汉丰 译 孙海燕 倪家骧 审）

第104章

高尔夫球肘

定义

- 高尔夫球肘是肱骨内上髁处劳损性肌腱病变所致的屈肌肌群退行性变

症状和体征

- 逐渐出现的肘内侧钝痛
- 逐渐加重
- 疼痛常放射至前臂上方
- 活动后疼痛加重，例如投球
- 内上髁肌腱起点处可有压痛
- 抗阻力屈腕可使疼痛加重
- 疼痛可干扰患者睡眠

流行病学

- 发病率：男 = 女
- 30～50岁之间最常见
- 主要出现在高尔夫运动员和投掷运动员的优势手
- 与反复应力性肘外翻运动有关
- 损伤后更常见，如反复应力性损伤

影像学检查

- 一般情况下不进行影像检查
- 对于顽固性病例，MRI或超声有用

影像学表现

- FST2WI上表现为肌腱信号增强，厚度增加
  - ■ 肌腱撕裂时出现局部液体信号或肌腱缺失
- 超声上表现为低回声和肌腱增厚
  - ■ 多普勒成像显示新生血管形成
  - ■ 局部可出现微小钙化灶
- 慢性病例中可有骨赘形成
- 有时候顽固性病例中可见尺侧副韧带撕裂

其他检查

- 肌电图和神经传导速度试验可除外尺神经病变
- 实验室检查可除外感染性关节炎
- 关节吸引术可除外结晶沉积样关节病
- 诊断困难时关节吸引术可除外感染

鉴别诊断

- 钙化性肌腱炎
- 尺神经病变
- 痛风
- 隐蔽性肘关节骨折
- 肘后结构失稳

治疗

- 大多数患者使用保守疗法可改善症状，包括局部热疗，冰敷，普通镇痛药和非甾体类消炎药
- 部分患者物理疗法有效，包括轻牵张疗法，增加关节活动度训练，以及深度热疗法
- 若保守疗法失败或疼痛限制日常活动时，局部注射麻醉剂和类固醇可缓解症状
- 持续性疼痛或进行性功能障碍时可进行外科手术

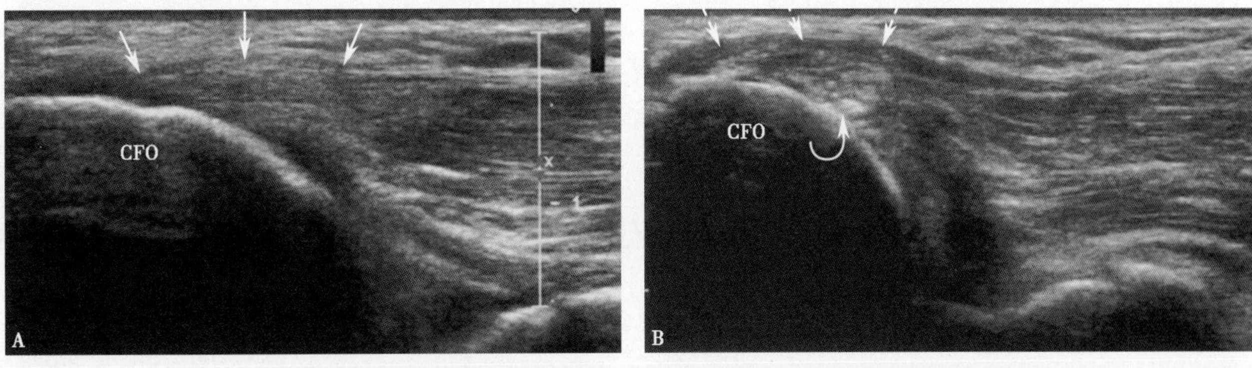

图 104-1　(A)高尔夫球肘患者的健侧肘关节纵向超声成像。内上髁处的共用屈肌肌腱(CFO)回声正常(箭头)。(B)患侧肘关节表现为肌腱增厚并出现异常低回声(虚箭头),还可见高回声的退行性微小钙化灶(弯箭头)。这些超声征象是高尔夫球肘或网球肘等肌腱病变的典型表现

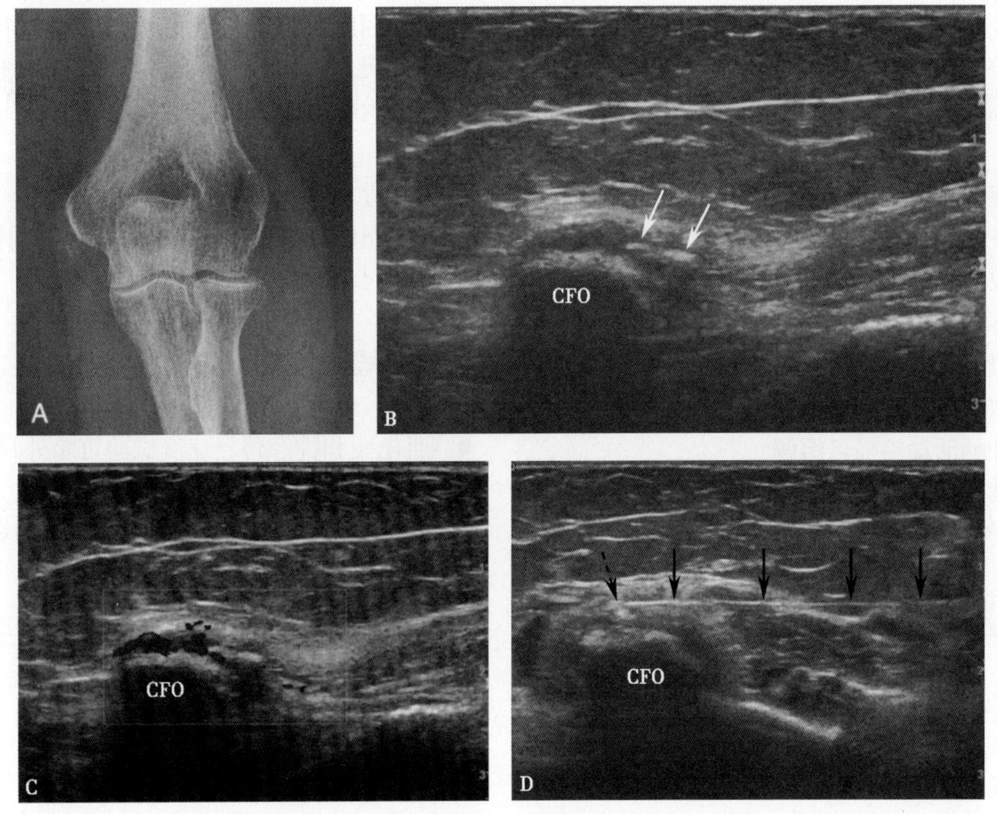

图 104-2　(A)中年女性高尔夫球肘患者的 X 线片显示共用屈肌肌腱(CFO)邻近内上髁处少许微小钙化灶。(B 和 C)相应的超声成像显示低回声肌腱伴其内小的钙化回声灶(箭头)和多普勒成像(C)血流信号增加证实的新生血管形成,这些征象与肌腱的病变一致。(D)超声引导下注射和干性穿刺法显示穿刺针(黑箭头)的尖端邻近钙化区(虚箭头)

(孙　凤　杨汉丰 译　孙海燕　倪家骧 审)

第105章 小联盟投手肘

定义

- 小联盟投手肘是反复应力性损伤所致的牵拉性骨突炎，表现为内上髁骨端的延迟闭合伤口或内上髁的撕脱性骨折

症状和体征

- 逐渐出现的肘内侧钝痛
- 逐渐加重
- 疼痛常放射至前臂上方
- 活动后疼痛加重，例如投球
- 内上髁肌腱起点处可有压痛
- 抗阻力屈腕可使疼痛加重
- 减少肘外翻活动疼痛可缓解
- 关节活动度逐渐降低
- 疼痛可干扰患者睡眠

流行病学

- 发病率：男 > 女
- 儿童最常见，成人也可见
- 主要出现在投掷运动员的优势手
- 与反复应力性肘外翻运动有关
- 损伤后更常见，如反复的应力性损伤

影像学检查

- X线平片
- MRI或超声
  - 可评估软组织损伤情况

影像学表现

- X线平片
  - 内上髁骨化中心撕脱或碎裂
- MRI
  - 骨化中心骨髓水肿伴或不伴骨质碎裂
  - 共用屈肌肌腱水肿呈高信号
  - 屈肌肌腱撕裂表现为其内线样高信号
  - 尺侧副韧带（UCL）损伤表现为韧带增厚伴其内信号增高或韧带断裂
- 超声
  - 骨化中心碎裂
  - 肌腱撕裂表现为肌腱增厚伴其内回声减弱
  - 尺侧副韧带增厚、显示不清

其他检查

- 肌电图和神经传导速度试验可除外尺神经病变
- 实验室检查可除外感染性关节炎
- 关节吸引术可除外结晶沉积样关节病
- 诊断困难时关节吸引术可除外感染

鉴别诊断

- 钙化性肌腱炎
- 高尔夫球肘
- 内侧副韧带病变
- 骨软骨炎
- 尺神经病变
- 痛风
- 隐蔽性肘关节骨折
- 肘后结构失稳

治疗

- 大多数患者使用保守疗法可改善症状，包括局部热疗，冰敷，普通镇痛药和非甾体类消炎药
- 禁止过度肘外翻运动

- 若保守疗法失败或疼痛限制日常活动时，局部注射麻醉剂和类固醇可缓解症状
- 持续性疼痛或进行性功能障碍时可进行外科手术，手术也可用于骨髁的急性撕脱性骨折

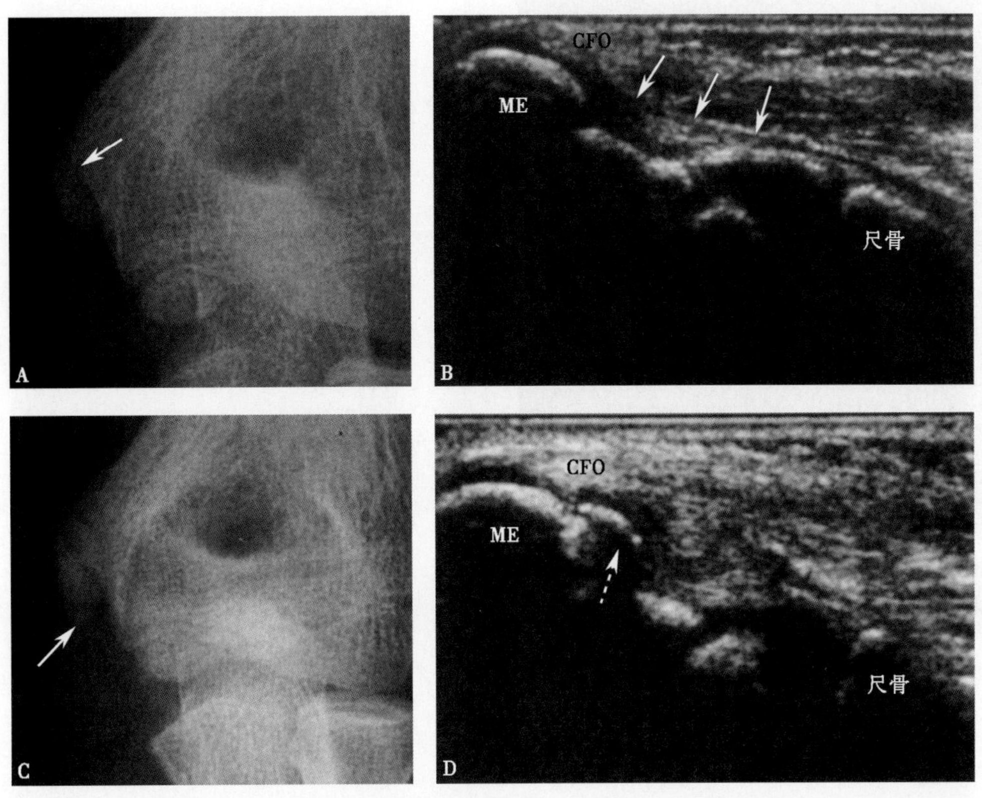

图 105-1　(A)前后位 X 线片显示正常内上髁(箭头)。(B)相应的超声检查显示内上髁(ME)和正常回声的共用屈肌肌腱(CFO)。尺侧副韧带显示为一条带状高回声(箭头)，从肱骨远端延伸至尺骨。(C)有症状的儿童前后位 X 线片显示内上髁碎裂(箭头)。(D)相应的纵向超声检查显示碎裂的内上髁(虚箭头)。此病例为慢性撕裂伤，故尺侧副韧带未显示

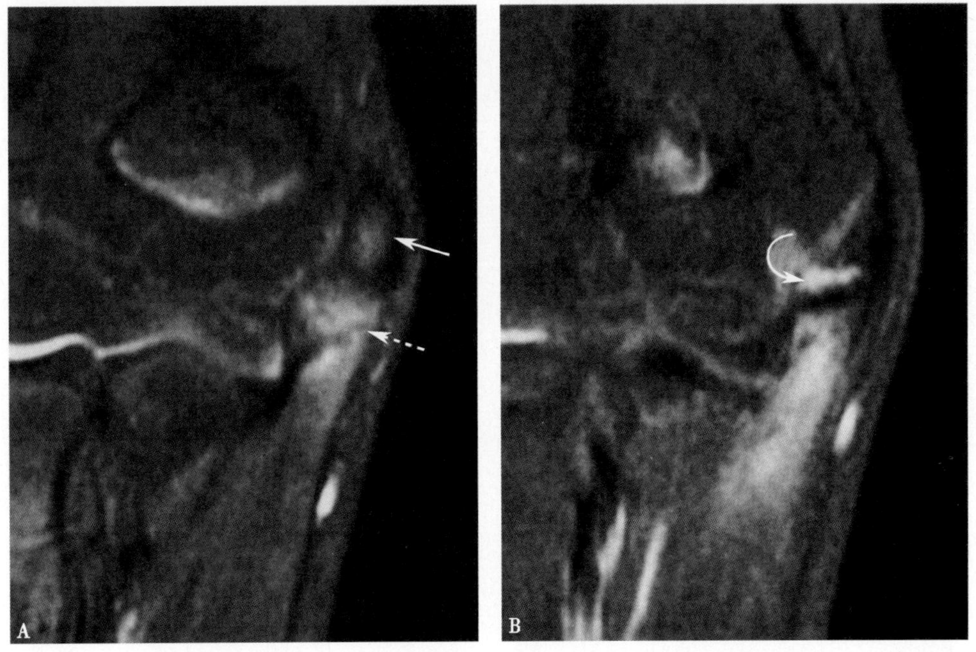

图 105-2　(A 和 B)肘关节连续冠状位 FST2WI 显示儿童的内上髁急性应力性损伤。内上髁骨化中心未移位(箭头)，其远端软组织水肿(虚箭头)，屈肌肌腱近端撕裂表现为线样高信号(弯箭头)

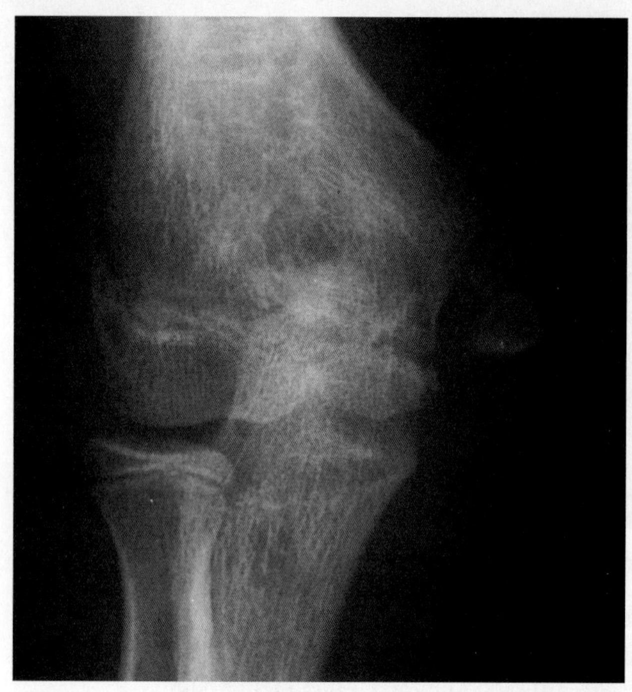

图 105-3 前后位 X 线片显示内上髁骨化中心急性撕脱性损伤，断端移位，需手术复位

（孙 凤 杨汉丰 译 孙海燕 倪家骧 审）

第 106 章

肱二头肌远端肌腱断裂

定义

- 附着于桡骨粗隆的肱二头肌远端肌腱断裂

症状和体征

- 臂弯曲状态下用力拉伸后突然出现钝痛，疼痛边缘不清
- 疼痛常常向远端辐射
- 肱二头肌肌腹收缩可导致 Ludington 试验阳性
- 可出现捻发音
- 肘窝可出现淤斑
- 前臂屈曲可使疼痛加剧
- 肘窝触诊时可发现肱二头肌远端肌腱缺失
- 患者不能以患侧肩卧位入睡

流行病学

- 发病率：男 > 女
- 最常发生在 50 岁左右
- 举重运动员、足球运动员和滑雪运动员最常见
- 最常发生在前臂弯曲状态下用力拉伸

影像学检查

- MRI 或超声

影像学表现

- 撕裂伤常常出现在肌腱桡骨粗隆附着处
  - 撕裂伤较少出现在肌肉肌腱连接处
- 肌腱收缩
  - 前臂纤维腱膜的完整附着可限制肌腱的收缩
- 空的远端肌腱腱鞘内积液
- 晚期肱二头肌肌腹萎缩

其他检查

- 诊断困难时，对原因不明的肱二头肌肿块进行活检可除外肿瘤

鉴别诊断

- 肱肌撕裂
- 桡骨滑囊炎
- 肱二头肌肿瘤

治疗

- 大多数患者使用保守疗法可改善症状，包括局部热疗，冰敷，普通镇痛药和非甾体类消炎药
- 物理疗法可保持关节活动度
- 若保守疗法失败或疼痛限制日常活动时，局部注射麻醉剂和类固醇可缓解症状
- 持续性疼痛或进行性功能障碍时可进行外科手术

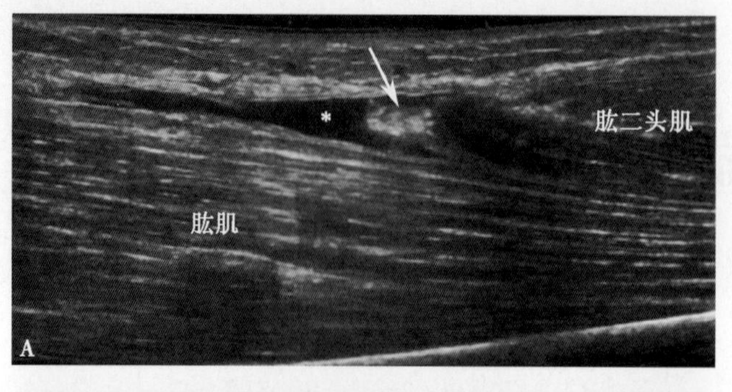

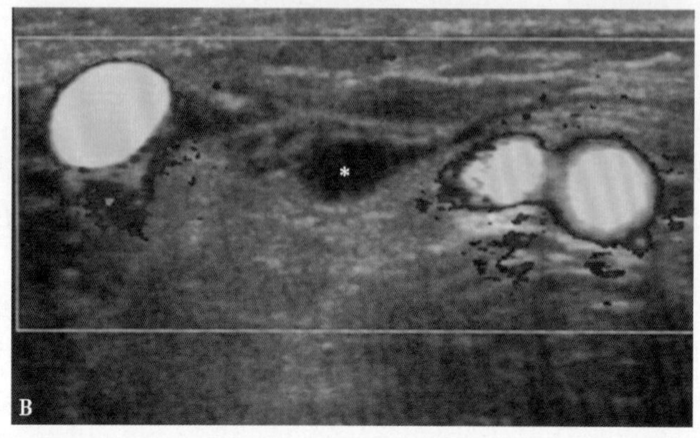

图 106-1　(A)肱二头肌远端肌腱断裂的纵向超声检查。肱肌表面可见收缩的肌腱断端(箭头)。空的腱鞘(星号)内无回声且充满液体。(B)轴位多普勒超声成像用于鉴别空的腱鞘(星号)和浅表的静脉

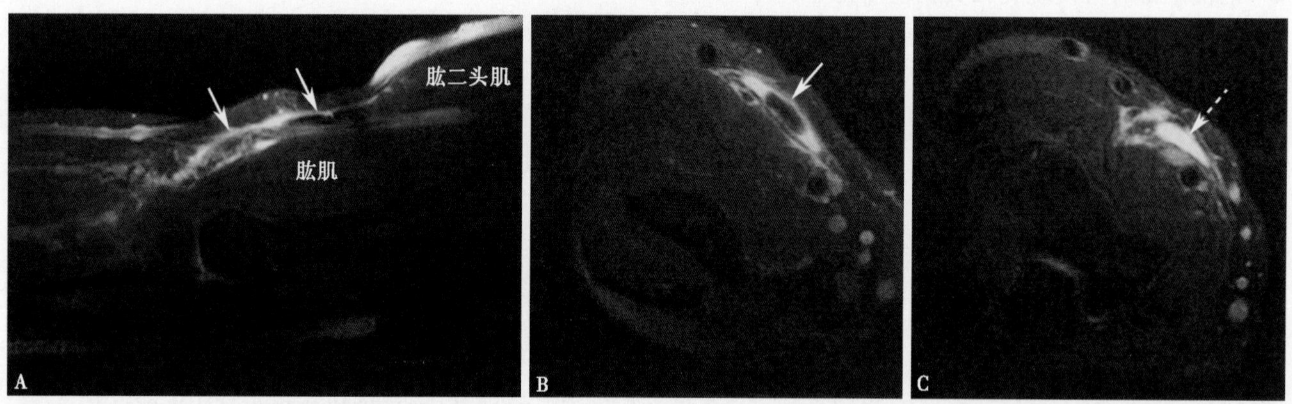

图 106-2　(A)矢状位 FST2WI 显示肱二头肌肌腱断端(箭头),其厚度增加,呈不规则形,腱鞘内见水样高信号。(B)轴位 FST2WI 显示近端腱鞘(箭头)内肌腱。(C)远端腱鞘空置(虚箭头)

(孙　凤　杨汉丰 译　孙海燕　倪家骧 审)

第 107 章

肱二头肌桡侧滑囊炎

定义

- 在肱二头肌肌腱和桡骨粗隆前面滑膜囊的炎症

症状和体征

- 发病可以是急性、也可能是隐匿性的
- 疼痛部位位于肱二头肌腱下面，并且随肘关节旋后而加重
- 疼痛可放射到前壁近端
- 肘窝在触诊时有轻压痛
- 天气温暖的时候会出现
- 肘窝可能会感到膨胀或水肿
- 可能会出现肿块
- 可能会出现捻发音或卡住感（catching sensation）
- 肘关节旋后制动时疼痛会加重
- 疼痛通常在夜间加重
- 运动能力慢慢减弱

流行病学

- 发病率：男性 > 女性
- 年轻运动员通常受累
- 40～50 岁人是最常被累及的人群
- 通常发生于创伤后，包括反复的应力性损伤
- 患者如果有远端肱二头肌疾病会加重该病的发生率
- 在类风湿性关节炎中很常见

影像学检查

- MRI 或超声

影像学表现

- 在肱二头肌肌腱鞘内出现积水，但肌腱是完好的
- 可能会合并有肱二头肌肌腱病变和肌腱增厚：
  - 在 T1 加权和 T2 加权 MR 图像上表现为信号增高
  - 在超声上表现为反射减低
- 类风湿性关节炎：
  - 通常多量出现滑液囊积液
  - 因为纤维素渗出或滑膜增厚而可能出现回声增强
  - 通常合并肘关节处的炎症性关节炎

其他检查

- 实验室检查除外炎症性关节炎
- 如果怀疑是感染的问题，那么可以滑液囊抽液做革兰染色、滑液培养和药敏实验
- 关节囊穿刺检查除外结晶沉积样关节病
- 如果诊断有问题可关节囊细针穿刺抽液检查除外感染性病变

鉴别诊断

- 钙化性肌腱炎
- 部分远端肱二头肌腱撕裂
- 肱二头肌腱远端完全性撕裂
- 痛风
- 隐匿性桡骨小头骨折
- 桡骨小头剥脱性骨软骨炎
- 肘窝肿块
- 肘关节化脓性关节炎

治疗

- 保守治疗包括局部热敷、冷敷、服用止痛药，并且非甾体类抗炎药能在轻症患者中缓解症状
- 物理治疗，包括轻牵张、关节活动度练习、深部加

热物理治疗，这些可能对特定的患者有用

- 如果保守治疗失败或疼痛限制日常活动时，局部注射麻醉剂和甾体类药物可以缓解症状
- 持续性疼痛或进行性功能障碍时可能就需要外科手术治疗了

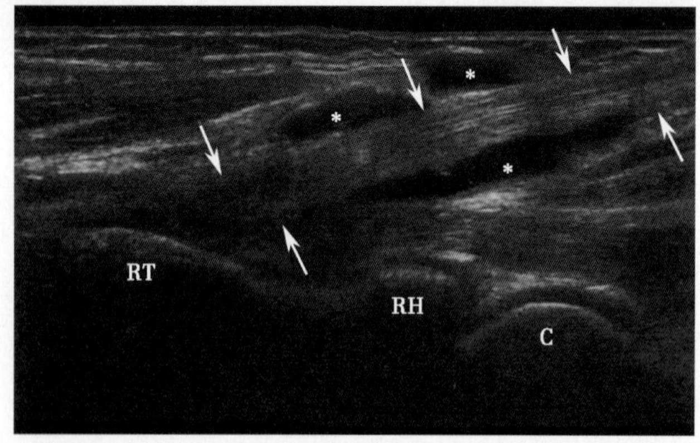

图 107-1 患有肱二头肌桡侧滑囊炎患者的超声图像。无回声的液体勾画出正常的肱二头肌腱远端肌腱（白色箭头），并且肌腱插入到桡骨粗隆处（RT）。肱桡关节是正常的。C，桡骨小头；RH，桡骨头

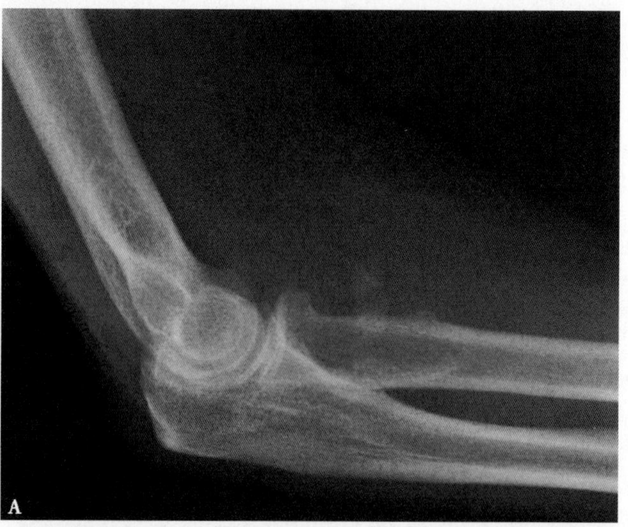

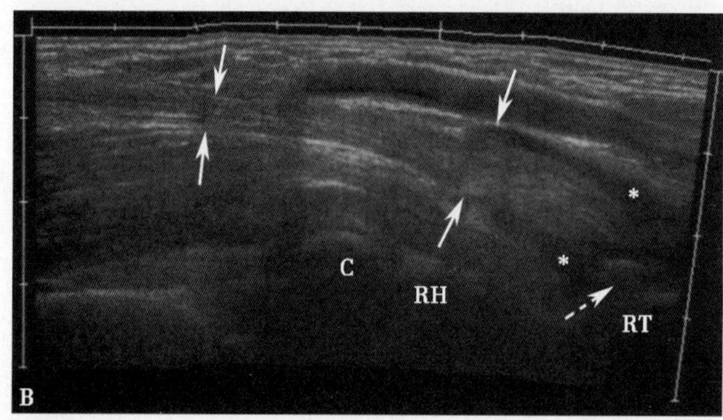

图 107-2 （A）在桡骨粗隆处有新骨形成、并且合并有远端肱二头肌腱慢性插入性肌腱炎患者的 X 线表现。（B）相对应的超声表现为肱二头肌远端肌腱增厚（白色箭头）并肱二头肌桡侧滑囊炎，腱鞘内可见积液（星状标）。在桡骨粗隆处（RT）可看见新骨形成（虚箭头）。肱桡关节正常。C：桡骨小头；RH：桡骨头

（牛翔科 杨汉丰 译 孙海燕 倪家骧 审）

第 108 章
鹰嘴滑囊炎

定义

- 在肱三头肌肌腱和尺骨鹰嘴处滑膜囊的炎症

症状和体征

- 发病可以是急性、也可能是隐匿性的
- 疼痛位于肘关节后方
- 疼痛在肘关节活动时会加重
- 有时会出现大量的积液
- 肘窝在触诊时有轻压痛
- 会出现温热感
- 肘关节后方会感到膨胀或水肿
- 可能会出现捻发音或卡住感
- 肘关节旋后制动时疼痛会加重
- 疼痛通常在夜间加重
- 运动能力慢慢减弱

流行病学

- 发病率：男性 > 女性
- 在学生和绘图员中经常见到
- 所有年龄段都可被累及
- 通常发生于创伤后，包括反复的应力性损伤
- 患者患有远端肱三头肌钙化性肌腱炎会增加该病的发病率
- 在痛风中很常见

影像学检查

- 常规不需要影像学检查：
  - 如果出现非典型的表现时需要 MRI 或超声检查
  - X 线检查用来评估合并的关节疾病

影像学表现

- 在 X 线上出现跨过鹰嘴的软组织增厚
- 在 MRI 或超声上滑液囊充满积液
- 滑膜增厚和结晶性关节病合并积液为主要表现：
  - 对比剂注入后 MR 图像上出现增强
  - 超声表现为反射增强和多血管

其他检查

- 实验室检查除外炎症性关节炎
- 如果怀疑是感染或结晶性疾病，那么可以滑液囊抽液做革兰氏染色、滑液培养和药敏实验
- 关节囊穿刺检查除外结晶沉积样关节病
- 如果诊断有问题可关节囊细针穿刺抽液检查除外感染性病变

鉴别诊断

- 钙化性肌腱炎
- 部分远端肱三头肌腱撕裂
- 肱三头肌腱远端完全性撕裂
- 通风
- 隐匿性尺骨鹰嘴骨折
- 桡骨小头剥脱性骨软骨炎
- 肘后肿块
- 肘关节化脓性关节炎

治疗

- 保守治疗包括局部热敷、冷敷、服用止痛药，并且非甾体类抗炎药能在轻症患者中缓解症状
- 物理治疗，包括轻牵张、关节活动度练习、深部加热物理治疗，这些可能对特定的患者有用

- 如果保守治疗失败或疼痛限制日常活动时，局部注射麻醉剂和甾体类药物可以缓解症状
- 持续性疼痛或进行性功能障碍时可能就需要外科手术治疗了

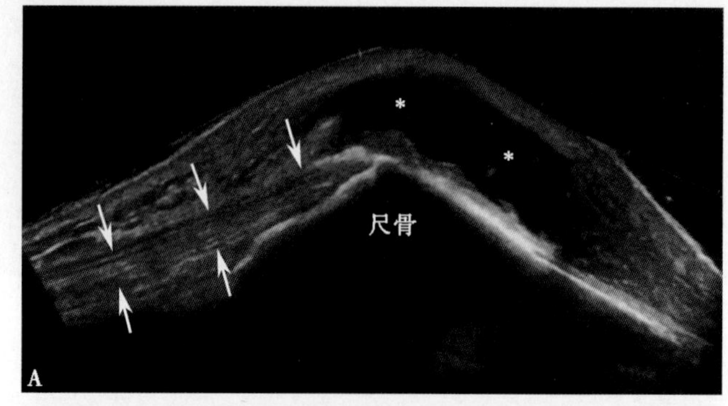

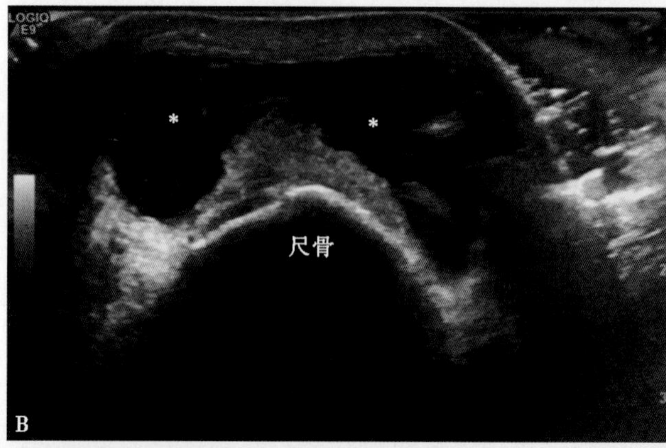

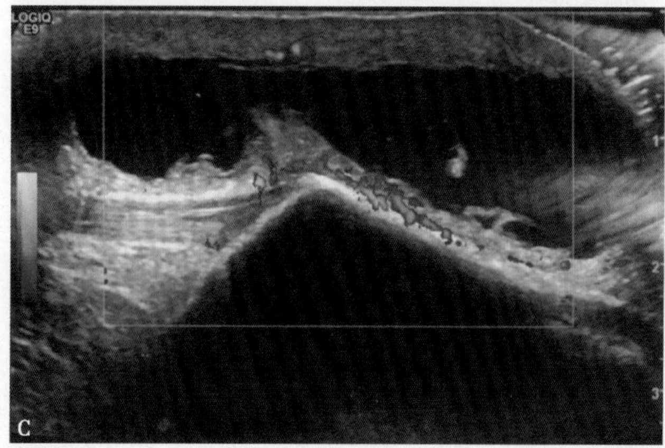

图 108-1 一个患有鹰嘴滑囊炎患者的超声长轴位(A)和水平位(B)图像。近端尺骨表面出现一个低回声、充满积液的滑膜囊(星型标)，并且在长轴位上可见到远端肱三头肌腱(白色箭头)。(C)多普勒超声表现为与轻度炎症性滑膜炎相符的滑膜囊周围血管增多

(牛翔科 杨汉丰 译 孙海燕 倪家骧 审)

第 109 章
肘关节骨关节炎

定义

- 退行性关节炎的特点是软骨表面的破坏、软骨下囊肿、滑膜炎和骨赘形成

体征和症状

- 随肘关节活动而逐渐发生的疼痛
- 可出现关节积液
- 可能会出现捻发音
- 活动度逐渐减弱

流行病学

- 发病率：男性 > 女性
- 在年老人群中最常见；也见于肘关节创伤后和（或）手术后的年轻患者
- 通常在 50 岁后发病
- 发病前创伤史很常见
- 可能有遗传倾向

影像学检查

- X 线摄片是关节病最主要的检查手段
- 以下情况 CT/MR 关节检查可作为 X 线检查的一种附属检查手段：
  - 在外科切除前定位骨赘
  - 确定关节内游离体
  - 关节软骨的异常

影像学表现

- 关节间隙变窄，软骨下囊肿形成，硬化和骨赘形成
- 非对称性发病是典型表现，但是以下三个关节组成部可能被累及：
  - 尺骨滑车
  - 肱桡关节
  - 近端桡尺关节
- 关节内游离体通常位于尺骨鹰嘴窝后部或肱骨冠突窝前部

其他检查

- 实验室检查除外炎症性关节炎
- 关节囊穿刺检查除外结晶沉积样关节病
- 关节囊穿刺检查除外感染

鉴别诊断

- 炎症性关节炎，特别是类风湿性关节炎
- 肘关节化脓性关节炎
- 愈合的肘关节部的骨折，特别是鹰嘴
- 肘关节结晶沉积样关节病
- 缺血性骨坏死

治疗

- 保守治疗包括局部热敷、冷敷、服用止痛药，并且非甾体类抗炎药能在很多病例中缓解症状
- 物理治疗，包括轻牵张、关节活动度练习、深部加热物理治疗，这些可能对特定的患者有用
- 如果保守治疗失败或疼痛限制日常活动时，关节内局部注射麻醉剂和甾体类药物可以缓解症状
- 持续性疼痛或进行性功能障碍时可能就需要外科手术治疗了

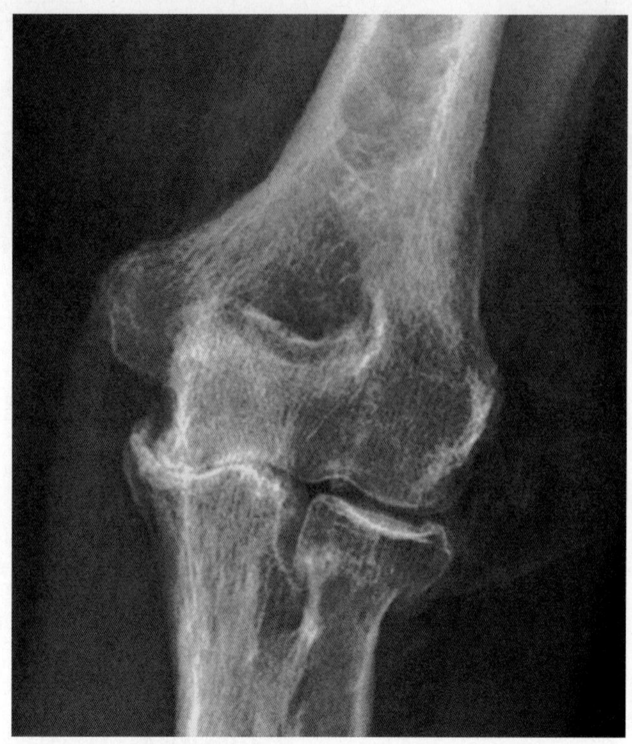

图 109-1　一个有典型特点的肘关节骨关节炎的年老患者肘关节前后位 X 线摄片。可见到关节间隙的非对称性狭窄，并且严重累及尺骨滑车，还可见到骨赘形成和软骨下的硬化

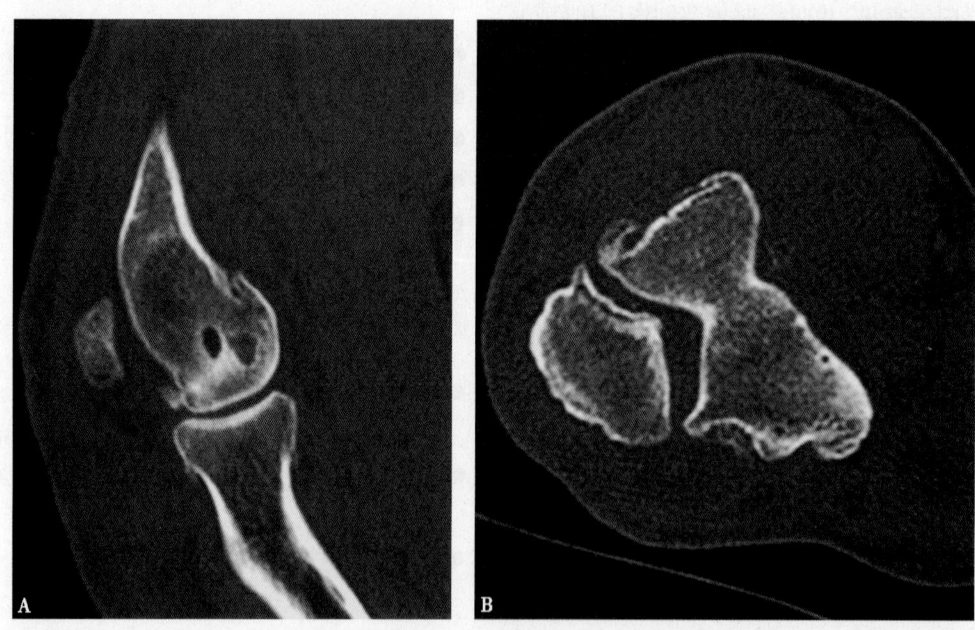

图 109-2　在外科切除骨赘前的肘关节骨关节炎的矢状位(A)和水平位(B)CT 扫描。在肱桡关节关节的前和后方可见骨赘，并且合并软骨下小囊肿形成。在尺骨滑车关节的中部和侧部可见骨赘形成

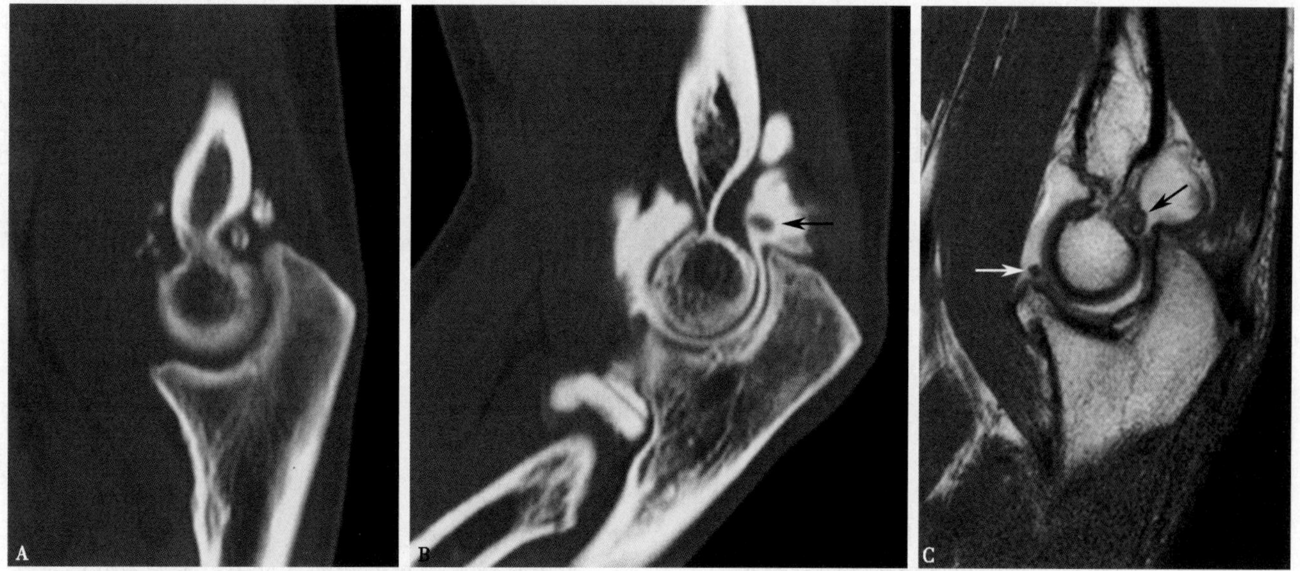

图 109-3　(A)矢状位 CT 扫描在鹰嘴窝前面和肱骨远端冠突窝前面可见不透 X 线的游离体形成。(B)在另一个患者的矢状位 CT 关节造影片上可见到一个透 X 线的软骨性游离体(黑色箭头),如果在没有注入对比剂的 CT 扫描下就不会看到了。(C)第三个患者的一个矢状位 T1 加权 MR 关节造影中可见到关节后方的第一个骨化游离体(黑色箭头)和关节前方的第二个软骨性游离体(白色箭头)。这些就是骨关节炎的改变

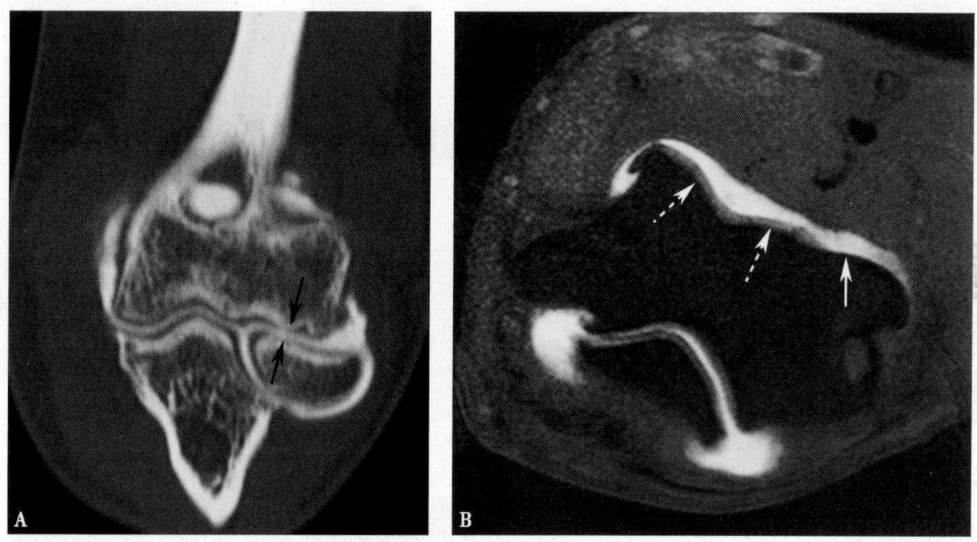

图 109-4　(A)冠状位 CT 关节造影显示肱骨小头和桡骨头局灶性软骨溃疡(黑色箭头),而 X 线检查未发现异常。(B)另一个患者的水平位 T2 加权脂肪抑制 MR 关节造影显示一个局灶性全程的软骨缺失(白色箭头)。在余下的肱骨(白色虚线)远端正常的关节软骨显示为中等信号强度

(牛翔科　杨汉丰 译　孙海燕　倪家骧 审)

第 110 章
肘关节类风湿性关节炎

定义

- 对称性炎症性关节炎的特点是：滑膜炎、关节间隙变窄、积液和侵蚀，血清类风湿因子增高，并且合并一系列其他的临床症状和体征

症状和体征

- 肘关节活动时疼痛
- 滑膜炎
- 通常出现关节积液
- 可能会出现捻发音
- 晨僵
- 葛氏现象
- 关节活动度逐渐减低
- 疲劳，精神不振，低热
- 仔细观察常常会发现对称性多关节炎累及三个或更多的关节

流行病学

- 发病率：女性 > 男性
- 虽然任何儿童出现多关节炎时需要考虑到青少年型，但总的说来成年人中最常见
- 发病高峰年龄是 40～60 岁

影像学检查

- X 线摄片是关节病最主要的检查手段
- MRI 或超声
    - 滑膜炎
    - X 线上隐匿性的骨质侵蚀
    - 超声引导下关节抽液或注射

影像学表现

- 关节间隙变窄，侵蚀和骨质疏松
- 关节均质性被累及
- 没有骨赘形成和反应性骨形成而没有继发性骨关节炎的改变
- 积液
    - 在 X 线片上出现脂肪垫征
- 滑膜炎
    - 在对比剂注入后 MR 图像上出现信号增强
    - 超声上产生回声的滑膜：多普勒超声显示血管增多

其他检查

- 实验室检查，包括全血计数，血生化检查、血沉率测定，这些用来排除关节外的其他疾病
- 如果诊断有疑问时可做抗核抗体和系统性红斑狼疮监测
- 关节液穿刺除外结晶性关节病
- 关节液穿刺除外感染

鉴别诊断

- 其他炎症性关节炎，特别是系统性红斑狼疮关节炎
- 夏科特肘关节
- 鹰嘴滑膜炎
- 肱二头肌桡侧滑囊炎
- 骨关节炎
- 银屑病关节炎
- 肘关节结晶性关节病
- 缺血性骨坏死

治疗

- 疾病改善药物，包括氯金化钠，青霉胺，硫唑嘌呤和环孢素A，尽管有副作用，但这些药物能明显的减缓疾病进展
- 细胞毒性药物，包括甲氨蝶呤
- 生物制剂，包括白细胞介素和肿瘤坏死因子-α
- 水杨酸盐类，非甾体类抗炎药和皮质类固醇
- 关节内局部注射麻醉剂和皮质类固醇激素来缓解症状和辅助物理治疗
- 持续性疼痛或进行性功能障碍时可能就需要外科手术治疗了

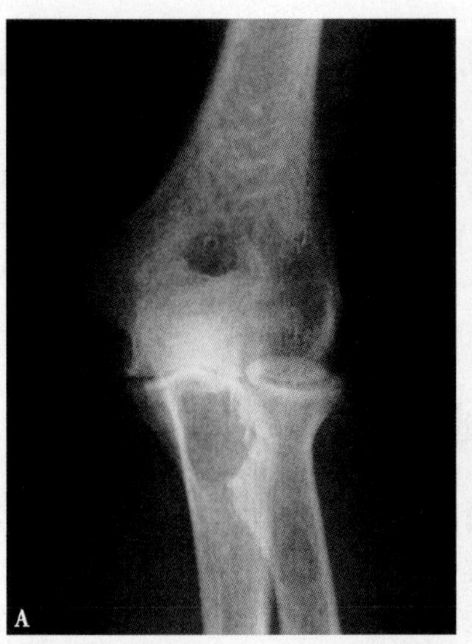
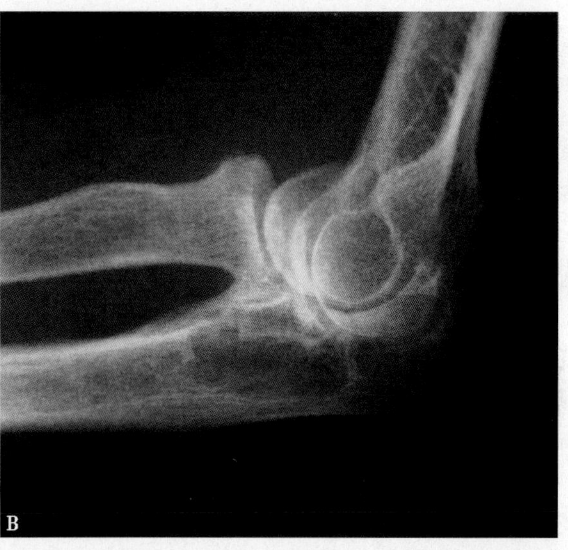

图110-1　前后位(A)和侧位(B)早期侵及肘关节的类风湿关节炎X线表现。可见到全关节间隙变窄和近端尺骨出现的一个大的透光性淋巴腔。没有出现骨质侵蚀

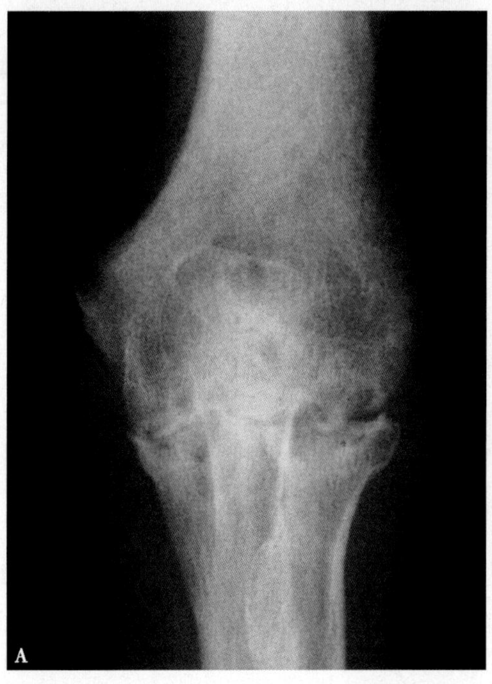
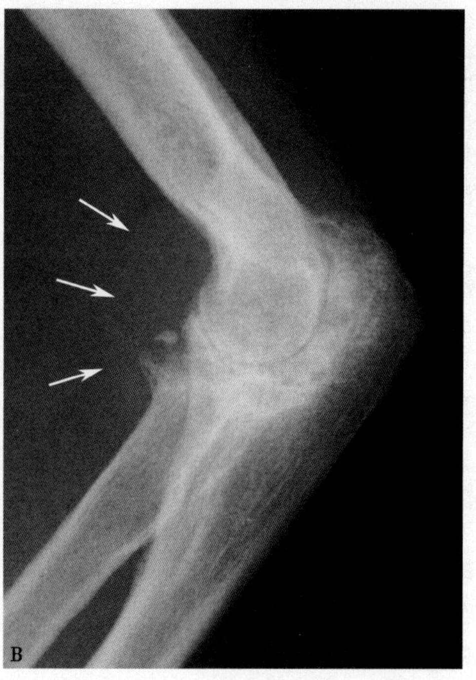

图110-2　前后位(A)和侧位(B)后期类风湿性关节炎的X线表现。关节间隙变窄和多发性关节面下骨质侵蚀。肘关节前方软组织肿胀(白色箭头)可证实出现了滑膜炎和关节积液

（牛翔科　杨汉丰 译　孙海燕　倪家骧 审）

第111章
肘关节骨坏死

定义

- 截断血液供应造成骨细胞成分的坏死，导致疼痛、骨塌陷，骨质破坏和功能丧失

症状和体征

- 逐渐发生的疼痛合并肘关节活动度减低
- 可能会出现捻发音
- 功能障碍可能会很严重

流行病学

- 发病率：男性 > 女性
- 发病年龄与创伤的时间或潜在的疾病有关，在年轻患者中镰刀细胞性贫血是最常见的诱发因素
- 最常见于肘关节创伤使血液供应离断后
- 在镰刀细胞性贫血、戈谢病、fabry 病、系统性红斑狼疮和痛风的患者中很常见
- 合并有外源性类固醇使用和大量饮酒

影像学检查

- X 线摄片
- MRI 或 CT

影像学表现

- X 线片表现
  - 受累及的软骨下骨出现硬化
  - 其后软骨塌陷和骨碎裂
  - 在髓内梗死区出现匐行硬化线
  - 游离体形成
- MRI
  - 软骨下骨出现高信号的水肿
  - TI 加权和 T2 加权 MR 图像上出现低信号的软骨硬化
  - 在 panner 疾病中骨软骨缺损基底部出现的高信号线表示疾病不稳定
  - T2 加权 MR 图像上骨髓腔内坏死出现的双线征

其他检查

- 实验室检查除外系统性红斑狼疮
- 实验室检查除外痛风
- 关节囊穿刺检查除外结晶沉积样关节病
- 关节囊穿刺检查除外感染

鉴别诊断

- 炎症性关节炎，特别是系统性红斑狼疮
- 骨关节炎
- 骨髓肿瘤
- 原发性骨肿瘤
- 转移性肿瘤
- 骨软骨损伤
- Panner 病（剥脱性骨软骨炎）
- 神经性关节病

治疗

- 保守治疗包括局部热敷、冷敷、服用止痛药，并且非甾体类抗炎药能在很多病例中缓解症状
- 物理治疗，包括轻牵张、关节活动度练习、深部加热物理治疗，这些可能对特定的患者有用
- 如果保守治疗失败或疼痛限制日常活动时，关节内局部注射麻醉剂和甾体类药物可以缓解症状
- 持续性疼痛或进行性功能障碍时可能就最终需要外科手术治疗了

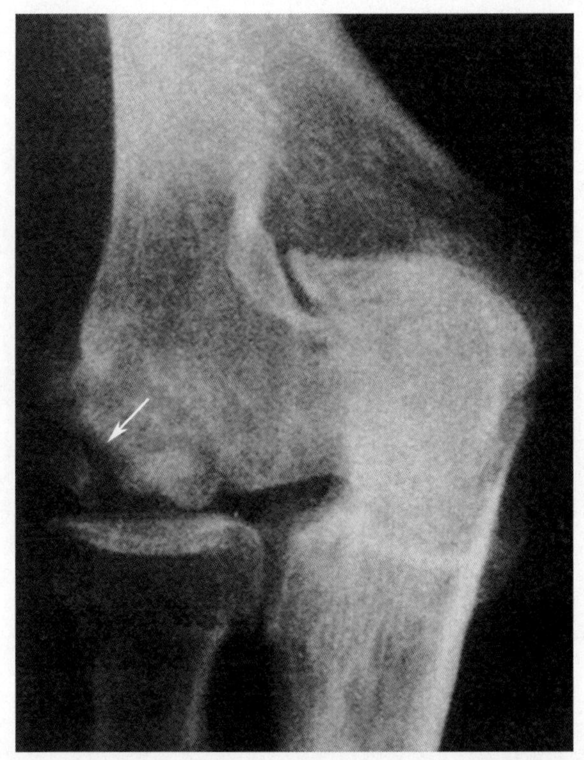

图 111-1　一个患有 SLE 患者的肘关节前后位 X 线摄片可见到骨碎片和肱骨小头塌陷（白色箭头），这是由于缺血性坏死造成的（AVN）

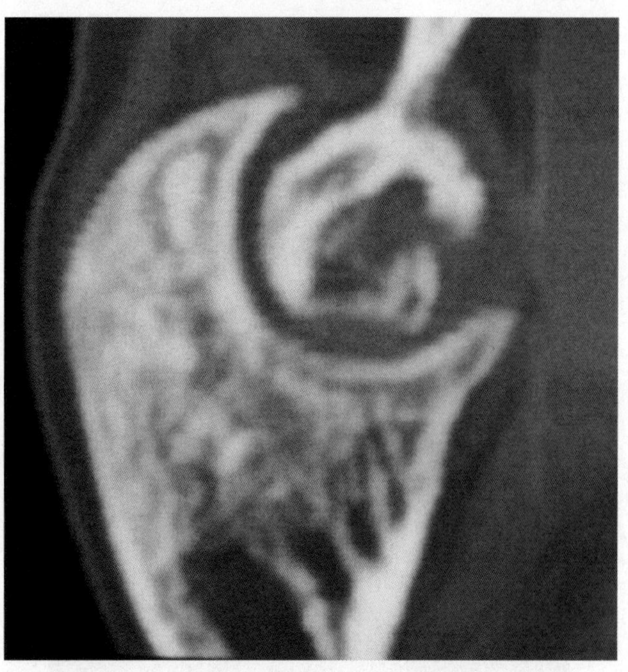

图 111-2　一个患有镰刀细胞性贫血患者的肘关节矢状位 CT 扫描。由于缺血性坏死造成的肱骨远端滑车部出现的透光影和骨碎片

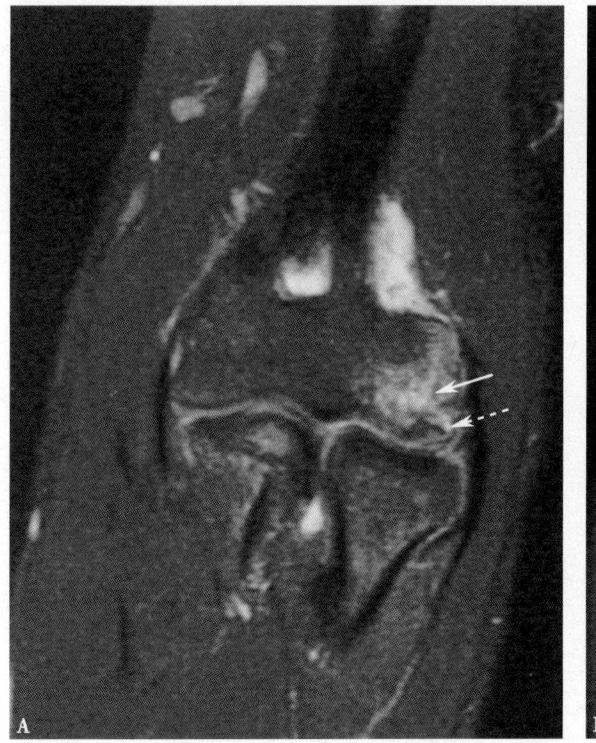

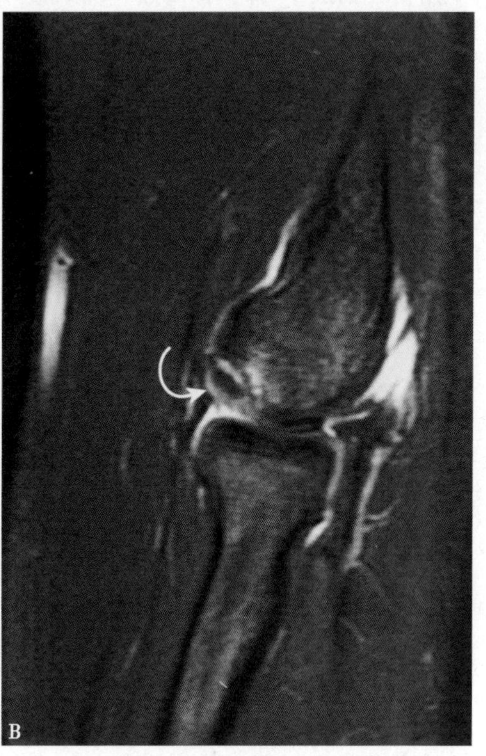

图 111-3　（A）冠状位 T2 加权脂肪抑制（FST2W）MR 图像在一个青年患有肘关节疼痛的患者中看到肱骨小头处高信号的骨髓水肿（白色实箭头）。同样在软骨下骨板中出现的低信号区（白色虚箭头）提示骨软骨缺损。（B）矢状位 FST2W MR 图像能更清楚的显示低信号的骨软骨缺损（白色弯箭头），在它的基底部可见到一个线状高信号区，这表示病变可能不稳定。这是 Panner 病典型的表现（剥脱性骨软骨炎）

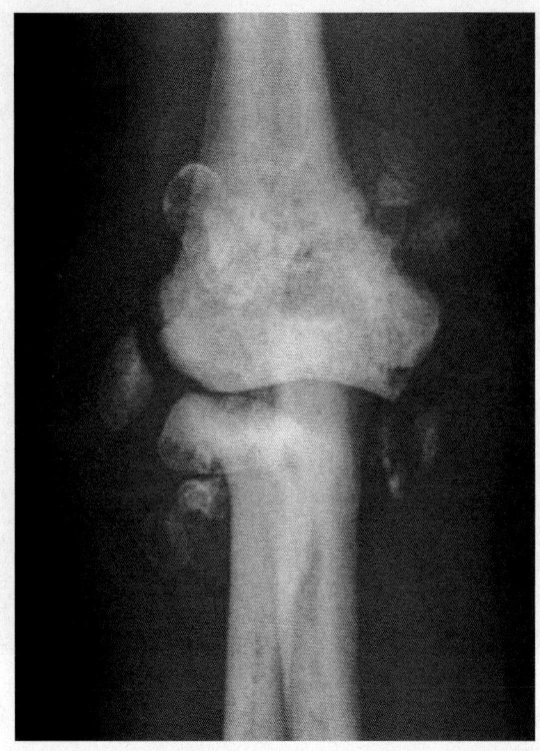

图 111-4 一个患有脊髓空洞症患者的肘关节前后位 X 线摄片。在肘关节关节表面可见到明显的骨碎片，并且合并有由于神经性骨关节病出现的反应性骨硬化

（牛翔科 杨汉丰 译 孙海燕 倪家骧 审）

第 112 章
滑车上小骨

定义

- 一个或多个骨端之骨化中心未融合而形成的游离末梢小骨

症状和体征

- 缓慢起病的肘部疼痛
- 肘关节屈伸运动时疼痛加重
- 关节活动范围缩小
- 可有弹响、绞锁、光栅或醒目的感觉

流行病学

- 发生率：男性多于女性
- 可发生于任何年龄阶段
- 一般与游离体有关

影像学检查

- X 线摄影
- 磁共振：偶尔用于排除其他骨或软组织病变

影像学表现

- 骨发育成熟后，在已知的骨化中心区显示边界清楚的小骨块影；该表现有助于与钙化性肌腱炎相鉴别
- 偶尔，外伤可导致较大的游离骨化中心骨块
- 症状部位可发现骨髓及邻近软组织水肿表现

其他检查

- 造影剂及局麻药关节内注射
- 若诊断有疑问：
  - 实验室检测以排除炎症性关节炎
  - 关节液检查以排除结晶沉积性关节病
  - 关节液检查排除感染

鉴别诊断

- Panner 病
- 隐性骨折
- 滑膜软骨瘤病
- 剥脱性骨软骨炎

治疗

- 保守治疗措施：很多病例局部热敷、冷敷、单纯镇痛治疗和非甾体类抗炎治疗可改善症状
- 物理治疗：适度牵引，增加活动训练，深部热疗，对部分患者有效
- 如果保守治疗失败或者疼痛限制了日常生活活动，关节内注射局麻药和激素将有助于症状缓解
- 对于持续性疼痛或者可能导致功能残疾的患者可进行外科手术治疗

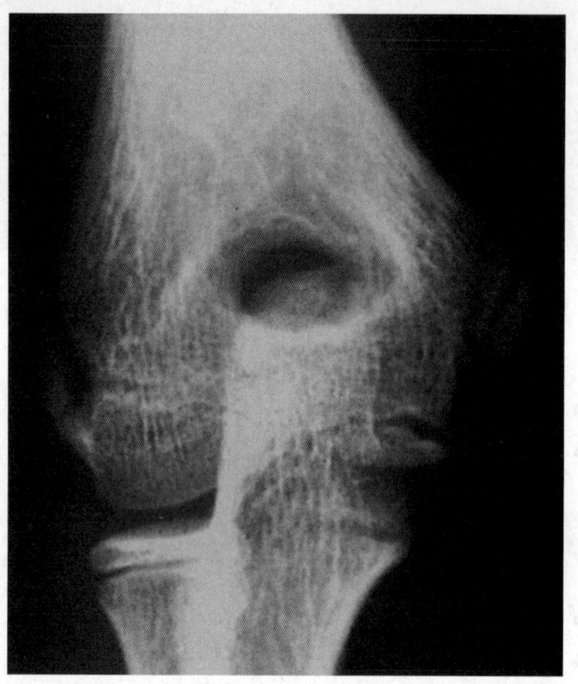

图 112-1 儿童正常肘关节前后位片尺骨和肱骨小头骨化中心已与相应干骺端融合。外上髁骨化中心已部分融合。桡骨头、滑车和内上髁骨化中心尚未融合

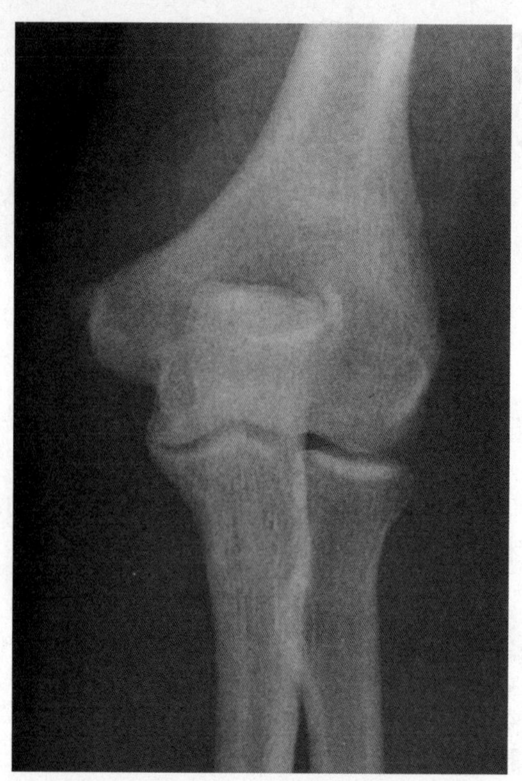

图 112-2 前后位正位片偶然发现肱骨远端内侧髁周围多余小骨块影

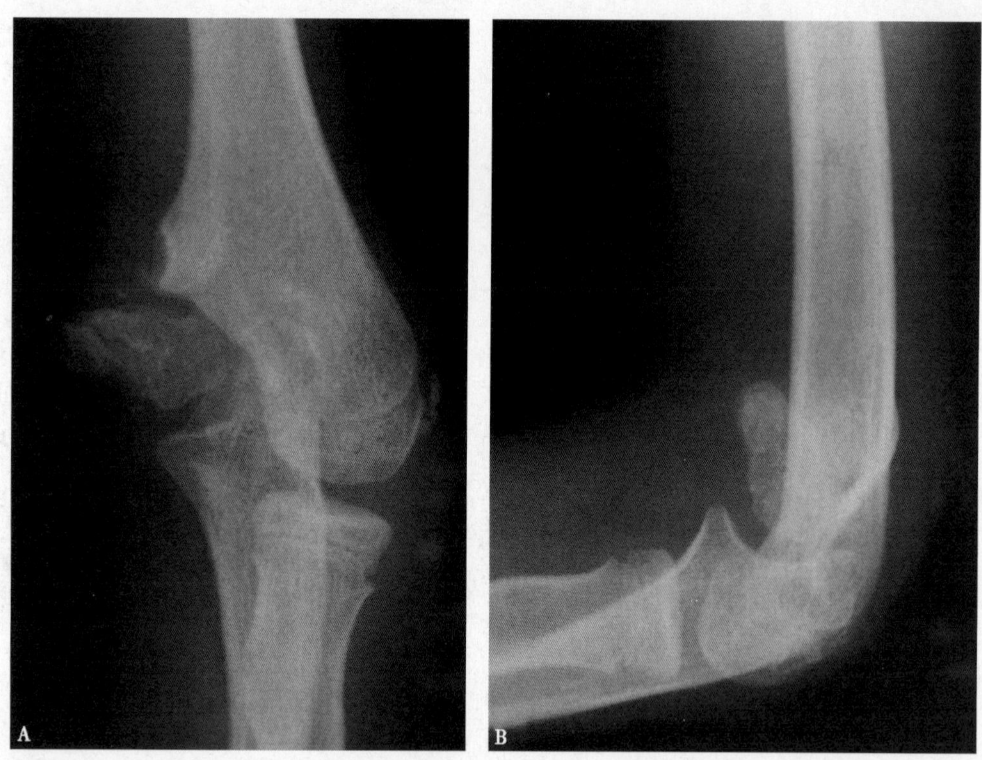

图 112-3 儿童肘关节正(A)侧(B)位片发现滑车及内侧髁未融合的大块影，这是由于几年前髁间骨折未愈合所致

（肖应权 杨汉丰 译 孙海燕 倪家骧 审）

第113章
桡管综合征

定义

- 桡神经在肘关节处被相邻肌肉、三头肌长头的纤维弓、迷走动脉或纤维带或肿块、肿瘤或者肱骨骨折卡压

症状和体征

- 确切临床症状及体征与桡神经具体受压部位相关
- 卡压神经上方 Tinel 征（叩击实验）阳性
- 疼痛向前臂前外侧放射
- 活动范围受限
- 前臂旋后及腕关节伸直功能减弱
- 前臂远端桡神经分布区上方疼痛并手桡神经分布区感觉异常
- 桡神经卡压部位的压痛
- 常常表现出神经性失用症

流行病学

- 发病率：男性大于女性
- 年轻运动员例如网球和排球运动员因长期反复举手过顶活动发病
- 可创伤和骨折后急性发病
- 各个年龄阶段均可发病
- 创伤后更加常见，包括反复挤压损伤

影像学检查

- X 线摄影：排除骨性异常
- 磁共振或者超声

影像学表现

- 影像学表现常是正常的
- 在 Frohse 弓处的纤维束常常不能检出
- 如果骨间后神经受累可有受累肌肉水肿和萎缩改变
  - 旋后肌
  - 桡侧腕短伸肌和长伸肌
  - 指总伸肌和小指伸肌
  - 尺侧腕伸肌
  - 拇长伸肌、拇长短肌、拇长展肌
- 压迫性的软组织肿块或神经源性肿瘤

其他检查

- 肌电图和颈神经根，臂丛和桡、尺和正中神经神经传导速度测试

鉴别诊断

- 神经痛性肌萎缩
- 血肿
- 良性新生物
- 恶性新生物
- 肱骨骨折
- 肱骨外上髁炎
- 正中神经病

治疗

- 保守治疗：局部热敷、冷敷，单纯镇痛药物，和非甾体类抗炎药能改善轻度自限性病例的临床症状
- 物理疗法保持功能：轻柔地牵张、增加活动训练和局部热疗对部分病例有效
- 夹板疗法以保护正常关节活动
- 如果保守治疗失败或者疼痛限制了日常生活活动，关节内注射局麻药和激素将有助于症状缓解
- 外科手术解除桡神经卡压

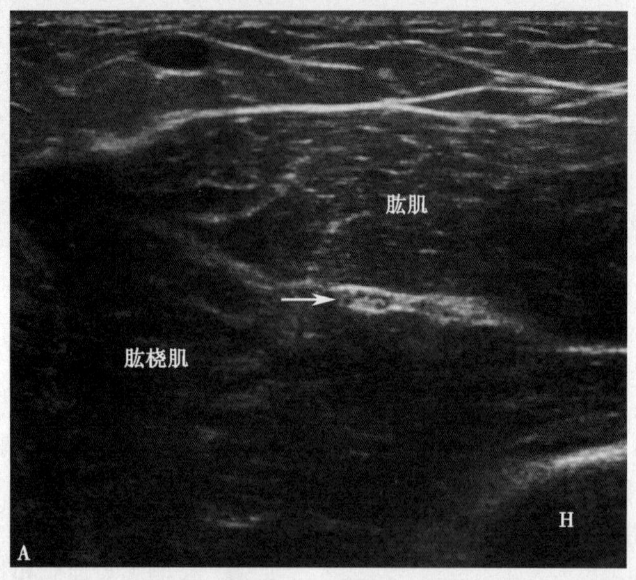

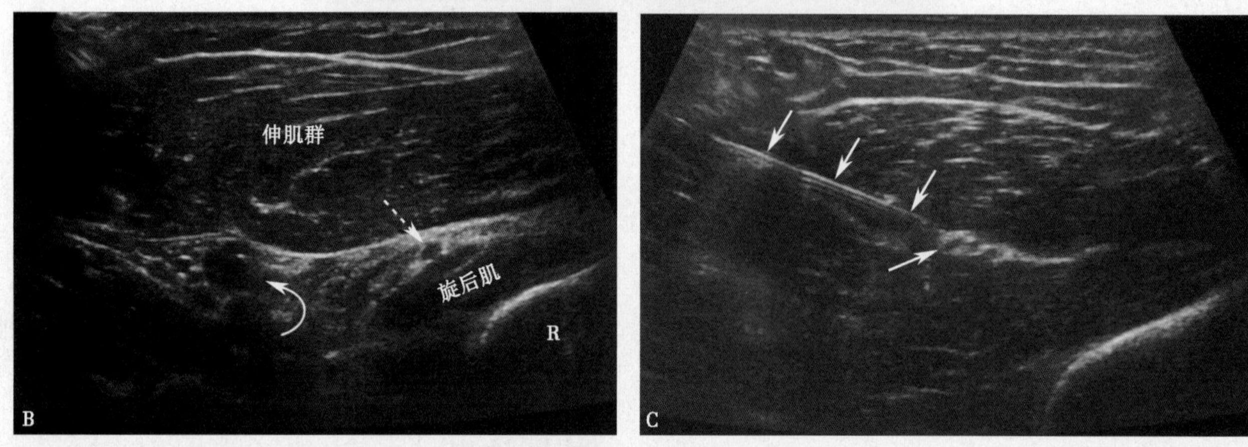

图 113-1 （A）一前臂背面疼痛患者的肱骨远端近桡神经近端分叉处超声轴位像桡神经（白色箭头）位于肱肌和肱桡肌腱之间。H- 肱骨（B）桡骨颈远侧像示桡神经深支（骨间后神经）位于旋后肌和伸肌群之间（虚箭头）。桡动脉、静脉和桡神经浅支清晰可见（白色弯箭头）。未见压迫性病灶。R- 桡骨颈。（C）超声引导下神经阻滞注射药物之前图示穿刺针前端（短白色箭头）位于桡神经（长白色箭头）。注射麻醉药后患者疼痛立马缓解进一步证实桡管综合征的诊断

（肖应权　杨汉丰 译　孙海燕　倪家骧 审）

第 114 章
肘管综合征

定义

- 尺神经通过肘管时在肘关节处卡压

症状和体征

- 神经卡压处 Tinel 征（叩击实验）阳性
- 肘部疼痛向手放射，偶尔向肘部上方放射
- 早期即有活动范围受限，如果不治疗最终导致爪形手改变
- 尺神经分布区感觉减退
- Froment 征（夹纸实验）阳性
- 下列实验阳性表现：
  - Wartenberg 实验
  - 小指外展实验
- 环指及小指区感觉异常
- 尺神经卡压处压痛
- 尺神经失用症

流行病学

- 发病率：女性多于男性
- 是腕管综合征之后第二最常见的神经卡压综合征
- 投掷运动的运动员和肘关节过度活动的成人是好发人群
- 创伤和骨折可导致急性发作
- 尤以创伤更常见，包括反复挤压损伤

影像学检查

- X 线摄影：排除相关的骨关节异常
- 磁共振或超声

影像学表现

- 肘管内尺神经增厚
- 神经内 T2 加权并脂肪抑制像呈高信号病灶
- 超声上正常低回声束状外形丧失
- 尺神经受压表现：
  - 骨赘或其他骨性异常
  - 滑膜疾病或者其他软组织肿块
  - 副肘肌压迫
- 动态超声检查可发现肌腱半脱位

其他检查

- 肌电图及颈神经根、臂丛、桡神经、尺神经及正中神经神经传导速度测试

鉴别诊断

- 神经痛性肌萎缩
- 血肿
- 良性新生物
- 恶性新生物
- 肘关节骨折
- 内上髁炎
- 麻风病

治疗

- 保守治疗：局部热敷、冷敷，口服镇痛药和非甾体类抗炎药将有助于改善轻度自限性病例的临床症状
- 物理疗法可维持功能，如适度牵张，增加活动训练和局部热疗，对部分患者可能有效
- 夹板疗法以保护正常关节活动

- 如果保守治疗失败或者日常生活活动受限的话，局麻药及激素尺神经阻滞可缓解临床症状
- 外科手术可解除尺神经受压

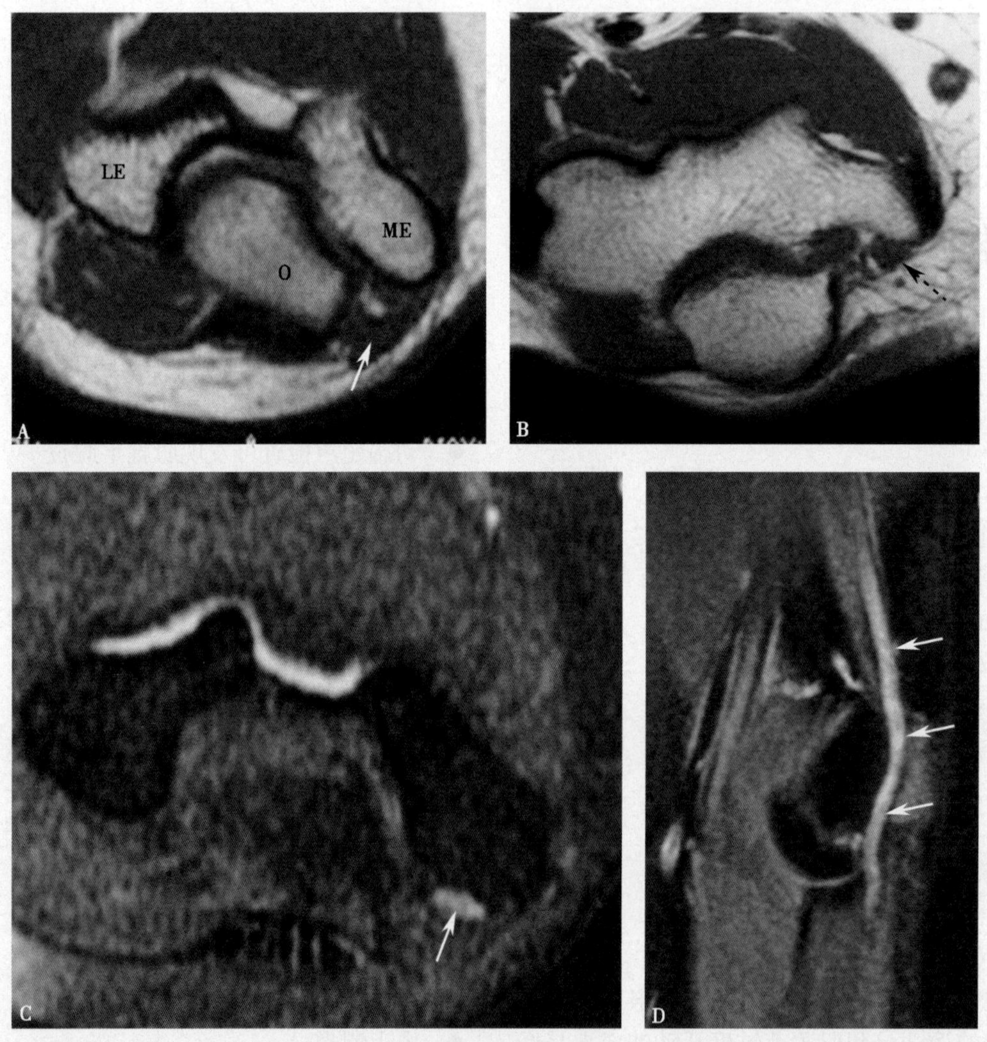

图 114-1 (A)一伴有尺神经受压症状患者磁共振轴位 T1 加权像。肘管区域可见软组织信号影(白色箭头)；信号同正常肌肉，即一附属的肘肌。尺神经显示不清。LE，肱骨外上髁；ME，肱骨内上髁；O，尺骨鹰嘴。(B)正常肘管内有高信号脂肪组织环绕尺神经(虚箭头)，即意味着没有附属的肘肌；轴位(C)及矢状位(D)T2 加权脂肪抑制图显示神经内因压迫性神经炎而呈高信号(白色箭头)改变

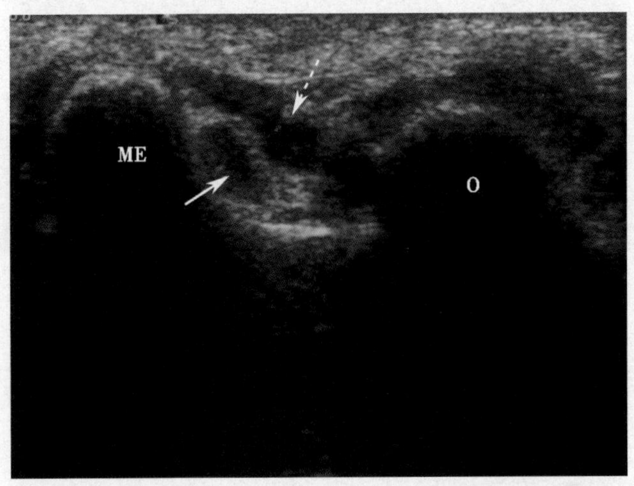

图 114-2　另一肘管内合并有附属肘肌（白色虚箭头）的患者的横断位超声图。尺神经（白色箭头）增厚和正常的束状形态丧失。ME：内上髁；O：尺骨鹰嘴

（肖应权　杨汉丰 译　孙海燕　倪家骧 审）

第 115 章 前骨间神经卡压综合征

定义

- 肘关节下方的正中神经之前骨间支被异常动脉、肿块、滑膜炎或者纤维束卡压

症状和体征

- 神经卡压部上方 Tinel 征（叩击实验）阳性
- 肘关节神经卡压处疼痛并向手放射，偶向肘部上方放射
- 早期肘关节被动活动范围受限，如不治疗，最终导致功能丧失
- 拇长屈肌和第二、三指深屈肌肌力减弱
- 单纯正中神经之前骨间支卡压无感觉障碍
- 常有正中神经失用症

流行病学

- 发病率：女性多于男性
- 各个年龄都可发病
- 外伤和骨折后可急性发病
- 创伤后更常见，包括反复挤压损伤

影像学检查

- 磁共振
- 超声可代替磁共振，但是对早期肌肉失神经性萎缩敏感性较后者低

影像学表现

- 肌肉失神经性萎缩征象：磁共振 T2 加权脂肪抑制序列（FST2W）可见高信号水肿表现
- 晚期脂肪浸润性萎缩征象：
  - 拇长屈肌
  - 指深屈肌（示指及中指）
  - 旋前方肌
- 正中神经反常分叉可影响失神经萎缩肌肉的分布情况
- 可见压迫性软组织损伤

其他检查

- 肌电图及对颈神经根、臂丛、桡神经、尺神经及正中神经等行神经传导速度测试

鉴别诊断

- 旋前圆肌综合征
- 神经痛性肌萎缩
- C6-C7 神经根病
- 血肿
- 良性肿瘤
- 恶性肿瘤
- 肘关节骨折
- 桡神经病

治疗

- 保守治疗：局部热敷、冷敷、口服镇痛药和非甾体类抗炎药将有助于改善轻度及自限性病例的临床症状
- 物理疗法可维持功能，如适度牵张，增加活动训练和局部热疗，对部分患者可能有效
- 夹板疗法以保护正常关节活动
- 如果保守治疗失败或者疼痛限制了日常生活活动，局麻药加激素桡神经阻滞可缓解症状
- 外科手术可解除尺神经受压

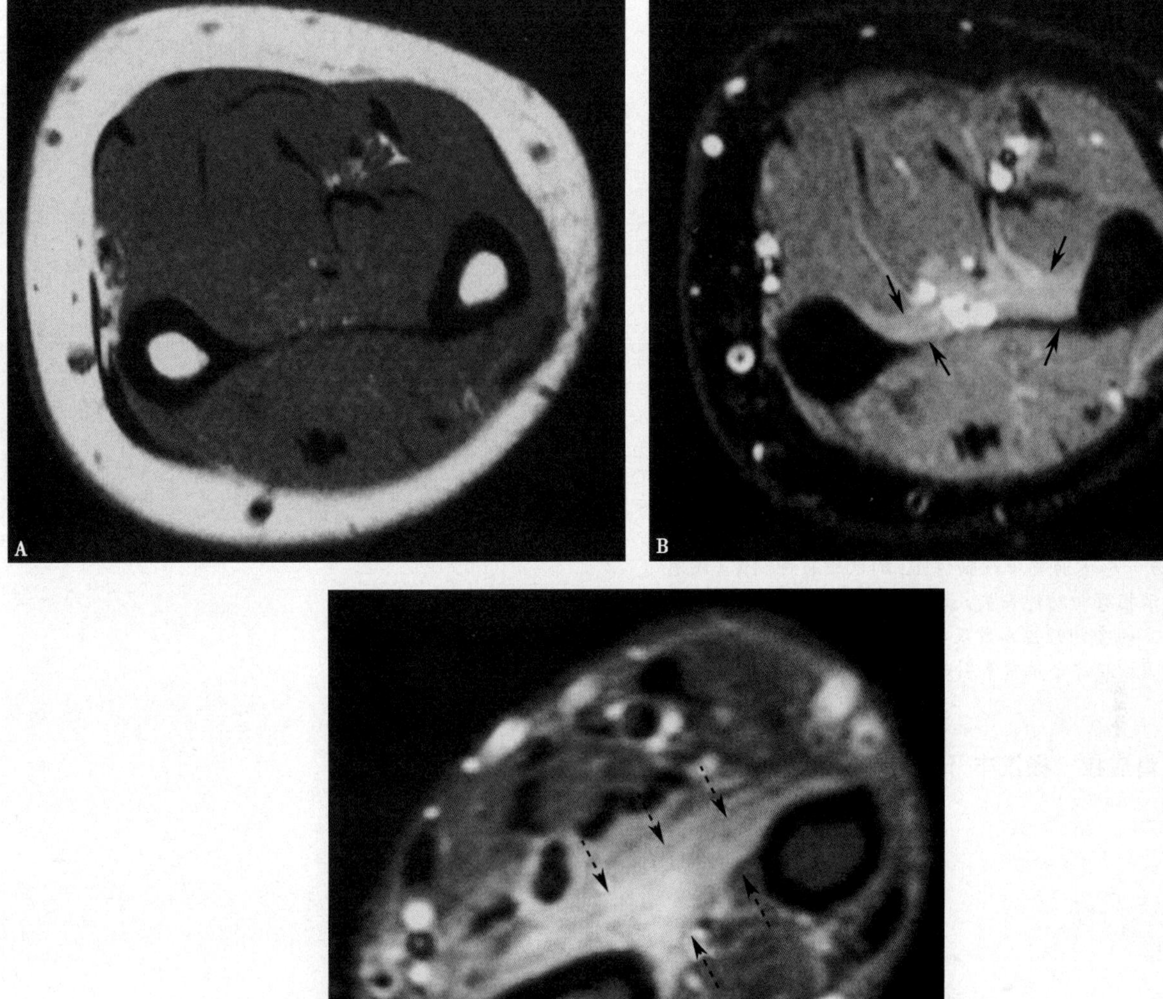

图 115-1　(A)一伴有正中神经之前骨间支支配肌肉肌力减弱症状的患者之前臂中段轴位 T1 加权像。前臂在 T1 加权图上正常，但是轴位 T2 加权脂肪抑制图(B)发现拇长屈肌(FPL)、示指肌腱(FDP2)和中指肌腱(FDP3)内高信号(黑色箭头)并体积缩小。这是典型的去神经性水肿和萎缩的表现。(C)前臂前段磁共振 T2 加权脂肪抑制像示旋前方肌内近似高信号的去神经性水肿灶(黑色虚箭头)

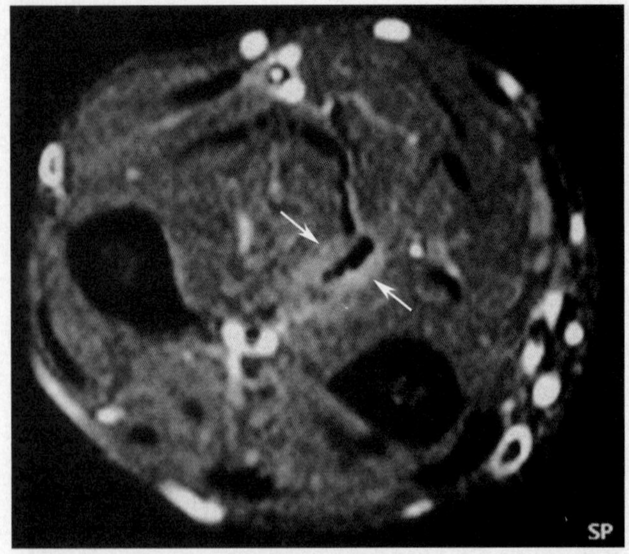

图 115-2 另一患者前臂中段轴位 T2 加权脂肪抑制像（该患者仅表现为示指弯曲功能丧失，最初诊断为屈肌肌腱断裂）示指肌腱内孤立的去神经性水肿及萎缩改变（白色箭头）。这种类型的前骨间神经综合征常常引起临床误诊

（肖应权 杨汉丰 译 孙海燕 倪家骧 审）

第 116 章

解剖：前臂、腕和手的影像学特征

骨质结构

桡骨 桡骨远端有一明显宽大具有倾斜表面的干骺端，以适应掌部的倾斜位置及其伸屈活动。其凹面与舟状骨和月骨形成关节面。桡骨远端内侧是凹陷的，形成下尺桡关节的 C 形的切迹。

尺骨 尺骨远端有一个侧面的凸起与桡骨远端的切迹形成下尺桡关节。尺骨远端表面有薄薄凸起的透明三角纤维软骨覆盖。尺骨背外侧方向形成尺骨茎突，有承担三角纤维软骨覆盖物的作用。

腕骨 腕骨排列成两排，每排四块骨头。近端腕骨，外侧向内侧的形成，分别是舟状骨，月骨，三角骨，豌豆骨。由外侧向内侧，腕部远端组成是大多角骨，小多角骨，头状骨和腕钩骨。腕钩骨在掌侧表面起到像挂钩一样横向固定屈肌肌腱的作用，向内侧附着于掌部的大多角骨脊。

关节

腕部（手腕）的关节 桡骨远端和近端腕骨间形成一个椭圆形的滑膜关节，使其不但可以掌屈和背伸，而且还能尺侧和桡侧侧偏。

下尺桡关节 这个含滑膜的关节是由尺骨远端的侧面突起与桡骨远端的 C 形尺切迹衔接而成。远端边缘是由三角纤维软骨连接的，因此三角软骨通常与桡腕关节没有直接联系。

腕骨间关节 所有的腕骨都有关节软骨面，关节远端一排和近端一排形成含滑膜的关节。桡腕关节和腕间关节有着明确的划分。腕骨的稳定是依靠于网络般复杂的桡腕关节、尺腕关节、腕骨间关节、掌腕关节韧带。舟月韧带是最重要的一条，它结构的破坏会导致腕部近端腕骨的不稳定。

关节外软组织

腕管 是一由远端腕骨掌侧面和形成顶部的屈肌支持带所组成的纤维骨性管道。腕管内包含屈指深、浅肌腱，拇长屈肌腱，桡侧腕屈肌腱和正中神经。这些肌腱的肿胀和水肿或占位性病变，可能会产生一种被称为腕管综合征的正中神经受压的病变。

三角纤维软骨 纤维软骨盘构成下尺桡关节远端边界。三角纤维软骨有一部分是较薄的薄膜，它是体部较厚。它的稳定依靠各自嵌入桡骨和尺骨茎突的背侧和掌侧的韧带。

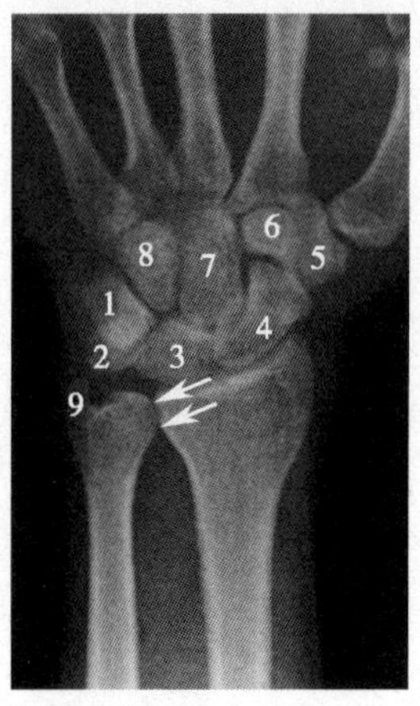

图 116-1 前后位腕部的 X 线片

1. 三角骨；2. 豌豆骨；3. 月骨；4. 舟状骨；5. 大多角骨；6. 小多角骨；7. 头状骨；8. 钩骨；9. 尺骨茎突；白色实心箭头示远端桡尺关节

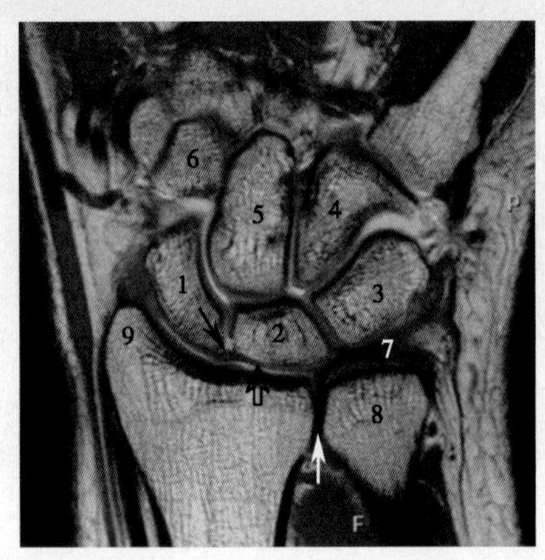

图 116-2 冠状 T1 加权 MR 腕关节造影图像

1. 舟状骨；2. 月骨；3. 三角骨；4. 钩骨；5. 头状骨；6. 小多角骨；7. 三角纤维软骨；8. 尺骨；9. 桡骨茎突；黑色实箭头指的是舟月韧带；黑色空心箭头指的是关节软骨；白色实箭头指的是远端尺桡关节

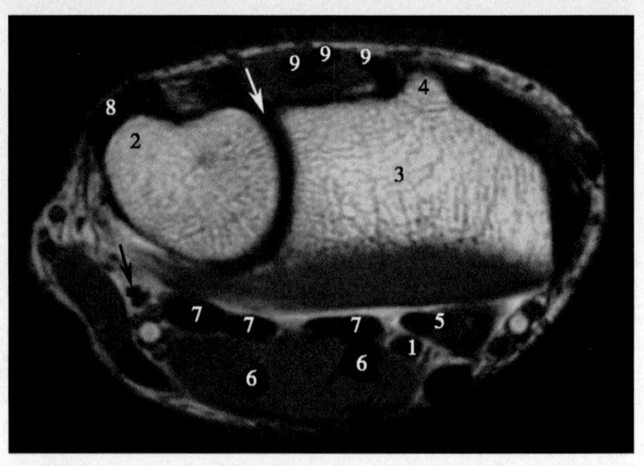

图 116-3 轴位 TA- 加权 MR 图像的手腕

1. 正中神经；2. 尺骨茎突；3. 桡骨；4. 桡骨背结节；5. 拇长屈肌腱；6. 指浅屈肌腱；7. 指深屈肌腱；8. 尺侧屈腕肌；9. 伸指群落肌腱；黑色箭头指的是尺神经；白色箭头指的是远端尺桡关节

（孟祥奇 译　孙海燕　倪家骧 审）

第 117 章
腕部骨关节炎

定义

- 退行性关节炎的特点是关节表面软骨破坏，软骨下囊肿，滑膜炎，骨赘形成

症状和体征

- 腕关节在运动时逐渐发作疼痛
- 可能存在积液
- 可能有骨擦音
- 腕关节运动范围逐渐减少

流行病学

- 发病率：男性 > 女性
- 最常见的是中老年患者，年轻的患者腕关节外伤或手术后容易见到
- 普遍发现发病在 50 岁
- 常常有腕部关节外伤史

影像学检查

- 放射影像可以作为关节病的初步筛查
- 磁共振或超声影像
  - 明确相关的滑膜炎

影像学表现

- 关节间隙变窄，软骨下囊肿，硬化和骨赘形成
- 骨关节炎（OA）常见的主要影响
  - 腕舟骨、大、小多角骨关节
  - 拇指腕掌关节（CMC）
  - 手指指间关节
- 骨关节炎次要影响
  - 外伤，感染，焦磷酸钙脱水（CPPD）沉积关节
  - 桡腕关节
  - 腕骨间的关节和第二至第五指腕掌关节

其他检查

- 实验室检查，以排除炎症性关节炎
- 关节抽吸以排除关节病
- 关节抽吸以排除感染

鉴别诊断

- 炎症性关节炎，尤其是类风湿关节炎
- 化脓性关节炎
- 治疗腕关节骨折，尤其是舟状骨
- 尺腕邻界综合征
- 金培病
- 失稳
- 腕部结晶性关节病
- 股骨头缺血性坏死

治疗

- 保守治疗包括局部热，冷，简单的止痛药，非甾体类消炎镇痛药会在许多情况下，改善症状
- 物理治疗，包括柔和的伸展，运动练习和加热方式，对一些特定的患者可能是有益的
- 关节腔内注射局部麻醉剂和类固醇，将缓解症状，如果保守治疗失败则痛苦会限制日常活动
- 持续性疼痛或渐进功能障碍需要手术

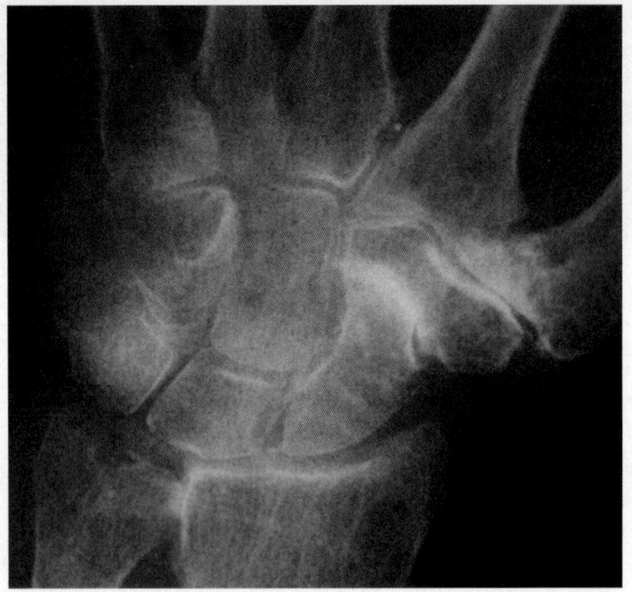

图 117-1 AP 的 X 线片的老年患者具有典型的原发性骨关节炎，影响了第一拇指腕掌关节，关节和腕关节间隙变窄，软骨下硬化，骨赘形成早期的短期的关节炎。在尺桡关节的骨关节炎也有变化

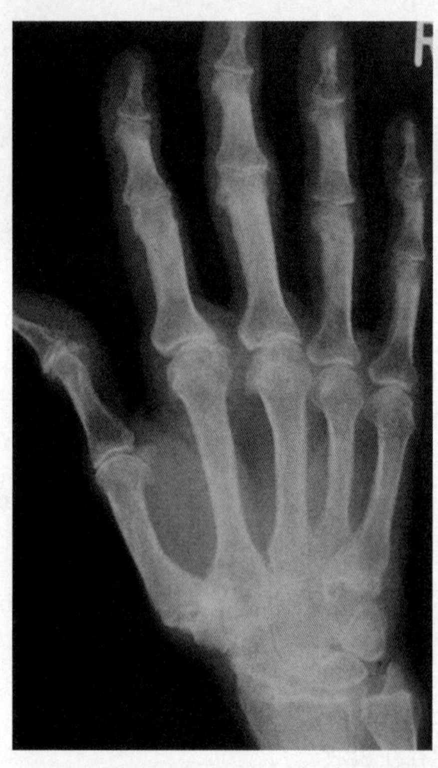

图 117-3 AP 是一中年男子在第一拇指腕掌关节和 ATT 关节的原发性骨关节炎 X 线片。然而，也有原发性骨关节炎在第二和第三掌指关节，有“钩”的骨赘。这些发现是原发性骨关节炎继发由于焦磷酸钙脱水沉积关节与血色病形成的

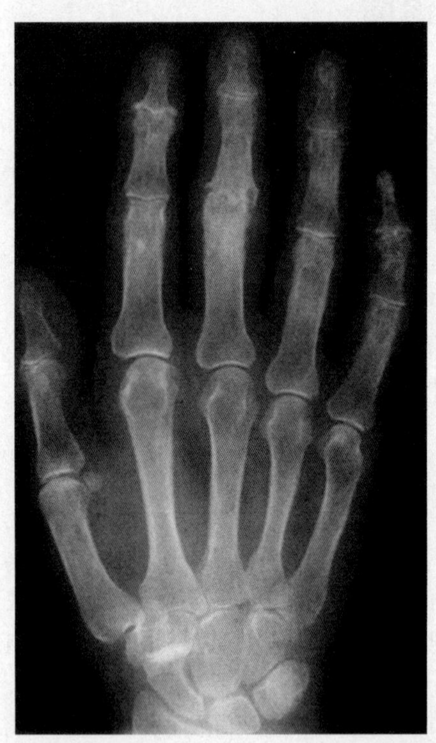

图 117-2 AP 的 X 线片中的中年女子与原发性骨关节炎，在腕舟骨、大、小多角骨关节，而且在几个手指指间有一些侵蚀性特征，这些发现是典型的炎症或侵蚀性原发性骨关节炎

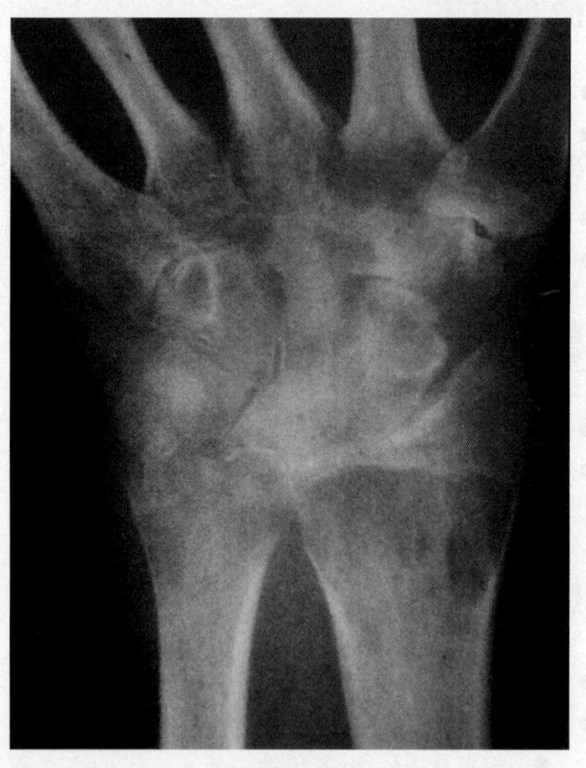

图 117-4 AP 的 X 线片是患急性单关节炎老人的手腕。可以看出，整个腕关节间隙狭窄和早期骨质破坏深刻的骨质疏松。但没有变成原发性骨关节炎的特点。这些发现是典型的化脓性关节炎

（孟祥奇 译 孙海燕 倪家骧 审）

第118章 腕关节类风湿性关节炎

定义

- 本病表现为一种以滑膜炎症、关节腔变窄，伴有积液和糜烂，以及类风湿因子（RF）升高为主的对称性炎性关节炎，同时伴有一系列其他临床症状和体征

症状和体征

- 腕关节移动有痛感
- 滑膜炎症
- 通常有积液
- 通常有灼热感
- 可能出现捻发音
- 晨僵
- 活动后，晨僵情况有所缓解，数小时没有活动会再次僵硬
- 关节活动能力逐渐下降
- 疲惫、乏力、低烧
- 仔细检查发现有对称性多关节炎（通常包含3～4个关节）

流行病学

- 发病率：女性>男性
- 本病多发于成年人，但患有多关节炎的青少年也可能感染
- 40～60岁中老年人为高发人群

影像学检查

- X线照相术是诊断关节病的主要手段
- US
  - 诊断有滑膜炎，出现积液和早期糜烂
  - 辅助定位关节穿刺和注射
- MRI
  - 评估滑膜炎和早期糜烂
  - 评估软组织损伤

影像学表现

- 关节周围性骨质减少
- 关节腔变窄，伴有糜烂
- 伴有骨刺和硬化症的继发性骨关节炎
- 大部分腕关节都正常，变异可能仅存在于桡腕关节
- 掌指关节大致正常，但容易出现尺骨移位
- 滑膜炎
  - 提高与磁共振图像的对比度
  - 多普勒超声图上出现血管性滑液组织

其他检查

- 通过检查血胞数、血生化项目、红细胞沉降率，排除骨关节以外的疾病
- 如果对诊断有疑问，通过抗核抗体和排查系统性红斑狼疮进行确诊
- 通过关节穿刺技术排查结晶性关节炎
- 通过关节穿刺技术排查感染

鉴别诊断

- 其他炎性关节炎，尤其是SLE关节炎
- 夏科特腕关节
- 交感反射性营养不良
- 骨关节炎（退化性关节炎）
- 银屑病关节炎
- 结晶性腕关节炎
- 无血管性骨坏死（缺血性骨坏死）

治疗

- 尽管会有一些副作用，但采用金盐、青霉胺、硫唑嘌呤、环孢素等一些缓解疾病的药物可以在很大程度上控制疾病的发展
- 细胞毒素类药物，包括甲氨蝶呤
- 生物类药物，如白细胞间介素，肿瘤坏死因子 -α
- 水杨酸盐，非类固醇的抗炎性药物，皮质类固醇
- 物理和工作疗法
- 在关节腔内注射局部麻醉药物和皮质类固醇，以缓解症状并进行辅助物理治疗
- 如果患者疼痛持续或出现功能性障碍，可能需要进行外科手术

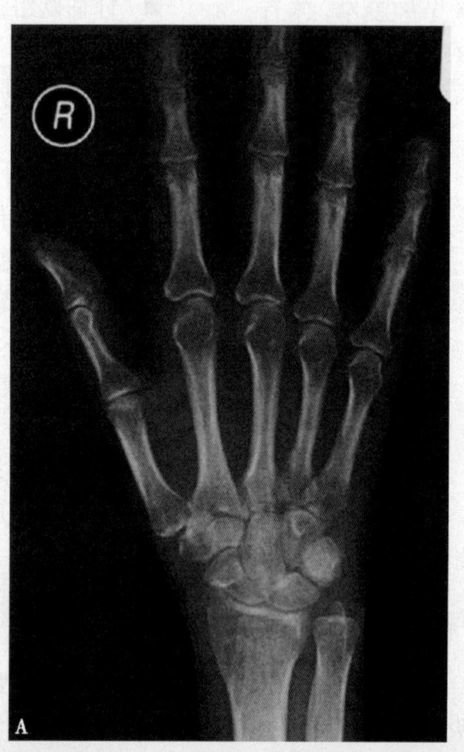

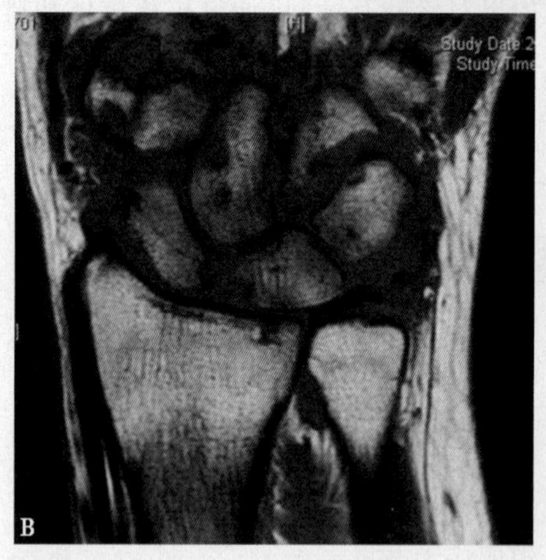

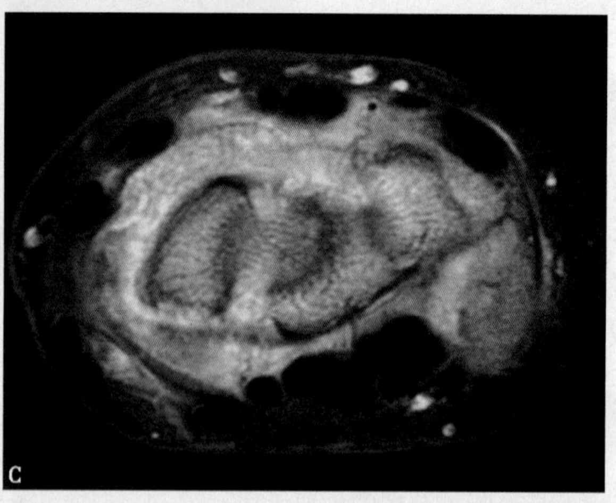

图 118-1　(A)为一名刚确诊的类风湿性关节炎患者的手部图片。可见一定程度的骨质减少，未伴有糜烂。(B)然而，关节造影冠状图(磁共振参数 TIW)则显示多层次糜烂，并伴有滑膜低信号增强。(C)在调整成像参数之后，得到轴面造影图显示滑膜出现高信号增强

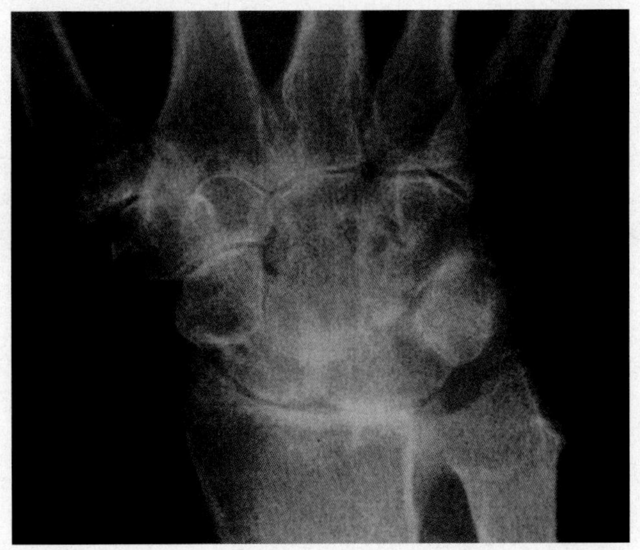

图 118-2　图为一名常年患有类风湿病患者的 X 线片。该患者桡腕和腕骨间关节腔明显变窄，并且尺骨远端和腕骨出现糜烂

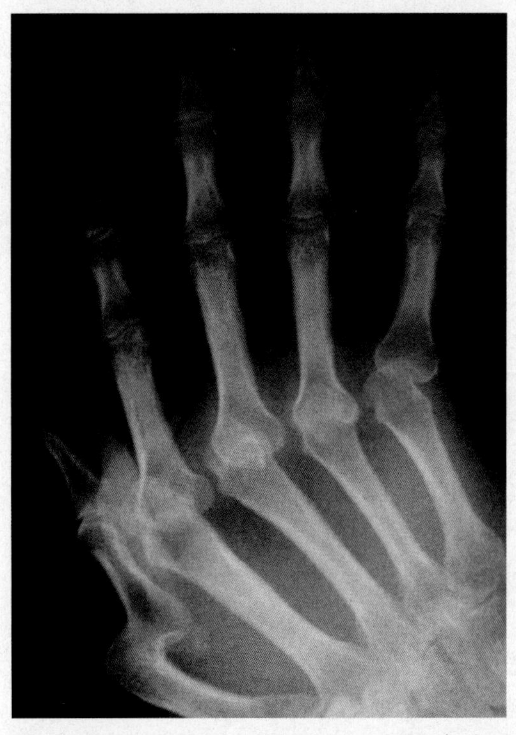

图 118-3　图为一名掌指处有类风湿性关节炎患者的图片。可见多层腕骨糜烂，并伴有典型的类风湿关节不全脱位和尺骨移位

（刘　景 译　孙海燕　倪家骧 审）

第 119 章
舟月韧带撕裂综合征

定义

- 舟骨和月骨间韧带的分裂

症状和体征

- 发生慢性或急性手背桡侧手腕疼痛，症状无法描述
- 手背桡侧手腕肿胀
- 沃森尺骨移位测试呈阳性
- 可能出现捻发音
- 当手腕尺骨发生移位时疼痛加剧
- 手腕尺骨移位时有咔嚓声

流行病学

- 男女发病率各占 50%
- 从事抓空、握拳等体育项目（手腕需要承受载荷）的运动员发病概率较高
- 40～50 岁人群发病率最高
- 受外伤，包括重复拉伤后易患病

影像学检查

- X 线照相术
  - 连续的 X 线和动态荧光透视法
- 磁共振成像或 CT 关节造影术是检测内部手腕韧带的黄金标准
- 传统磁共振成像是一项可替代 MR 关节造影的技术
- 超声以明确的影像显示了韧带背侧撕裂部位
  - 该部位是韧带最强大、最重要的组成部分

影像学表现

- 近排腕骨背伸不稳定及侧位 X 线片上新月骨背翘和舟月角增加
- 舟月骨脱臼（>3mm），可能仅在压力视角中观测到
- 关节照相术显示舟月骨连接处出现异常
- 通过磁共振成像或 MR/CT 关节照相术发现韧带缺陷
- 次级骨关节炎变化

其他检查

- 通过实验排除炎性关节炎
- 通过关节穿刺术排除晶体性关节病
- 如果已接受诊疗，通过关节穿刺术排除感染

鉴别诊断

- 腱鞘囊肿
- 钙化腱炎
- 舟骨骨折
- 舟骨分离
- 桡骨远端骨折
- 月骨无菌性坏死
- De Quervain 病

治疗

- 在很多病案中，可以通过热敷、冷敷、镇痛剂和非甾体类抗炎药等传统方法减轻症状
- 对于某些患者，轻度拉伸，增加活动训练，采取深热方式等物理疗法可起到作用
- 如果传统疗法失效或疼痛程度到影响日常生活，可考虑注射麻醉剂和类固醇，以减轻症状
- 如果疼痛持续或逐渐出现功能障碍，可考虑手术

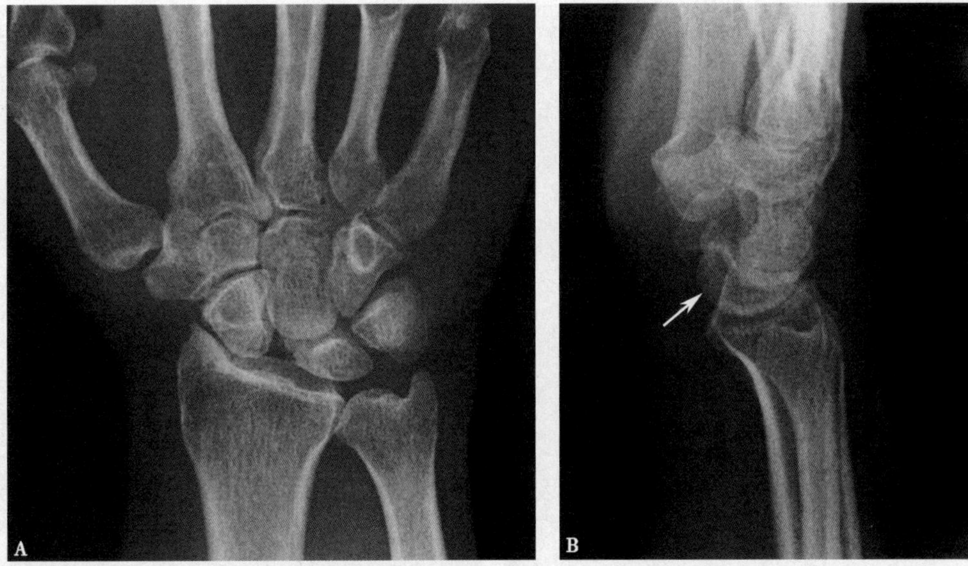

图 119-1　(A)AP X 线片显示舟状骨和星月骨关节连接处断裂，并在桡腕关节处发生次级骨关节(炎)变化。(B)侧位 X 线片显示新月骨发生背翘(白色箭头)，说明存在 DISI(近排腕骨背伸不稳定)变形

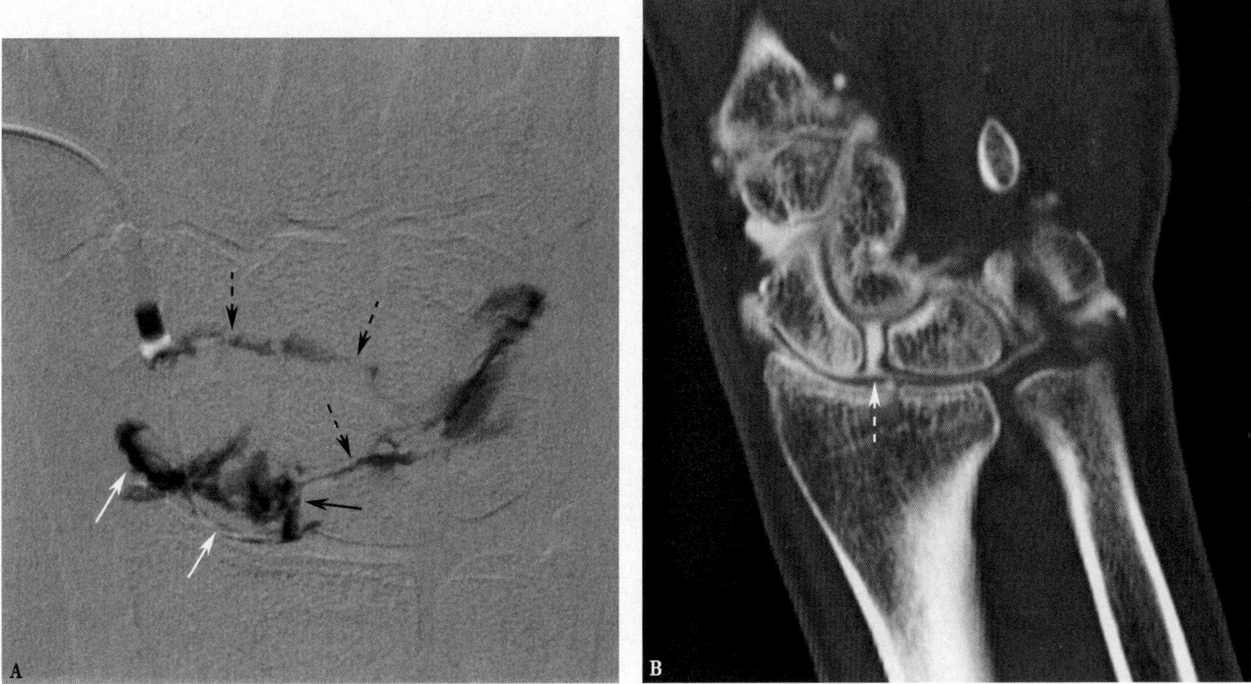

图 119-2　(A)在数字减影磁共振图中可见腕骨轮廓。在桡腕关节处出现色差(白色箭头)。然而，舟月骨连接处(黑色实箭头)和中间腕骨连接处(黑色虚箭头)亦可见色差，由此可断定舟月骨韧带脱臼。(B)CT 磁共振扫描可清晰观察到舟月骨韧带消失和早期分离现象(白色虚箭头)

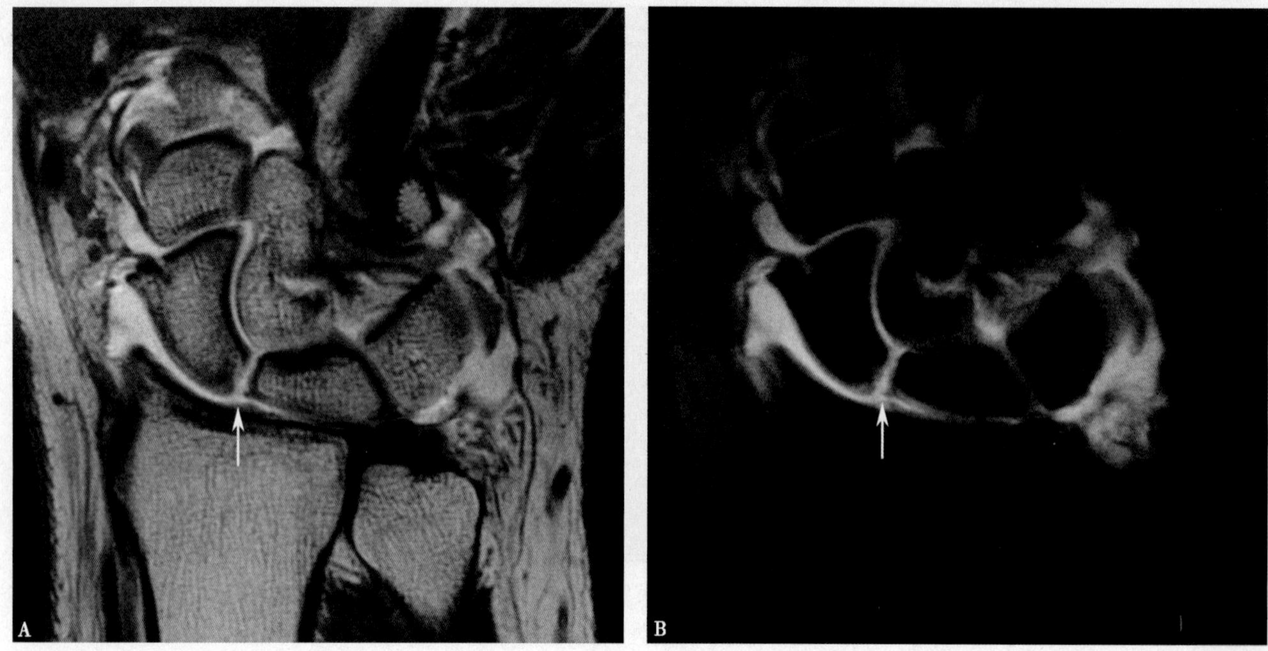

图 119-3　关节造影冠状图 A（磁共振参数 TI 加权）和 B（采用脂肪抑制技术）显示舟月骨韧带脱白（白色箭头），并不伴有舟月骨分离现象。X 线片显示结果正常

（王颖燕 译　孙海燕　倪家骧 审）

第120章 月三角韧带不稳疼痛综合征

定义

- 由月三角韧带退化或撕裂所引起的一系列症状

症状和体征

- 急性或缓慢出现的尺骨病理性钝痛
- 腕部尺侧肿胀
- 可能会有捻发音
- 腕部的径向偏差会使疼痛加剧
- 腕部在向尺侧或径向偏移时会发出听得见的咔哒声

流行病学

- 发生率：男性 = 女性
- 摔倒时手部呈背伸位或者腕部受过扭伤时该病的发生概率增大
- 40～50 岁阶段的人较易发病
- 有损伤病史时更易出现，尤其是累积性损伤

影像学检查

- X 线摄片：X 线图像不稳定
- 动态 X 线透视检查
- 关节 MRI 或 CT 是检查腕部韧带情况的金标准
- 传统的 MRI 也可以代替 MRI 关节造影检查

影像学表现

- X 线显示掌屈不稳定伴有月骨倾斜以及舟骨的角度减小
- 月骨和三角骨之间的关节脱位或半脱位，有时仅在应力的情况下才能发现
- 关节造影下可见月三角关节连接异常
- MRI 或 CT 关节造影发现韧带异常
- 继发性骨关节炎的表现

其他检查

- 需要实验室检查排除关节炎
- 行关节穿刺术排除结晶性关节病
- 在诊断不能排除关节感染的时候可以行关节穿刺术

鉴别诊断

- 腱鞘囊肿
- 钙化性肌腱炎
- 尺骨茎突骨折
- 三角纤维软骨撕裂
- 尺骨远端骨折
- 尺骨头软骨软化
- 尺腕撞击综合征

治疗

- 保守治疗包括：局部的热疗、冷疗、镇痛药物治疗。非甾体类抗炎药在大多数病例中可有效缓解症状
- 物理治疗：包括温和的伸展运动，活动范围的训练，深部热疗等在有些患者效果显著
- 保守治疗失败或者因疼痛影响日常活动的时候可以选择局部注射局麻药或非甾体类抗炎药
- 当出现持续性疼痛或者进行性功能丧失的时候，需要手术治疗

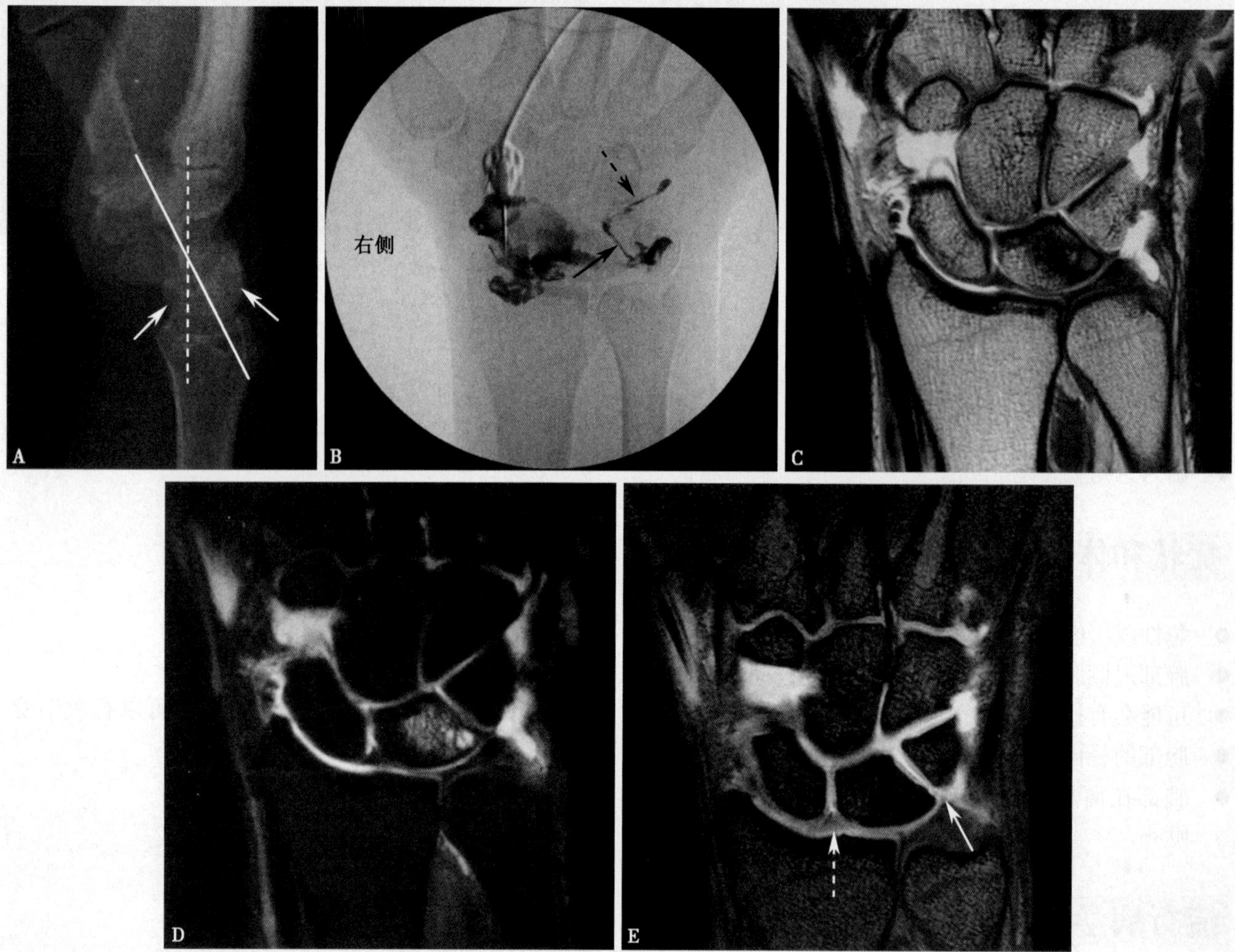

图 120-1　(A)侧位 X 线片显示，与桡骨头的轴线(白色虚线)相比，月骨(白色箭头)轴线(白色实线)向掌侧倾斜，此符合掌屈不稳定畸形。(B)同一患者桡腕关节注入造影剂后，其数字减影关节造影示造影剂通过月三角背侧关节(黑色箭头)进入腕骨间关节(黑色虚箭头)，表明月三角韧带撕裂。关节造影 MRI 冠状位 T1 加权相(C)和 T2 加权脂肪抑制相(D)示月骨内的硬化，软骨下囊肿形成和骨髓水肿，其均是由月三角背侧关节内继发性骨关节炎所引起。(E)与舟月韧带正常的影像学表现相比(白色虚箭头)，梯度回波 MRI 可最佳地显示出月三角韧带的缺失(白色箭头)以及关节软骨的丧失

(金文杰　潘寅兵 译　贾绍芳　倪家骧 审)

第121章 尺腕撞击综合征

定义

- 由于腕部的尺侧过分受力导致月骨和尺骨远端硬化或退行性变的一种疾病

症状和体征

- 缓慢出现的尺背侧腕部的病理性疼痛
- 腕部尺背侧肿胀
- 可能会有捻发音
- 腕部尺偏会使疼痛加剧
- 尺骨头、三角骨和月骨均有压痛

流行病学

- 发生率：男性 = 女性
- 40～50岁阶段的人较易发病
- 有损伤病史时更易出现，尤其是累积性损伤

影像学检查

- X线检查
- MRI
- 三角纤维软骨撕裂早期行MRI或CT关节造影

影像学表现

- 尺骨变异阳性（尺骨远端超出桡骨远端腕关节面）
- 月骨硬化或月骨软骨囊肿
- 三角纤维软骨中央部分的退行性撕裂

其他检查

- 需要实验室检查排除关节炎
- 行关节穿刺术排除结晶性关节病
- 在诊断不能排除关节感染的时候可以行关节穿刺术

鉴别诊断

- 腱鞘囊肿
- 钙化性肌腱炎
- 三角纤维软骨撕裂
- 尺骨远端骨折
- 远端桡尺关节不稳
- Kienböck病（月骨无菌性坏死）

治疗

- 保守治疗包括：局部的热疗、冷疗、镇痛药物治疗。非甾体类抗炎药在大多数病例中可有效缓解症状
- 物理治疗：包括温和的伸展运动，活动范围的训练，深部热疗等在有些患者效果显著
- 保守治疗失败或者疼痛影响日常活动的时候可以选择局部注射局麻药或非甾体类抗炎药
- 当出现持续的疼痛或者进行性功能丧失的时候，需要手术治疗

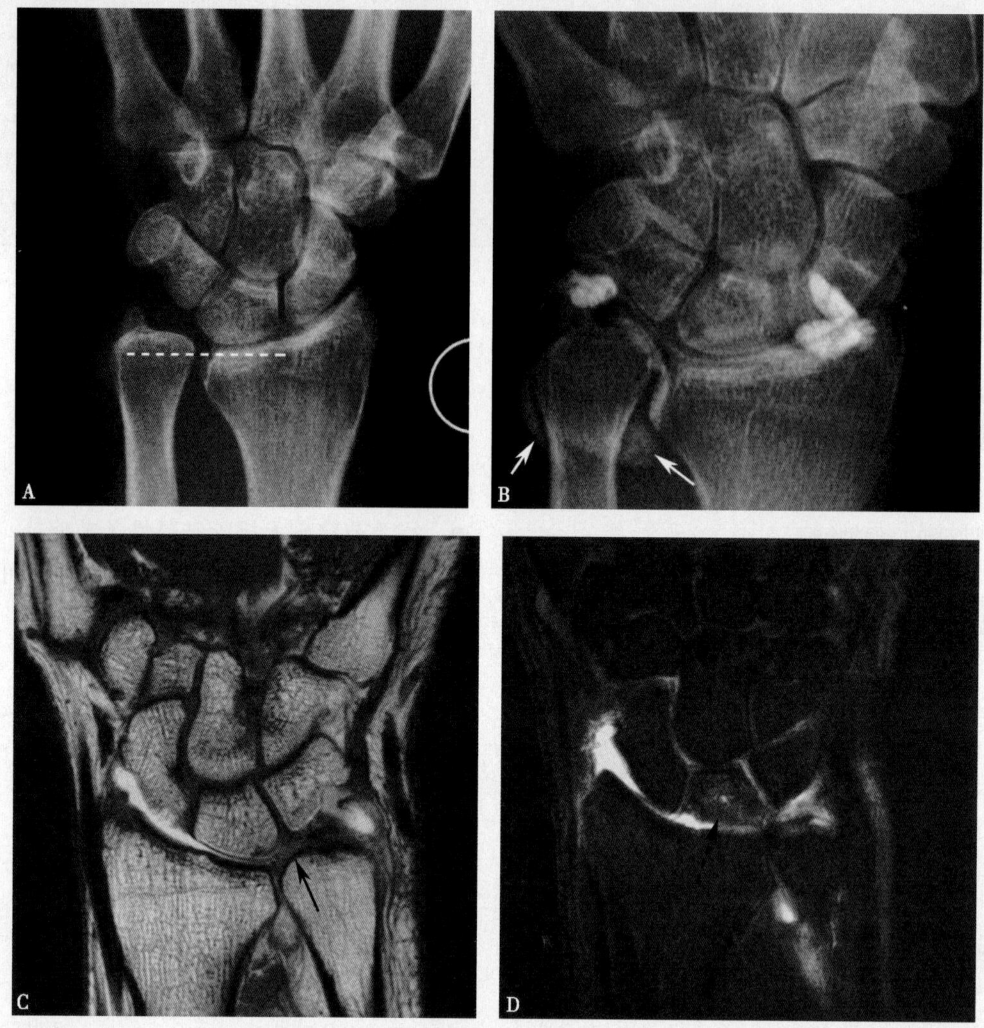

图 121-1　(A)一位尺骨变异阳性患者X线前后位片显示,尺骨远端关节面超出桡骨远端关节面(白色虚线)。(B)关节造影MRI示桡腕关节与远端桡尺关节关系异常(白色箭头),提示三角纤维软骨撕裂。(C)MRIT1加权相示尺骨远端嵌塞入伴有大量三角纤维软骨退化的月骨中(黑色箭头)。(D)MRIT2加权脂肪抑制相示舟骨内可见反应性骨髓水肿(黑色虚箭头),系早期继发性骨关节炎所引起。同时还可见早期月骨及桡骨远端关节软骨的丧失

(金文杰　潘寅兵 译　贾绍芳 校)

第 122 章
三角纤维软骨复合体撕裂

定义

- 由于外伤或退行性变引起的三角纤维软骨复合体撕裂

症状和体征

- 急性或缓慢出现的，尺骨病理性钝痛
- 腕部尺侧肿胀
- 可能会有捻发音
- 腕部旋转时出现咔哒声
- 腕部力量减弱
- 出现“钢琴键”征
- 在远端桡尺关节有负重的时候腕部旋前或旋后时疼痛加剧
- 三角纤维软骨压痛

流行病学

- 发生率：男性＝女性
- 20～30 岁阶段的人较易出现创伤性撕裂伤
- 40～50 岁阶段的人较易出现退行性撕裂伤
- 有损伤病史时更易出现，尤其是累积性损伤

影像学检查

- 关节 MRI 或 CT 是检查腕部软骨和韧带情况的金标准
- 传统的 MRI 也比较准确，常作为首选

影像学表现

- 退行性改变和创伤性改变：中间出现小孔可能并无临床症状
- 可能会影响三角纤维软骨的中央部分、周围结构或者偶尔会影响周围一圈的结构
- 关节造影可显示桡腕关节和远端桡尺关节（DRUJ）关系异常
- 尺侧腕伸肌肌腱可有病理性改变
- 有可能合并有尺腕撞击综合征

其他检查

- 需要实验室检查排除关节炎
- 行关节穿刺术排除结晶性关节病
- 在诊断不能排除关节感染的时候可以行关节穿刺术

鉴别诊断

- 腱鞘囊肿
- 尺腕撞击综合征
- 尺侧腕伸肌肌腱钙化
- 尺骨远端骨折
- 远端桡尺关节不稳
- Kienböck 病（月骨无菌性坏死）

治疗

- 保守治疗包括：局部的热疗、冷疗、镇痛药物治疗。非甾体类抗炎药在大多数病例中可有效缓解症状
- 物理治疗：包括温和的伸展运动，活动范围的训练，深部热疗等在有些患者效果显著
- 保守治疗失败或者疼痛影响日常活动的时候可以选择局部注射局麻药或非甾体类抗炎药
- 当出现持续的疼痛或者进行性功能丧失的时候，需要手术治疗

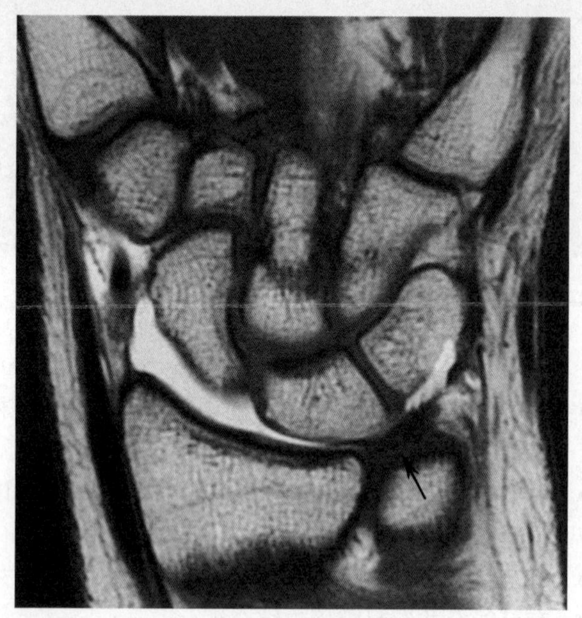

图 122-1 关节造影 MRI 冠状位 T1 加权相示一正常的三角纤维软骨，含有低信号（黑色箭头），远端桡尺关节内无造影剂

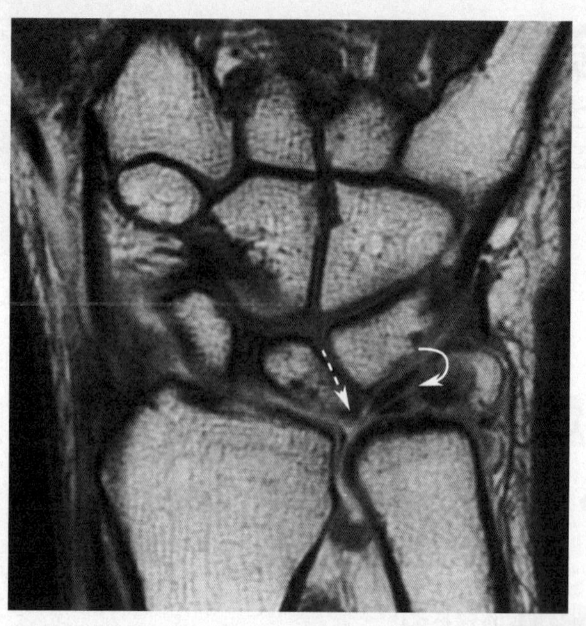

图 122-3 一例复杂三角纤维软骨复合体撕裂患者的 MRI 冠状位 T1 加权相示三角纤维软骨中央部分有一撕裂（白色虚箭头），该撕裂水平部延伸至三角纤维软骨的外周（白色弯箭头）

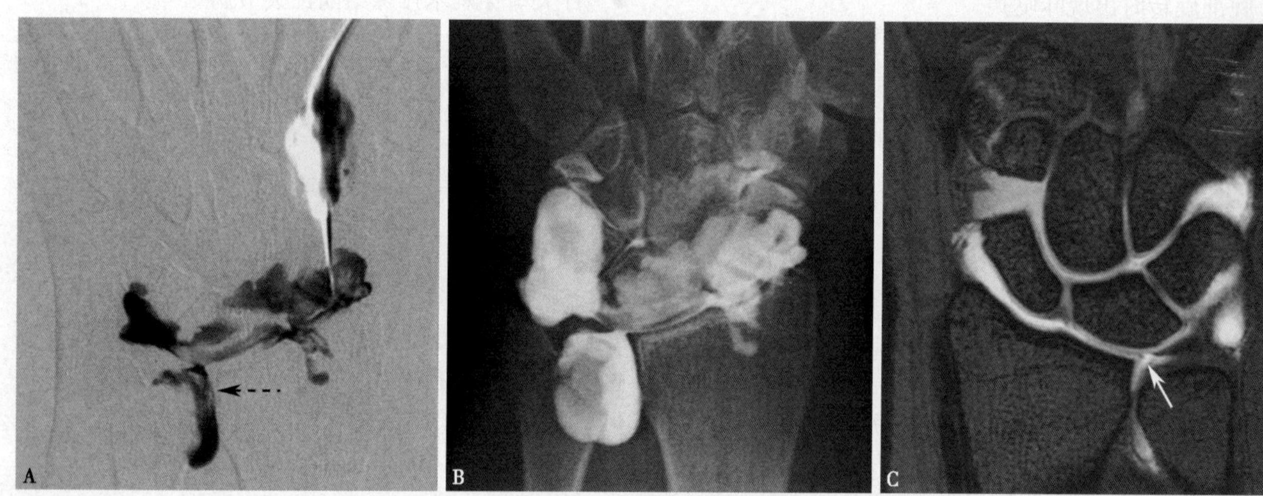

图 122-2 （A）MR 数字减影关节造影图像示三角纤维软骨撕裂造成造影剂由桡腕关节漏至远端桡尺关节（黑色虚箭头）。（B）注射造影剂后的 X 线片也显示远端桡尺关节内有造影剂，此外，腕掌关节内也有造影剂，这是由于造影剂通过无症状的舟月韧带中央穿孔漏入。（C）关节造影冠状位梯度回波 MRI 示三角纤维软骨撕裂（白色箭头），腕关节软骨显像良好且正常

（金文杰 潘寅兵 译 贾绍芳 校）

第123章 舟骨骨不连

定义

- 骨折6个月后，舟骨仍然没有愈合，称为舟骨骨不连

症状和体征

- 急性或缓慢出现的，尺骨病理性钝痛
- 腕部尺侧肿胀
- 可能会有捻发音
- 腕部旋转的时候出现咔哒声
- 腕部力量减弱
- 背屈能力丧失
- 鼻咽窝处压痛

流行病学

- 发生率：男性 > 女性
- 20～30岁阶段的人较易出现
- 更易出现于创伤以后

影像学检查

- X线检查
- CT：骨折未愈合
- 增强MRI：近似无血管性坏死

影像学表现

- 骨折持续存在伴骨折边缘的硬化：X线或CT检查
- 近似无血管性坏死
  - 硬化
  - 软骨的破坏和开裂
  - MRIT1加权相时低信号的硬化
  - MRIFST2W时高信号的水肿
  - 增强磁共振（通过给予对比药物）显示有顺序相关的灌注缺失
- 伴有舟月关节脱位和背侧插层段不稳定（DISI）畸形

其他检查

- 需要实验室检查排除关节炎
- 行关节穿刺术排除结晶性关节病
- 在诊断不能排除关节感染的时候可以行关节穿刺术

鉴别诊断

- 舟骨骨折
- 舟月韧带撕裂
- 德凯尔屈指肌腱狭窄性腱鞘炎
- 钙化性肌腱炎
- 桡骨远端骨折
- 远端桡尺关节不稳

治疗

- 保守治疗包括：局部的热疗、冷疗、镇痛药物治疗。非甾体类抗炎药在大多数病例中可有效缓解症状
- 物理治疗：包括温和的伸展运动，活动范围的训练，深部热疗等在有些患者效果显著
- 保守治疗失败或者疼痛影响日常活动的时候可以选择局部注射局麻药或非甾体类抗炎药
- 当出现持续的疼痛或者进行性功能丧失的时候，需要手术治疗

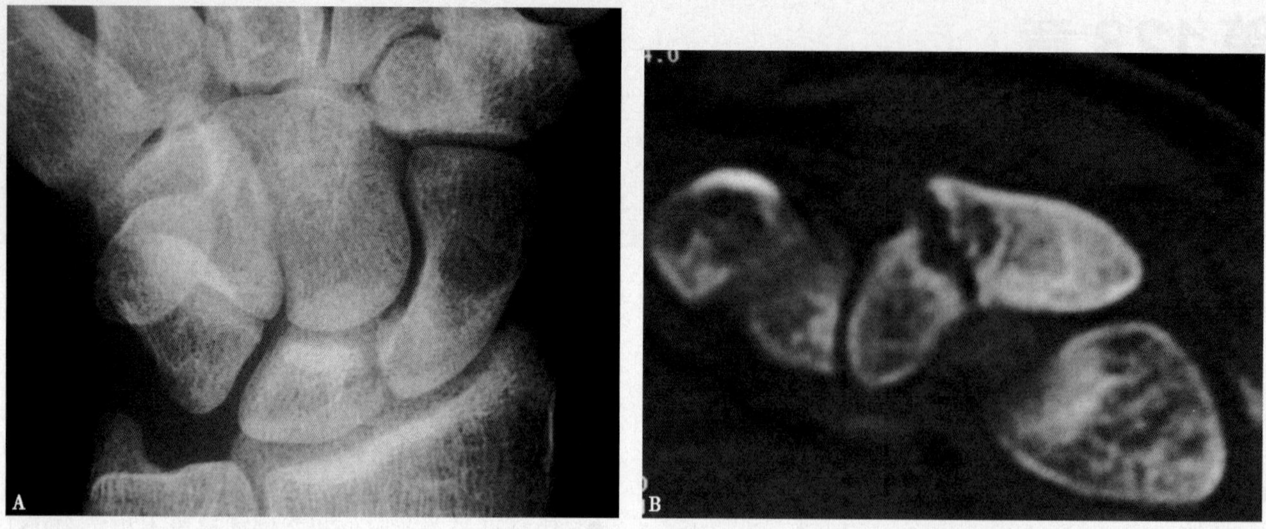

图 123-1　(A)舟腕骨骨折 12 周后所摄 X 线片示舟腕骨中有一明显囊肿，但无骨折线。(B)而 CT 扫描证实，骨折未愈合

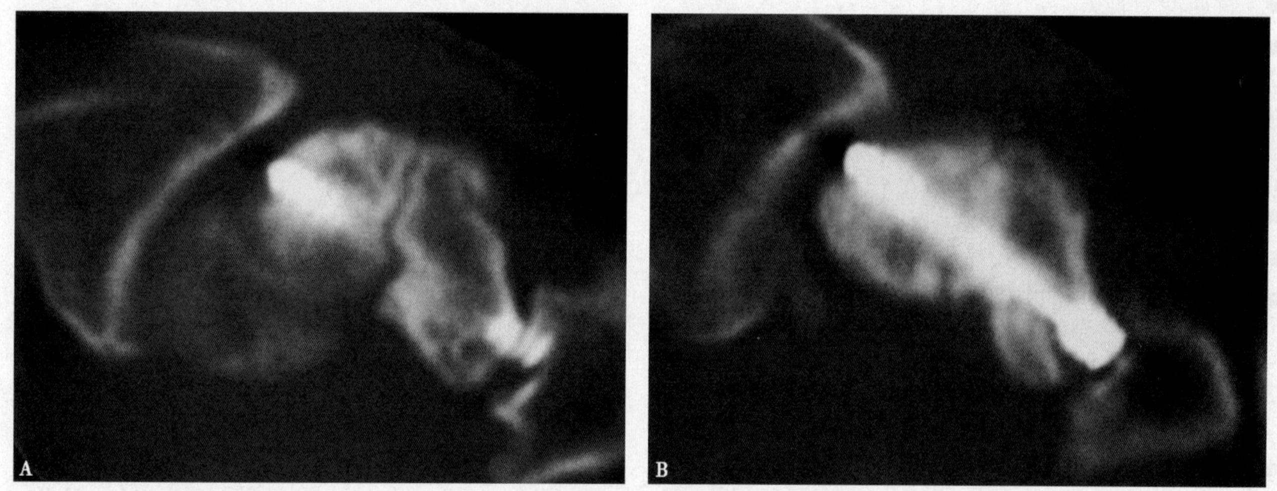

图 123-2　(A 和 B)一位因舟腕骨不连症先前行 Herbert 螺钉固定患者的 CT 扫描示持续性骨折未愈合

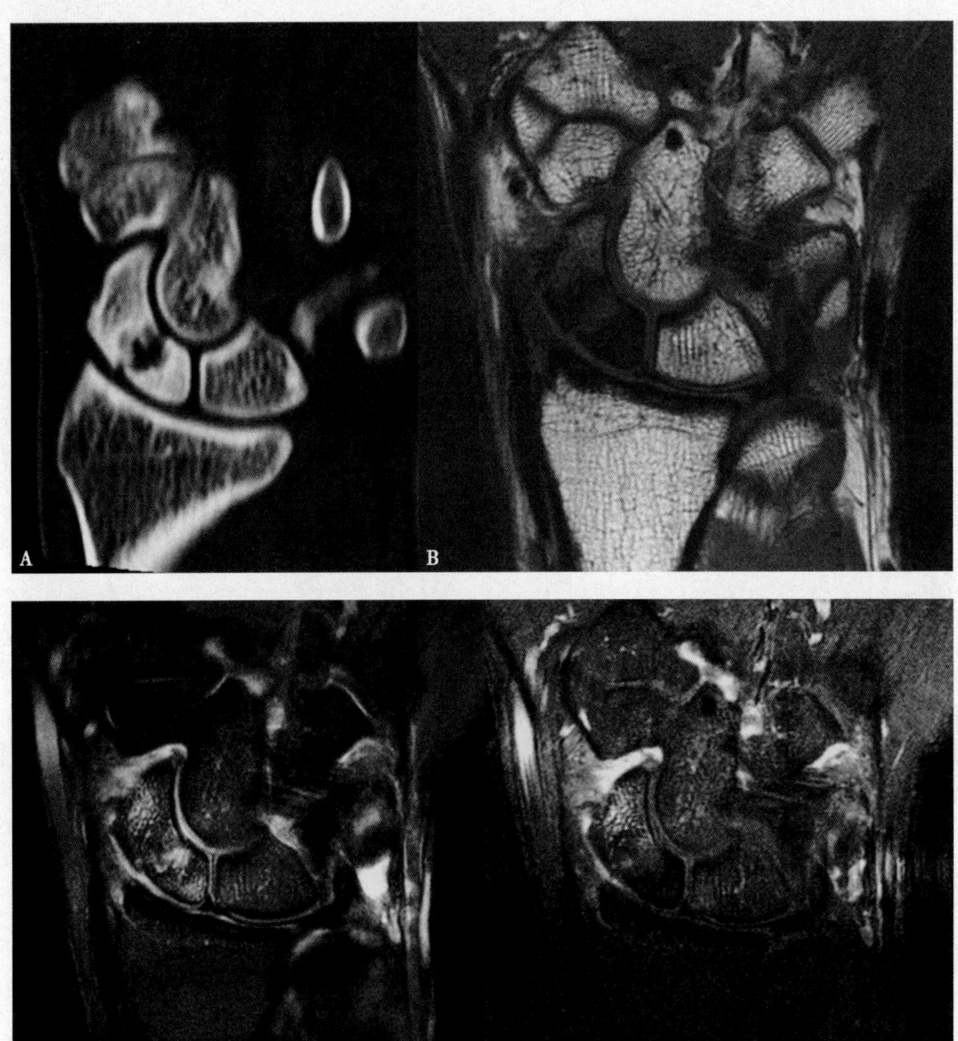

图 123-3　(A)一位舟腕骨不连症患者的 CT 扫描图像示近极硬化，提示无血管性坏死。(B)MRI T1 加权相示近极低信号。(C)MRI T2 加权脂肪抑制相示整个舟腕骨水肿高信号。(D)高信号增强在对比 MRI T1 加权脂肪抑制相上的缺失，证实近极无血管性坏死

(金文杰　潘寅兵 译　贾绍芳 校)

第 124 章
Kienböck 病

定义

- 月骨无菌性坏死

症状和体征

- 月骨周围渐进性的迟钝和原因不明确的手腕疼痛
- 月骨肿胀和滑膜炎表现
- 可能会出现捻发音
- 径向抓握或敲击腕部，腕部尺偏
- 握力丧失
- 手腕的运动范围减小

流行病学

- 发病率：男性 > 女性
- 几乎全是单侧
- 20～30 岁成年人最易发生
- 常发生于严重的损伤后

影像学检查

- X 线摄片
- MRI

影像学表现

- 硬化症，软骨骨折，新月状分裂
- 磁共振成像：
  - T1 加权磁共振影像呈低信号增强
  - 伴有脂肪抑制的 T2 加权像呈高信号水肿
  - 缺乏加强后的对比（处理后获得的对比）
- 继发性骨关节炎改变

其他检查

- 实验室检查以排除炎症性关节炎
- 关节穿刺以排除晶体性关节病
- 如果诊断存在困难需关节穿刺以排除感染

鉴别诊断

- 腕舟骨骨折
- 月骨骨折
- 舟月韧带撕裂
- 尺腕坎肩综合征
- 钙化性肌腱炎
- 腕关节不稳定

治疗

- 保守治疗包括局部加热，冷敷，单一镇痛药和非甾体类抗炎药都能够改善症状
- 物理治疗，包括轻柔的拉伸运动，移动练习和深度加热模式对某些特定的患者可能有益
- 夹板疗法
- 保守治疗失败或者疼痛影响了日间活动时可以注射局麻药和类固醇能够减轻症状
- 持续性的疼痛或进展性的功能减退可能需要手术治疗

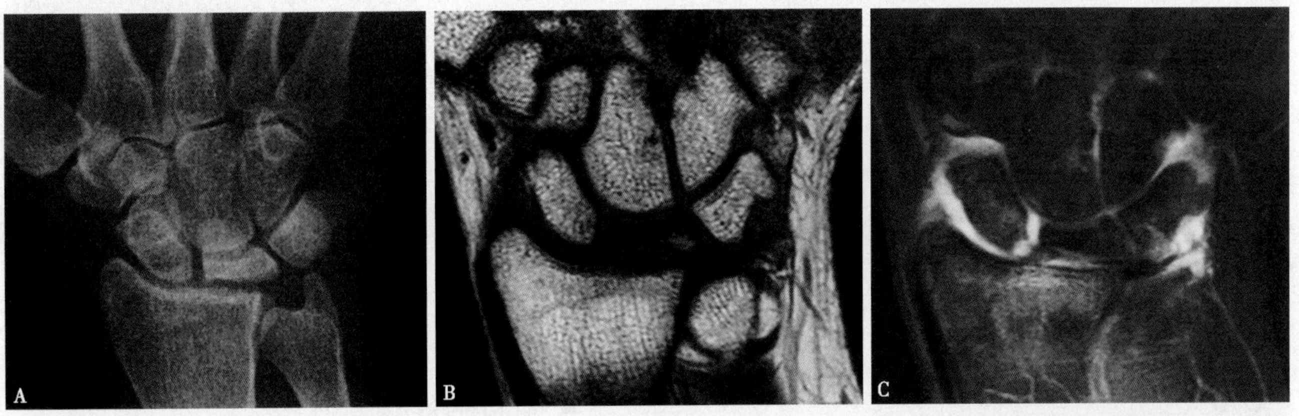

图 124-1　(A)一位诊断为 Kienböck 病患者的 X 线片示月骨塌陷和硬化。(B)MRI 冠状位 T1 加权相示由于骨质的硬化和塌陷，月骨大部分均呈低信号改变。(C)注入造影剂后，MRI T1 加权脂肪饱和相示月骨内部无增强，表明灌注缺失

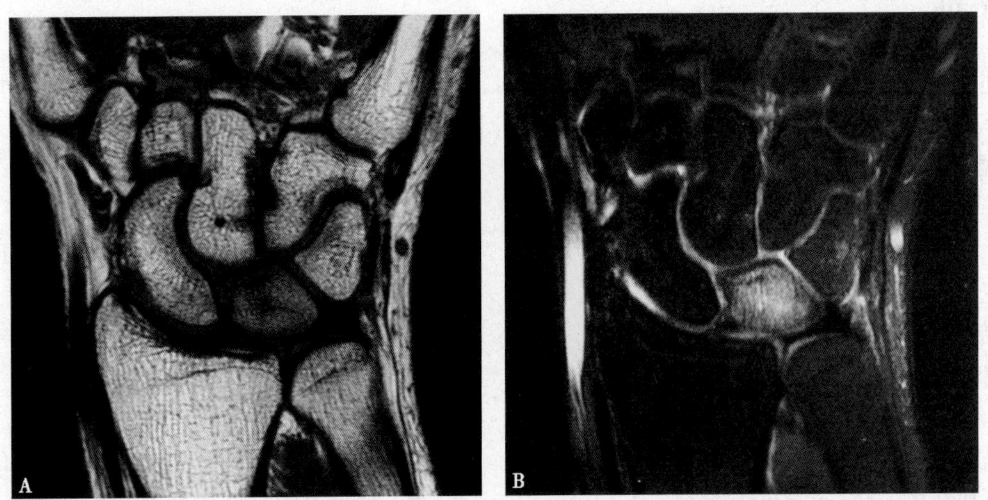

图 124-2　Kienböck 病早期 MRI 冠状位 T1 加权相(A)及 T2 加权脂肪饱和相(B)。在 T2 加权脂肪饱和相中月骨内有高信号的骨髓水肿，而在 T1 加权相中仅有最小幅度的信号改变且无骨质的塌陷和断裂

(金文杰　潘寅兵 译　贾绍芳 校)

第 125 章 腕管综合征

定义

- 正中神经在腕管内受压表现出的一组症状和体征

症状和体征

- 手和腕部疼痛、麻木和感觉异常，并可放射到桡侧三个半手指（拇指、示指、中指和桡侧一半的无名指）且夜间加重
- 夜间加重可影响到桡侧三个半手指
- 症状也可以通过受压部位放射至近端到达前臂
- 症状通常发生在重复使用腕部或者腕部重复受压后，例如放松时腕部压在电脑键盘的边缘
- 进入到腕管的正中神经的直接损伤可以导致相似的表现
- 体检发现腕部的正中神经异常敏感
- 腕部正中神经 Tinel 征通常呈阳性
- 屈腕试验（Phalen）阳性高度怀疑是腕管综合征
- 拇指对掌无力和大鱼际的萎缩通常发生在严重的腕管综合征
- 如果不进行治疗，活动受限进一步加重，最终，屈肌挛缩影响到手指的运动

流行病学

- 发病高峰在 50～70 岁
- 发病率：女性高于男性
- 神经卡压综合征中最常见的一种
- 孕期的最后三个月增加发病率

影像学检查

- X 线
  - 鉴别相关关节病变
- MR 或超声
  - 评估神经改变
  - 鉴别腕管内的滑膜炎或肿块

影像学表现

- 豌豆骨平面上的横断面放大
  - 正中神经的 FST2W 呈高信号增强或者 STIR
  - 超声上缺乏单一模式
- 钩骨平面上的正中神经表现扁平
- 钩骨平面上的腕横韧带掌屈
- 假性神经瘤现象，腕横韧带附近的正中神经表现为肿胀
- 其他的影像学表现
  - 近端头骨骨折
  - 桡骨骨折
  - 腕管的蛋白样变（影像学上的低信号增强）
  - 腕管内的神经囊性变和其他肿块
  - 屈肌腱腱鞘炎
  - 腱鞘内积液
  - 增强了对比后的 MR 结果
- 滑膜炎相关的类风湿性关节炎和其他关节病

其他检查

- 肌电图和神经传导速度测定可明确诊断，但在疾病的极早期除外
- 如果考虑到类风湿性关节炎需做红细胞沉降率、类风湿因子和抗核抗体测定
- 血糖测定

鉴别诊断

- C5-C6 的颈神经根病变
- 腕掌关节炎
- 旋前圆肌综合征

- 亚急性腱鞘炎
- 胸廓出口综合征
- 腕关节不稳
- 隐匿性的桡骨远端骨折
- 隐匿性的腕骨骨折
- 腕管内占位性病变
- 结晶性关节病
- 淀粉样变

治疗

- 轻度的腕管综合征可以采用保守治疗，包括单一镇痛药、非甾体类抗炎药或环氧化酶抑制剂和腕部夹板固定
- 避免重复的使用可能引起腕管综合征加重的动作（如打字，锤击），这会有利于改善症状
- 如果保守治疗无效，下一步的治疗可以采用腕管内注射局麻药和类固醇
- 通过保守治疗无效的中 - 重度腕管综合征需要通过外科手术切开腕横韧带，解除对正中神经的压迫

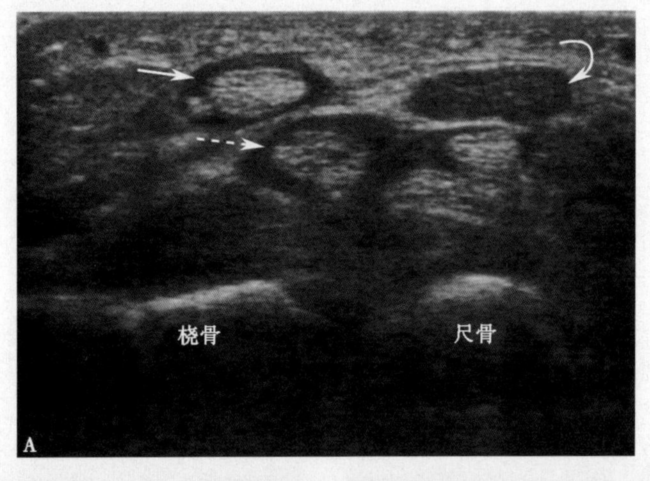

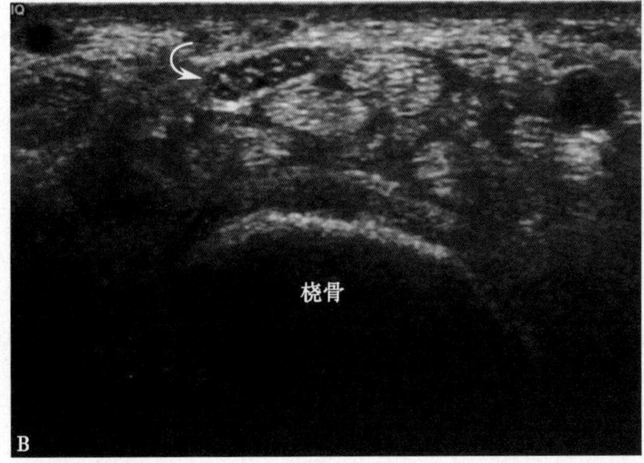

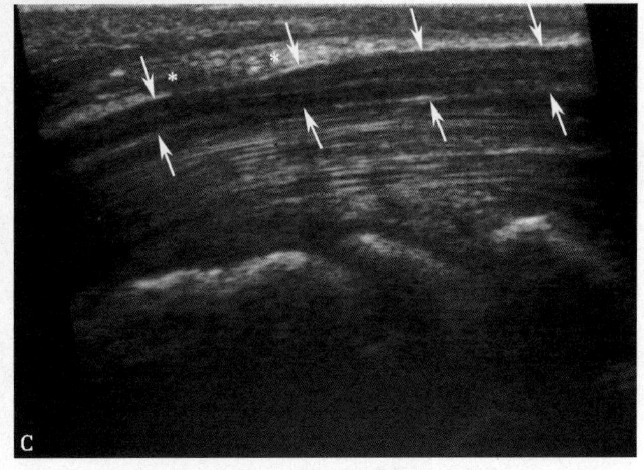

图 125-1　（A）桡尺关节远端近腕管水平的轴位超声图像示桡侧腕屈肌肌腱（白色箭头）和拇长屈肌肌腱（白色虚箭头）腱鞘炎。正中神经（白色弯箭头）的增厚以及丧失正常束型的低回声均符合腕管综合征的表现。（B）相比于正中神经（白色弯箭头）正常的受试者的影像表现，腕管综合征患者在其低回声神经束间神经延长中有回声间隙。（C）有症状的患者纵向超声图示当正中神经穿过腕管深达屈肌韧带（星号）时，正中神经（白色箭头）变窄

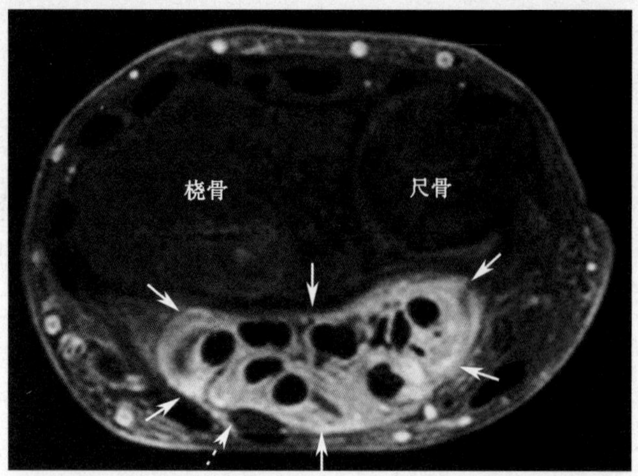

图 125-2　一位患有类风湿性关节炎和有腕管综合征症状的患者 MRI 轴位 T2 加权脂肪抑制相示仅是邻近弯管的屈肌肌腱被广泛高信号所包围（白色箭头）。正中神经（白色虚箭头）位于发炎的屈肌肌腱与正常的掌长肌肌腱之间

（金文杰　潘寅兵 译　贾绍芳 校）

第126章
尺管综合征

定义

- 尺神经在腕部尺侧骨性纤维管道中由于任何因素导致卡压而引起的临床症状

症状和体征

- Tinel征阳性
- 腕部疼痛并向小指及环指尺侧放射
- 应早期行被动范围活动，如治疗不及时会导致爪形畸形
- 尺神经分布区肌无力
- 小指外展试验阳性
- 环指及小指出现感觉障碍
- 尺神经卡压部位可及压痛
- 常可出现尺神经失用症

流行病学

- 男女发病率相同
- 可继发于急性创伤及骨折
- 更加常见于创伤，包括反复的压力性损伤

影像学检查

- 磁共振或超声
    - 评估神经改变
    - 除外腕尺管内肿物

影像学表现

- 尺神经横断面变大
- 在磁共振FST2W及STIR中尺神经呈高信号
- 在超声中束状格局消失
- 可发现腕尺管内腱鞘囊肿或其他软组织肿物
- 尺动脉中假性动脉瘤

其他检查

- 对颈神经根、臂丛神经、尺神经、桡神经及正中神经的肌电图及神经传导速度检测

鉴别诊断

- 帕斯尼奇特纳综合征
- 腕管综合征
- 颈神经根炎
- 肘管综合征
- 钩骨骨折
- 血肿
- 良性肿瘤
- 恶性肿瘤
- 腕关节骨折
- 汉森病

治疗

- 对于症状较轻患者可进行局部冷敷、热敷、单纯口服非甾体抗炎止痛药等保守治疗
- 通过轻柔的拉伸运动、关节活动范围练习及局部热敷治疗等物理治疗方法以维持功能活动，在某些特定患者中可能是有益的
- 夹板固定疗法以维持关节的正常活动范围
- 如果保守治疗无效或疼痛影响日常生活，可行尺神经局部注射麻醉药物及类固醇治疗以缓解症状
- 当需要缓解尺神经压迫时可行手术治疗

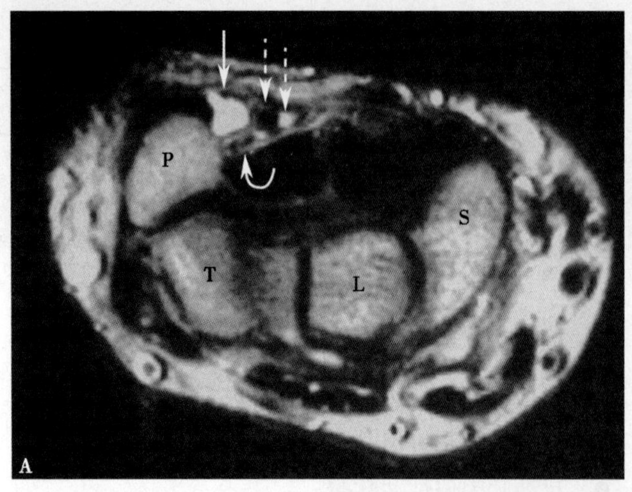

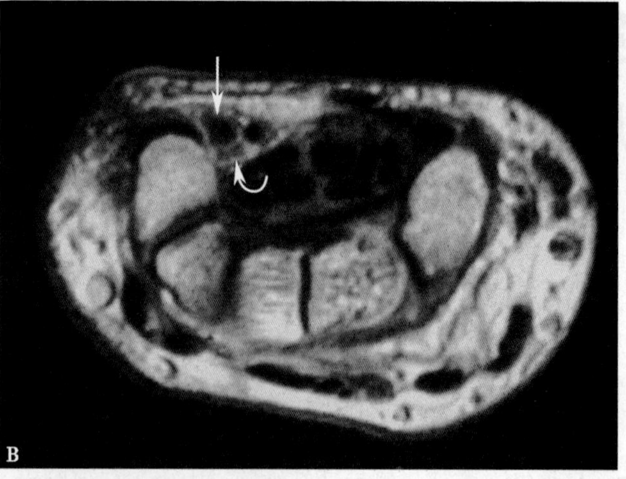

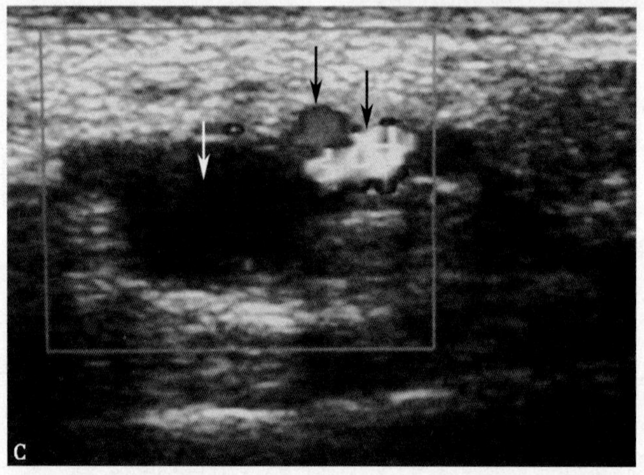

图 126-1 (A)通过近端腕管的轴位 T2 加权磁共振影像的尺神经压迫表现。邻近尺动静脉(白色虚箭头)的一个高信号病损(白色箭头)取代了尺神经(白色弯箭头)的位置。L,月骨;P,豌豆骨;S,舟状骨;T,三角骨。(B)增强 T1 加权磁共振影像提示,病损内的低信号(白色箭头)没有增效,同时被取代的尺神经再次被展现出来。外观与神经节内的纤维管一致。(C)囊性病变的性质在多普勒超声中被进一步证实,在尺动静脉(黑色箭头)旁边可明显看到的无回声物质(白色箭头)

(杨立强 贾绍芳 译 孙海燕 倪家骧 审)

第127章
反射性交感神经营养不良

定义

- 复杂区域性疼痛，以异常性疼痛、发汗、局部温度、皮肤营养异常改变为特点，伴有局部肿胀及功能异常，常发生于外伤后

症状和体征

- 较小外伤后逐渐发生的疼痛
- 异常性疼痛
- 发汗功能障碍
- 局部皮温改变
- 皮肤营养障碍
- 可能出现肿胀
- 运动范围逐渐减小及功能障碍

流行病学

- 发病率：女性>男性
- 多数发生于腕关节和（或）软组织外伤后
- 诱因可能为外科手术和（或）感染
- 各年龄段均可患病
- 手、足最常受累

影像学检查

- X线照相术
- MRI
- 三维同位素骨扫描（与MRI两者择一）

影像学表现

- 弥漫或斑片状骨质减少
- 软组织肿胀
- MRI：弥漫性皮下水肿；弥漫或斑片状骨髓水肿，表现为磁共振压脂序列（FS）T2加权像或短T1翻转恢复序列（STIR）高信号
- 骨扫描：灌注血池像示弥散软组织摄取，延迟像示弥散骨质摄取

其他检查

- 实验室检查排除炎症性关节炎
- 肌电图和神经传导速度测定排除可能被归因于反射性交感神经营养不良的潜在神经丛病、神经根病和（或）压迫性神经病变
- 关节吸引术排除结晶性关节病
- 关节吸引术排除感染

鉴别诊断

- 关节炎，特别是类风湿关节炎
- 化脓性腕关节
- 骨髓炎
- 软组织感染
- 潜在异物
- 腕关节撕裂愈合
- 转移性疾病
- 骨梗死
- 结晶性腕关节炎
- 无血管性骨坏死

治疗

- 保守治疗包括局部热疗、冷疗、单一止痛剂及非甾体类抗炎药物等，可以改善多数患者症状
- 物理治疗，包括轻度牵拉、运动范围练习、触觉脱敏治疗以及冷热交替浴可能对一部分患者有效

- 当保守治疗失败或疼痛影响日常生活时，可应用局麻药以及糖皮质激素进行星状神经节阻滞，松解交感神经
- 松解压迫性神经病变
- 星状神经节阻滞后疼痛不能长期缓解的患者可选择脊髓刺激
- 对于持续性疼痛或进行性功能丧失的患者需行外科交感神经切除术或星状神经节射频毁损

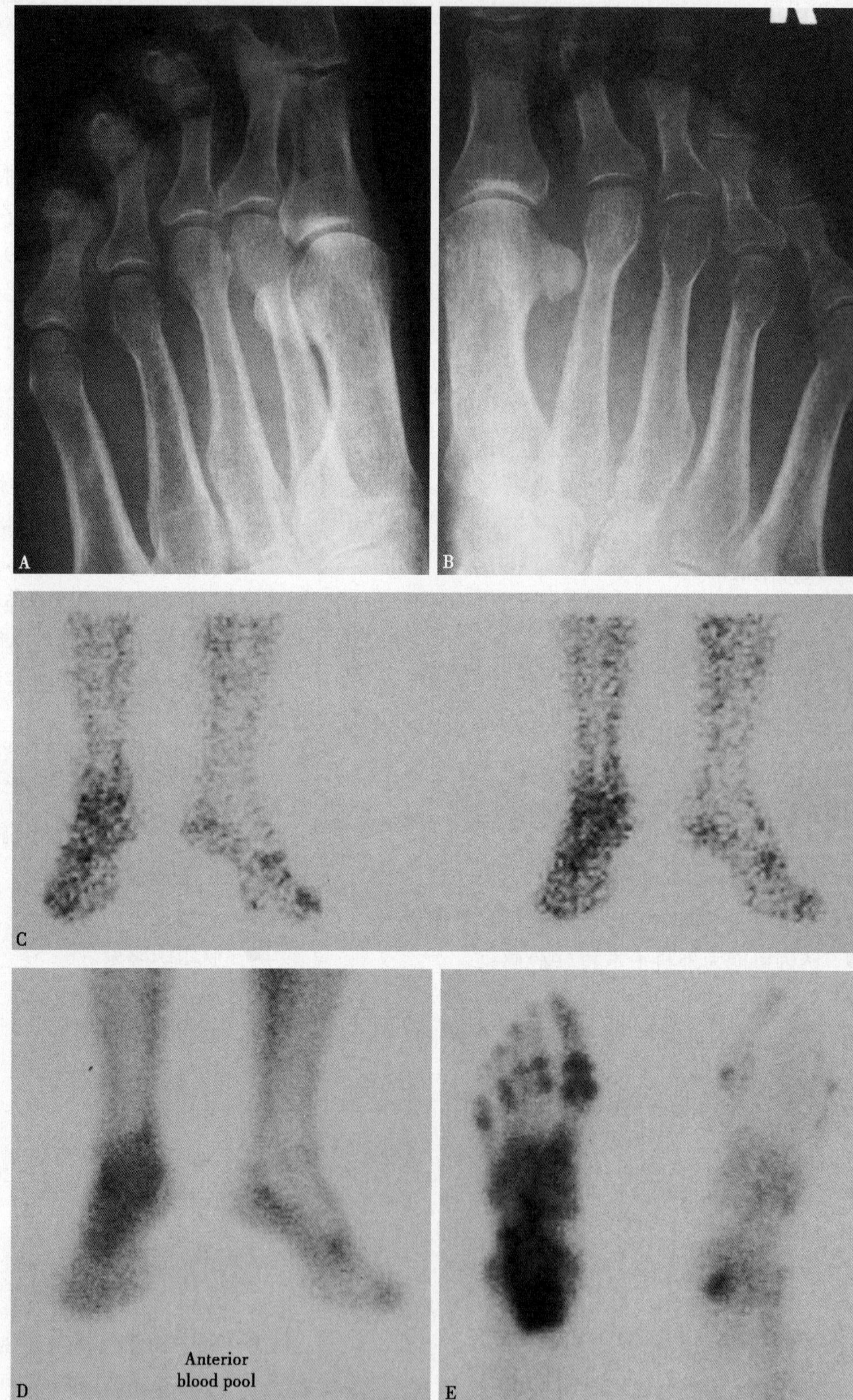

图127-1 一位右足RDS患者的影像资料。(A)左足X线斜位片显示正常骨密度。(B)右足X斜位片显示细微广泛的骨质减少。同位素骨扫描血管像(C)和血池像(D)显示右踝和右足弥漫性软组织摄取增高。(E)骨扫描延迟像亦见右足弥漫性骨质摄取增高

(何明伟 贾绍芳 译 孙海燕 倪家骧 审)

第 128 章 腕部腱鞘囊肿

定义

- 黏液囊性肿块，通常发生在手腕的背侧而很少发生在手腕的掌侧

症状和体征

- 在手腕的背侧或掌侧逐渐形成的软组织肿块，肿块并不与肌腱附着
- 在背屈和跖屈时发生疼痛
- 在关节处可能发生肌腱炎和滑膜炎
- 通常无神经系统症状除非腱鞘囊肿侵犯神经
- 患者用腕部的尺侧或者桡侧做抓和敲击动作
- 患者握力减弱
- 患者手腕活动受限

流行病学

- 发病率：女性 > 男性
- 几乎均为单侧发病
- 20～40 岁的患者多为手腕背侧发病
- 50～70 岁的患者多为手腕掌侧发病

影像学检查

- 通常影像学检查不作为常规
- 对于隐匿在神经节内或者症状不典型者可以行磁共振或者超声检查
- 超声可在囊肿穿刺或者抽吸的时候应用

影像学表现

- 边界分明，圆形或者卵圆形结构
- 液性囊肿表现为：
  - ■ 在 T2 加权像或者脂肪抑制的 T2 加权像为高信号
  - ■ T1 加权像为低信号
  - ■ 超声检查表现为无回声（偶尔有回声）
- 通常发生部位位于退化了的舟状韧带部分
- 通过对软组织的解剖，可能使其离开原发位置而变得更加明显

其他检查

- 实验室检查可除外风湿性关节炎
- 关节抽吸可除外关节内晶体沉积引起的关节炎
- 当诊断困难时关节抽吸可除外感染

鉴别诊断

- 脓肿，包括真菌的和结核性的
- 腱鞘炎
- 风湿小节
- 异物引起的滑膜炎
- 痛风
- 肌腱鞘瘤
- 良性肿瘤，包括脂肪瘤
- 恶性肿瘤，包括肉瘤
- 动脉瘤

治疗

- 保守治疗包括冷、热敷，解热镇痛药，非甾体类抗炎药均能在多方面改善症状
- 物理治疗包括伸展运动，关节活动训练，深部的热疗可能对某些患者是有效的
- 夹板固定法
- 如果保守治疗无效或者疼痛影响日常生活，在囊肿局部注射麻醉药和激素可以改善症状

- 疼痛持续，功能逐渐丧失或者需要确诊病情时可考虑手术治疗

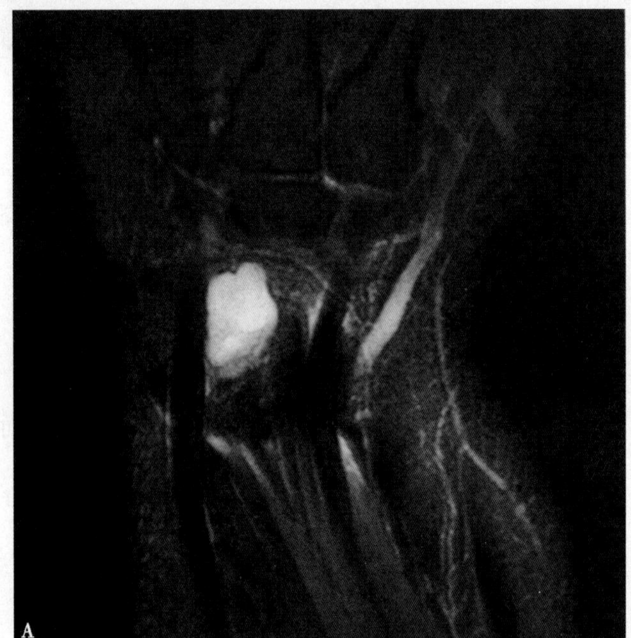

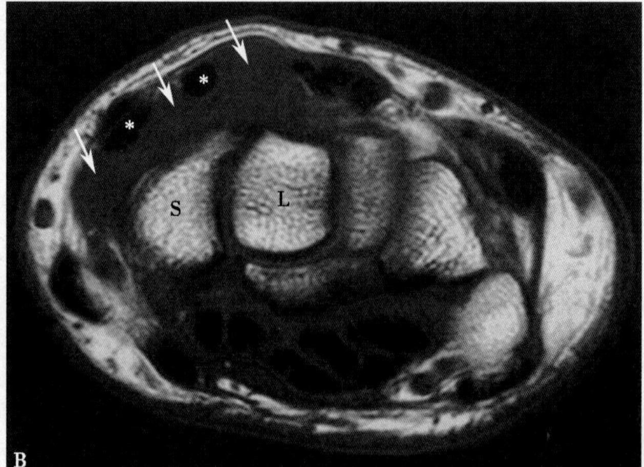

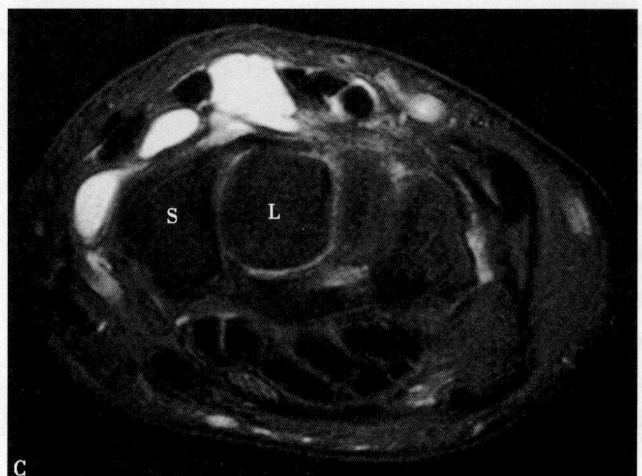

图 128-1 （A）图显示为手腕部冠状位的 MRT2 加权像。在两根伸肌腱之间可见高信号的腱鞘囊肿（B）T1 加权像可见低信号的囊肿（白色箭头）附着在舟状关节的表面深达桡侧腕短伸肌和腕长肌腱（星号）。（C）在 T2 加权像中囊肿相对于周围呈现高信号且部分被分隔。S：月骨；L：舟状骨

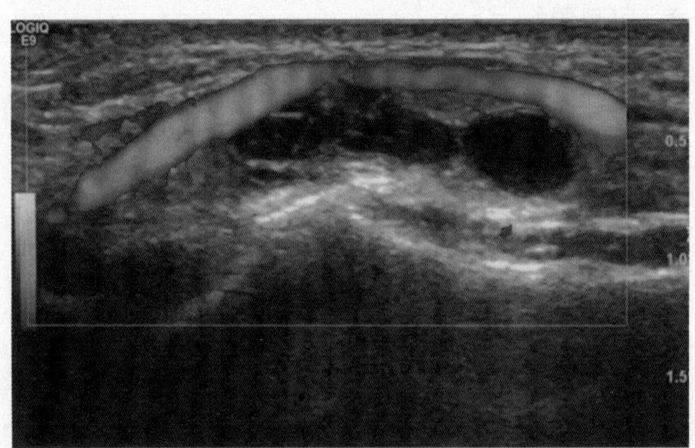

图 128-2 如图多普勒超声显示的是手腕的掌侧面。有一个无回声且部分分隔的腱鞘囊肿紧贴桡动脉。这个位置的腱鞘囊肿可能让我们误诊为桡动脉的动脉瘤

（庞晓林 贾绍芳 译 孙海燕 倪家骧 审）

第 129 章
尺侧腕伸肌腱炎

定义

- 反复的微小损伤导致的伸肌慢性炎症

症状和体征

- 急性或进行性的腕关节背侧面疼痛
- 活动时加重
- 疼痛常放射至前臂
- 经常可及捻发音
- 在端咖啡杯和使用榔头等类似活动时疼痛加重
- 肌腱上方柔软肿胀
- 常有卡压症状
- 腕关节的抵抗运动时疼痛加重
- 患者可能合并有睡眠紊乱

流行病学

- 发生率：男性 = 女性
- 发生常与需要腕部紧张与稳定的一系列活动相关
- 常见于网球、高尔夫和壁球的玩家
- 常见于类风湿性关节炎的患者
- 更常见于创伤后，包括反复的压力性损伤

影像学检查

- MRI 或超声
- 超声引导下的注射治疗

影像学表现

- 肌腱病理改变
  - 肌腱增厚
  - 在 MR T1 加权像及 T2 加权像可见增高的信号
  - 超声可见回声减弱或消失
- 腱鞘炎
  - 在脂肪信号低的磁共振 T2（FST2W）像上腱鞘内信号为高信号
  - 在增强图像（注射对比剂后）上可见炎性腱鞘信号增强
  - 超声下可见腱鞘内无回声液体或高血供回声信号的腱鞘炎
- 肌腱炎及腱鞘炎可独立或者同时存在

其他检查

- 肌电图及神经传导速度检查已排除
- 实验室检查排除感染性关节炎
- 关节穿刺排除晶体性的关节病变
- 诊断不明确时行关节穿刺排除感染

鉴别诊断

- 钙化性肌腱炎
- 腕管综合征
- Kienböck 病
- 三角骨不稳定
- 痛风
- 隐匿的尺骨末端骨折
- 尺腕邻接综合征（ulnocarpal abutment syndrome）

治疗

- 采取局部热敷，冷敷，简单镇痛药运用 NSAIDs 药物等保守治疗可改善很多患者的病情
- 物理疗法，包括温柔牵引，活动锻炼，深部加热的形式可能对部分患者有效
- 当保守治疗无效或疼痛已影响日常活动时可采取局部注射局麻药和糖皮质激素
- 持续痛或进行性的功能障碍可能需要手术治疗

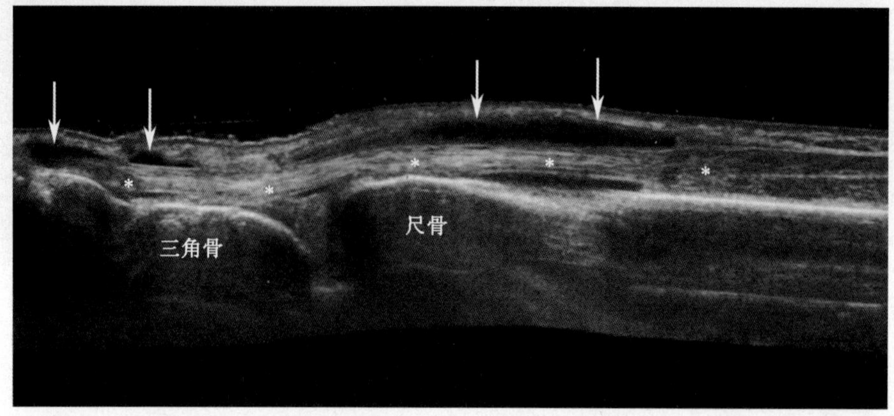

图 129-1 单纯尺侧腕伸肌腱炎患者的超声的纵向面。可见无回声区液体存在尺侧腕伸肌腱鞘内（白色箭头）。尺侧腕伸肌腱鞘未见增厚（星号所示）

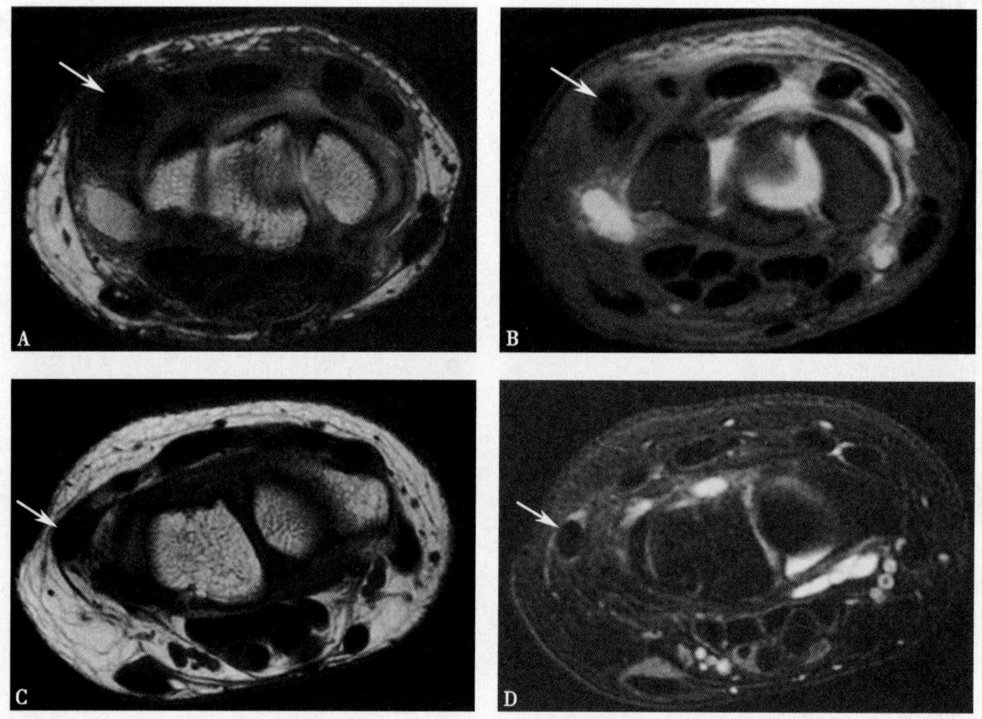

图 129-2 存在尺侧腕关节疼痛并排除三角纤维软骨撕裂的患者轴位的 T1 像（A）和 FST2W（B）MR 关节造影片，尺侧腕伸肌肌腱（白色箭头）增厚并且被周围病变肌腱的高密度信号所围绕。腱鞘也增厚。相比在 T1 加权（C）所示的正常尺侧腕伸肌肌腱与 FST2W（D）所示的另一种情况，哪一张的肌腱更为卵圆形且更小，并且为一致的低信号。在 FST2W（D）图像上，微量的腱鞘内的液体高信号是更局限的并且在其他肌腱也更易见到

（杜 宇 译 孙海燕 倪家骧 审）

第 130 章

DE Quervain 腱鞘炎

定义

- 反复微小创伤造成的拇背伸肌的伸肌腱鞘的炎症

症状和体征

- 急性或慢性起病的位于桡骨茎突处的腕部桡侧疼痛
- 拇指或腕部活动加重疼痛
- 疼痛放射至前臂
- 常可闻及捻发音
- 活动可有扳机声
- Finkelstein 试验阳性
- 当拇指捏或握等动作时可加重疼痛
- 与挥杆动作时的过度外展有关
- 拇背伸肌部分的柔软肿胀
- 抵抗腕部向尺侧偏移的运动时疼痛加重
- 患者可能合并有睡眠紊乱

流行病学

- 发生率：男性 = 女性
- 发生常与需要腕部紧张与稳定的一系列活动相关
- 常见于标枪投掷手，垂钓者和玩球拍类运动的人
- 与挥杆动作的多度外展有关
- 与拇指有关
- 更常见于创伤后，包括重复的压力性损伤

影像学检查

- MRI 或超声
- 超声引导下的注射治疗

影像学表现

- 肌腱病理改变
  - 肌腱增厚
  - 在 MR T1 加权像及 T2 加权像可见增高的信号
  - 超声可见回声减弱或消失
- 狭窄性肌腱滑膜炎
  - 在脂肪信号低的磁共振 T2（FST2W）像上腱鞘内信号为低或中等信号密度
  - 在增强图像（注射对比剂后）上可见炎性腱鞘信号增强
  - 在超声下可见肌腱回声增厚

其他检查

- 肌电图及神经传导速度检查已排除
- 实验室检查排除感染性关节炎
- 关节穿刺排除晶体性的关节病变
- 诊断不明确时行关节穿刺排除感染

鉴别诊断

- 第一腕掌关节炎
- 神经节囊肿
- Wartenberg 综合征
- 交叉综合征
- 感染性关节病
- 钙化性肌腱炎
- 舟状骨骨折
- 桡管综合征
- 腕管综合征
- 痛风
- 隐匿性桡骨远端骨折

治疗

- 采取局部热敷，冷敷，简单镇痛药运用 NSAIDs 药物等保守治疗可改善很多患者的病情

- 物理疗法，包括温柔牵引，活动锻炼，深部加热的形式可能对部分患者有效
- 当保守治疗无效或疼痛已影响日常活动时可采取局部注射局麻药和糖皮质激素
- 持续痛或进行性的功能障碍可能需要手术治疗

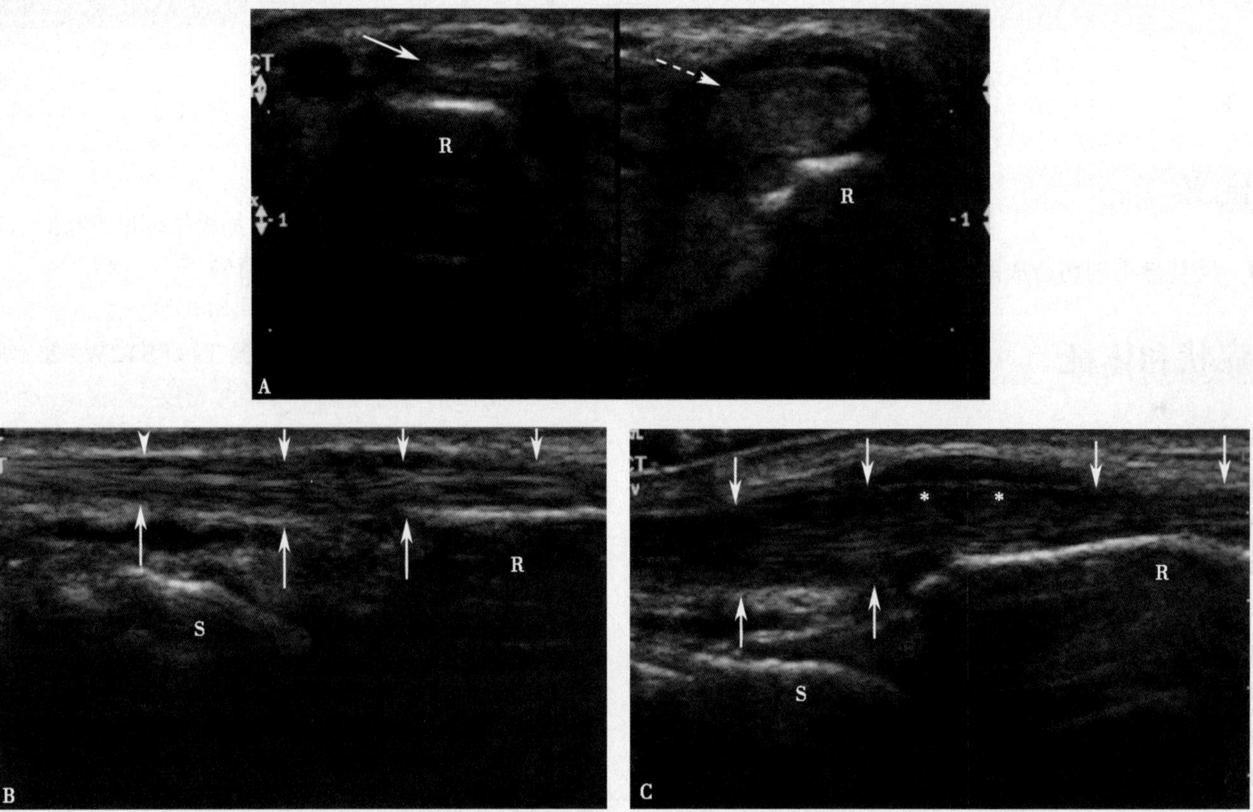

图 130-1 （A）是一个 de Quervain 腱鞘炎患者的右侧和左侧桡骨远端所获得的肌腱的横断面超声图像。左侧的肌腱及腱鞘（虚箭头）比右侧的正常肌腱（白色箭头所示）增厚。比较正常侧（B）和病变侧（C）的长轴 B 超图像，可见病变侧的肌腱（箭头所示）和腱鞘（星号所示）均增厚。R，是桡骨远端，S，是舟状骨

（杜　宇　贾绍芳 译　孙海燕　倪家骧 审）

第131章
腱鞘巨细胞瘤

定义

- 起于腱鞘、生长缓慢、呈多分叶状的良性关节外肿瘤

症状和体征

- 缓慢起病，最好发于手的掌侧面
- 瘤体周围会逐渐出现疼痛
- 生长自限
- 瘤体不透光
- 使用受侵及手指时会使疼痛加重
- 经常会出现捻发音
- 可能会发生触发性疼痛
- 用受侵及手指进行抓握等活动时会使疼痛加重

流行病学

- 女性发病率大于男性
- 好发年龄在30～50岁之间
- 很少发生于儿童及老年人
- 在手及腕部肿瘤中，本病处于第二位，仅次于腱鞘囊肿

影像学检查

- 造影
- 磁共振或超声检查

影像学表现

- 附着于腱鞘的卵圆形软组织肿块
- 对骨骼可有压迹
- 磁共振T1加权和T2加权为中信号强度
- 磁共振STIR或FST2W为高信号强度
- 增强后对比磁共振（获得于给予造影剂后）
- 含铁血黄素在磁共振T1加权和T2加权中可能为明显低信号强度
- 不均质回声超声检查提示其内可见可变的血管多普勒成像
- 较少见的情况
  - 弥漫型腱鞘巨细胞瘤（GCTTS），通常简称为额外的关节色素沉着绒毛结节性滑膜炎

其他检查

- 肌电图和神经传导速度测试以除外相应的压迫性神经病变
- 实验室检查以除外炎性关节炎
- 关节穿刺检查以除外结晶性滑膜炎
- 关节穿刺可以明确感染的诊断

鉴别诊断

- 腱鞘炎
- 腱鞘囊肿
- 异物滑膜炎
- 血管性肿瘤，包括血管瘤
- 创伤性动脉瘤
- 钙化性肌腱炎
- 痛风

治疗

- 在很多病例中，包括局部的热敷或冷敷、简单的止痛药、非甾体类抗炎药等保守治疗都改善了症状
- 在某些选定的患者中，运用柔和的伸展活动及一定范围内的运动练习这两种保护性物理治疗是有益的

- 为了避免巨细胞瘤随着穿刺针发生肿瘤种植，一般应避免进行注射治疗
- 当出现持续性疼痛或进行性功能障碍时应行手术治疗

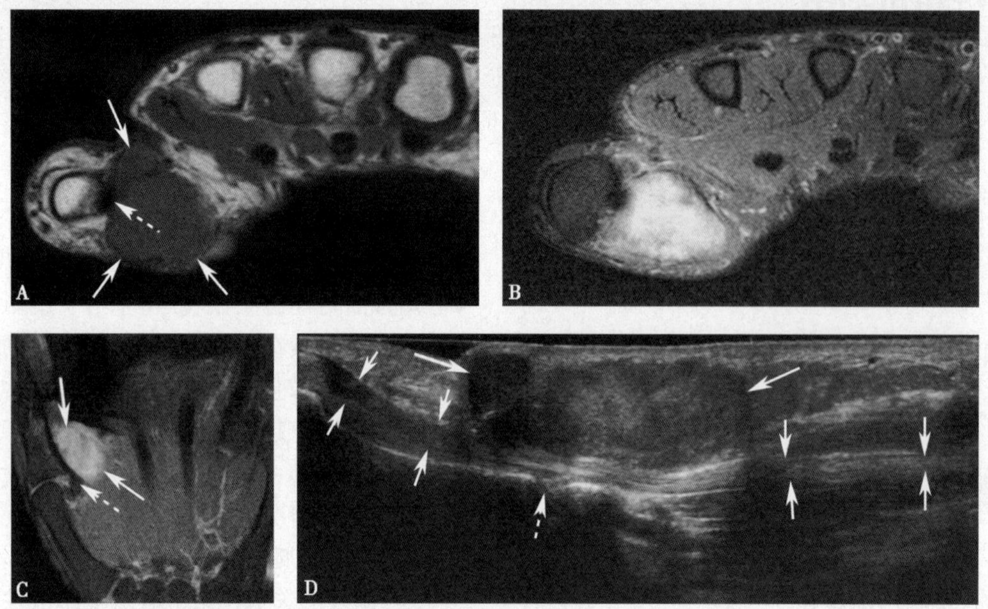

图 131-1　(A)拇指的腱鞘巨细胞瘤的轴位 T1 加权磁共振影像。一个中等信号的肿物(白色箭头)位于拇长屈肌(FPL)腱(白色虚箭头)表面。(B)同一肿物在 FST2W 轴位磁共振中为高信号。(C)在冠状位 FST1W 的磁共振影像中，肿物(白色箭头)呈现弥漫性增强信号，并且与拇长屈肌腱(白色虚箭头)密切相关。(D)超声引导下行软组织活检时获得的图像显示拇长屈肌腱的回声团块(白色实箭头)，在掌指关节水平(白色虚箭头)

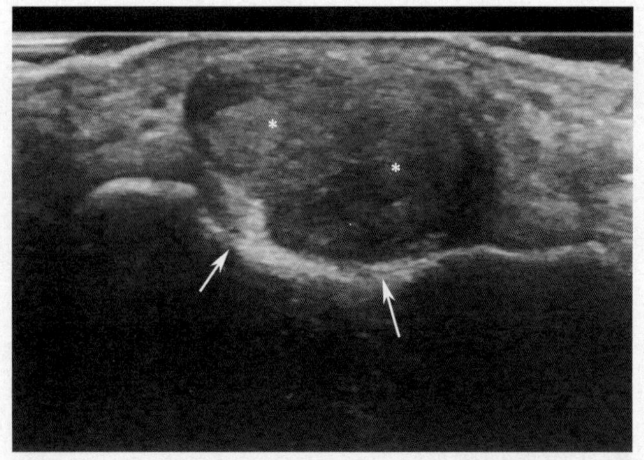

图 131-2　另一个患者的拇长屈肌腱腱鞘巨细胞瘤的超声影像(星号)。底层呈扇形表现的掌骨皮质为压力侵蚀所致(白色箭头)

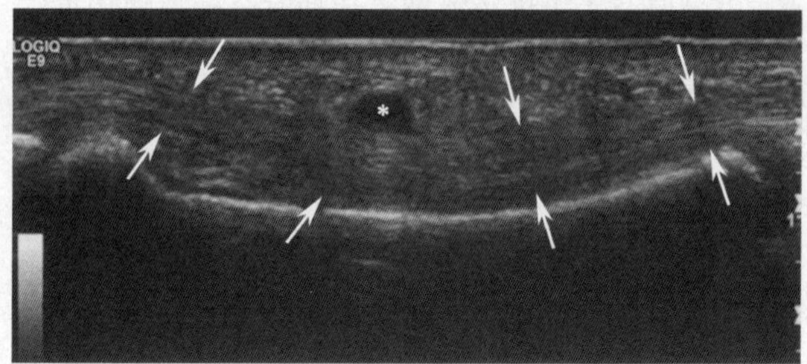

图 131-3　一个患者示指屈指肌腱处明显肿物的超声影像。位于屈指肌腱浅面(白箭头)的小的无回声肿物(星号)，这是一个典型的腱鞘囊肿

(夏宏盛 译　孙海燕　倪家骧 审)

第 132 章

解剖：骨盆、髋和下肢疼痛综合征的影像学特征

骨骼结构

股骨头　关节软骨未完全覆盖的球形关节面，后下方为股骨头凹。股骨头朝向内上与髋臼相关节。

股骨颈　股骨头与股骨干连接的位置，股骨颈与股骨干呈 125° 角前倾位。股骨颈呈圆柱形，与股骨干相连形成转子间线。

大转子　股骨颈与股骨干连接的外上方形成四角形的大转子，是外展肌群和回旋肌的附着点。

小转子　股骨干后方、转子间嵴的下方为小转子，是髂腰肌（髋关节前屈）的附着点。

髋臼　由坐骨、髂骨和耻骨形成的卵圆形深窝称为髋臼。髋臼有前后壁，并在内侧融合形成前后柱。前后柱向内侧延续构成内侧壁，向上延续构成顶盖。

关节

髋关节　由股骨头和髋臼形成的可多向运动的球 - 窝关节。髋臼的周缘有纤维软骨构成的环形髋臼唇，但下方缺如。

髋臼唇　髋臼周缘的三角形纤维软骨环，增加接触面，加强关节稳定性。

髋关节囊　从髋臼唇直到股骨颈的强壮坚韧的纤维囊，附着于转子间线及股骨颈中后方。

耻骨联合　耻骨之间形成的扁平、垂直的软骨联合。表面和下方被弓形韧带加强。耻骨联合起抵抗由中间肌群（收肌群和股薄肌）收缩引起的耻骨活动。

关节外软组织

主要肌肉群

髋关节周围主要有四组肌肉群：

外侧肌群　主要由阔筋膜张肌、臀大、中、小肌、闭孔内外肌、上下孖肌及股方肌组成。臀小肌和臀中肌分别附着于大转子前后方。闭孔肌及孖肌也附着于大转子，起外旋髋关节作用。

中间肌群　由收肌群（长、短、大收肌）、股薄肌及耻骨肌组成。收肌群共同起始于耻骨支上方的收肌管，起内收，屈曲髋关节作用。

后侧肌群　腘绳肌由半腱肌、半膜肌及股二头肌组成，共同起始于坐骨结节，起后伸髋关节作用。臀大肌也起后伸髋关节作用。

前侧肌群　由股直肌、缝匠肌及髂肌组成，起屈曲髋关节作用。股直肌直头起源于髂前下肌，回旋头起源于髋臼边缘前方。

其他软组织

髂胫束　大腿外部深筋膜的增厚部分，包裹阔筋膜张肌。终止于胫骨近端前中位置的 Gerdy 结节。

囊　臀部有三个囊：侧囊位于臀大肌下方或转子位置，深囊位于臀中肌的下部，前囊位于臀小肌的下方。髂腰肌囊位于髋部前方，在髂腰肌腱和髋关节囊之间，可能与髋关节相通。

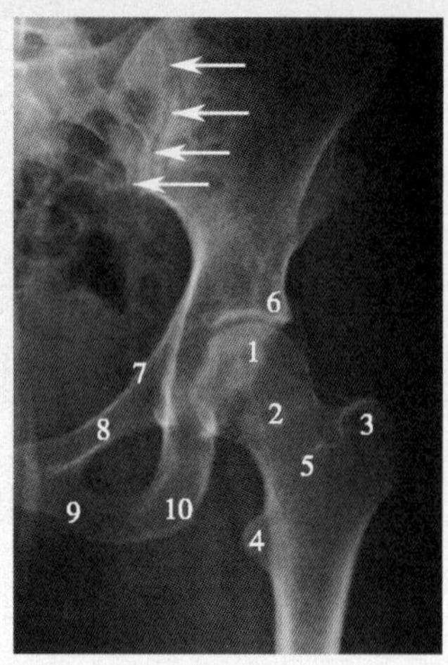

图 132-1　髋部前后位 X 线片：1. 股骨头；2. 股骨颈；3. 大转子；4. 小转子；5. 转子间线；6. 髋臼唇；7. 髂耻线；8. 耻骨上支；9. 耻骨下支；10. 坐骨结节；白色箭头示骶髂关节

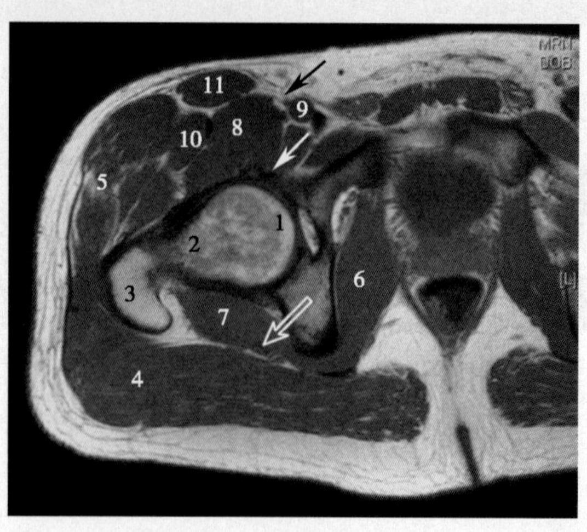

图 132-3　髋部 MRI 轴位 T1 加权像：1. 股骨头；2. 股骨颈；3. 大转子；4. 臀大肌；5. 阔筋膜张肌；6. 闭孔内肌；7. 股方肌；8. 髂腰肌；9. 股动脉；白色实箭头示髂腰肌腱；黑色箭头示股神经；白色空箭头示坐骨神经；10. 股直肌；11. 缝匠肌

（唐元章 译　孙海燕　倪家骧 审）

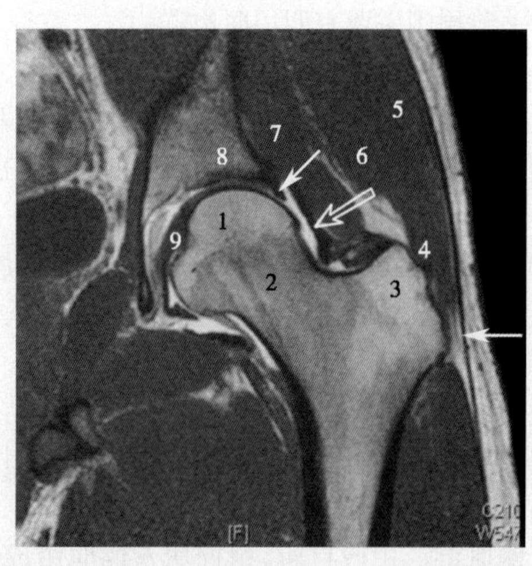

图 132-2　MRI 髋关节造影冠状位 T1 加权像：1. 股骨头骨骺；2. 股骨颈；3. 大转子；4. 臀中肌肌腱；5. 阔筋膜张肌；6. 臀中肌；7. 臀小肌；8. 髋臼顶；9. 股骨头韧带白色箭头示：髋臼唇；白色空心箭头示关节囊；黑色箭头示髂胫束

第133章 感觉异常性股痛

定义

- 腹股沟韧带卡压其下方走行的股外侧皮神经

症状和体征

- 单侧大腿的放射性感觉异常
- 神经卡压点 Tinel 征阳性
- 无运动障碍
- 单侧股神经分布区感觉障碍
- 膝部以下无感觉障碍
- 被动活动范围无受限
- 久坐或下蹲时症状加重
- 腰带过宽或过紧时症状加重

流行病学

- 发生率：男性 = 女性
- 常单侧发作
- 任何年龄都可发病
- 单侧股外侧皮神经急性损伤时可发病
- 与腰带过宽或过紧有关

影像学检查

- 不需要常规进行影像学检查
- 磁共振或超声：
    - 超声可用于治疗引导

影像学表现

- 不能清晰地看到神经
- 影像学检查结果可能是阴性的
- 在神经卡压点会有炎性变化或软组织肿块
- 超声图像可显示低回声、增粗的受累神经变化

其他检查

- 可行腰神经根、腰丛、股外侧皮神经的肌电图和神经传导速度检查

鉴别诊断

- 腰神经根病变
- 腰神经丛病变
- 良性肿物
- 恶性肿物
- 外周神经病变

治疗

- 保守治疗适用于轻度、自限性症状的患者，包括局部热敷、冷敷，适当口服镇痛药和非甾体类抗炎药
- 物理治疗对部分患者有改善症状的作用，包括伸展及适当增加活动范围的练习，局部热疗等
- 保守治疗失败及疼痛剧烈、影响日常活动的患者可采用股外侧皮神经阻滞，局部注射麻醉药和激素
- 外科手术可直接接触股外侧皮神经卡压

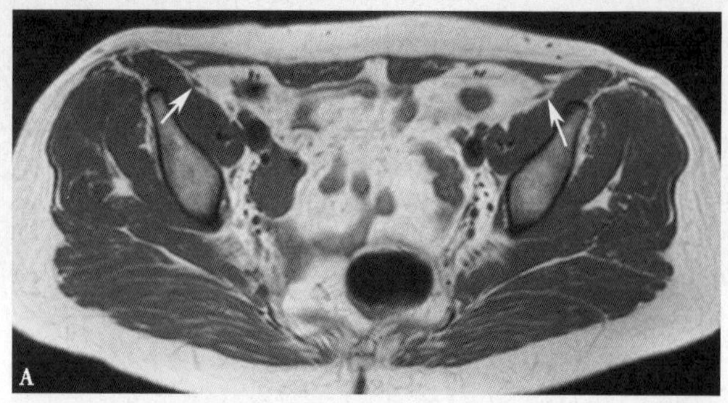

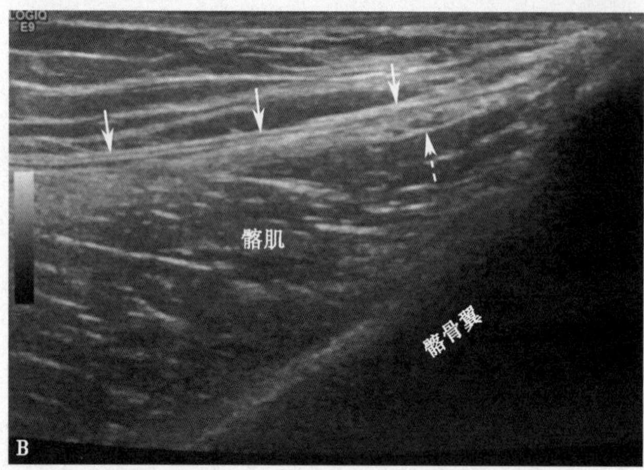

图 133-1 (A)MRI 轴位 T1 加权像示双侧股外侧皮神经(白色箭头),位于髂肌表面,紧邻腹股沟韧带。(B)超声图像显示圆形的股外侧皮神经(白色虚箭头),位于髂肌表面,在高回声的腹股沟韧带(白色箭头)下方

(唐元章 译 孙海燕 倪家骧 审)

第 134 章
髋关节股骨头坏死

定义

- 血供障碍导致骨细胞坏死而引起疼痛、骨质疏松、骨质破坏及功能丧失

症状和体征

- 髋关节活动范围逐渐变小并伴随疼痛
- 局部可有骨擦音
- 严重功能丧失

流行病学

- 发生率：男性 > 女性
- 年龄相关的创伤及基础病，患有镰状细胞病的青少年易发
- 最常见的原因是髋关节损伤导致血供障碍
- 患有镰状细胞病、代谢性疾病、法布里病、系统性红斑狼疮及痛风等基础疾病者易发
- 过量激素应用易发
- 重度嗜酒者易发

影像学检查

- X 线片
- MRI
  - ■ 正常或 X 线片有可能病变：病变Ⅰ～Ⅱ级
  - ■ 术前检查：评估Ⅲ～Ⅳ级病变股骨头坏死的程度

影像学表现

- X 线片
  - ■ 关节内股骨头局部硬化
  - ■ 晚期，软骨下透明带及骨折导致关节内关节面碎裂和破坏
  - ■ 髓内梗死出现硬化线
- MRI
  - ■ 短 T1 反转恢复脉冲序列（STIR）可见股骨头及股骨颈高信号水肿影
  - ■ T1 和 T2 加权像可见到低信号的软骨下硬化
  - ■ 软骨下新月征
  - ■ 晚期可见软骨下骨折和碎片形成
  - ■ T2 加权像可见到髓内梗死双线征
- Ficat 分级
  - ■ Ⅰ级
    - ▲对侧髋关节无症状
    - ▲MRI：阳性发现
    - ▲X 线片：无阳性发现
  - ■ Ⅱ级
    - ▲髋关节症状明显
    - ▲MRI：阳性发现
    - ▲X 线片：无阳性发现或示骨痂形成
  - ■ Ⅲ级
    - ▲X 线片示软骨性新月征及早期 femoral flattening
  - ■ Ⅳ级
    - ▲X 线片示进展性硬化灶及软骨下骨塌陷

其他检查

- 实验室检查排除系统性红斑狼疮
- 实验室检查排除痛风
- 关节抽液排除晶体性关节病
- 关节抽液排除感染

鉴别诊断

- 关节炎炎症发作，特别是系统性红斑狼疮

- 骨关节炎
- 骨髓肿瘤
- 原发性骨肿瘤
- 转移性肿瘤
- 软骨损伤

治疗

- 保守治疗包括局部热敷、冷敷，适当口服镇痛药和非甾体类抗炎药可改善症状
- 物理治疗对部分患者有改善症状的作用，包括伸展及适当增加活动范围的练习，局部热疗等
- 保守治疗失败及疼痛剧烈、影响日常活动的患者可采用关节腔内注射麻醉药和激素，来缓解症状
- 持续性疼痛或进展性功能障碍加重的患者最终需要手术治疗

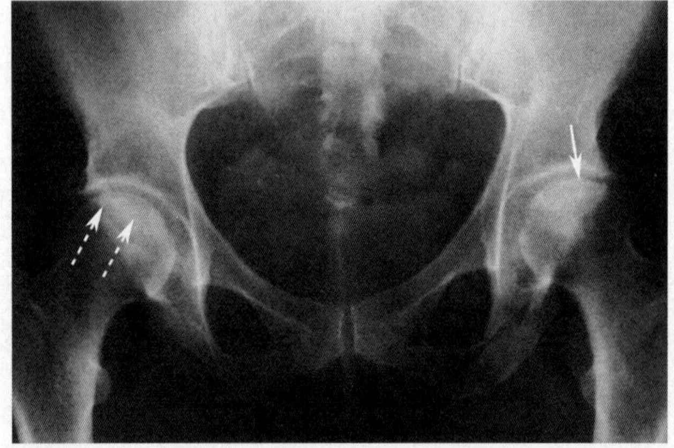

图 134-1　骨盆前后位片显示双侧股骨头缺血性坏死。左侧为病变Ⅳ级，有软骨下新月体形成及软骨下骨塌陷（白色箭头）。右侧为病变Ⅲ级，有软骨下新月体形成但无软骨下骨塌陷（白色虚箭头）

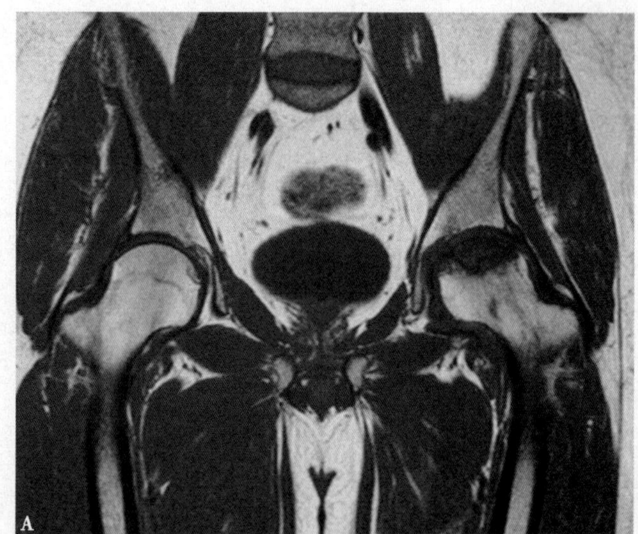

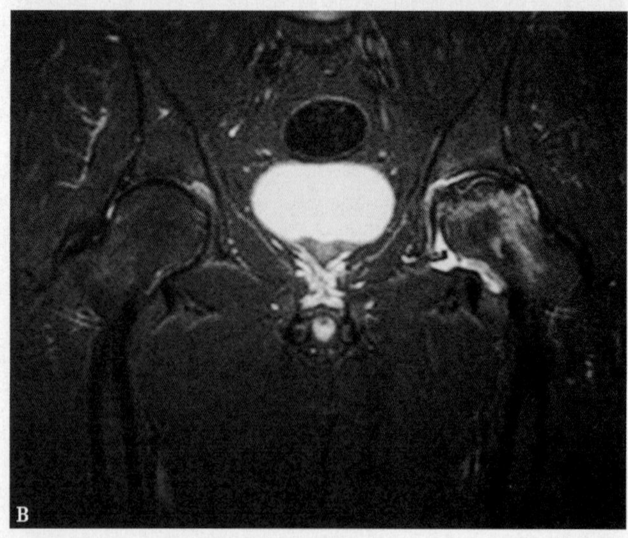

图 134-2　（A）MRI T1 加权像冠状位平扫示左侧三级股骨头缺血性坏死。股骨头承重面可见到软骨下低信号软骨下新月征。（B）压脂扫描 T2 加权像示低信号的新月征及高信号的水肿像直到股骨颈。可见到早期软骨下骨塌陷。可见到关节液外漏

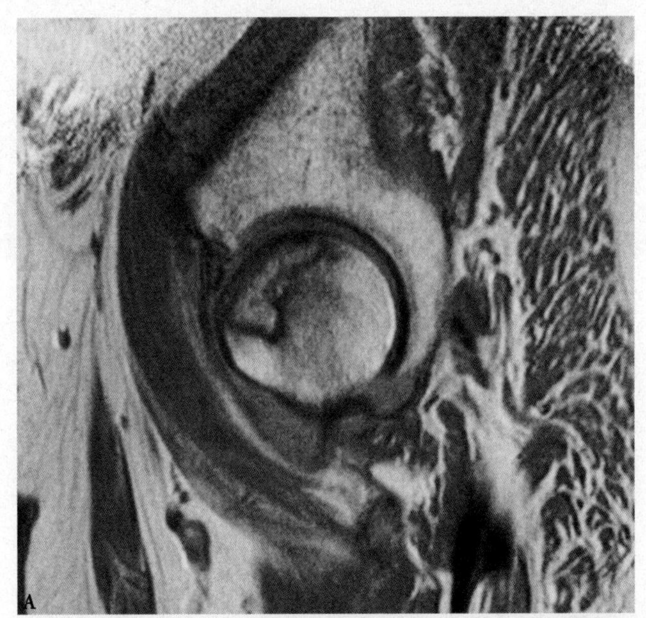

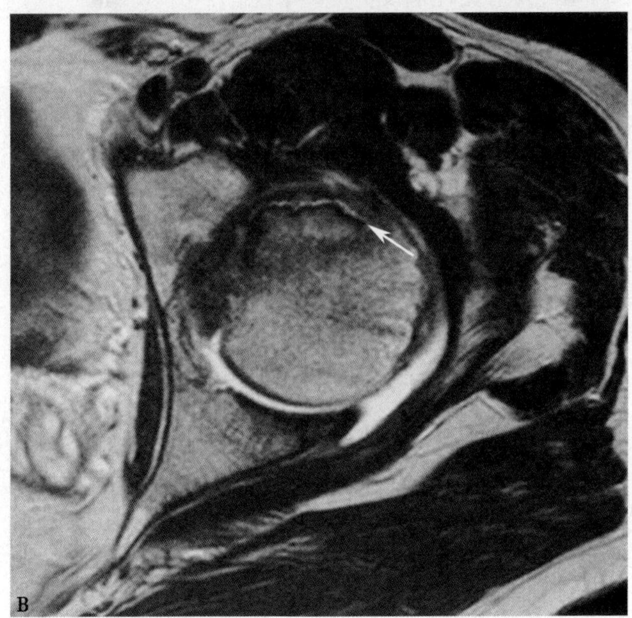

图 134-3 失状位质子密度（A）和 MRI T2 加权像（B）显示不同患者Ⅱ级缺血性坏死。T2 加权像示股骨头双线征代表低信号的硬化线和高信号的肉芽组织形成

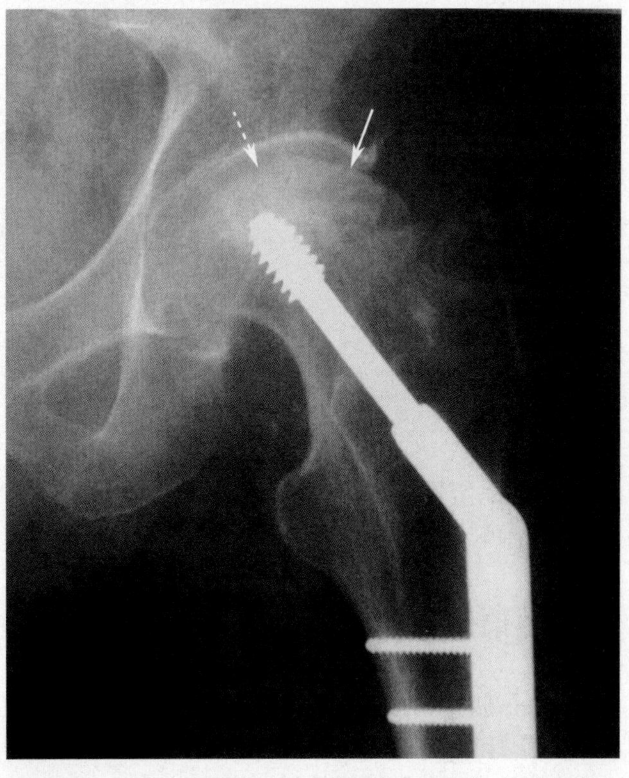

图 134-4 前后位 X 线片显示股骨颈骨折固定术后，在股骨头可见到硬化灶（白色箭头），并早期可能有骨折碎片形成（白色虚箭头）。骨折可伴发缺血性血供障碍

（唐元章 译 孙海燕 倪家骧 审）

第 135 章
强直性脊柱炎

定义

- 慢性、系统性关节炎症和肌腱病变导致脊柱和骶髂关节破坏和强直

症状和体征

- 晨起后腰背、骨盆及髋关节僵硬
- 晨起疼痛剧烈
- 疾病进展可导致颈椎放射性症状
- 病理性骨折发生率高
- 全身症状包括发热和疲乏
- 症状加重和缓解并非罕见

流行病学

- 20～30 岁是高发期
- 发生率：男性 > 女性

影像学检查

- 骶髂关节 X 线片
- X 线片无明显异常时，骶髂关节 MRI 可利于早期诊断疾病
- CT
  - 骶髂关节 MRI 检查的替代检查
  - 不能显示慢性炎症变化

影像学表现

- 骶髂关节
  - 强直性脊柱炎的纽约诊断标准（0～4 级）
  - 关节增宽，晚期关节变窄
  - 软骨下骨侵蚀和硬化
  - 最终关节强直
  - 双侧对称性：强直性脊柱炎和肠疾患性脊柱关节病
  - 双侧非对称性：银屑病和赖特综合征
  - 单侧：感染
- 髋关节
  - 关节炎性病变
  - 关节腔变狭窄
  - 肌腱病变伴随骨质增生形成
  - 最终关节强直
- 耻骨联合
  - 炎性病变和关节强直
- 外周关节病变
  - 关节炎性病变伴随骨质增生、肌腱炎

其他检查

- 可行肌电图和神经传导速度检查明确放射性或卡压性病变

鉴别诊断

- 传染性脊柱关节病
- 银屑病关节炎
- 赖特综合征
- 椎间盘退行性病变
- 青少年慢性关节炎
- 感染
- 血液透析关节病

治疗

- 细胞毒性药物，如甲氨蝶呤
- 水杨酸类、非甾体类抗炎药及激素
- 物理治疗及职业病治疗
- 硬膜外阻滞治疗广泛性神经根病变

- 早期外科治疗卡压性神经病变
- 不完全骨折可采用椎体成形术或骶骨成形术

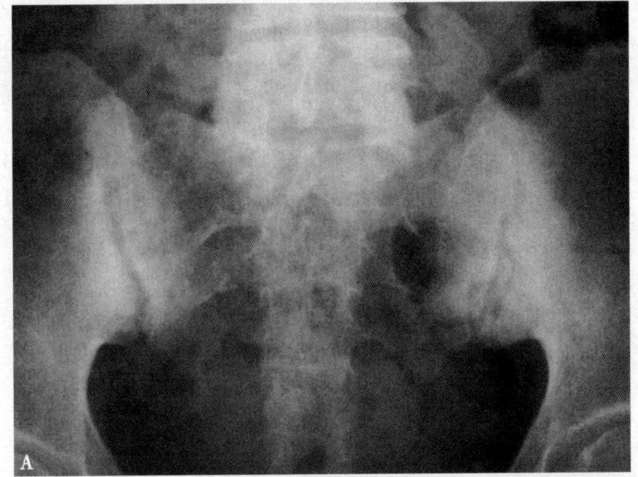

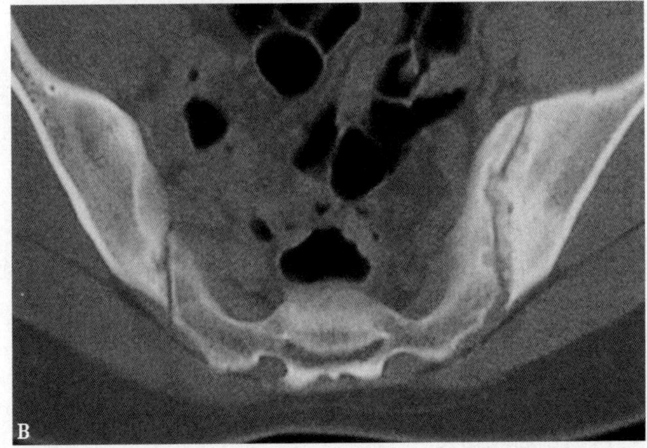

图 135-1 (A)X 线片示双侧骶髂关节炎,软骨下骨硬化,骨板边缘模糊,但无明显骨质侵蚀。(B)该患者 CT 扫描骶髂关节示软骨下骨硬化和侵蚀

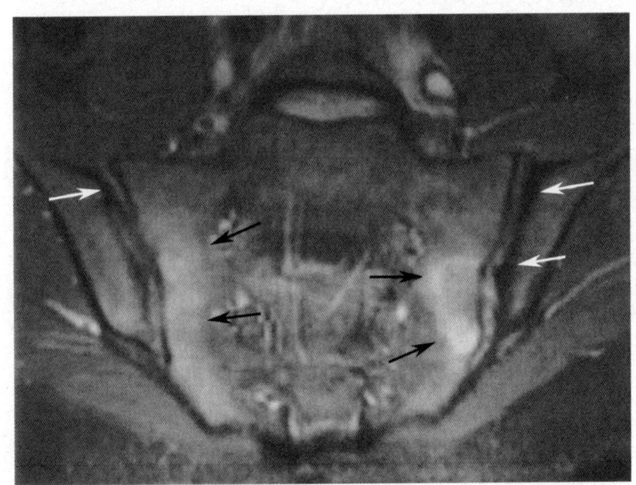

图 135-2 MRI 短 T1 反转恢复脉冲序列示早期骶髂关节炎。高信号的软骨下骨髓水肿提示炎症变化(黑色箭头),可见到高信号的关节边缘线及低信号的软骨下硬化灶(白色箭头)

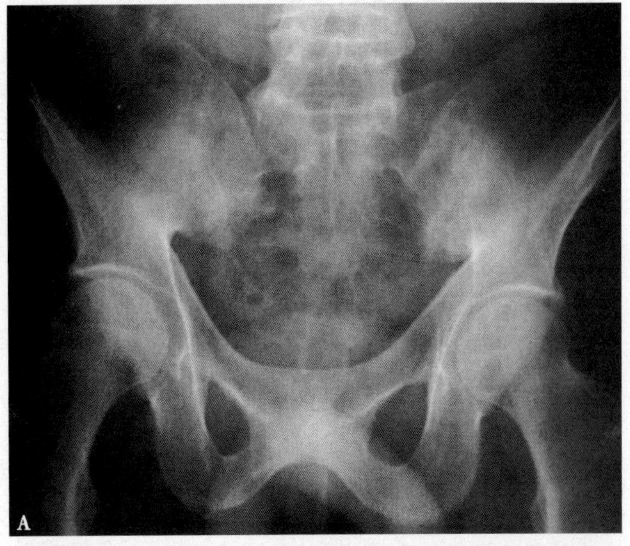

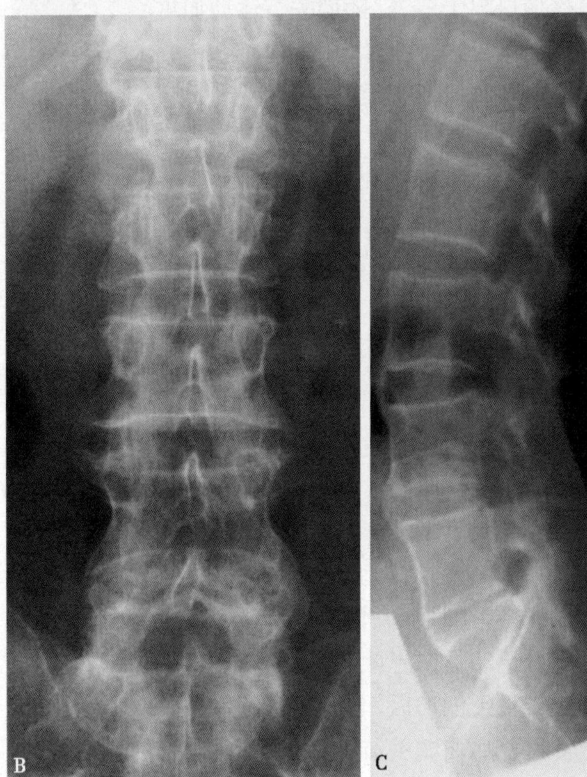

图 135-3 (A)赖特综合征伴双侧骶髂关节炎患者前后位 X 线片。对称性骶髂关节影像变化提示典型强直性脊柱炎。但是,前后位(B)和侧位(C)脊柱 X 线片显示韧带钙化及骨质增生,不是典型的强直性脊柱炎影像学变化。耻骨联合也可能发生关节强直

(唐元章 译 孙海燕 倪家骧 审)

第136章
髂腰肌滑囊炎

定义

- 位于髋关节囊前方、髂腰肌中间的髂腰肌滑囊的炎症

症状和体征

- 疼痛局限于前方，随髋关节运动加重
- 疼痛可辐射至股骨近端
- 触诊髂腰肌滑囊柔软
- 皮温升高
- 腹股沟前方可感觉潮湿或水肿
- 可有捻发音或瘙痒感
- 髋关节抵抗屈曲、外展及外旋可加重疼痛
- 疼痛夜间加重
- 患者患侧髋关节卧位不能
- 运动幅度逐渐减小
- 若不及时治疗可发展到冻臀

流行病学

- 发病率：男性＝女性
- 年轻运动员常患此病
- 更常见于创伤后，包括重复性劳损
- 需反复屈曲髋关节的工作发病率升高

影像学检查

- 磁共振成像或超声

影像学表现

- 在腹股沟水平髂腰肌腱及肌肉的中间滑囊内有液体：
  - 在T2加权脂肪抑制序列或短T1反复恢复序列MR图像上呈高信号密度
  - 超声下无回声液体
- 可延伸至骨盆近端
- 肌腱可表现正常

其他检查

- 排除感染性关节炎的实验室检查
- 若考虑感染可进行滑囊穿刺抽液进行革兰氏染色、细胞培养及敏感实验
- 滑囊穿刺抽液排除晶体性关节病
- 若诊断未明确，进行滑囊穿刺抽液排除感染

鉴别诊断

- 钙化性肌腱炎
- 撕裂性骨折
- 不完全性骨折
- 髋关节骨关节炎
- 髋关节感染性关节炎
- 肿瘤
- 髋关节盂唇囊肿形成
- 髋关节弹响症
- 髋关节化脓性关节炎

治疗

- 保守治疗包括局部加热，低温，单纯止疼药，及非甾体类抗炎药可改善轻微患者的症状
- 物理治疗包括适度伸拉，关节活动范围的运动，及深部热流形式
- 若保守治疗无效或疼痛限制日常活动，注射局部麻醉药和类固醇可缓解症状
- 手术适用于持续性疼痛或进展性功能障碍

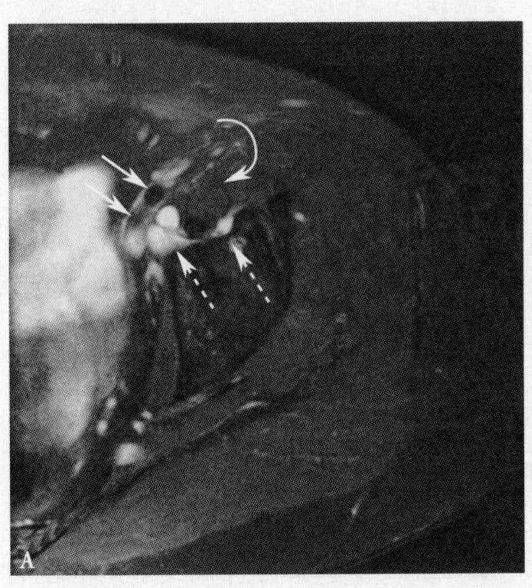

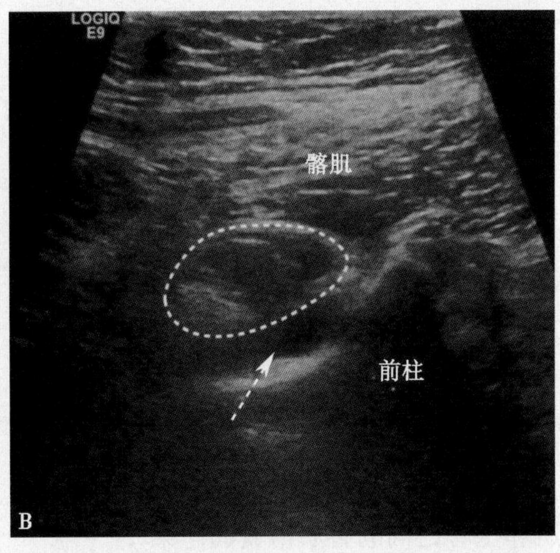

图 136-1　(A)轴位 FST2W MR 图像显示由于腰大肌滑囊炎，腰大肌肌腱(弯箭头)的中间、深部、侧方有高信号密度液体(白色箭头)。(B)超声引导注射同时获得的相应的轴位超声图像显示髋臼前柱及骨盆内侧壁的表面，腰大肌肌腱(白色虚线)和髂肌的深部有低回声液体聚集

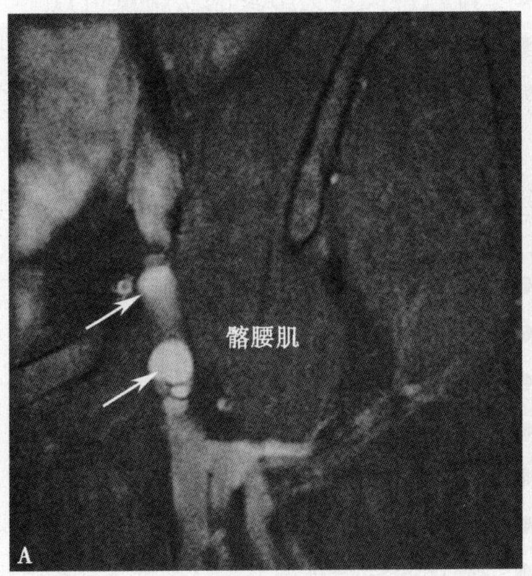

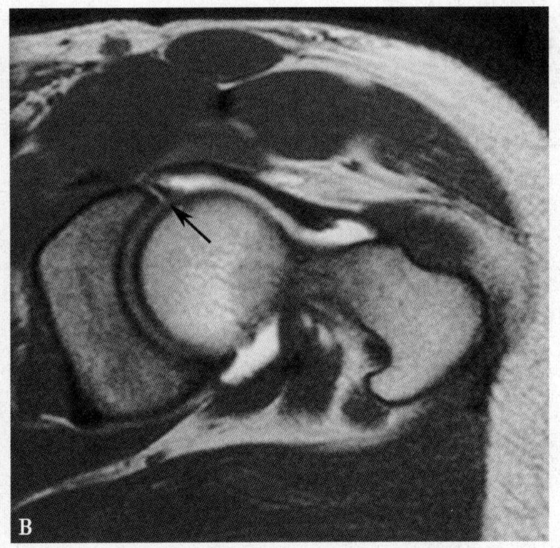

图 136-2　(A)MR 髋关节关节造影片的冠状 FST2W MR 图像显示髂腰肌及肌腱的中间有一高信号密度液体聚集形成的小腔(白色箭头)。(B)相应的轴位 T1 加权 MR 图像显示髋臼盂唇(黑色箭头)与小腔聚集液体相通，证实了囊肿的诊断

(郑淑月　贾绍芳 译　孙海燕　倪家骧 审)

第137章
坐骨结节滑囊炎

定义

- 位于臀大肌和坐骨之间的臀肌滑囊的感染

症状和体征

- 疼痛局限于臀部外上象限，随髋关节的运动加重
- 疼痛可辐射至股骨近端
- 触诊臀肌滑囊柔软
- 皮温升高
- 臀部外上象限可感觉潮湿或水肿
- 可有捻发音或瘙痒感
- 髋关节抵抗屈曲、外展及外旋可加重疼痛
- 疼痛夜间加重
- 患者患侧髋关节卧位不能
- 运动幅度逐渐减小

流行病学

- 发病率：男性=女性
- 年轻运动员常患此病
- 更常见于创伤后，包括重复性劳损
- 需反复屈曲躯干的工作发病率升高

影像学检查

- X线片
- 磁共振成像或超声

影像学表现

- 在T2加权脂肪抑制序列或T2加权MR图像上坐骨及臀大肌之间呈高信号密度
- 相关表现：
  - 肌腱附着点病变
  - 继发于感染性脊椎关节病的坐骨附着点炎
  - 坐骨多发撕裂

其他检查

- 排除感染性关节炎的实验室检查
- 若考虑感染可进行滑囊穿刺抽液进行革兰氏染色、细胞培养及敏感实验

鉴别诊断

- 钙化性肌腱炎
- 撕裂性骨折
- 髋关节骨关节炎
- 髋关节感染性关节炎
- 肿瘤
- 髋关节盂唇囊肿形成
- 梨状肌综合征
- 骶骨不完全性骨折
- 髋关节化脓性关节炎

治疗

- 保守治疗包括局部加热，低温，单纯止疼药，及非甾体类抗炎药可改善轻微患者的症状
- 物理治疗包括适度伸拉，关节活动范围的运动，及深部热流形式
- 若保守治疗无效或疼痛限制日常活动，注射局部麻醉药和类固醇可缓解症状
- 手术适用于持续性疼痛或进展性功能障碍

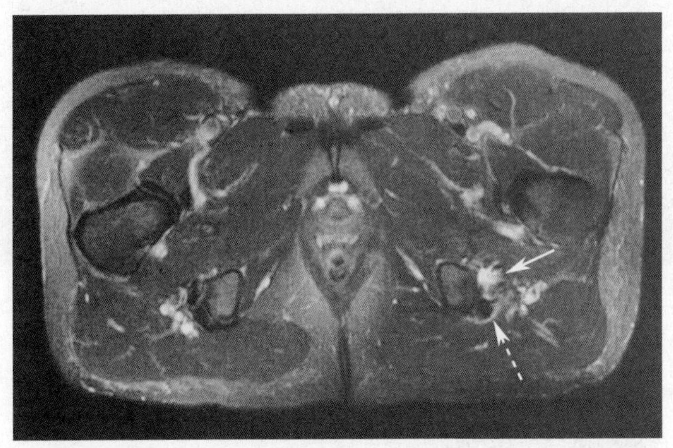

图 137-1 半膜肌肌腱起源的肌腱病患者的轴位 FST2W MR 图像显示肌腱增厚及高信号密度水肿（白色箭头）。在附着点起源处及臀大肌之间的后方（白色虚箭头）有一肌腱周围薄边缘的高信号密度水肿

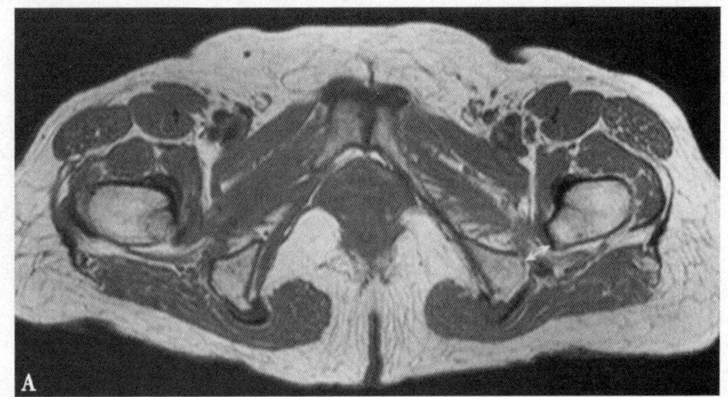

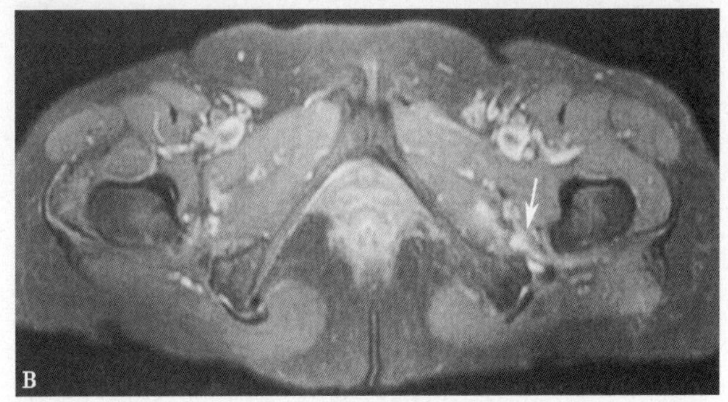

图 137-3 （A）一患严重臀部疼痛的中年女性的轴位 T1 加权 MR 图像显示由于坐骨股骨撞击左侧（白色双箭头）小转子和坐骨之间的间隙减小。（B）轴位 FST2W MR 图像显示股方肌及邻近的坐骨结节滑囊（白色箭头）内的高信号密度水肿

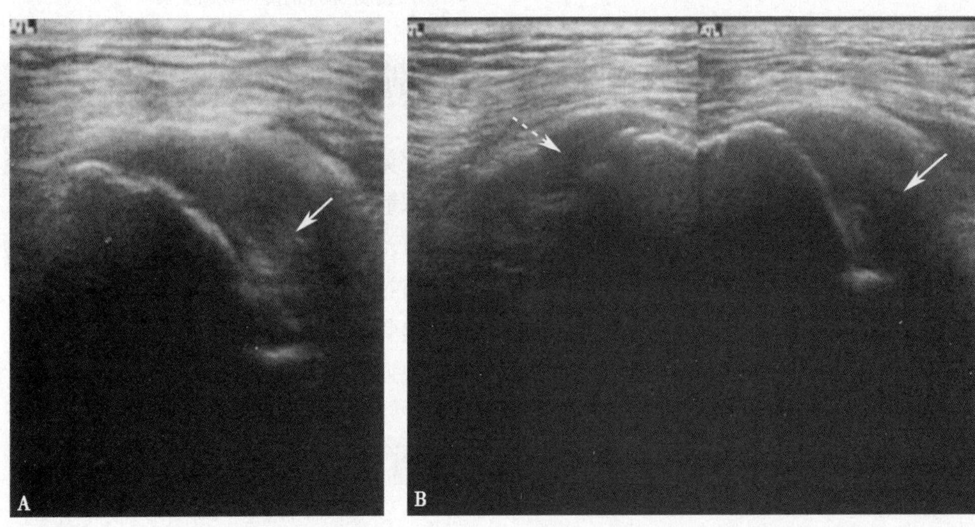

图 137-2 （A）一臀部疼痛的年轻运动员的横向超声图像显示肌腱附着处（白色箭头）增厚，坐骨结节滑囊周围低回声液。（B）患侧（白色箭头）及非患侧（白色虚箭头）的对比图像

（郑淑月 贾绍芳 译 孙海燕 倪家骧 审）

第138章

髋关节骨关节炎

定义

- 以软骨表面破坏，软骨下囊肿，滑膜炎，及骨赘形成为特征的退化性关节炎

症状和体征

- 随髋关节运动范围增大逐渐发生的疼痛
- 可有渗出
- 可有捻发音
- 运动范围逐渐减小

流行病学

- 发病率：男性 > 女性
- 常见于老年患者；可见于髋关节创伤和/或手术后的年轻患者
- 通常50岁后发病
- 常有关节创伤史
- 可能有遗传倾向

影像学检查

- X线是关节病变的首选检查
- MRI
  - 评估关节内的结构
  - 评估软骨缺损
- MR/CT关节造影图像
  - 相关病变，如股骨髋臼撞击及关节软骨的专科检查
- US
  - 鉴别渗出和滑膜炎
  - 引导关节穿刺抽液和注射

影像学表现

- 关节腔狭窄，软骨下硬化，软骨下囊肿，及骨赘形成
- 关节腔狭窄为典型的非对称性，包括关节的上方
- 股骨头向上侧方迁移
- 股骨颈中部隆起

其他检查

- 若怀疑盂唇病变可向关节内注射造影剂
- 实验室检查排除感染性关节炎
- 滑囊穿刺抽液排除晶体性关节病
- 滑囊穿刺抽液排除感染

鉴别诊断

- 感染性关节炎，尤其类风湿性关节炎
- 脓髋关节
- 可治愈的髋关节骨折，尤其是浅窝边缘处
- 肩袖撕裂
- 髋骨的晶体性关节病变
- 缺血性骨坏死

治疗

- 保守治疗包括局部加热，低温，单纯止疼药，及非甾体类抗炎药可改善轻微患者的症状
- 物理治疗包括适度伸拉，关节活动范围的运动，及深部热流形式
- 若保守治疗无效或疼痛限制日常活动，关节内注射局部麻醉药和类固醇可缓解症状
- 手术适用于持续性疼痛或进展性功能障碍

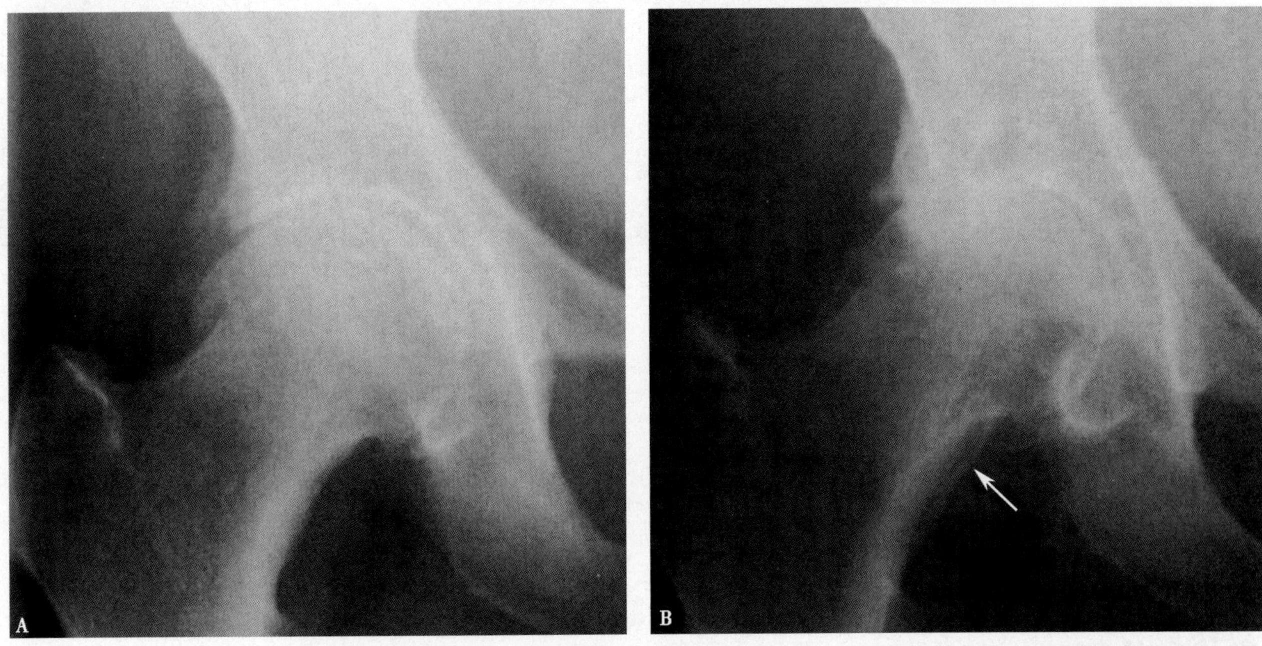

图138-1 (A)一典型髋关节骨关节炎患者的AP-X线片显示关节腔狭窄及骨赘形成。(B)同一患者18个月后X线片显示骨关节炎病变的快速进展，更明显的上关节腔的狭窄，股骨头向上侧方迁移，永久性软骨下囊肿形成，股骨颈中部隆起(白色箭头)

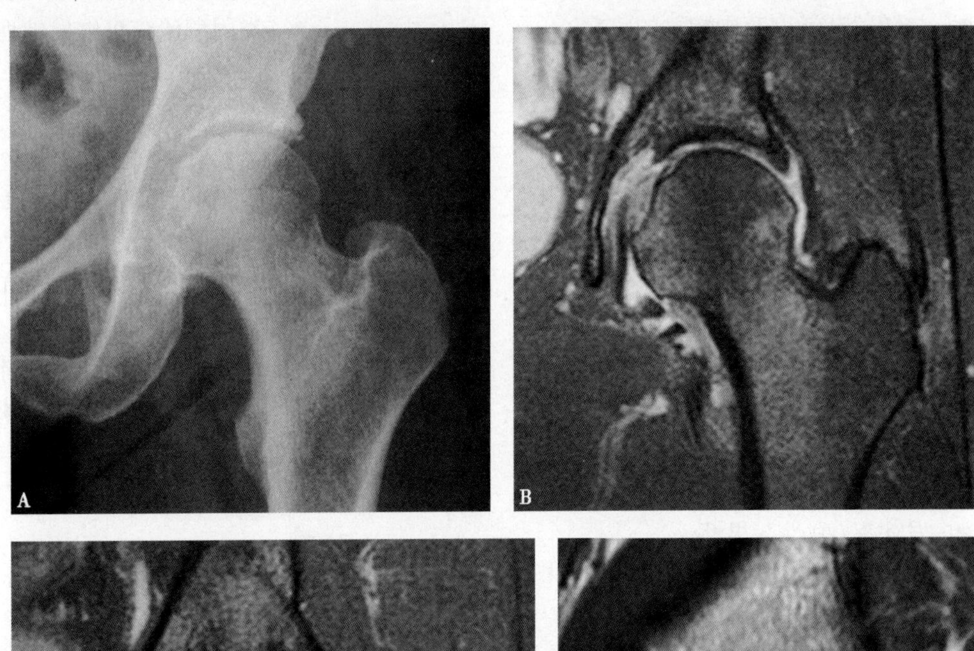

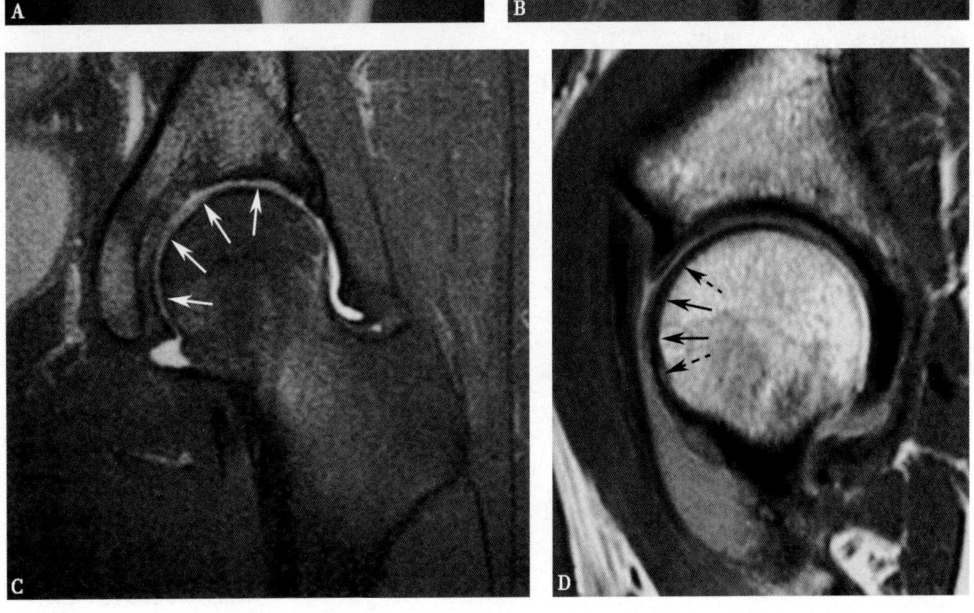

图138-2 (A)一60岁髋骨疼痛老年患者的AP-X线片显示没有明显的骨关节炎病变。(B)然而，冠状FST2W MR图像清晰显示由于骨关节炎早期股骨头弥散性软骨缺损处髋关节高信号密度渗出。(C)与FST2W MR图像对比，一个正常的中信号密度软骨覆盖于低信号密度软骨下骨盘(白色箭头)。(D)软骨缺损也可见于质子密度矢状面图像(黑色虚箭头)，但是一些区域的软骨依然保留(黑色箭头)

(郑淑月 贾绍芳 译 孙海燕 倪家骧 审)

第 139 章

髋关节类风湿性关节炎

定义

- 以滑膜炎、关节腔狭窄、渗出和侵蚀以及血清类风湿因子的升高合并其他临床症状与体征的对称性感染性关节炎

症状和体征

- 与髋关节活度范围相关的疼痛
- 滑膜炎
- 常有渗出
- 皮温常升高
- 可有捻发音
- 晨僵现象
- 活动幅度逐渐减小
- 疲乏及低热
- 对称性多关节炎，包括 3 个以上关节

流行病学

- 发病率：女性 > 男性
- 常见于成年人，儿童多关节炎应考虑青少年型
- 发病高峰为 40～60 岁

影像学检查

- X 线是关节病变的首选检查
- MRI
  - 评估滑膜炎，早期侵蚀
  - 评估软骨缺损
- US
  - 鉴别滑膜炎，渗出和早期侵蚀
  - 引导关节穿刺抽液和注射

影像学表现

- 关节腔狭窄，侵蚀，骨量减少
- 关节腔狭窄多为全面的
- 股骨头向上侧方迁移
- 股骨颈中部隆起
- 骨赘和硬化反应性骨形成仅继发于骨关节炎
- 髋臼突出
- 类固醇治疗可继发缺血性坏死

其他检查

- 实验室检查，包括全血检查，血化学检查，及红细胞沉降率检查，以排除关节外的疾病症状
- 若诊断不明，可进行抗核抗体及系统性红斑狼疮检查
- 滑囊穿刺抽液排除晶体性关节病
- 滑囊穿刺抽液排除感染

鉴别诊断

- 其他感染性关节病变，尤其是系统性红斑狼疮关节炎
- 糖尿病克氏髋关节
- 骨关节炎
- 银屑病关节炎
- 髋骨晶体性关节病变
- 缺血性骨坏死

治疗

- 抗风湿药，包括金盐，青霉胺，咪唑硫嘌呤，及环孢霉素 A，能显著延缓疾病进程，但有副作用
- 细胞毒类药物，包括甲氨蝶呤
- 生物制剂，包括白介素和肿瘤坏死因子 -α

- 水杨酸类，非甾体类抗炎药，及皮质类固醇
- 物理及职业理疗
- 关节内注射局麻药和皮质类固醇可缓解症状及辅助物理治疗
- 手术适用于持续性疼痛或进展性功能障碍

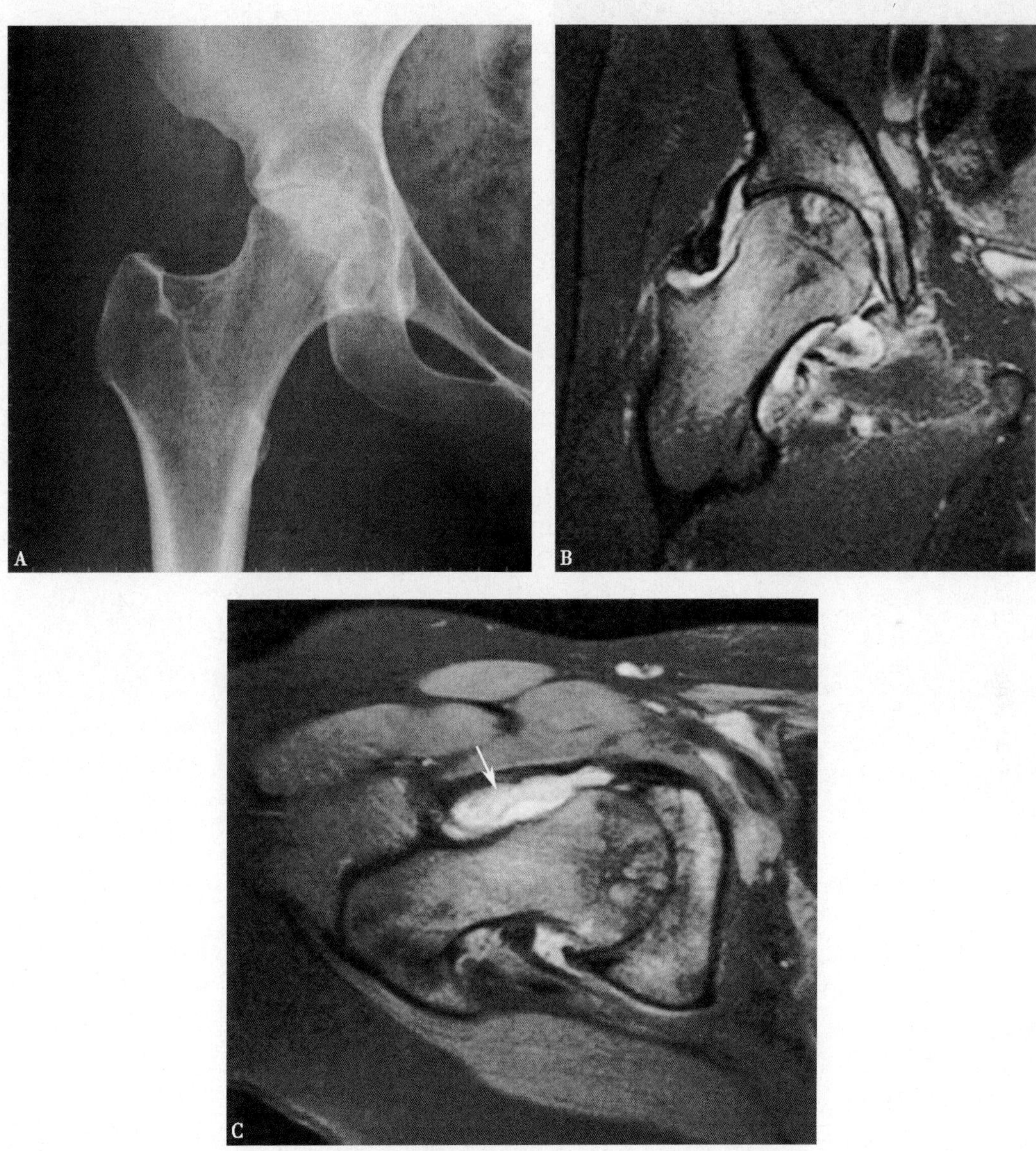

图 139-1　(A)类风湿性关节炎髋骨疼痛的患者 AP-X 线片。关节腔全面狭窄，没有骨关节炎的特征性表现。(B)冠状 FST2W MR 图像显示股骨头侵蚀的关节渗出。(C)轴位 FST2W MR 图像显示由于纤维析出(米粒样小体)在侵蚀的关节内(白色箭头)呈中信号密度

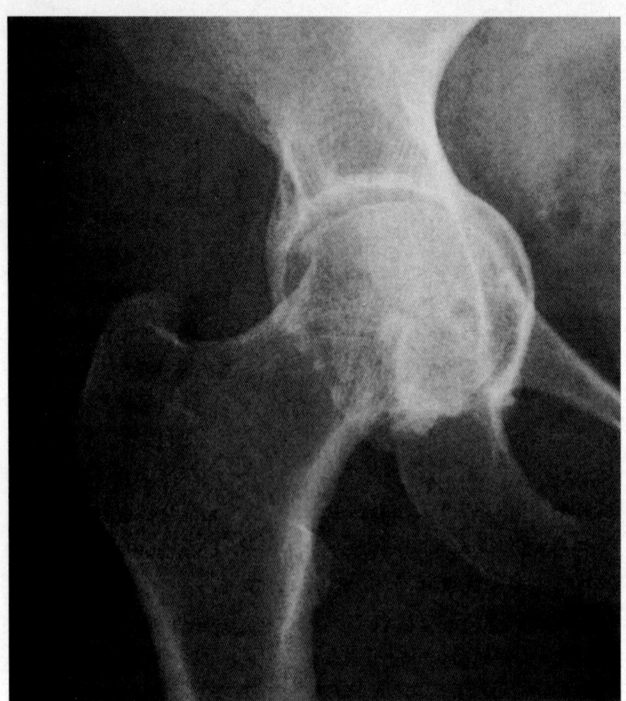

图 139-2 一长期患类风湿疾病的患者的 X 线片显示髋骨永久性突出畸形

（郑淑月 贾绍芳 译 孙海燕 倪家骧 审）

第140章
股内收肌肌腱炎

定义

- 股薄肌、长收肌、短收肌和大收肌的肌腱炎，主要是因为肌腱单位的反复轻微损害造成的

症状和体征

- 逐渐出现一种急剧的、持续的、严重的腹股沟以及大腿内侧疼痛
- 疼痛经常放射到大腿内侧近端
- Waldman 膝盖挤压测试结果阳性
- 经常先出现内收肌蹒跚步态
- 患者由于肢体受累，走路时可能出现躯干移动
- 可能存在传染性和响声
- 髋抵抗和被动外展疼痛加剧
- 患者不能用受累侧睡觉

流行病学

- 发病率：男性 = 女性
- 使用运动器械的年轻运动员经常出现
- 经常存在滑囊炎
- 一般发生在外伤后，包括反复的压力损失

影像学检查

- X 线片：老年患者排除髋部的骨关节炎（OA）
- MRI：评估软组织和骨性结构。排除腹股沟疼痛的其他原因
- US（超声）：急性肌肉撕裂伤。排除疝气引起的腹股沟疼痛

影像学表现

- 在 T1 加权（T1W）和 T2 加权 MR 成像上，一般在内收肌的起点有增强信号强度（SI）
- 在 MR 成像中，脂肪抑制 T1 加权（FST1W）对比在内收肌起点内部和周围有增强。（在给予造影剂后可获得。）
- 在 T2 加权 MR 成像中，内收肌腱和联合的起点间有高 SI“裂口体征”
- 内收肌起点的撕裂伤和撕脱伤缺乏大的指征
- 共同的与应激有关的耻骨炎：骨髓水肿高 SI。骨界的侵蚀

其他检查

- 实验室检查排除炎性关节炎
- 关节回吸排除结晶性关节病
- 如果诊断考虑是感染，应该关节回吸排除

鉴别诊断

- 钙化性肌腱炎
- 盆骨功能不足骨折
- 髂腹股沟神经痛
- 生殖股神经痛
- 下腹神经痛
- 髋关节内紊乱症
- 髋关节的撕裂
- 赘生物

治疗

- 保守治疗包括局部热、冷敷，简单的镇痛，在很多情况下非甾体抗炎药将会缓解症状
- 物理治疗，包括柔和的伸展、适度的运动和深部热模式治疗，对一些患者可能会有益处
- 如果保守治疗失败或者疼痛使日间活动受限，那么注射局麻药和类固醇可以帮助症状缓解

- 持续的疼痛或者进一步的功能障碍可能需要手术治疗

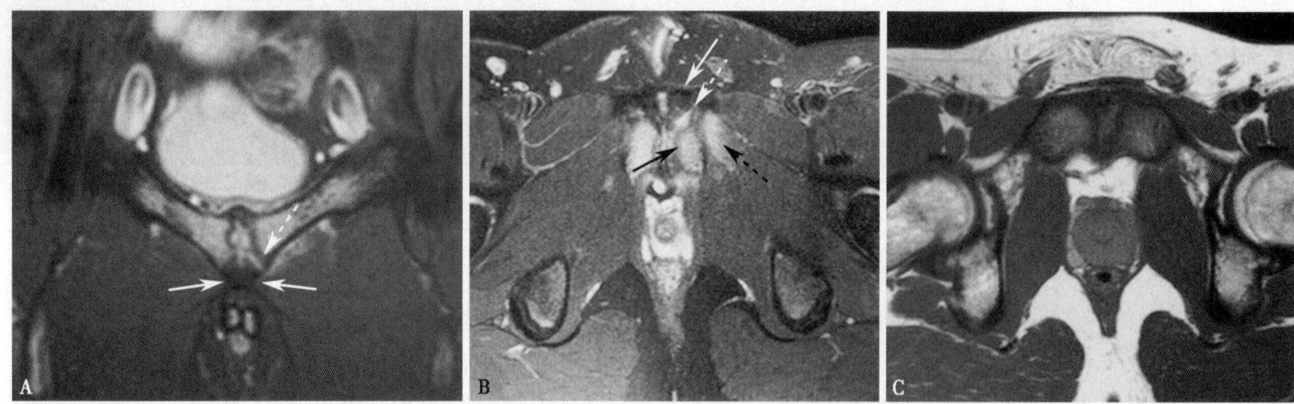

图 140-1 (A)一位年轻患者左侧腹股沟痛的 FST2W 冠状 MR 成像。有与应激相关的耻骨炎特征，双侧耻骨伴有骨髓水肿高 SI。另外，能够看到耻骨和内收肌腱起点(白色箭头所指)之间有高 SI 裂口(白色虚箭头所指)，是引起慢性内收肌腱炎的原因。(B)轴 FST2W MR 成像中显示，在内收肌腱(白色箭头)和耻骨(黑色箭头)之间同样有高 SI 裂口(白色虚箭头)。由于重复的用力过度损伤(黑色虚箭头)，在邻近的内收肌内也同样存在高 SI。(C)轴 T1 加权 MR 成像显示，在耻骨联合有慢性骨质侵蚀改变

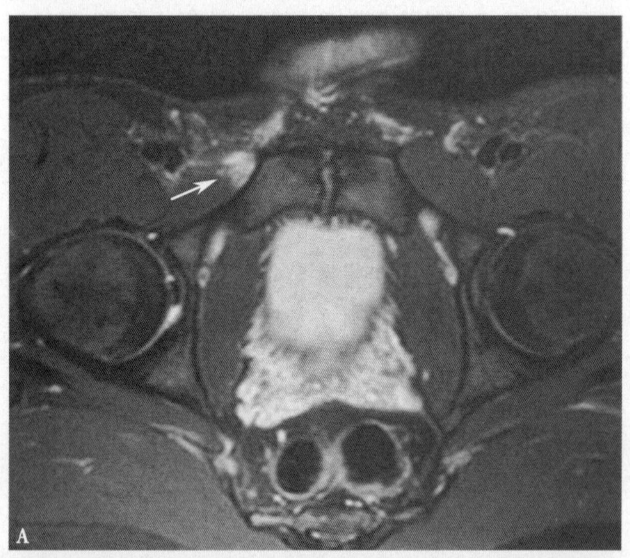

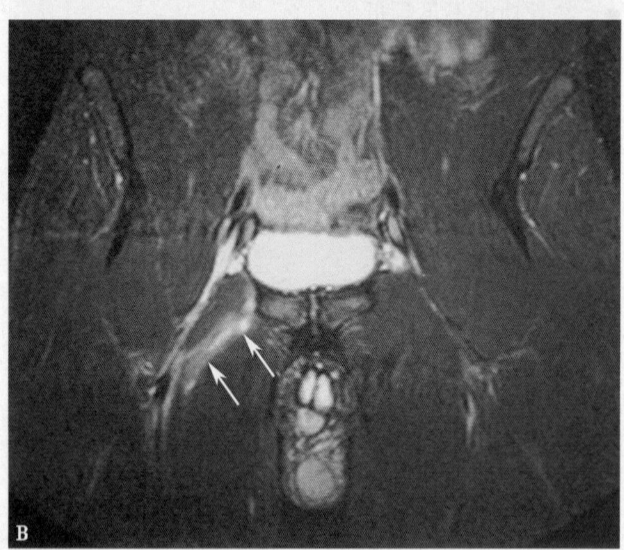

图 140-2 一个有腹股沟急性损伤的橄榄球运动员的轴(A)和冠状(B)FST2W MR 成像。正常联合的邻近的耻骨肌(白色箭头)的部分撕裂有高 SI，但没有慢性内收肌腱炎的特征

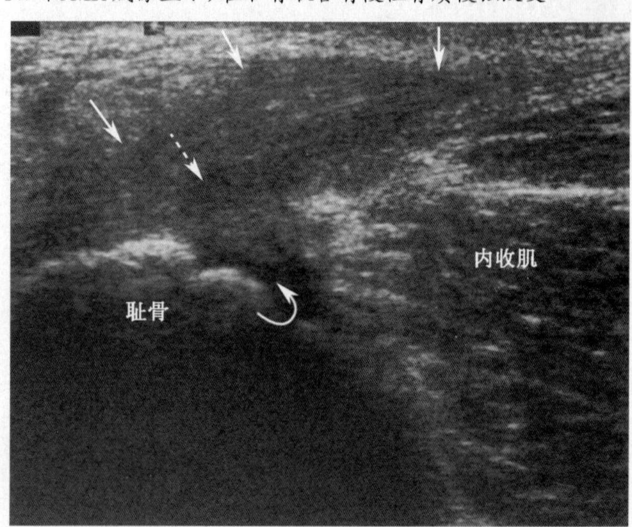

图 140-3 超声成像需要沿着长收肌腱纵向平面。肌腱增厚(白色箭头)，并在肌腱实质内(白色虚箭头)有低回声改变，一直伴随内收肌腱。内收肌在耻骨的起点上也有一个低回声裂口(白色弯箭头)

(李 娜 译 孙海燕 倪家骧 审)

第 141 章
梨状肌综合征

定义

- 当坐骨神经在穿过梨状肌下时，受到压迫

症状和体征

- 臀部的疼痛、麻木以及感觉异常，放射到 L5～S1 支配的区域
- 疼痛在晚上加剧
- 髋部内收或者向内旋转疼痛加重
- 直肠触诊梨状肌有触痛
- 坐骨神经支配区伴随减弱
- 症状也可能放射到邻近的受压臀部
- 症状的发生经常是在反复的髋部运动后，或者是因为长期坐着对坐骨神经反复加压引起的
- 经常为单侧
- 如果不治疗，运动进一步受损，最终导致功能障碍

流行病学

- 在 20～50 岁发病
- 发生率：女性 > 男性
- 因直接外伤导致臀源性发生率增加

影像学检查

- X 线片：排除潜在的骨性异常
- MRI

影像学表现

- 受累侧梨状肌肥大：
  - 在 MRI 上为正常信号强度（SI）
  - 邻近脂肪平面的消失
- 肌肉异常滑脱
- 肌肉水肿型：MR 成像在 FST2W 或者 STIR 上高 SI
- 肌肉损伤、感染、或者肿瘤

其他检查

- 用于诊断的肌电图和神经传导速率测试，除非是在疾病较早期
- 红细胞沉降率、类风湿因子，如果怀疑类风湿性关节炎，需做抗核抗体测定
- 血糖测定

鉴别诊断

- L5-S1 神经根病
- 髋关节炎
- 内收肌腱炎
- 臀部滑囊炎
- 赘生物
- 盆骨功能不足骨折
- 粗隆滑囊炎
- 髋部内紊乱症
- 骶髂联合内紊乱症
- 间隙侵占损伤牵涉坐骨神经，包括下臀动脉的动脉瘤

治疗

- 保守治疗，包括简单的镇痛，非甾体抗炎药或者环氧化酶抑制剂以及手法固定，可以缓解梨状肌综合征症状
- 避免重复运动，防止梨状肌综合征的发展
- 如果保守治疗没有作用，下一步可以注射局麻药和类固醇
- 应该对保守治疗失败后的严重的梨状肌综合征进行受压的坐骨神经的外科减压，梨状肌释放

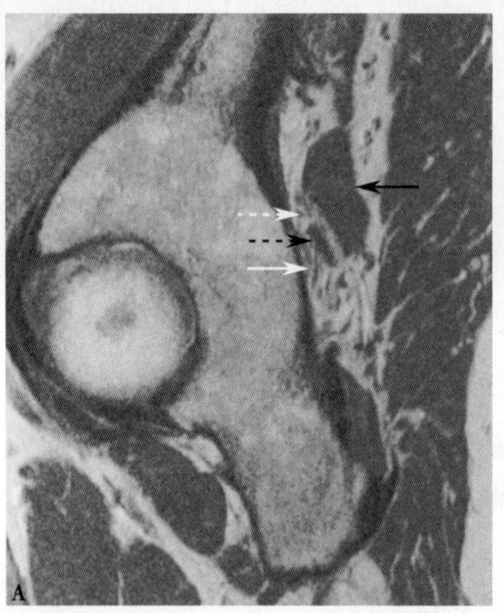

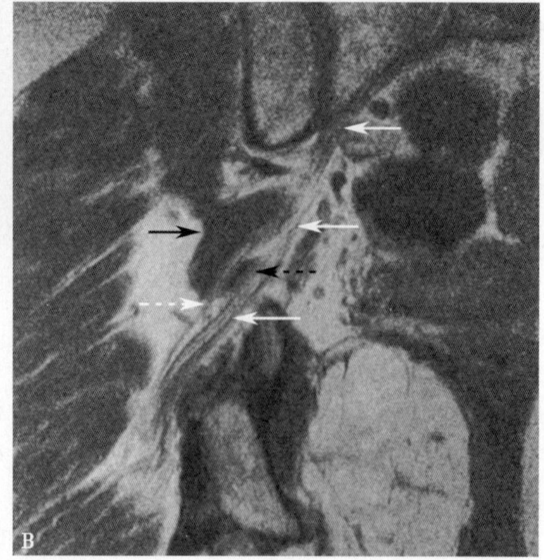

图 141-1 一位有坐骨神经压迫症状患者的矢状位（A）和冠状位（B）T1 加权 MR 成像。梨状肌（黑色箭头）和坐骨神经（白色箭头）被指示，坐骨神经的分离束（白色虚箭头）分别穿过梨状肌的异常滑脱（黑色虚箭头），以及主要的肌腹

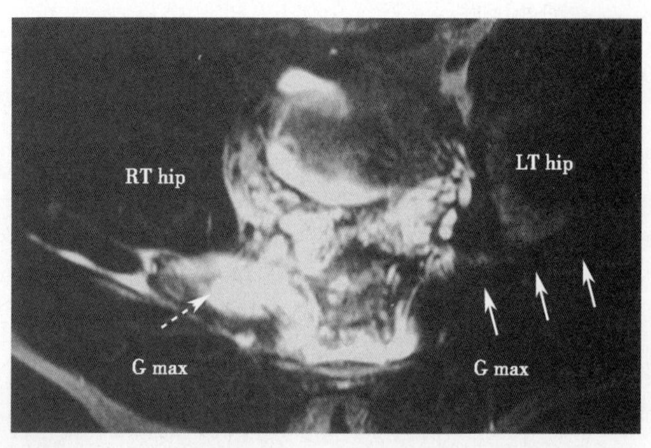

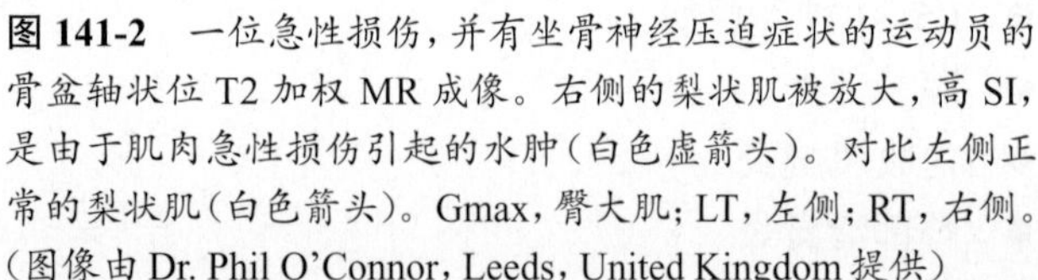

图 141-2 一位急性损伤，并有坐骨神经压迫症状的运动员的骨盆轴状位 T2 加权 MR 成像。右侧的梨状肌被放大，高 SI，是由于肌肉急性损伤引起的水肿（白色虚箭头）。对比左侧正常的梨状肌（白色箭头）。Gmax，臀大肌；LT，左侧；RT，右侧。（图像由 Dr. Phil O'Connor，Leeds，United Kingdom 提供）

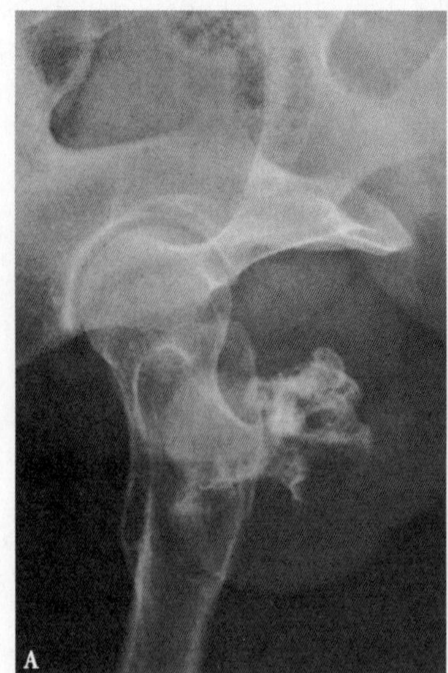

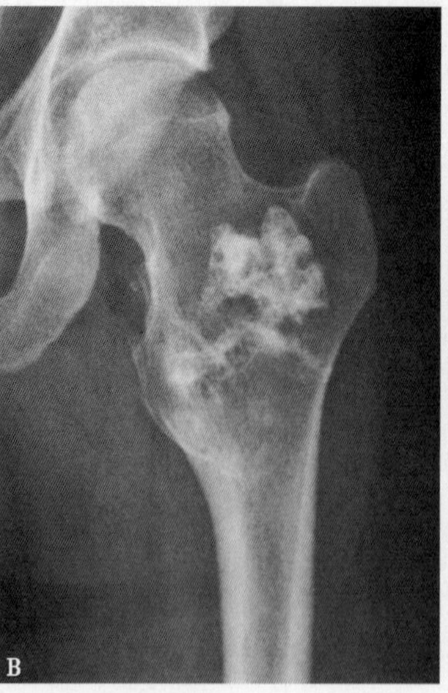

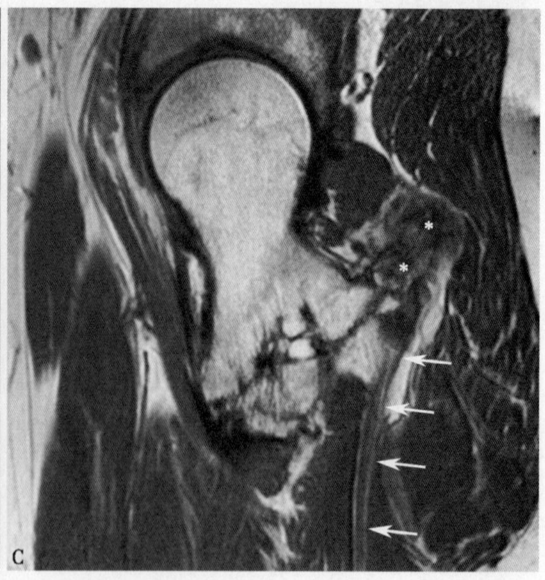

图 141-3 在邻近股骨的后方出现巨大骨软骨瘤（C）的年轻人的 AP（A）和侧位（B）X 线片图像。从矢状位 T1 加权 MR 成像上观察，骨软骨瘤（星号）与坐骨神经（白色箭头）非常贴近

（李 娜 译 孙海燕 倪家骧 审）

第 142 章 股骨大粗隆滑囊炎

定义

- 股骨大粗隆滑囊炎的炎症是位于大转子与臀中肌和髂胫束的肌腱之间
- 粗隆疼痛综合征包括滑囊炎、臀肌腱症以及肌腱撕裂

症状和体征

- 疼痛局限在大腿的外侧，任何髋部的运动疼痛都会加重
- 疼痛可以放射到邻近的股骨
- 粗隆滑囊触诊有触痛
- 可能发热
- 在粗隆滑囊上的区域可以感觉到潮湿或者水肿
- 可能出现捻发音或者捕捉感觉
- 伸展抵抗、外展和旋髋使疼痛加剧
- 通常夜间疼痛严重
- 患者不能用受累髋部睡觉
- 臀部运动范围减少

流行病学

- 发病率：男性 = 女性
- 年轻运动员经常发生
- 一般更多的发生在外伤后，包括反复的压力损失
- 在不平坦或者柔软的地面上慢跑，发生率增加

影像学检查

- X 线片检查发现潜在的骨性或者联合疾病
- US 或者 MRI 确定软组织结果
- US 引导注射治疗

影像学表现

- X 线片图像经常发现：嵌入骨质的形成可能发生在大转子周围，可能会造成慢性嵌入性肌腱病
- 在已知的囊的局部确定滑囊炎，US 呈现低回声液体，或者在脂溢性 T2 加权（FST2W）MR 成像上为高信号强度（SI）
- 一些个体存在少量的液体可能是正常现象
- 当滑囊炎伴随臀肌腱病时，可能出现腱鞘周围炎症改变，或者肌腱退化以及肌腱撕裂：肌腱增厚。US 上低回声改变。在 FST2W MR 成像上 SI 增强

其他检查

- 实验室检查排除炎性关节炎
- 如果考虑感染，回吸进行革兰氏染色、培养和敏感测试
- 关节回吸排除结晶性关节病
- 如果诊断考虑是感染，应该关节回吸排除

鉴别诊断

- 钙化性肌腱炎
- 撕脱骨折
- 髋部骨关节炎
- 髋部关节炎炎症
- 赘生物
- 髋部囊撕裂
- 梨状肌综合征
- 骶骨功能不足骨折
- 髋部的脓毒性关节炎

治疗

- 保守治疗包括局部热、冷敷，简单的镇痛，在很多

情况下非甾体抗炎药将会缓解症状

- 物理治疗，包括柔和的伸展、适度的运动和深部热模式治疗，对一些患者可能会有益处
- 如果保守治疗失败或者疼痛使日间活动受限，那么注射局麻药和类固醇可以帮助症状缓解
- 持续的疼痛或者进一步的功能障碍可能需要手术治疗

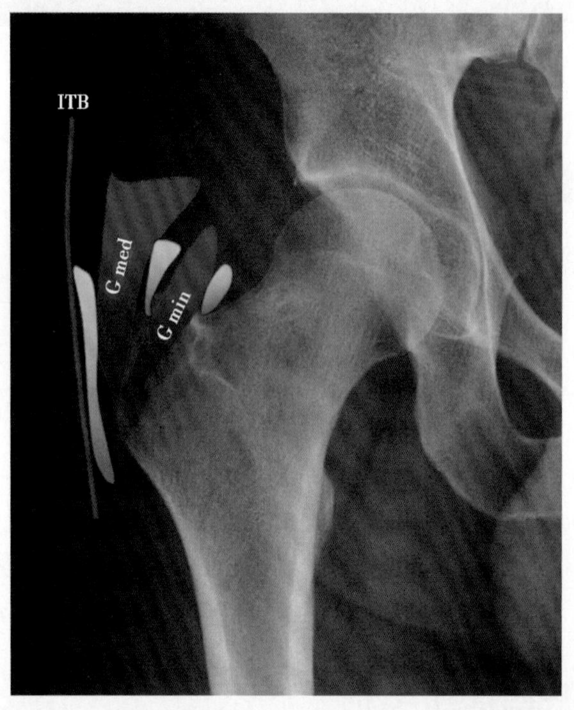

图 142-1 在大转子周围的各种颜色囊（蓝色）的图解描述。转子囊位于髂胫束（ITB）深面，臀中（G med）肌腱和臀最小（G min）肌腱表面。也有下臀中囊和下臀最小囊。在粗隆上臀最小肌腱在前面，臀中肌腱更靠后

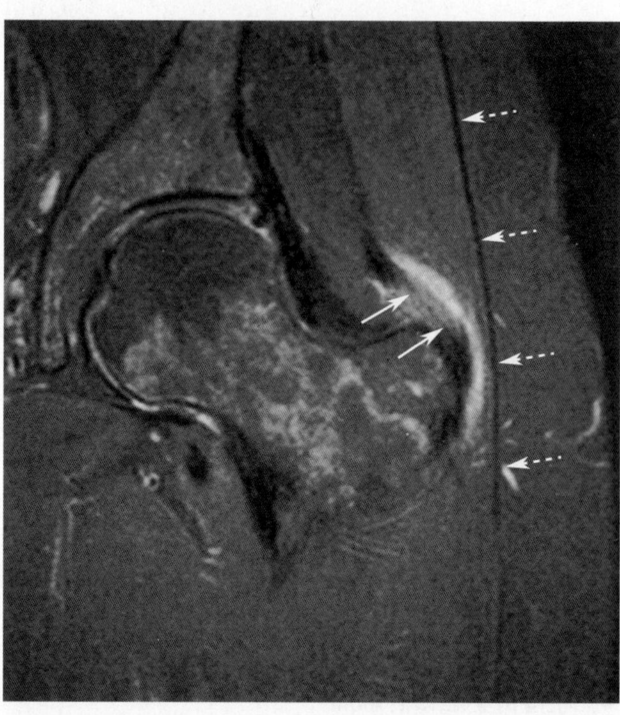

图 142-2 患有髋部侧面疼痛和粗隆滑囊炎的患者的冠状FST2W MR成像，在髂胫束（白色虚箭头）和臀最小肌腱（白色箭头）之间有高SI液体

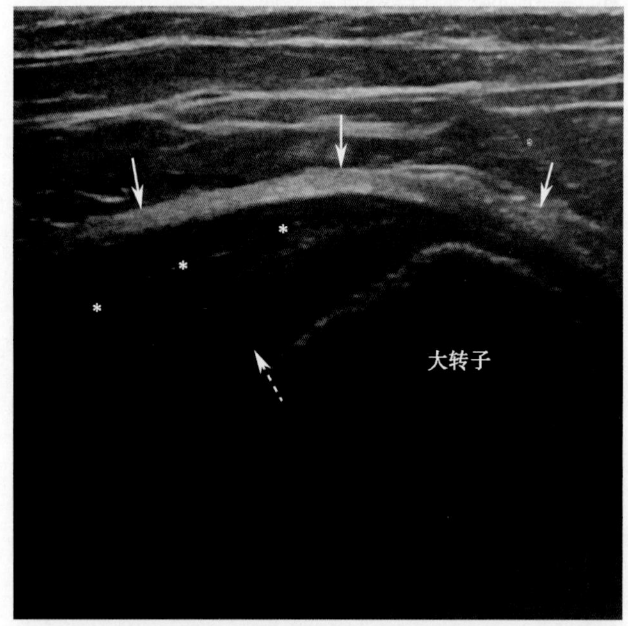

图 142-3 髋部侧面疼痛患者的髋部轴位US成像。在下臀中囊（白色虚箭头）内有低回声液体，位于臀中肌及肌腱（星号）和大转子的后外侧平面之间。髂胫束在臀中肌（白色箭头）上面

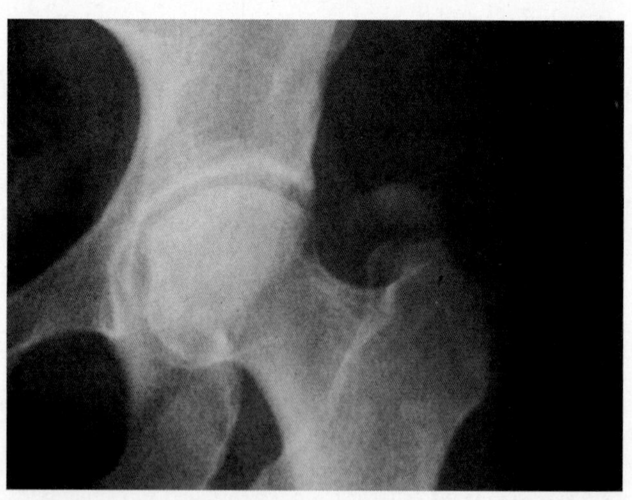

图 142-4 羟磷灰石晶体沉积造成的钙化性肌腱炎患者的髋部放射图像；可作为臀肌腱上的钙化的局部区域与大转子的鉴别。图像获得6个月后显示钙化已经自愈

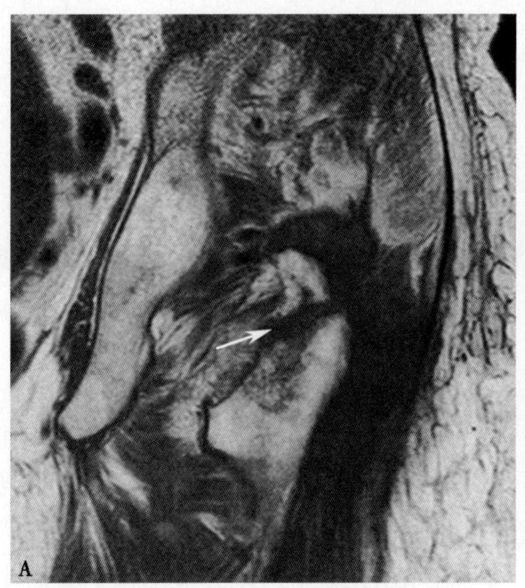

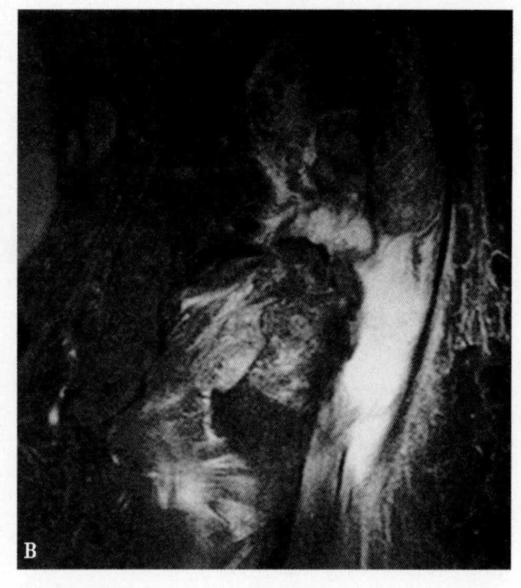

图 142-5 （A）骨关节炎和髋部侧面疼痛的老年女性患者的冠状 T1 加权 MR 成像，但没有外伤史。之前的 X 线片图像显示已经恢复正常。在大转子有一个功能不足的骨折（白色箭头）。（B）冠状 FST2W MR 成像显示在邻近的转子囊内有广泛的高 SI 血肿，伴有广泛的软组织水肿。骨折线不能很好的显示，但是在邻近的股骨有骨髓水肿

（李 娜译 孙海燕 倪家骧 审）

第143章
弹响髋

定义

- 髋部活动有弹性感觉
  - 外部：髂胫束在大转子上弹响
  - 内部：髂腰肌弹响在髂耻隆突、联合被膜或者股骨头上
  - 关节内：唇中缘撕裂或者松弛

症状和体征

- 髋部屈曲和伸展疼痛
- 髋部屈曲和伸展可听到弹响
- 当髋关节屈曲和伸展时，在大转子上用手加压，弹响消失
- 大转子触痛
- 经常并存粗隆滑囊炎
- 患者不能用受累侧睡觉
- 患者保护髋部，臀部活动范围减少

流行病学

- 发病率：女性 > 男性
- 一般出现在20～40岁
- 年轻运动员经常受累
- 在外伤后更常见，包括反复的压力损伤
- 芭蕾舞演员多发

影像学检查

- US用于动态评估弹响肌腱
- MRI排除髋部关节内紊乱

影像学表现

- 在US上肌腱活动范围不正常，导致弹响髋
- 也许伴有髂腰肌或者粗隆滑囊炎特征
- 在FST2W MR成像上显示受累髂腰肌肌腱或者髂胫束内增厚和增强SI
- 在MRI或者MR关节图像上有唇中缘的撕裂或关节软骨的碎片

其他检查

- 实验室检查排除炎性关节炎
- 如果考虑感染，回吸进行革兰氏染色、培养和敏感测试
- 关节回吸排除结晶性关节病
- 如果诊断考虑是感染，应该关节回吸排除

鉴别诊断

- 钙化性肌腱炎
- 撕脱骨折
- 髋部骨关节炎
- 髋部关节炎炎症
- 赘生物
- 肌肉劳损或撕裂
- 粗隆滑囊炎
- 骨盆功能不足骨折
- 髋部的脓毒性关节炎

治疗

- 保守治疗包括局部热、冷敷，简单的镇痛，在很多情况下非甾体抗炎药将会缓解症状
- 物理治疗，包括柔和的伸展、适度的运动和深部热模式治疗，对一些患者可能会有益处
- 如果保守治疗失败或者疼痛使日间活动受限，那么注射局麻药和类固醇可以帮助症状缓解

- 持续的疼痛或者进一步的功能障碍可能需要手术治疗

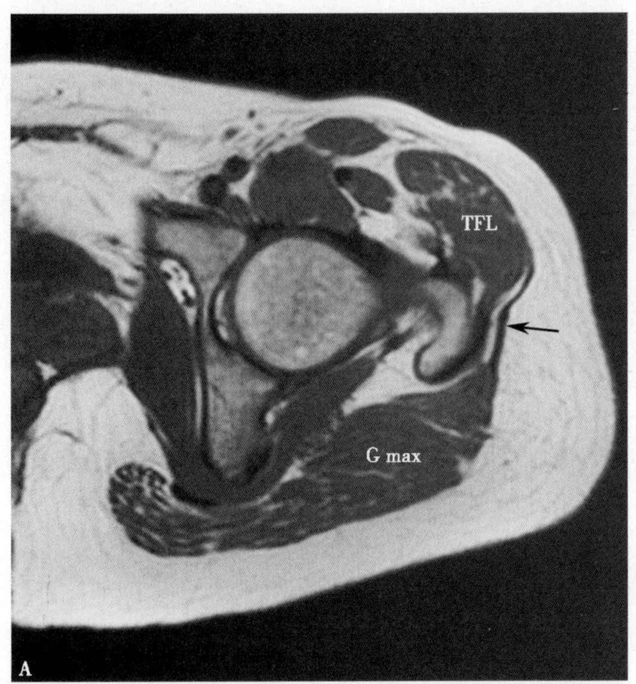

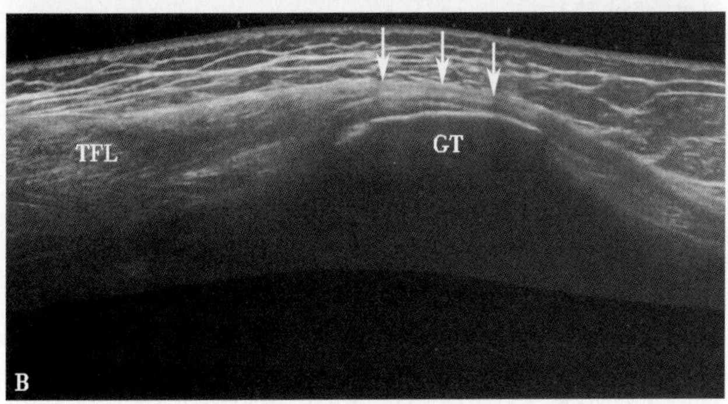

图 143-1 (A)正常轴位 T1 加权 MR 成像显示低 SI 关系，薄髂胫束(ITB)(黑色箭头)在连续的张肌筋膜(TFL)前面和臀最大肌(G max)后面。(B)纵向 US 成像显示紧挨着大转子(GT)表面有回声亮 ITB，与它 TFL 肌肉邻近

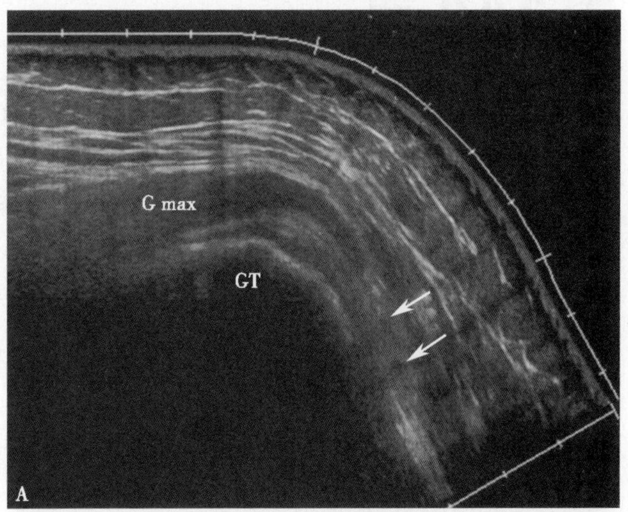

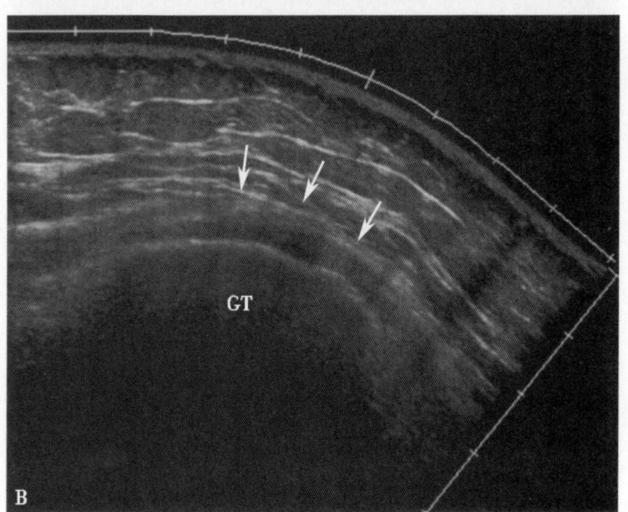

图 143-2 有弹响髋症状患者的横断 US 图像。MRI 图像不显著。(A)屈曲，臀最大肌(G max)的边缘前面，在大转子(GT)侧面边缘周围扩散，ITB 前面(白色箭头)亮回声。(B)伸展，臀最大肌向后移动，以及 ITB(白色箭头)位于 GT 侧面边缘。动态 US 示动作不流畅，但是充分伸展然后突然回收，ITB 弹响(图像由 Dr. M. Reijnierse，Leiden，The Netherlands 提供)

(李 娜 译 孙海燕 倪家骧 审)

第144章
解剖：膝关节的影像学特征

膝关节是一个高度运动、复杂的活动关节，是机体最大的滑液关节。膝关节的稳定性主要靠复杂的韧带结构，并有损伤的可能性。膝部的解剖知识是进行膝关节检查和了解膝关节损伤生物力学的基本要求。

骨性结构

股骨髁 内侧股骨髁（MFC）比外侧髁（LFC）更宽，关节面更大，而LFC的前后位更大。髁的前关节面微凸，有V形沟，叫做滑车槽，与髌骨形成关节。在后面被髁间窝分离，在前面形成髁间切迹，并有交叉韧带穿过。

胫骨平台 胫骨邻近关节面形成内侧和外侧凹形平台，内侧较大。平台被内侧和外侧髁间隆起分离，并且胫骨突附着半月板根韧带

髌骨 位于四头肌腱内最大的籽骨。它的远端为一平面，近端为一微凸的三角形平面。后面的关节平面倾斜，形成内侧小关节面和宽的外侧小关节面。内侧和外侧小关节面分别形成滑车平面。

关节

髌股关节（PTFJ） 由髌小关节面关节和股骨髁的V形滑车槽形成的滑囊关节。滑车槽的正常变异深度和髌骨的形态，可能是引起PTFJ不稳定的原因。外侧髌骨的稳定，主要由内侧和外侧关节纤维膜聚集形成的髌支持带来维持。股四头肌和髌韧带保持头尾向的排列。

胫股关节 为股骨髁和胫骨平台形成的关节。平台的凹面由于有半月板而加深，凹面位于每个胫股层内周围，因此加强了关节的稳定性。后面，胫股层形成了髁间窝；前面，每个胫股层为PTFJ的延续。

半月板 新月形纤维软骨结构，顶端无血管，末端为有血管的三角形结构。每个半月板可分为前角、后角和中央体。半月板的稳定是依靠胫骨粗隆上附着的根韧带和末端的半月板膜的聚集。内侧半月板为宽后角的C形；外侧半月板为同样宽度的4/5个环形，并且比内侧覆盖了更大的区域。外侧半月板膜不能附着后侧面，而是由韧带附着到腘肌腱、腓骨和胫骨来维持稳定。

韧带

内侧副韧带（MCL） 为一窄带样韧带，附着在MFC的前内侧，并且附着在胫骨内侧面的远端。主要抵抗膝外翻。

外侧副韧带（LCL） 也是由纤维聚集形成的韧带，LCL附着在LFC的外侧面，并附着在邻近胫骨的顶端上。主要抵抗膝内翻。膝后侧面的稳定也是依靠股二头肌和腘肌腱。

肌腱

股四头肌腱 由股直肌、股内侧肌、股外肌和股中间肌肌腱联合形成的宽厚肌腱，附着在髌骨上部。

髌肌腱 为髌下方形成的宽韧带，附着在胫骨粗隆上。

关节囊

髌前滑囊 为髌前皮下组织和邻近髌肌腱附着处形成的潜在的滑囊间隙。

半膜肌滑囊 为腓肠肌头部内侧和半膜肌腱远

端形成的潜在的滑囊间隙。由于腘囊肿或是 Baker 囊肿可能充满液体。

鹅掌滑囊 由鹅掌肌腱（缝匠肌、股薄肌、半膜肌）的膝上附着处前内侧面形成的潜在的滑囊间隙。

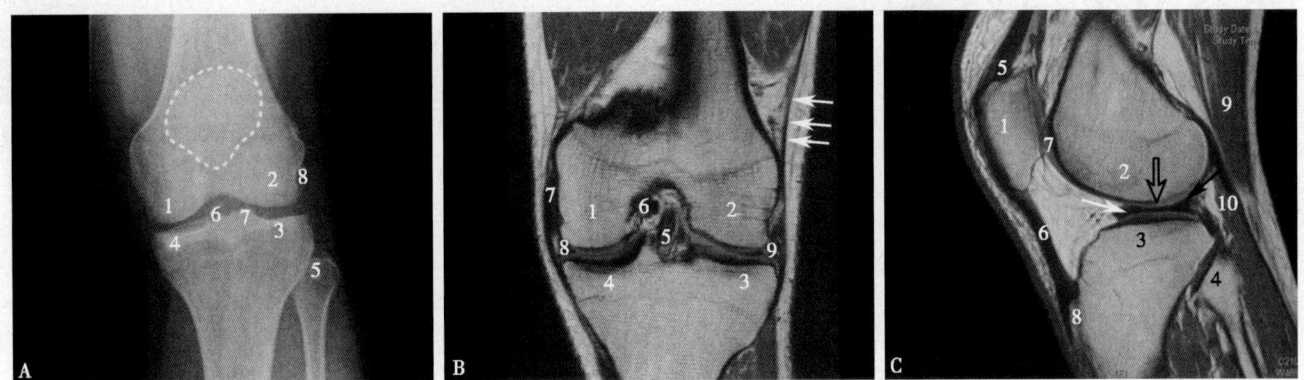

图144-1 （A）膝的前后位放射图像：1. 内侧股骨髁；2. 外侧股骨髁；3. 内侧胫骨平台；4. 外侧胫骨平台；5. 腓骨头；6. 内侧胫骨粗隆；7. 外侧胫骨粗隆；8. 腘神经沟，虚线。（B）膝部冠状位 MR 图像：1. 内侧股骨髁；2. 外侧股骨髁；3. 内侧胫骨平台；4. 外侧胫骨平台；5. 前交叉韧带；6. 后交叉韧带；7. 内侧副韧带；8. 内侧半月板（体）；9. 外侧半月板（体）；白色箭头为髂胫束。（C）膝部矢状位 MR 图像：1. 髌骨；2. 外侧股骨髁；3. 外侧胫骨平台；4. 腓骨头；5. 四头肌腱；6. 髌肌腱；7. 关节软骨；8. 胫骨粗隆；9. 股二头肌；10. 腓肠肌外侧头；黑色箭头为外侧半月板前角；宽黑色箭头为外侧半月板体；白色箭头为外侧半月板后角

（唐元章 译　孙海燕　倪家骧 审）

第 145 章

膝关节半月板变性

定义

- 由于关节盘反复的压力损伤，导致关节盘的纤维胶原退变

症状和体征

- 疼痛逐渐发作，症状持续时膝关节的运动范围减小
- 无力
- 一般不出现弹响
- 活动疼痛加剧

流行病学

- 发病率：男性 = 女性
- 所有年纪都受累
- 损伤后更常见，包括反复的压力损伤
- 直到毁损发展时，许多患者都没有症状

影像学检查

- X 线片，除外老年患者的骨关节炎改变
- MRI

影像学表现

- 在所有 MRI 序列中，正常纤维软骨有低 SI
- 黏液退变
    - MR 图像在 T1 加权像（T1W）或 T2 加权低度回声，增强 SI 的区域在半月板内
    - 不延伸到半月板表面
    - 经常表现为球形
    - 大多数患者没有明显特征
- 年轻患者由于在红肿区域内有残留的血管，半月板内有增强 SI
- 高 SI 线性区域延伸到半月板表面，与退变撕裂一致
    - 不全都有症状
- 高 SI 线性区域没有延伸到半月板表面，可能是半月板内部撕裂的信号
    - 特征不确定
    - 证实很难
    - 关节镜检显著改变可以证实

其他检查

- 实验室检查排除关节炎症
- 关节抽吸排除结晶性关节病
- 如果诊断存在疑问，关节抽吸排除感染

鉴别诊断

- 肌腱炎
- 滑囊炎
- 半月板内撕裂，不累及关节表面
- 半月板完全撕裂
- 半月板小骨含有脂肪

治疗

- 保守治疗包括局部热、冷敷，简单的镇痛，在很多情况下非甾体抗炎药将会改善症状
- 物理治疗，包括柔和的伸展、适度的运动和深部热模式治疗，对一些患者可能会有益处
- 如果保守治疗失败或者疼痛使日间活动受限，那么关节内注射局麻药和类固醇可以帮助症状缓解
- 持续的疼痛或者损毁进展造成功能障碍，最终可能需要手术治疗

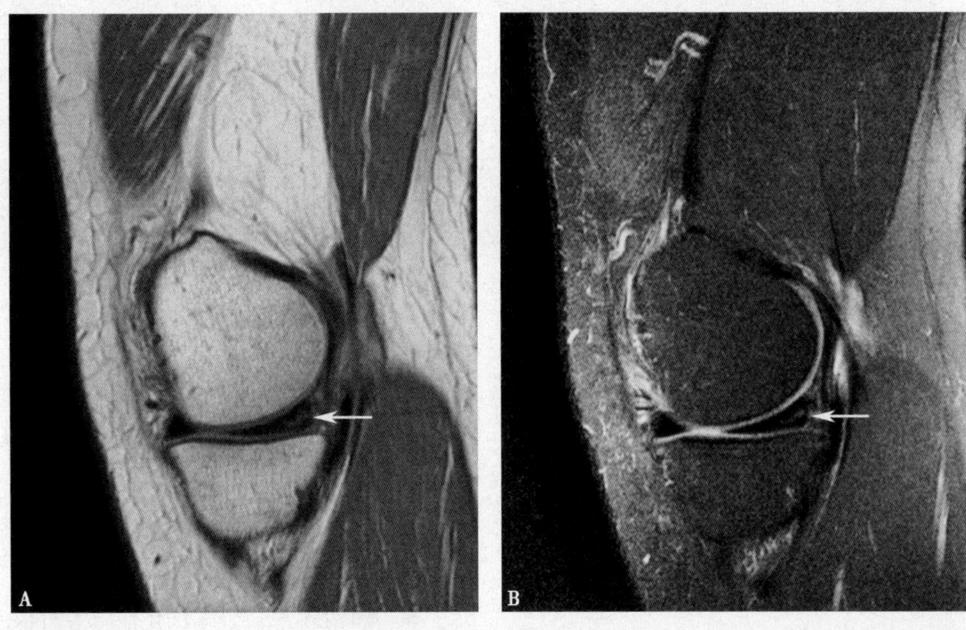

图 145-1　内侧半月板的矢状位质子密度(A)，以及 T2 加权脂肪抑制相(FST2W)(B)的 MR 图像。在半月板的后角(白色箭头)内有线性增强 SI，没有延伸半月板表面，也不是半月板撕裂的典型表现

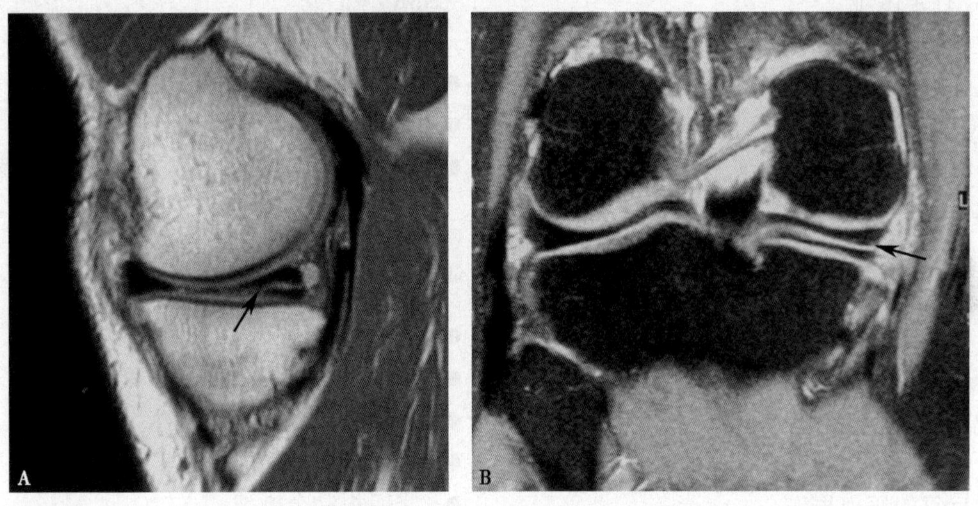

图 145-2　内侧半月板撕裂的平行裂缝。(A)矢状位质子密度 MR 成像示增强 SI 的线性区域延伸到半月板表面下(黑色箭头)。(B)冠状位 FST2W MR 图像也显示平行撕裂，线性区域高信号在半月板后角内(黑色箭头)。在冠状位图像上比较外侧半月板的正常低 SI

(唐元章 译　孙海燕　倪家骧 审)

第146章
膝关节半月板桶柄样撕裂

定义

- 内侧半月板垂直撕裂移位到髁间切迹

症状和体征

- 急性损伤后膝部疼痛的急性发作
- 一般出现膝部的绞索
- 减少膝关节的伸展
- 影响膝部，行走困难
- 感觉无力或失去控制
- 经常出现弹响
- McMurray 试验阳性
- 研磨试验阳性
- 活动疼痛加剧

流行病学

- 发病率：男性 > 女性
- 所有年纪都受累，但在急性损伤的年轻患者中最常见
- 可能发生反复的压力损伤
- 经常在进行足球和曲棍球运动损伤后出现

影像学检查

- X 线片，除外老年患者的骨关节炎改变
- MRI

影像学表现

- 半月板垂直撕裂
  - 半月板从前到后的平面为高 SI
- 桶柄样撕裂
  - 半月板碎片位于髁间切迹内
  - 碎片附着在前、后角上
  - 双重后交叉韧带（PCL）征象
  - 残余半月板阻滞很小并减弱
- 其他移位类型的半月板撕裂
  - 翻转碎片（一端不附着在半月板上）
  - 完全游离的远端碎片
- 放射样和鹰嘴样撕裂也有内部紊乱相关症状

其他检查

- 实验室检查排除关节炎症
- 关节抽吸排除结晶性关节病
- 如果诊断存在疑问，关节抽吸排除感染

鉴别诊断

- 肌腱炎
- 滑囊炎
- 前交叉韧带撕裂
- 不影响关节面的内部半月板撕裂
- 半月板完全撕裂
- 半月板摆动样撕裂

治疗

- 保守治疗包括局部热、冷敷，简单的镇痛，在很多情况下非甾体抗炎药将会改善症状
- 物理治疗，包括柔和的伸展、适度的运动和深部热模式治疗，对一些患者可能会有益处
- 如果保守治疗失败或者疼痛使日间活动受限，那么关节内注射局麻药和类固醇可以帮助症状缓解
- 持续的疼痛或者损毁进展造成功能障碍以及膝关节绞索时，最终可能需要手术治疗

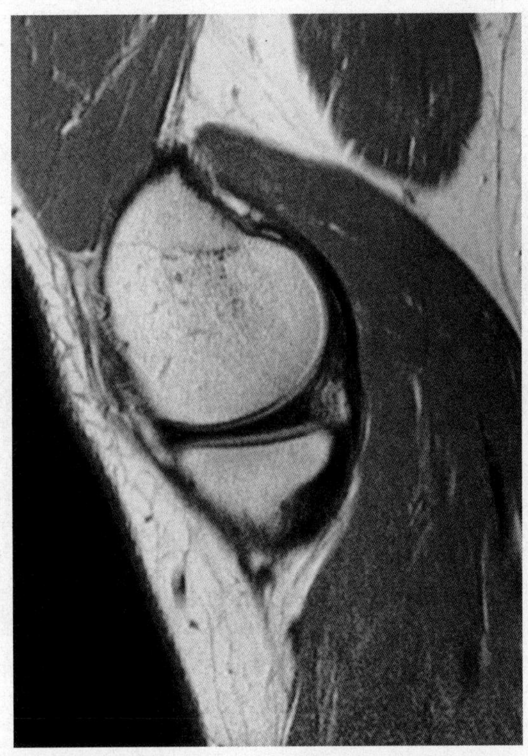

图 146-1　正常膝部内侧半月板中间 1/3 的旁矢状位质子密度的 MR 图像，正常半月板的大小和形态

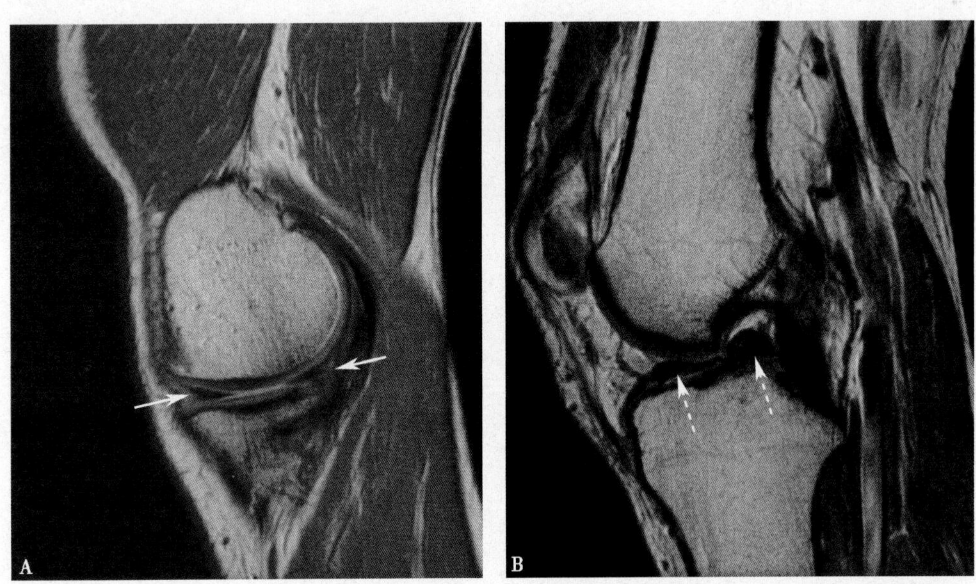

图 146-2　内侧半月板桶柄样撕裂。(A)旁矢状位质子密度 MR 图像显示，比图 146-1 中正常半月板小得多的半月板(白色箭头)。(B)通过髁间切迹的矢状位质子密度的 MR 图像示，内侧半月板(白色虚箭头)的桶柄样碎片移位，位于 PCL 前下方

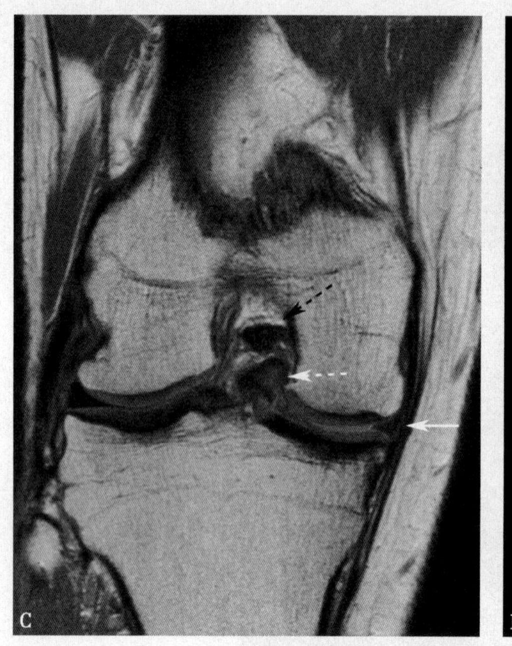

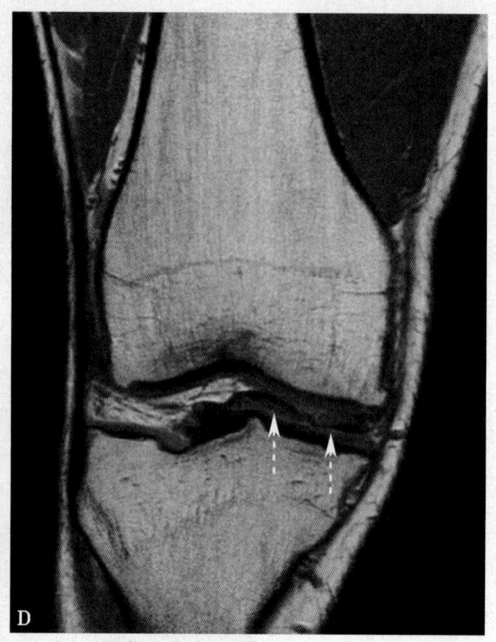

图 146-2　（续）(C)相关的冠状位质子密度图像显示半月板小碎片（白色箭头），移位并且变性的桶柄样碎片（白色虚箭头）位于 PCL 下面（黑色虚箭头）。(D)更前方的冠状位质子密度 MR 图像示，半月板残余和桶柄样碎片完整结合（白色虚箭头）

（唐元章 译　孙海燕　倪家骧 审）

第 147 章

前交叉韧带撕裂

定义

- 膝部前交叉韧带(ACL)撕裂,大部分是由于股外旋和关节外翻造成的胫骨联合向前翻转等外伤引起的

症状和体征

- 急性损伤后膝部疼痛的急性发作
- 膝部常有渗出
- 由于渗出和疼痛膝关节的活动范围减小
- 影响膝部行走困难
- 感觉无力或失去控制
- 经常出现弹响
- 经常出现前抽屉症状
- Lachman 试验阳性
- Pivot shift 试验阳性
- 活动疼痛加剧

流行病学

- 发病率:男性 > 女性
- 所有年纪都受累,但在急性损伤的年轻患者中最常见
- 可能发生反复的压力损伤
- 经常在进行篮球、橄榄球、足球、网球、滑雪以及曲棍球运动损伤后出现

影像学检查

- X 线片,急性骨软骨骨折
- MRI

影像学表现

- 关节渗出
- 髁间切迹低位 ACL
  - 撕裂在邻近的结合处:"空切迹"征象
  - 慢性撕裂 ACL 完全缺失
- 胫骨向前的半脱位和后交叉韧带(PCL)弓形突出
- 骨的嵌入式损伤
  - 外侧股骨髁的承重平面
  - 外侧胫骨平台的后面
  - 再次损伤引起 pivot-shift 损伤
- 相关损伤
  - 内侧副韧带(MCL)撕裂
  - 半月板撕裂
  - 膝部的后外侧角

其他检查

- 实验室检查排除关节炎症
- 关节抽吸排除结晶性关节病
- 如果诊断存在疑问,关节抽吸排除感染

鉴别诊断

- 肌腱炎
- 滑囊炎
- PCL 撕裂
- 部分增生的半月板撕裂
- 半月板完全撕裂
- 半月板桶柄样撕裂
- ACL 黏液退化
- 半月板摆动样撕裂

治疗

- 保守治疗包括局部热、冷敷，简单的镇痛，在很多情况下非甾体抗炎药将会改善症状
- 物理治疗，包括柔和的伸展、适度的运动和深部热模式治疗，对一些患者可能会有益处
- 如果保守治疗失败或者疼痛使日间活动受限，那么关节内注射局麻药和类固醇可以帮助症状缓解
- 持续的疼痛或者损毁进展造成功能障碍，最终可能需要手术治疗

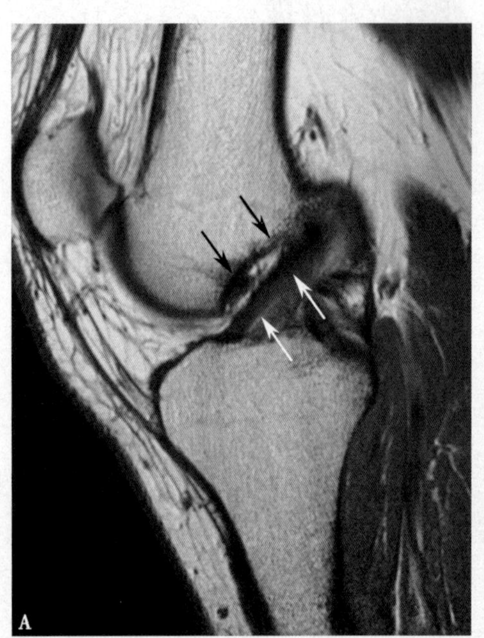

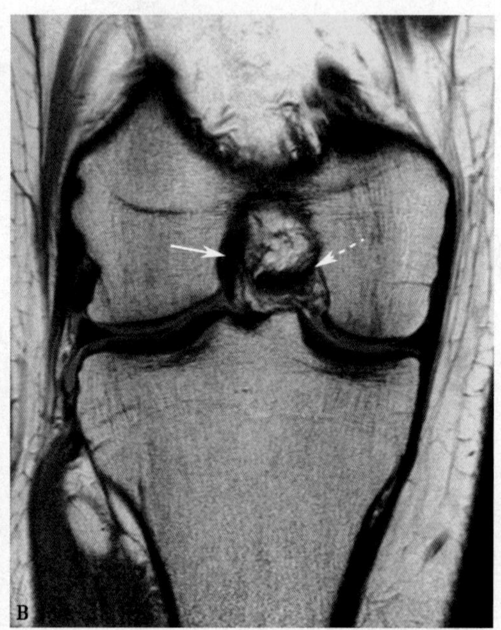

图 147-1 正常 ACL 的矢状位(A)和冠状位(B)质子密度(PD)MR 图像。韧带(白色箭头)为低 SI。在矢状位图像上，它位于髁间的顶部(黑色箭头)平行，在冠状位图像上外侧到了 PCL(白色虚箭头)

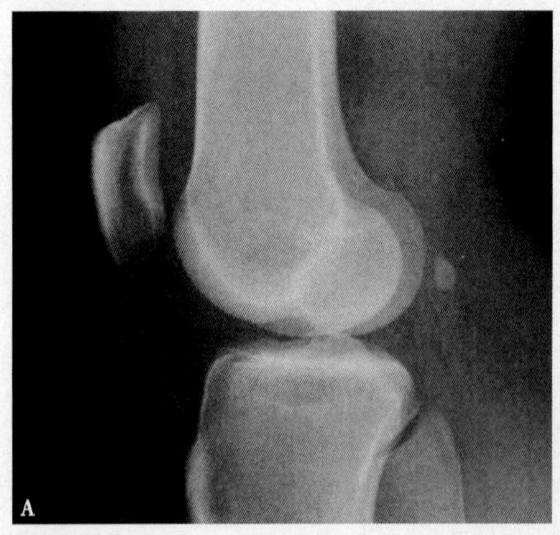

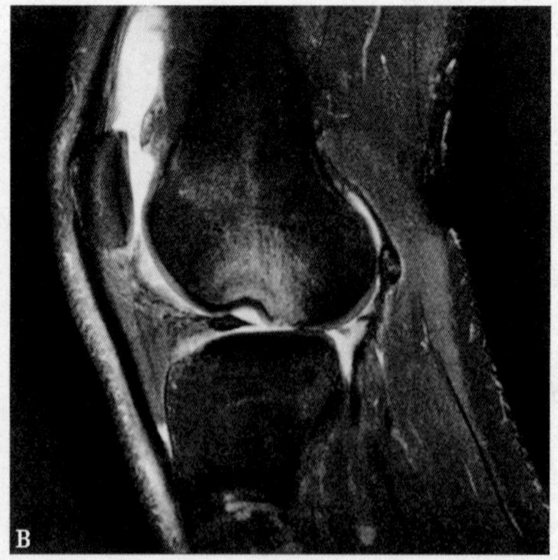

图 147-2 急性 ACL 完全破裂(A)，侧位影像显示外侧股骨髁(B)嵌入式骨折，骨折可以在 FST2W MR 图像上清晰地看到，并且伴随外侧股骨髁的损伤和大量的关节渗出

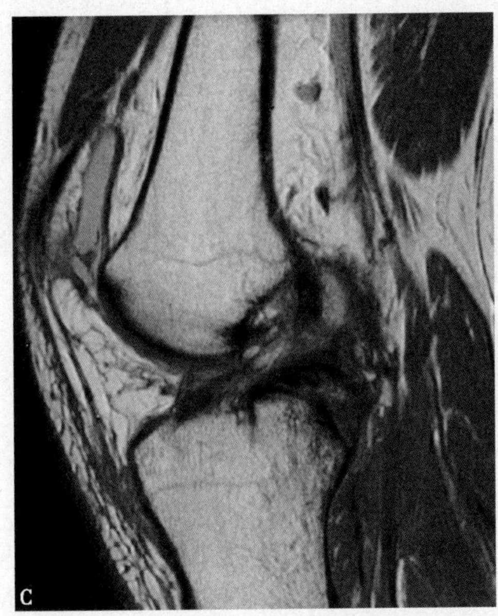

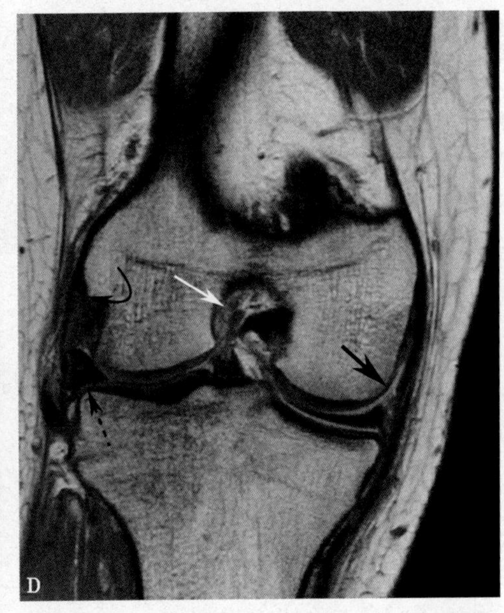

图 147-2　(续)(C)在矢状位 PDMR 图像上，韧带没有显影。(D)冠状位 PD 图像显示“空切迹”征象(白色箭头)。也有外侧半月板撕裂(黑色虚箭头)，外侧副韧带的不完全撕裂(黑色弯箭头)，以及 MCL 的Ⅱ度撕裂，包括 MCL(黑色箭头)半月板股骨间的深纤维的破裂

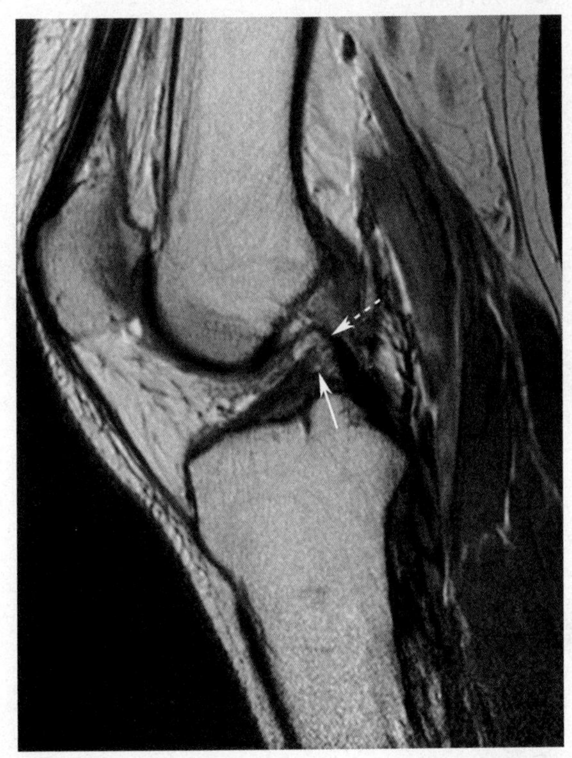

图 147-3　慢性 ACL 撕裂的矢状位 PD MR 图像。韧带撕裂端位于髁间切迹内较低的位置(白色箭头)，并且由于股骨上的胫骨后交叉，PCL 弓形突出(白色虚箭头)

(唐元章 译　孙海燕　倪家骧 审)

第148章
后交叉韧带撕裂

定义

- 膝部后交叉韧带（PCL）撕裂，大部分是由于胫骨的后交叉损伤引起的，经常伴有膝部的屈曲

症状和体征

- 急性损伤后膝部疼痛的急性发作
- 膝部常有渗出
- 由于渗出和疼痛膝关节的活动范围减小
- 影响膝部行走困难
- 感觉无力或失去控制
- 经常出现弹响
- 经常出现后抽屉症状
- 出现阳性结果的试验有：
  - Godfrey sag 试验
  - 逆向 pivot shift 试验
  - Quadriceps 活动试验
- 活动疼痛加剧

流行病学

- 发病率：男性 = 女性
- 所有年纪都受累，但在急性损伤的年轻患者中最常见
- 可能发生反复的压力损伤
- 普遍发生在关节盘损伤后
- 经常在进行篮球、橄榄球、足球、网球、滑雪以及曲棍球运动损伤后出现

影像学检查

- X 线片，急性骨软骨骨折
- MRI

影像学表现

- 关节渗出
- 部分或者间隙撕裂较完全撕裂更常见
  - 不完全：在 T1 加权和 FST2W MR 图像上增厚的韧带为增强 SI
  - 完全：中间撕裂或者邻近部位撕脱
- 骨的嵌入式损伤
  - 外侧股骨髁
  - 胫骨内侧
- 相关损伤
  - ACL 撕裂
  - 半月板撕裂
  - 副韧带撕裂
  - 膝部的后外侧角
  - PCL 的嵌入式胫骨撕脱
  - 前外侧胫骨骨折

其他检查

- 实验室检查排除关节炎症
- 关节抽吸排除结晶性关节病
- 如果诊断存在疑问，关节抽吸排除感染

鉴别诊断

- 肌腱炎
- 滑囊炎
- 前交叉韧带撕裂
- 部分增生的半月板撕裂
- 半月板完全撕裂
- 半月板桶柄样撕裂
- ACL 黏液退化
- 半月板摆动样撕裂

治疗

- 保守治疗包括局部热、冷敷，简单的镇痛，在很多情况下非甾体抗炎药将会改善症状
- 物理治疗，包括柔和的伸展、适度的运动和深部热模式治疗，对一些患者可能会有益处
- 如果保守治疗失败或者疼痛使日间活动受限，那么关节内注射局麻药和类固醇可以帮助症状缓解
- 持续的疼痛或者损毁进展造成功能障碍，最终可能需要手术治疗

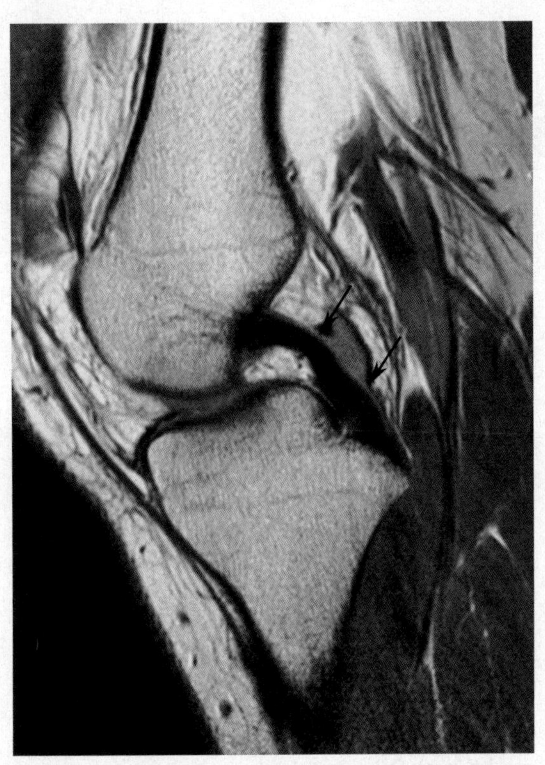

图 148-1 正常 PCL 的矢状位质子密度（PD）MR 图像（黑色箭头），为增厚的低 SI 结构

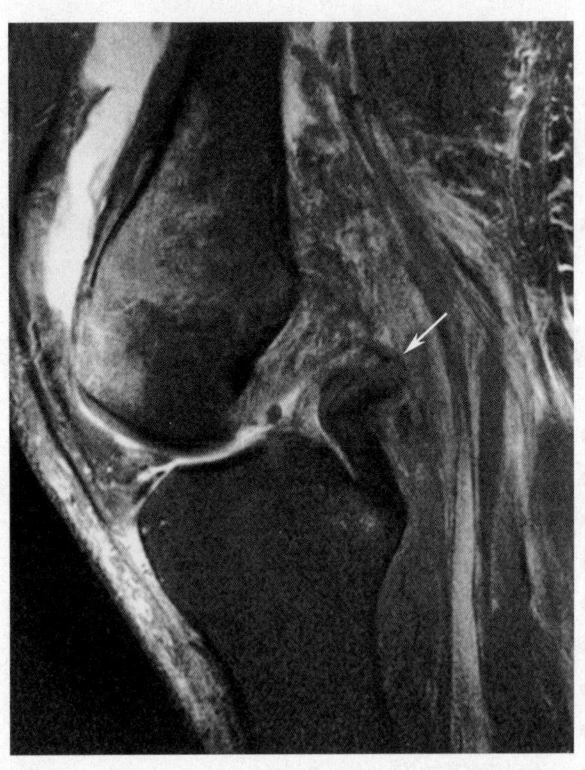

图 148-3 急性 PCL 撕裂的矢状位 FST2W MR 图像。邻近的韧带从股骨连接处完全的破裂，PCL 的撕裂端完全可见（白色箭头）。也表示股骨远端骨小梁明显的损伤，以及明显的关节渗出

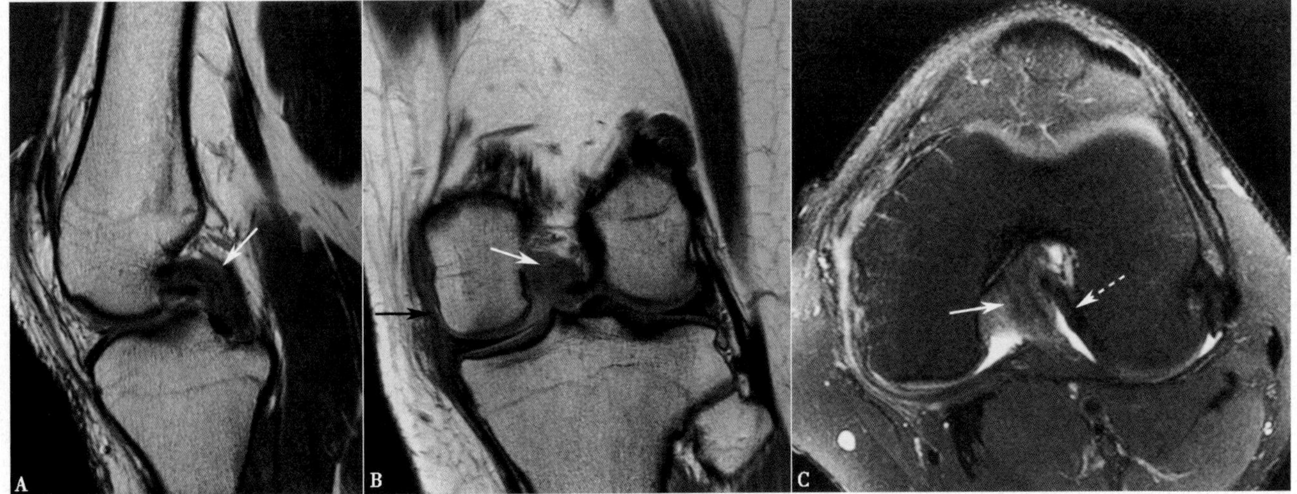

图 148-2 （A）在矢状位 PD MR 图像上，亚急性 PCL 撕裂在韧带内（白色箭头）为广泛的增强 SI。（B）冠状位 MR 图像也向上不正常的 PCL（白色箭头），并且伴随着内侧副韧带的Ⅱ度撕裂（黑色箭头）。（C）额状位 FST2W MR 图像显示在髁间切迹内为增厚的高信号强度的 PCL（白色箭头），接近正常，前交叉韧带为低 SI（白色虚箭头）

（唐元章 译　孙海燕　倪家骧 审）

第 149 章 内侧副韧带撕裂

定义

- 膝部内侧副韧带（MCL）的撕裂，最普遍的原因是由于膝部外翻造成的损伤

症状和体征

- 急性损伤后膝部疼痛的急性发作
- 膝部常有渗出
- 由于渗出和疼痛膝关节的活动范围减小
- 影响膝部行走困难
- 感觉无力或失去控制
- 经常出现弹响
- 经常出现后抽屉症状
- 外翻压力试验阳性
- 活动疼痛加剧

流行病学

- 发病率：男性 > 女性
- 所有年纪都受累，但在急性损伤的年轻患者中最常见
- 可能发生反复的压力损伤
- 普遍发生在外翻应力损伤后
- 经常在进行篮球、橄榄球、足球、网球、滑雪以及曲棍球运动损伤后出现

影像学检查

- 小损失不要求放射学检查
- MRI
- US：对于不稳定的韧带可能有用

影像学表现

- 经常为近端撕裂
- 三级：
    - Ⅰ级：部分撕裂限制在浅表纤维
    - Ⅱ级：高度撕裂，涉及深部纤维
    - Ⅲ级：完全破裂
- 在 MR 的 FST2W 或者 ST1R 相图像上，深部和浅表到 MCL 为增强 SI
- 慢性撕裂为增厚和低 SI
- 内侧股骨上髁骨皮质剥脱：佩施损伤（Pellegrini-Stieda）
- 相关损伤：
    - 半月板撕裂
    - 前交叉韧带（ACL）损伤
    - 膝关节外侧的骨损伤

其他检查

- 实验室检查排除关节炎症
- 关节抽吸排除结晶性关节病
- 如果诊断存在疑问，关节抽吸排除感染

鉴别诊断

- 肌腱炎
- 滑囊炎，特别是涉及胫骨副韧带滑囊的
- ACL 撕裂
- 后交叉韧带撕裂
- 部分增生的半月板撕裂
- 半月板完全撕裂
- 半月板桶柄样撕裂
- 半膜肌腱炎
- MCL 部分撕裂
- 半月板摆动样撕裂

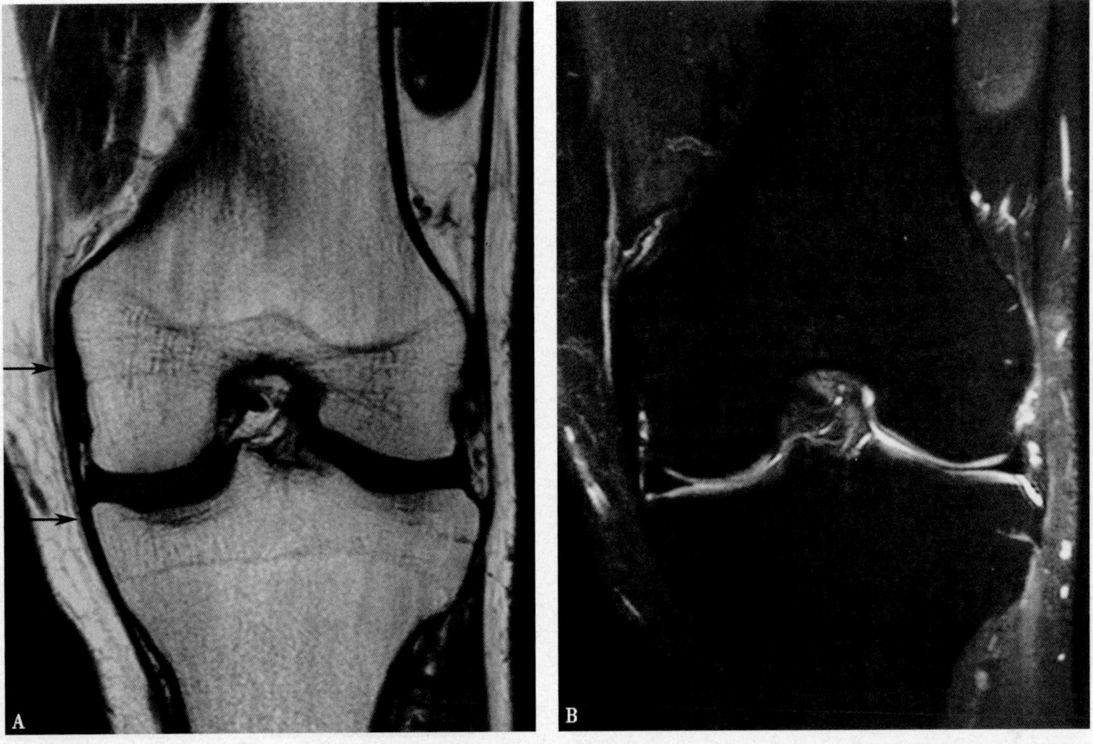

图 149-1　(A)正常的 MCL 低 SI 的冠状位质子密度(PD)MR 图像(黑箭头),从内侧股骨上髁延伸到近端胫骨干骺端。(B)MR 的 FST2W 相也显示低 SI 的 MCL。邻近的软组织是正常的,没有组织水肿

治疗

- 保守治疗包括局部热、冷敷,简单的镇痛,在很多情况下非甾体抗炎药将会改善症状
- 物理治疗,包括柔和的伸展、适度的运动和深部热模式治疗,对一些患者可能会有益处
- 如果保守治疗失败或者疼痛使日间活动受限,那么关节内注射局麻药和类固醇可以帮助症状缓解
- 持续的疼痛或者膝部功能障碍,最终可能需要手术治疗

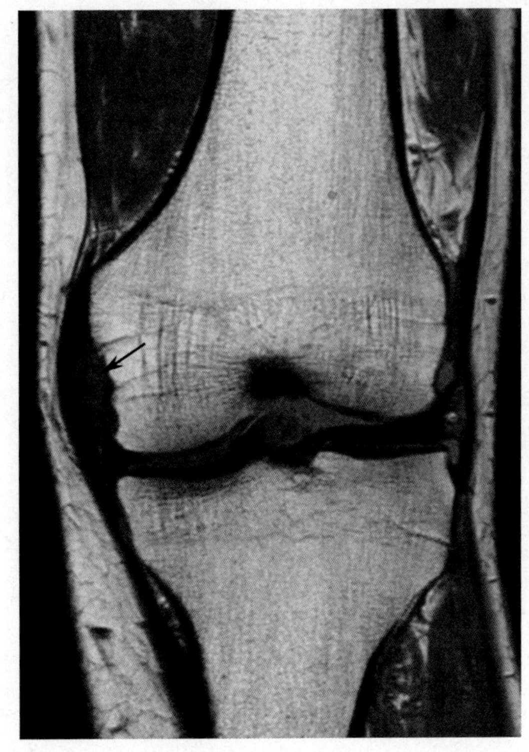

图 149-2　近端 MCL 的亚急性部分撕裂(黑色箭头),在冠状位 PD MR 图像上深部纤维为增厚及增强 SI

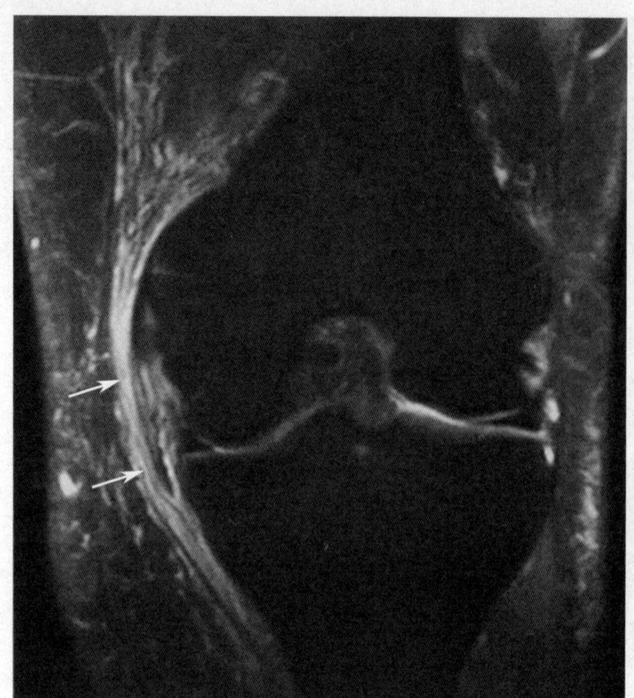

图 149-3　急性Ⅱ级 MCL 撕裂的冠状位 FST2W MR 图像，很难确定韧带纤维和周围软组织水肿（白色箭头）

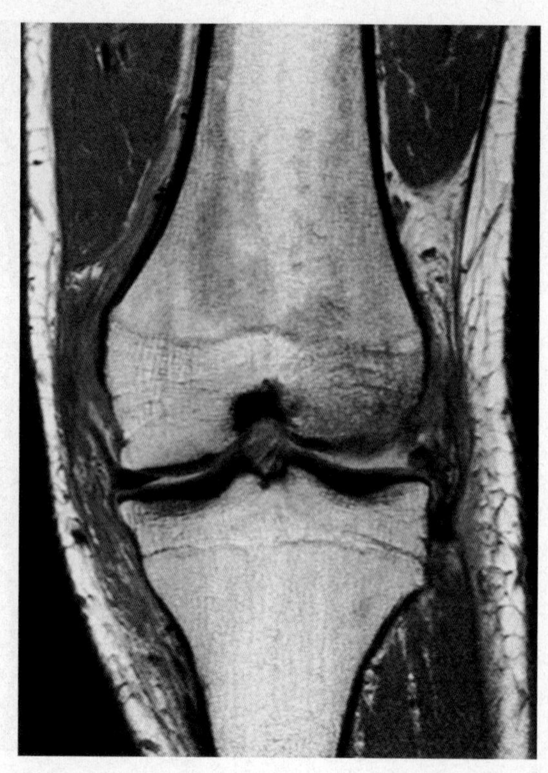

图 149-4　MCL Ⅲ级撕裂的冠状位 PD MR 图像，韧带不显像。还有外侧的半月板撕裂

（唐元章 译　孙海燕　倪家骧 审）

第150章 外侧副韧带撕裂

定义

- 膝部外侧副韧带（LCL）的撕裂，最普遍的原因是由于膝部内翻造成的损伤，并经常发生在膝部外旋时

症状和体征

- 急性损伤后膝部疼痛的急性发作
- 膝部常有渗出
- 由于渗出和疼痛膝关节的活动范围减小
- 影响膝部行走困难
- 感觉无力或失去控制
- 经常出现弹响
- 经常出现后抽屉症状
- 内翻压力试验阳性
- 活动疼痛加剧

流行病学

- 发病率：男性 = 女性
- 所有年纪都受累，但在急性损伤的年轻患者中最常见
- 可能发生反复的压力损伤
- 普遍发生在内翻应力损伤后
- 经常在进行篮球、橄榄球、足球、网球、滑雪以及摩托车运动损伤后出现

影像学检查

- MRI

影像学表现

- 关节渗出
- LCL 内增厚及增强 SI
- LCL 的完全破裂
- 周围软组织的水肿
- 伴随损伤到腘肌腱和膝部后外侧角的其他结构
- 伴有前交叉韧带（ACL）和后交叉韧带（PCL）损伤

其他检查

- 实验室检查排除关节炎症
- 关节抽吸排除结晶性关节病
- 如果诊断存在疑问，关节抽吸排除感染

鉴别诊断

- 肌腱炎
- 滑囊炎，特别是涉及胫骨副韧带滑囊的
- 胫骨平台骨折
- ACL 撕裂
- PCL 撕裂
- 部分增生的半月板撕裂
- 半月板完全撕裂
- 半月板桶柄样撕裂
- 外侧腓肠肌撕裂
- 腘肌嵌入性撕裂
- LCL 部分撕裂
- 半月板摆动样撕裂

治疗

- 保守治疗包括局部热、冷敷，简单的镇痛，在很多情况下非甾体抗炎药将会改善症状
- 物理治疗，包括柔和的伸展、适度的运动和深部热模式治疗，对一些患者可能会有益处
- 如果保守治疗失败或者疼痛使日间活动受限，那么关节内注射局麻药和类固醇可以帮助症状缓解

- 持续的疼痛或者膝部功能障碍，最终可能需要手术治疗

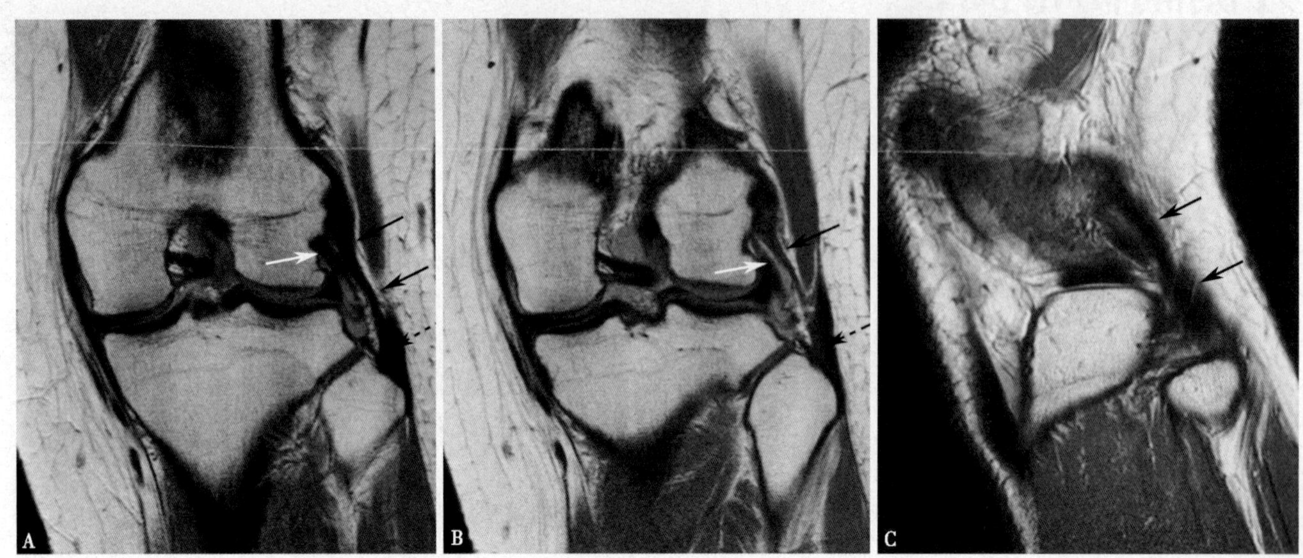

图 150-1 正常 LCL 的连续冠状位(A 和 B)以及矢状位(C)质子密度 MR 图像。LCL 位于浅表到腘肌腱的斜面内(白色箭头)，并为低 SI 结构(黑色箭头)。韧带在远端与二肌腱融合，形成联合肌腱(黑色虚箭头)

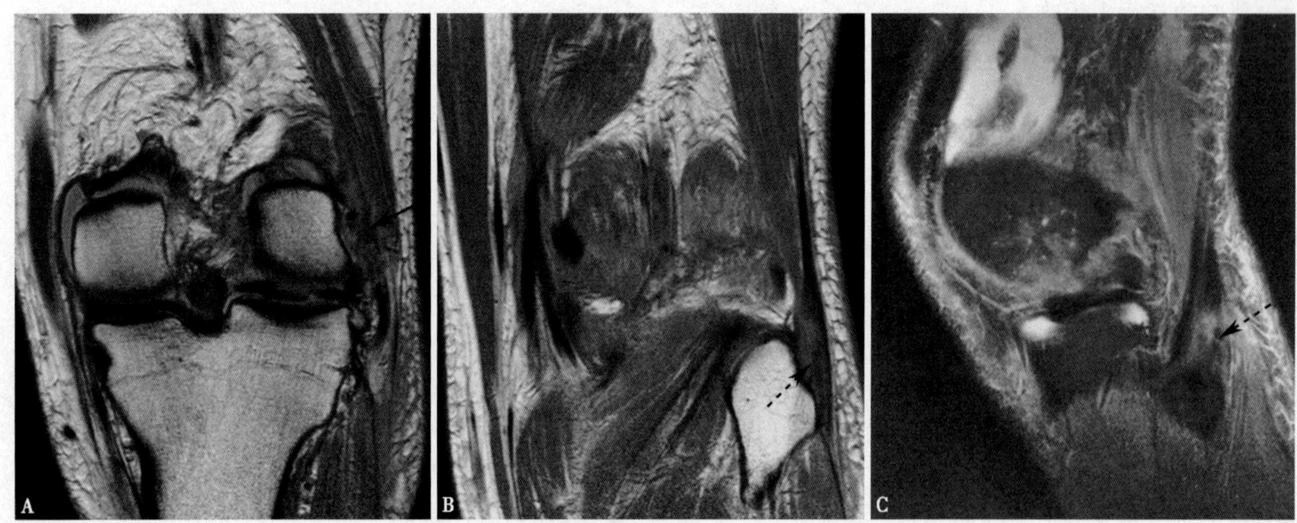

图 150-2 LCL 和 PCL 联合损伤，并伴有外侧半月板撕裂的 MR 图像。(A)由于韧带(黑色箭头)的完全破裂在冠状位 PD MR 图像上近端 LCL 不显像。在冠状位(B)以及矢状位 FST2W PD MR 图像(C)上，由于伴有部分肌腱撕裂(黑色虚箭头)，联合肌腱有增厚和加强 SI。还显示周围的软组织水肿和关节渗出

(唐元章 译 孙海燕 倪家骧 审)

第151章
髂胫束综合征

定义

- 由于髂胫束反复的摩擦外侧股骨髁引起炎症，而出现的过度使用综合征

症状和体征

- 屈膝或伸膝时股骨外侧髁疼痛
- 股骨外侧髁触痛
- 休息时无症状
- 活动后疼痛加剧
- Ober 试验阳性
- Noble 试验阳性
- 伴有滑囊炎
- 患者不能用受累侧睡觉

流行病学

- 发病率：男性 = 女性
- 最常发生在 20～40 岁
- 年轻运动员易受累
- 更常发生在损伤后，包括反复的应力损伤
- 慢跑者、滑雪者、体重超重者和骑自行车者发生率增高

影像学检查

- MRI
- US：也用于治疗注射

影像学表现

- 在外侧股骨上髁水平髂胫束增厚
- 髂胫束深度不固定
- 表面水肿

其他检查

- 实验室检查排除青少年风湿关节病
- 实验室检查排除可能存在的骨质疏松的原因
- 如果怀疑感染，滑囊抽吸，用革兰氏染色、培养，并进行敏感测试
- 如果诊断存在疑问，关节抽吸排除感染

鉴别诊断

- 钙化肌腱炎
- 撕脱骨折
- 外侧副韧带撕裂
- 膝部骨关节炎
- 膝部关节炎症
- 赘生物
- 肌肉劳损和撕裂
- 髌下滑囊炎
- 胫骨平台骨折
- 膝部脓毒性关节炎

治疗

- 保守治疗包括局部热、冷敷，简单的镇痛，在很多情况下非甾体抗炎药将会改善症状
- 物理治疗，包括柔和的伸展、适度的运动和深部热模式治疗，对一些患者可能会有益处
- 如果保守治疗失败或者疼痛使日间活动受限，那么关节内注射局麻药和类固醇可以帮助症状缓解
- 持续的疼痛或者发展为功能障碍，最终可能需要手术治疗

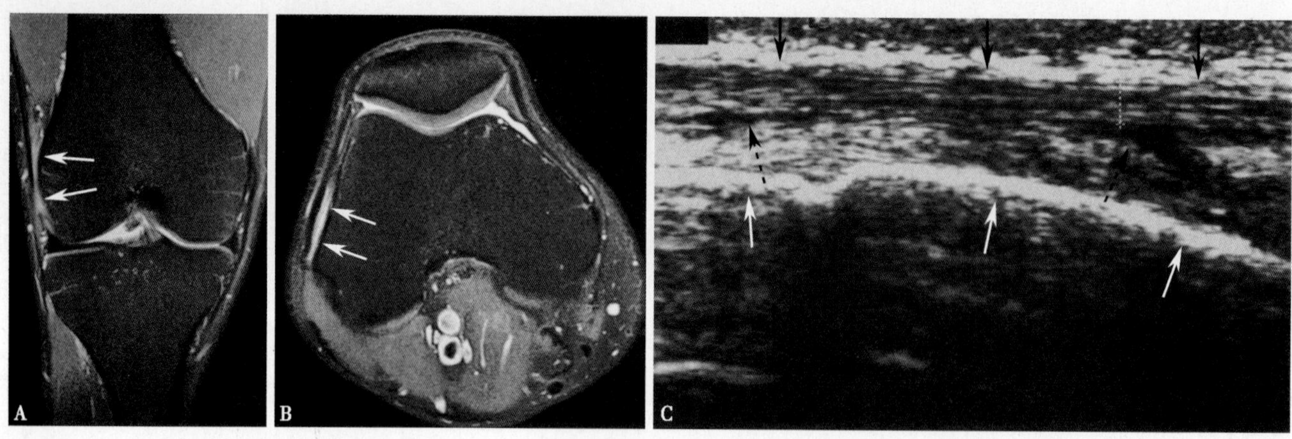

图 151-1 一位外侧关节疼痛的跑步者的冠状位(A)和轴状位(B)的 FST2W 相 MR 图像。由于髂胫束摩擦综合征引起的在股上髁和髂胫束间有高 SI 液体(白色箭头)。(示:髂胫束滑囊炎不能误认为是髌旁隐窝内的关节液体)。(C)相关的横断 US 图像提供在图像引导下注射,显示上髁(白色箭头)和髂胫束(黑色箭头)为亮毁损,并有一薄层液体(黑色虚箭头)

(唐元章 译 孙海燕 倪家骧 审)

第 152 章
膝关节剥脱性骨软骨炎

定义

- 由于血液供给的中断导致的骨细胞死亡，有骨的疼痛、萎陷和破坏，并伴随着反复骨化和部分愈合，且由于关节内松弛骨碎片导致功能的丧失

症状和体征

- 疼痛逐渐发作，膝关节的运动范围减小
- 可能存在捻发音
- 普遍存在弹响和捕捉感觉
- 有松弛的碎片则普遍有绞索
- 防痛步态
- 可能有严重的功能障碍

流行病学

- 发病率：男性 > 女性
- 多发于 10～20 岁
- 发作的年纪与损伤有关
- 普遍伴有血管供应中断的膝关节损伤
- 更多的患者有镰状细胞疾病

影像学检查

- X 线片
- MRI
- MR/CT 关节造影术：可能是鉴别稳定与不稳定的方法

影像学表现

- 在 X 线片下骨软骨的缺陷：在髁状突上有凹面。有骨碎片光亮影
- 普遍位点：
    - 中股骨髁侧面：60%
    - 中股骨髁支撑点：25%
    - 股骨髁侧面：15%
- 骨碎片可能在原位或者远离关节内
- 骨折已发生在原位不稳定的骨碎片：
    - 毁损在 MR 上为 T2 相（T2W）或者 STIR 高信号强度
    - 在毁损的基础上有囊肿的形成，以及水肿
    - 膝关节软骨的破坏
- CT 关节造影在良好的可视条件下，准确的辨别膝关节软骨的破坏，以及在毁损的周围追踪造影剂的扩散
- 非手术治疗不良预后的因素：
    - 成人患者
    - 毁损 > 20mm
    - 髁状突的支撑表面
    - 软骨破坏

其他检查

- 实验室检查排除青少年风湿关节病
- 实验室检查排除可能存在的骨质疏松的原因
- 关节抽吸排除结晶性关节病
- 关节抽吸排除感染

鉴别诊断

- 关节炎症
- 骨关节炎
- 骨髓肿瘤
- 原发骨肿瘤
- 转移肿瘤
- 骨软骨损伤
- 应力骨折
- 特别是在老年患者中出现功能不足骨折

治疗

- 保守治疗包括局部热、冷敷，简单的镇痛，在很多情况下非甾体抗炎药将会改善症状
- 物理治疗，包括柔和的伸展、适度的运动和深部热模式治疗，对一些患者可能会有益处
- 如果保守治疗失败或者疼痛使日间活动受限，那么关节内注射局麻药和类固醇可以帮助症状缓解
- 持续的疼痛或者进一步的功能障碍，特别是存在大的关节游离体时，最终可能需要手术治疗

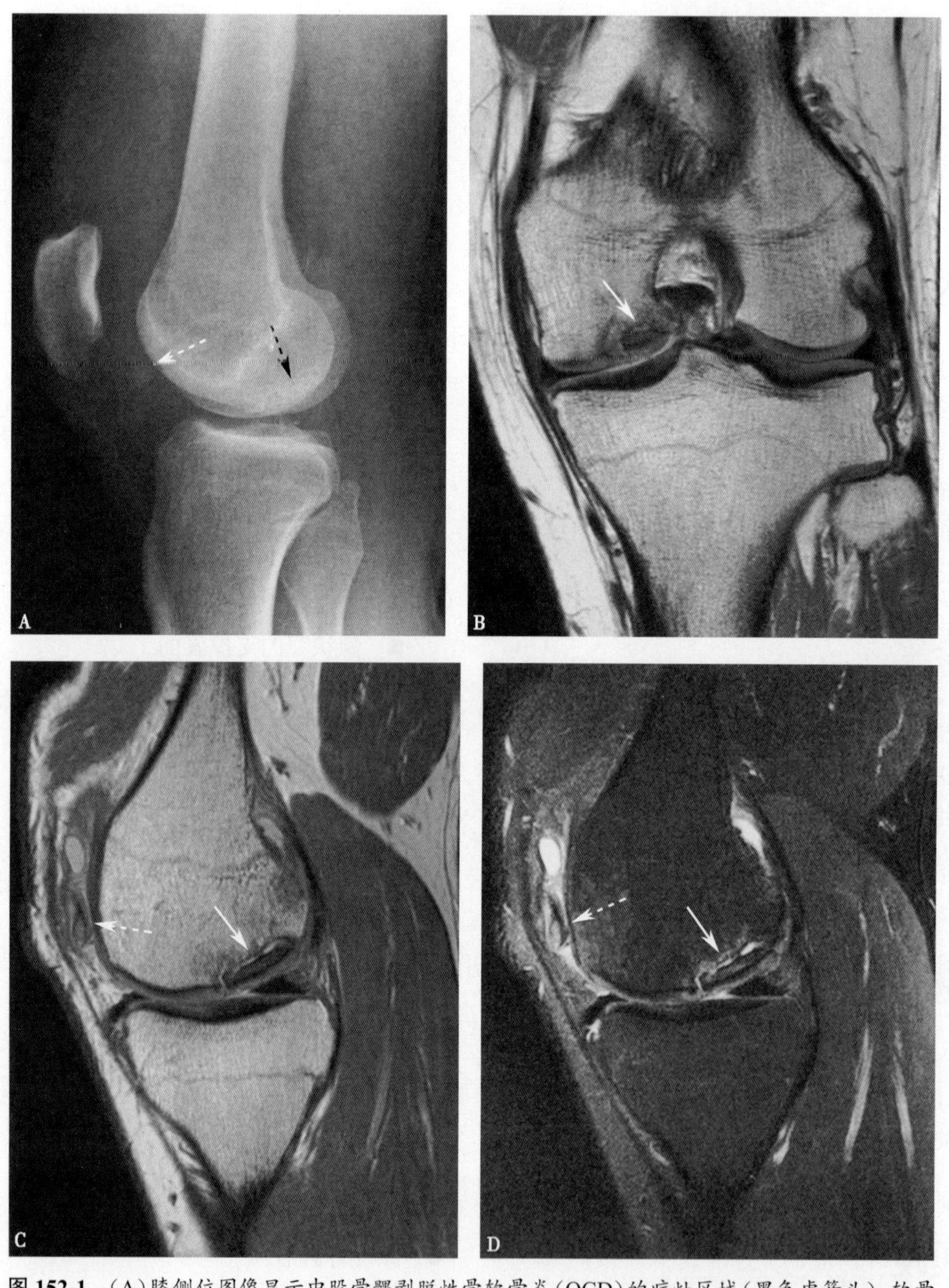

图 152-1　(A)膝侧位图像显示中股骨髁剥脱性骨软骨炎(OCD)的病灶区域(黑色虚箭头)，软骨下透亮区域。还有一个分离的疏松的关节内小体(白色虚箭头)。(B)相应的冠状位 MR 质子密度显示骨软骨碎片(白色箭头)，在毁损的基础上和在关节软骨内病灶破坏呈现高 SI。毁损的 MR 成像的高 SI 在矢状位(C)和 FST2W(D)(白色箭头)更好鉴别。这些发现显示在原位的疏松碎片。分离的疏松小体也是很明显的(白色虚箭头)

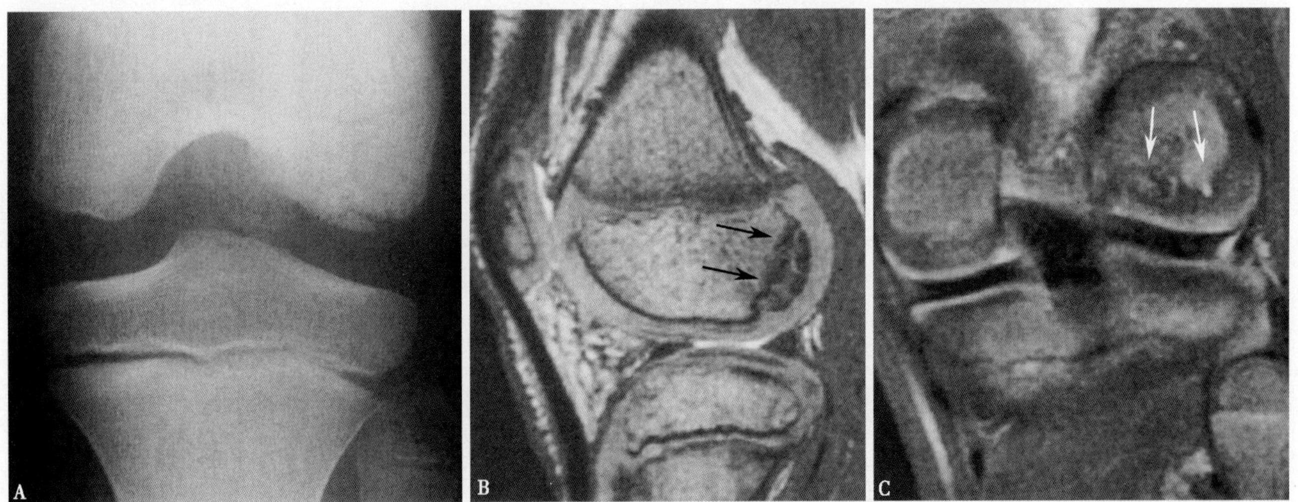

图 152-2 （A）14 岁膝痛患者的 AP 为图像。在侧股骨髁有明显的碎片。（B）在 MR 成像矢状位梯度超声显示骨性碎片（黑色箭头），但是关节软骨完整。（C）冠状位 STIR 示软骨下的骨质相对正常的 SI，没有明显的水肿和高 SI（白色箭头）。这认为是骨化的正常差异，而不是 OCD，接下来的图像显示正常骨质成熟的软骨下的骨骺

（李　娜 译　孙海燕　倪家骧 审）

第 153 章
膝关节骨坏死

定义

- 由于血液供给的中断导致的骨细胞死亡，有骨的疼痛、萎陷和破坏，并伴随着反复骨化和部分愈合，以及功能丧失。

症状和体征

- 疼痛逐渐发作，膝关节的运动范围减小
- 可能存在捻发音
- 可能有严重的功能障碍

流行病学

- 发病率：男性 > 女性
- 发作的年纪与损伤的时间和潜在疾病的发作有关，在年轻患者中最常见的刺激因素是镰状细胞疾病
- 最常见的是伴有膝关节损伤，阻碍血液供应
- 患者中更为常见的是伴有镰状细胞疾病、高雪氏症、法布里病、系统性红斑狼疮（SLE）和痛风
- 经常伴有外源性类固醇的使用
- 经常伴有酗酒
- 老年女性自发性膝骨坏死经常导致骨软骨的不全骨折

影像学检查

- X 线片
- MRI：
  - 正常的或者不明确的影像学发现
  - 术前检查

影像学表现

- X 线片：
  - 关节下股骨髁内硬化：很少累及胫骨髁
  - 早期经常发生髁下透亮和塌陷，导致关节表面的断裂和损坏
  - 髓内梗死硬化症的匐行线
- MRI：
  - 在 MR 的 STIR 图像上为广泛高 SI 水肿影像
  - MR 图像中，T1 加权相（T1W）和 T2 加权髁下硬化为低 SI
  - MR 图像中，T2 加权或者 STIR 髁下的液体为高 SI
  - 髁下月牙征象
  - 髁下可能塌陷和断裂
  - 在 MR 图像的 T2 加权中髓内梗死的双线征：硬化区域的肉芽组织

其他检查

- 实验室检查排除 SLE
- 实验室检查排除痛风
- 关节抽吸排除结晶性关节病
- 关节抽吸排除感染

鉴别诊断

- 关节炎症，特别是 SLE
- 骨关节炎
- 骨髓肿瘤
- 原发骨肿瘤
- 转移肿瘤
- 骨软骨损伤
- 年轻患者剥脱性骨软骨炎

治疗

- 保守治疗包括局部热、冷敷，简单的镇痛，在很多

情况下非甾体抗炎药将会改善症状

- 骨软骨炎或者不完全的骨折的非体重支撑状态
- 物理治疗，包括柔和的伸展、适度的运动和深部热模式治疗，对一些患者可能会有益处
- 如果保守治疗失败或者疼痛使日间活动受限，那么关节内注射局麻药和类固醇可以帮助症状缓解
- 持续的疼痛或者进一步的功能障碍最终可能需要手术治疗

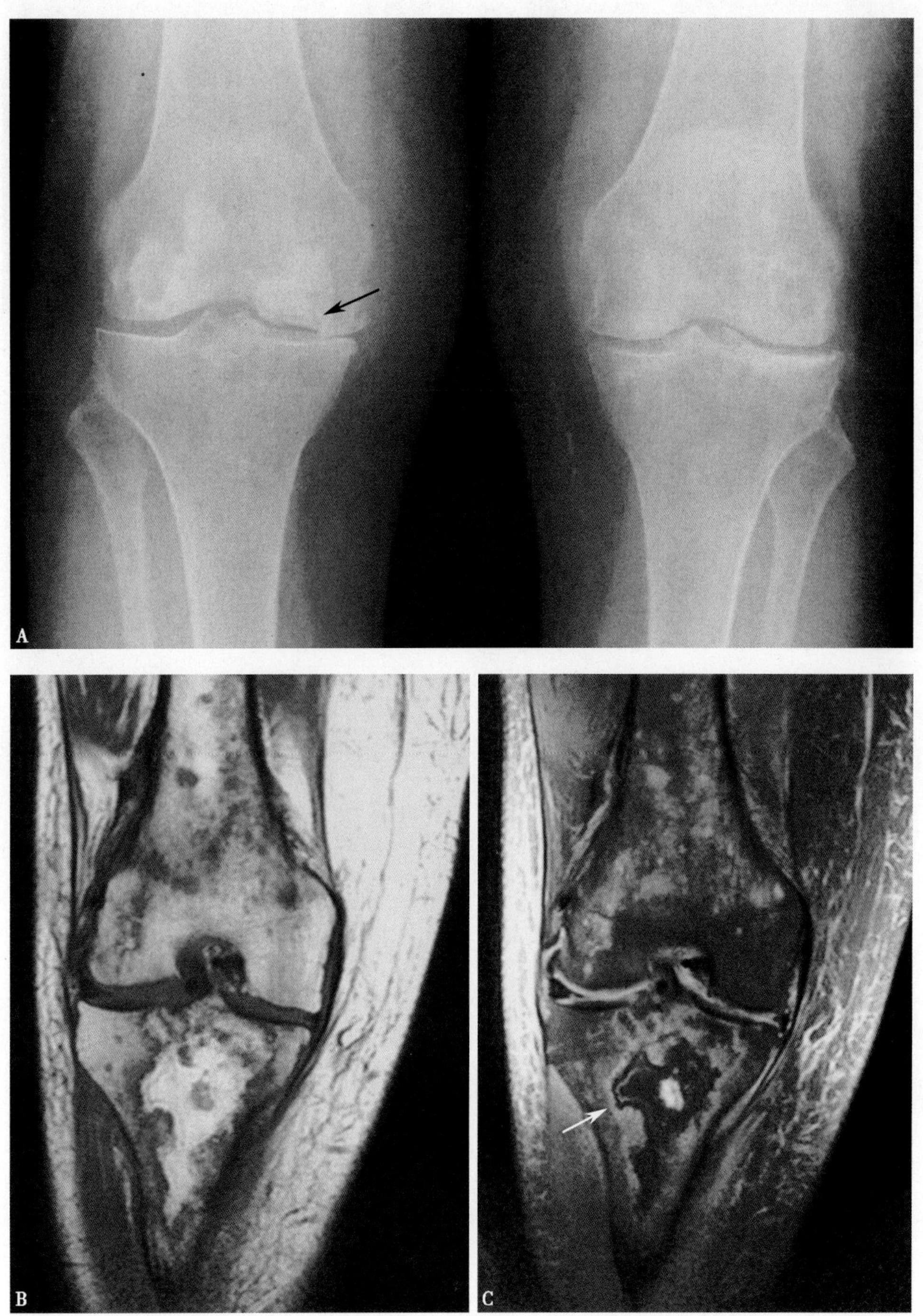

图 153-1　(A)长期接受类固醇治疗患者双膝的前后位 X 线片图像。两侧股骨髁远端有硬化区域。这张图片最显著的是右侧中股骨髁，有髁下塌陷和断裂(黑色箭头)。右膝 MR 图像冠状位 T1 加权(B)和 T2 加权的压脂像(FST2W)(C)也显示，邻近胫骨的髓内梗死，在图像上不明显。显示在梗死周围(白色箭头)典型的匐行线，伴有双线征

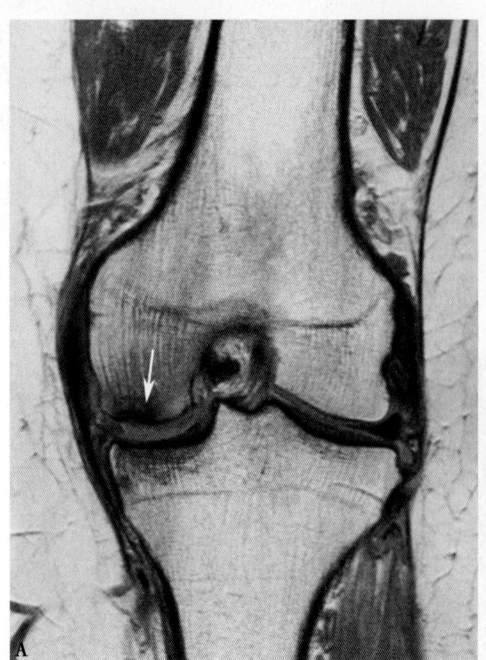

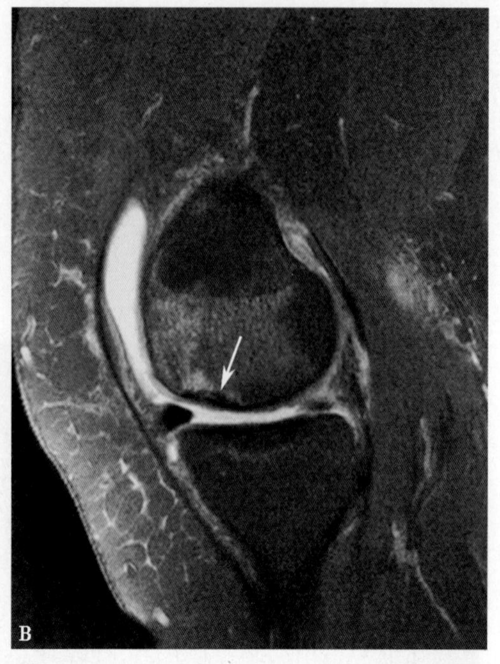

图 153-2 老年女性突发非损伤性膝痛。MR 图像冠状位（A）和矢状位 FST2W（B）示髁下月牙低SI，伴有早期髁下塌陷（白色箭头）和周围水肿。患者没有骨坏死风险，这些现象伴随单一的不全骨折，而不是无血管坏死。也显示存在半月板撕裂

（李 娜 译 孙海燕 倪家骧 审）

第 154 章
髌 腱 炎

定义

- 由于肌腱的反复微损伤导致髌腱的退化

症状和体征

- 膝前钝性疼痛逐渐发生
- 疼痛经常放射到髌下
- 髌腱下触痛
- 膝盖活动时伴有疼痛
- 经常有足部的过度旋前
- 可能出现捻发音
- 可能有嘎吱声响
- 小腿伸展受阻时疼痛加剧
- 患者不能用受累侧睡觉

流行病学

- 发病率：男性 = 女性
- 与跳跃运动有关的年轻运动员经常发生
- 最常发生在 30～50 岁
- 损伤后更为常见，包括反复应力损伤

影像学检查

- MRI 或者超声（US）

影像学表现

- 包括三种图像：
  - 邻近髌腱型（最常见的类型）
  - 远离髌腱型
  - 弥散髌腱型
- 髌腱受累部分增生
- 所有 MR 脉冲序列信号强度（SI）增强
- MR 图像在 T2 加权相（T2W）或者 T2W 压脂像（FST2W）有液体信号强度，提示部分髌腱撕裂
- US 上髌腱为低回声，并且在多普勒（Doppler）成像显示新生血管形成
- 可能伴有髌前、表明以及深部髌下滑囊炎

其他检查

- 实验室检查排除关节炎症
- 关节抽吸排除结晶性关节病
- 如果诊断有疑问，关节抽吸排除感染

鉴别诊断

- 钙化肌腱炎
- 髌腱下撕裂部分增生
- 髌前滑囊炎
- Osgood-Schlattar（胫骨结节骨软骨炎）
- 骨关节炎
- 关节炎症
- Sinding-Larsen-Johansson 病

治疗

- 保守治疗包括局部热、冷敷，简单的镇痛，在很多情况下非甾体抗炎药将会改善症状
- 物理治疗，包括柔和的伸展、适度的运动和深部热模式治疗，对一些患者可能会有益处
- 如果保守治疗失败或者疼痛使日间活动受限，那么注射局麻药和类固醇可以帮助症状缓解
- 持续的疼痛或者进一步的功能障碍可能需要手术治疗

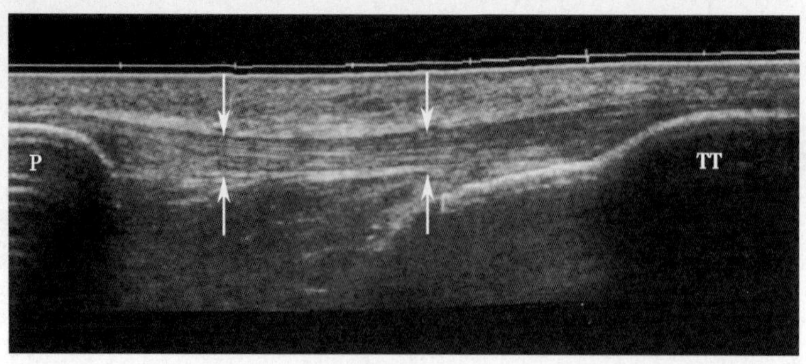

图 154-1 正常髌腱纵向 US 图像。肌腱是发生回波的结构，亮回声腱鞘范围是从髌骨（P）到胫骨粗隆（PP）

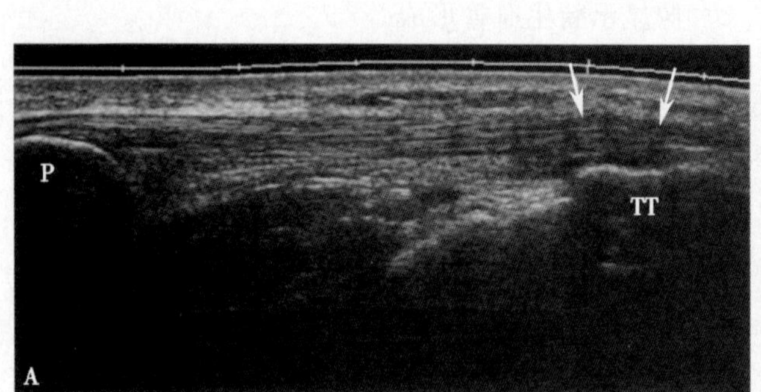

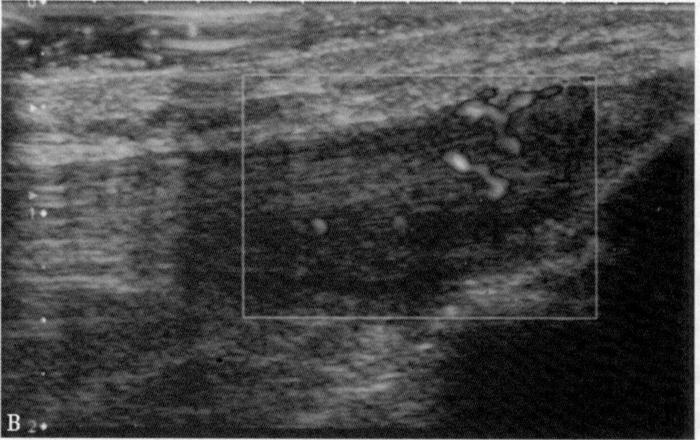

图 154-2 （A）患有远端髌腱痛患者的纵向 US 图像。远端肌腱（白色箭头）增生、反射减弱，很难辨认。（B）Doppler US 图像显示髌腱增生以及新血管形成

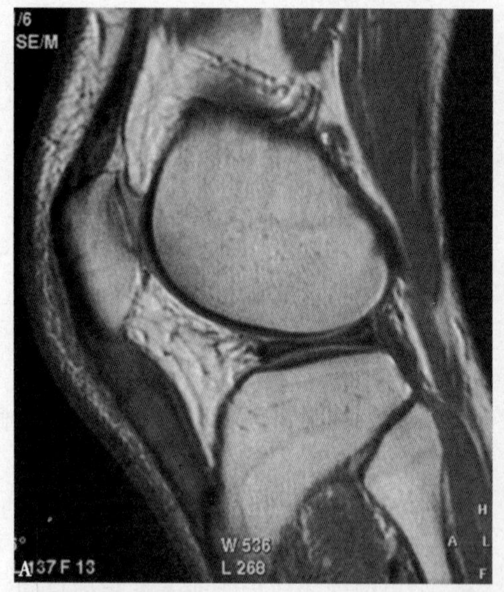

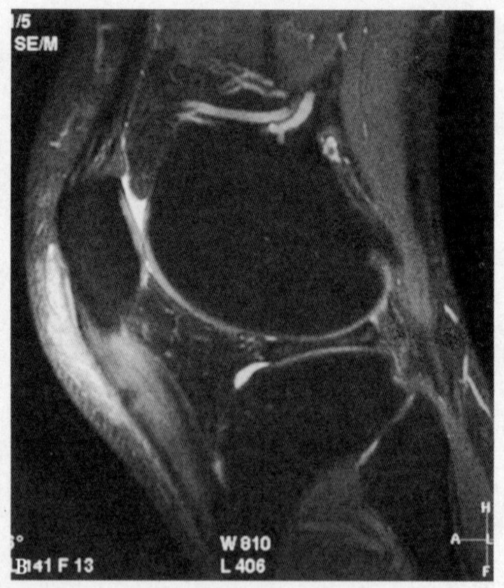

图 154-3 弥散髌腱腱病患者的 MR 图像矢状位 T1 加权（A）和 FST2W（B）。髌腱增生，并且在两个脉冲序列信号为增强 SI，但是 SI 与 FST2W 的 MR 图像的液体亮度不一样。在 FST2W 的 MR 图像中高 SI 也是髌前滑囊炎的诊断依据

（李 娜 译 孙海燕 倪家骧 审）

第 155 章

Osgood-Schlatter 病（胫骨结节骨软骨病）

定义

- 由于反复微损伤导致髌韧带插入胫前结节部位的骨突炎

症状和体征

- 膝前钝性疼痛逐渐发生
- 疼痛经常放射到髌下
- 髌腱下触痛
- 胫前结节肿胀
- 膝关节伸展受阻时伴有疼痛
- 活动后加剧
- 防痛步态
- 患者不能用受累侧睡觉

流行病学

- 发病率：男性 > 女性
- 与跳跃运动有关的年轻运动员经常发生
- 最常发生在 8～15 岁
- 损伤后更为常见，包括反复应力损伤
- 双侧发生占患者的 20%～25%

影像学检查

- 不常规要求影像学检查
- X 线片
- MR 或者 US

影像学表现

- 胫骨粗隆的骨折
- 伴随的髌腱炎
  - 远侧髌腱增生
  - MR 上，远侧髌腱增强信号
- 伴有髌下深部和表面滑囊炎

其他检查

- 实验室检查排除关节炎症
- 关节抽吸排除结晶性关节病
- 如果诊断有疑问，关节抽吸排除感染

鉴别诊断

- 钙化肌腱炎
- 髌腱下撕裂部分增生
- 髌前滑囊炎
- 髌腱炎
- 骨关节炎
- 关节炎症
- 赘生物
- Sinding-Larsen-Johansson 病

治疗

- 保守治疗包括局部热、冷敷，简单的镇痛，在很多情况下非甾体抗炎药将会改善症状
- 物理治疗，包括柔和的伸展、适度的运动和深部热模式治疗，对一些患者可能会有益处
- 如果保守治疗失败或者疼痛使日间活动受限，那么注射局麻药和类固醇可以帮助症状缓解
- 持续的疼痛或者进一步的功能障碍可能需要手术治疗

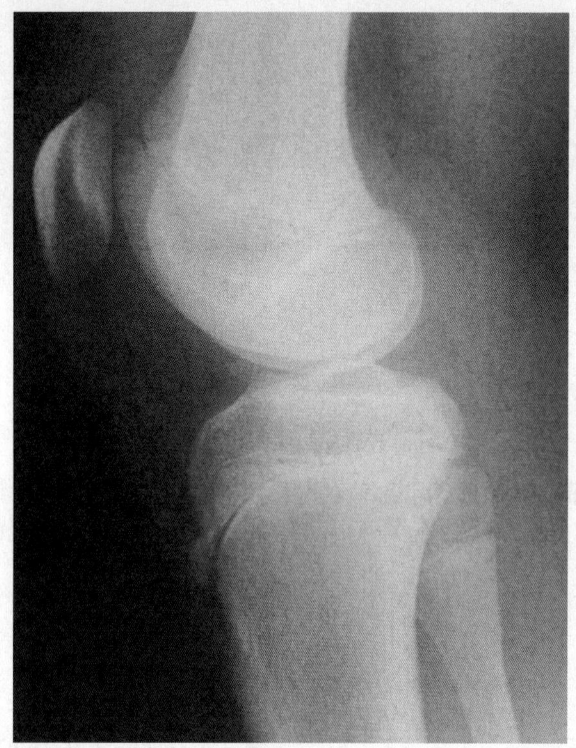

图 155-1　有膝前疼痛的青少年患者的侧位放射图像，显示由于胫骨结节骨软骨炎引起的胫骨粗隆骨折

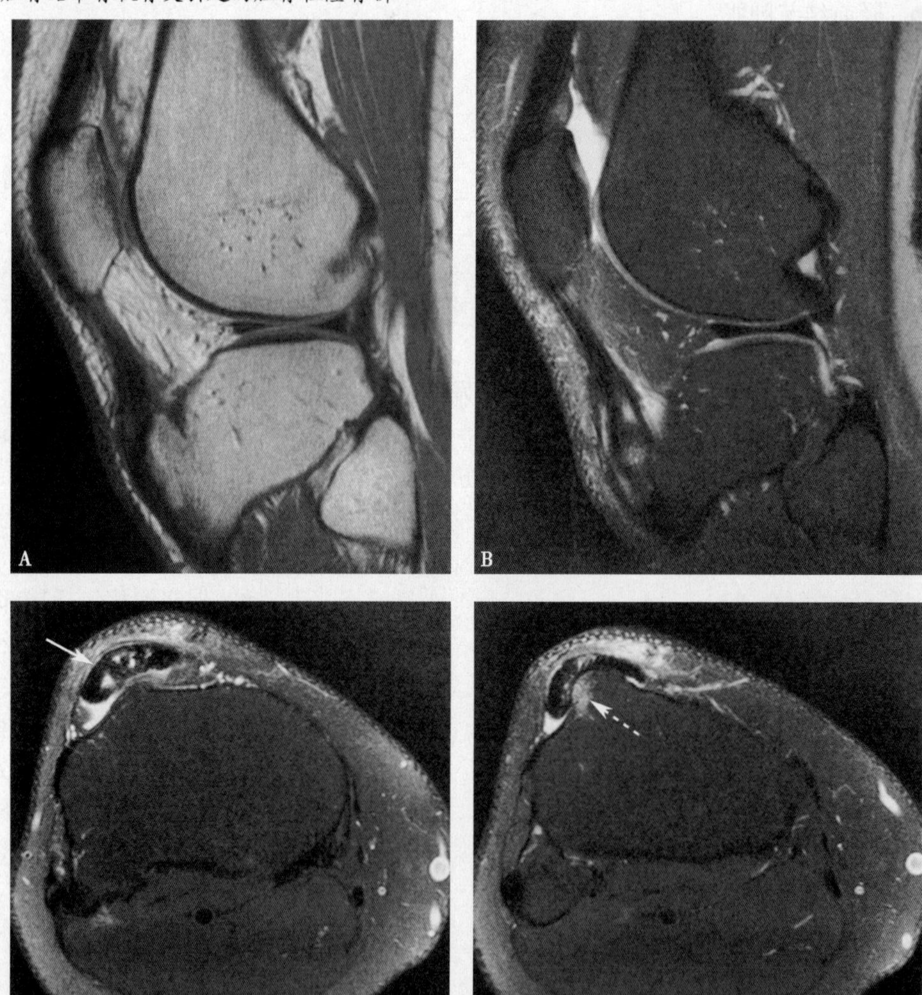

图 155-2　（A）一位膝前疼痛的年轻成年人的矢状位 MR 图像。由于青年人胫骨结节骨软骨病，胫骨粗隆突出。（B）MR 图像中远端髌腱在 FST2W 为增强信号。由于嵌入髌腱炎在 FST2W 冠状位（C 和 D）也显示肌腱改变（白色箭头），以及胫骨粗隆内骨髓水肿（白色虚箭头）

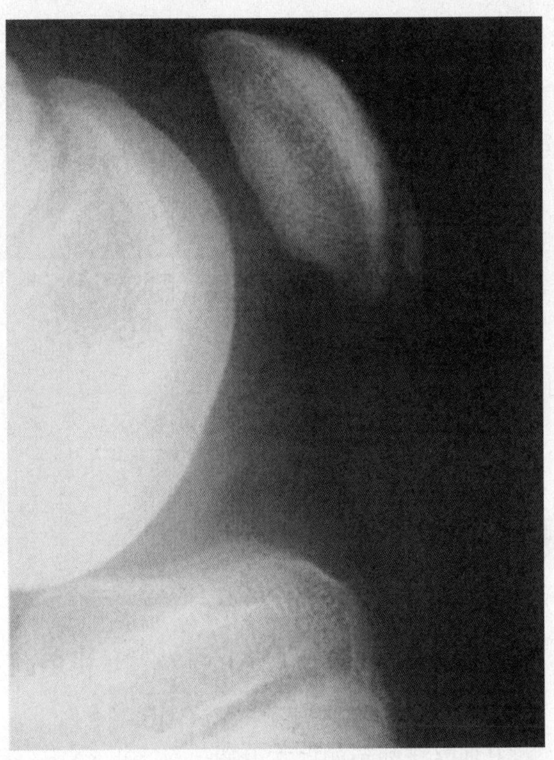

图 155-3　一个年轻患者伴有髌上疼痛的侧位 X 线片图像。由于骨突炎(Sinding-Larsen-Johansson 病),远端髌腱有骨折,这与胫骨结节骨软骨病有相同病程

(李　娜 译　孙海燕　倪家骧 审)

第156章 髌上滑囊炎

定义

- 位于髌骨前方和股四头肌深部的滑囊炎
- 滑囊一般与膝关节相通，任何原因的关节渗出和滑膜炎都可以导致肿胀
- 局部的髌上滑囊炎可能表现为上皱襞的闭锁

症状和体征

- 疼痛局限在股四头肌远端下面，膝关节的任何活动都会使疼痛加剧
- 疼痛可放射到股前方
- 髌前滑囊炎触诊有压痛
- 可能出现温暖
- 膝部可能感到潮湿或者水肿
- 可能出现捻发音或者捕捉感
- 膝关节伸展抵抗疼痛加剧
- 活动范围逐渐减小

流行病学

- 患者患有滑膜炎
- 皱襞闭锁有散发病例

影像学检查

- MRI：排除膝部的内部紊乱和单纯的渗出

影像学表现

- MR 成像中 T2 加权相（T2W）液体高信号
- 关节炎中滑液增稠并且增强
- 皱襞上低 SI

其他检查

- 实验室检查排除关节炎症
- 如果怀疑感染，滑囊抽吸后进行革兰氏染色、培养、并进行敏感测试
- 关节抽吸排除结晶性关节病
- 如果诊断有疑问，关节抽吸排除感染

鉴别诊断

- 单纯关节渗出
- 钙化肌腱炎
- 髌腱撕裂
- 髌前滑囊炎
- 膝内紊乱
- 关节积血
- 膝脓毒性关节炎

治疗

- 保守治疗包括局部热、冷敷，简单的镇痛，在很多情况下非甾体抗炎药将会改善症状
- 物理治疗，包括柔和的伸展、适度的运动和深部热模式治疗，对一些患者可能会有益处
- 如果保守治疗失败或者疼痛使日间活动受限，那么注射局麻药和类固醇可以帮助症状缓解
- 持续的疼痛或者进一步的功能障碍可能需要手术治疗

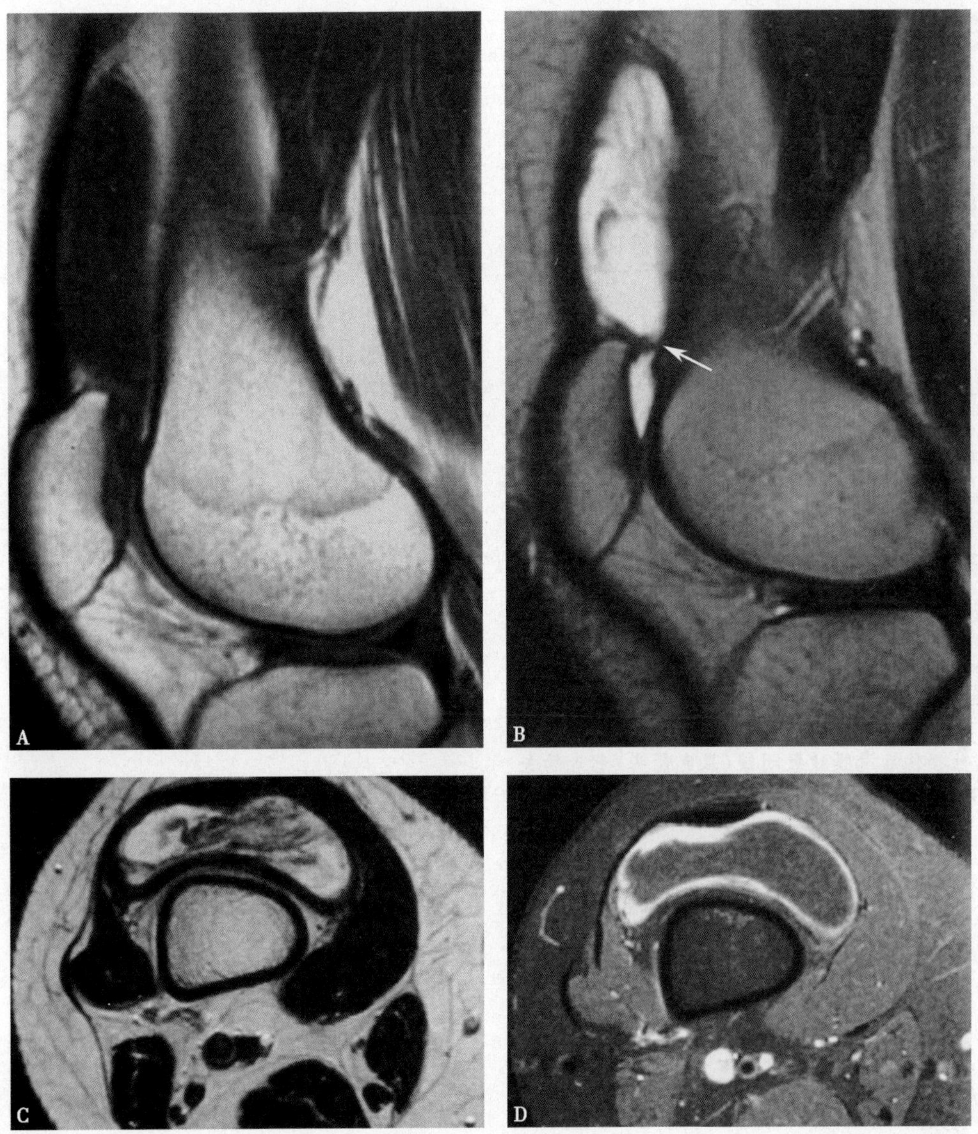

图 156-1　滑膜皱襞闭锁（白色箭头）患者的矢状位 T1 加权（A）和 T2 加权（B）MR 成像。在髌前滑囊内有局部的渗出，但是在膝关节其他隐窝内没有明显的渗出。可以从矢状位 T2 加权磁共振成像和轴位 T2 加权磁共振成像（C）上观察到滑囊内几片较低 SI 的滑膜叶。（D）给予造影剂后，在轴位 T1 加权脂肪抑制（FST1W）磁共振成像中可观察到，滑囊内层的滑膜有较小的增强

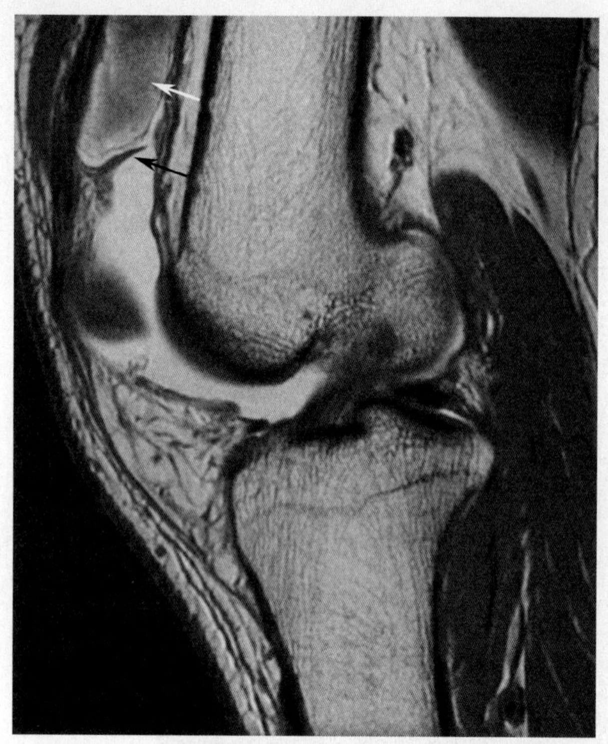

图 156-2　在急性损伤后滑膜皱襞闭锁（黑色箭头）患者的矢状位 T2 加权 MR 成像，髌前滑囊（白色箭头）局部血肿

（李　娜 译　孙海燕　倪家骧 审）

第157章

髌前滑囊炎

定义

- 位于皮下和髌骨之间的滑囊炎症

症状和体征

- 疼痛局限在膝前，任何的膝关节运动疼痛都会加重
- 疼痛可能放射到股前远端以及髌下
- 髌前滑囊触诊压痛
- 经常出现明显的渗出
- 可能存在温暖
- 膝部可能感到潮湿或者水肿
- 可能存在捻发音或者捕捉感
- 膝伸展受阻疼痛加剧
- 夜间疼痛经常加剧
- 患者不能用患侧膝睡觉
- 运动范围逐渐减小
- 如果不治疗可能会进展为膝僵直

流行病学

- 发病率：女性>男性
- 年轻运动员经常发生
- 常见于：
  - 在软的或者不平坦的地面上跑步后
  - 用手和膝擦洗地板的人群，因此患有膝盖骨囊炎
  - 要求爬行的工作的人群

影像学检查

- 不常规要求影像学检查
- MR或者US

影像学表现

- 在皮下软组织与髌前之间存在液体
- 可能重叠发生浅表髌下滑囊炎
- 感染性滑囊炎、与结晶有关的滑囊炎以及炎性关节病显示：
  - 超声显示渗出回声
  - 在Doppler成像上血管增多
  - 在T1加权像（T1W）MR成像上，注射造影剂后增强
  - 超声软组织水肿

其他检查

- 实验室检查排除关节炎症
- 如果怀疑感染，滑囊抽吸进行革兰氏染色、培养和敏感测试
- 关节抽吸排除结晶性关节病
- 如果诊断存在问题，进行关节抽吸排除感染

鉴别诊断

- 钙化肌腱炎
- 髌骨撕裂部分增厚
- 髌骨肌腱完全撕裂
- 膝的反射性交感神经营养障碍
- 关节渗出
- 膝内部紊乱
- 关节积血
- 膝脓毒性关节炎

治疗

- 保守治疗包括局部热、冷敷，简单的镇痛，在很多情况下非甾体抗炎药将会改善症状

- 物理治疗，包括柔和的伸展、适度的运动和深部热模式治疗，对一些患者可能会有益处
- 如果保守治疗失败或者疼痛使日间活动受限，那么注射局麻药和类固醇可以帮助症状缓解
- 持续的疼痛或者进一步的功能障碍可能需要手术治疗

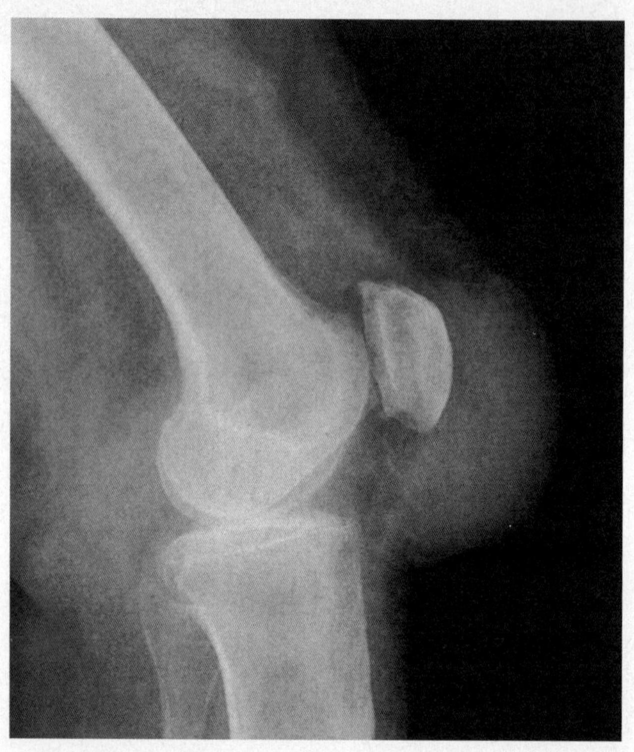

图 157-1　痛风急性发作患者膝侧位成像。由于痛风性滑囊炎，髌前软组织明显的肿胀

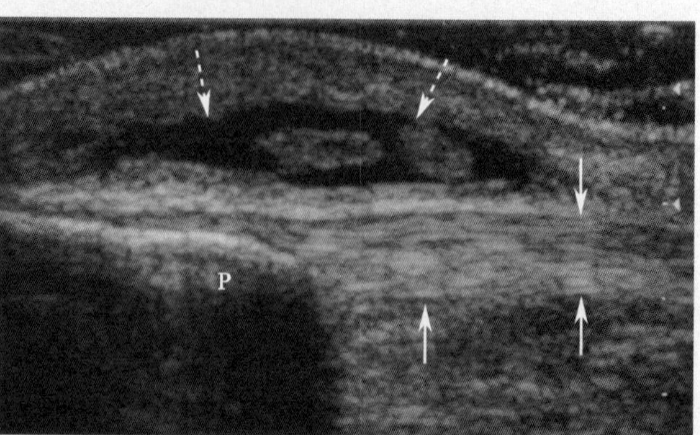

图 157-2　单纯髌前滑囊炎患者的 US 成像。髌骨（P）和髌韧带（白色箭头）正常。在髌前软组织（白色虚箭头）内有无回声液体，部分在小的有回声的脂肪碎片周围

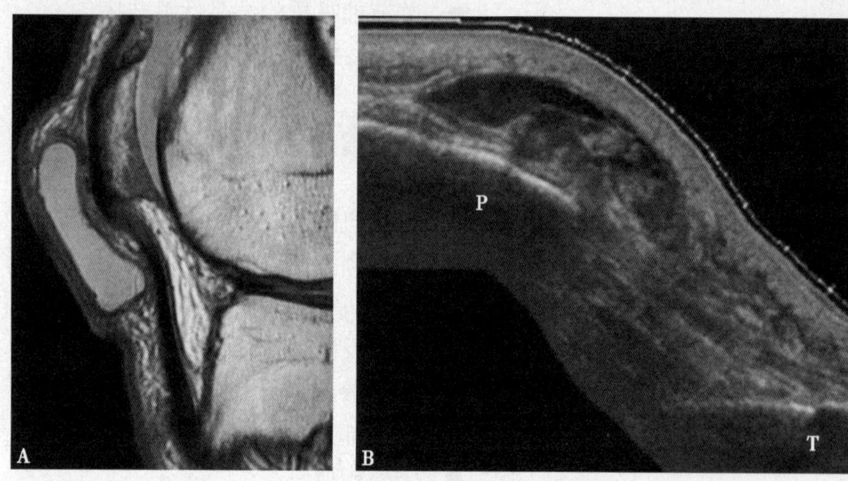

图 157-3　（A）在矢状位 T2 加权 MR 成像显示髌前滑囊内明显的高信号液体。髌股关节内进展为骨关节炎。（B）相应的纵向 US 成像显示广泛的低回声液体。P，髌骨；T，胫骨

（李　娜 译　孙海燕　倪家骧 审）

第 158 章
髌下皮下滑囊炎

定义

- 位于皮下组织和髌韧带上部之间的滑囊炎症

症状和体征

- 疼痛局限在膝部前下，任何的膝关节运动疼痛都会加重
- 疼痛可能放射到髌下
- 髌下皮下滑囊触诊压痛
- 经常出现明显的渗出
- 可能存在温暖
- 膝部可能感到潮湿或者水肿
- 可能存在捻发音或者捕捉感
- 膝伸展受阻疼痛加剧
- 患者经常不能走楼梯
- 患者经常不能跪
- 夜间疼痛经常加剧
- 患者不能用患侧膝睡觉
- 运动范围逐渐减小
- 如果不治疗可能会进展为膝僵直

流行病学

- 发病率：男性 > 女性
- 年轻运动员经常发生
- 在软的或者不平坦的地面上跑步后
- 常发生在要求爬行工作的人群
- 所有成年易发生
- 更经常发生在髌骨直接损伤后，包括反复的应力损伤

影像学检查

- 不常规要求影像学检查
- MR 或者 US

影像学表现

- 在皮下软组织与髌下之间存在液体
- 可能重叠发生髌前滑囊炎
- 感染性滑囊炎存在明显的软组织水肿
- 在 US 上出现渗出回声，或者注射造影剂后的 MR 成像增强，提示可能为结晶性或者炎症性骨关节病
- 可能伴随出现髌腱炎

其他检查

- 实验室检查排除关节炎症
- 如果怀疑感染，滑囊抽吸进行革兰氏染色、培养和敏感测试
- 关节抽吸排除结晶性关节病
- 如果诊断存在问题，进行关节抽吸排除感染

鉴别诊断

- 钙化肌腱炎
- 髌骨撕裂部分增厚
- 髌骨肌腱完全撕裂
- 膝的反射性交感神经营养障碍
- 髌前滑囊炎
- 膝内部紊乱
- 关节积血
- 膝脓毒性关节炎

治疗

- 保守治疗包括局部热、冷敷，简单的镇痛，在很多情况下非甾体抗炎药将会改善症状
- 物理治疗，包括柔和的伸展、适度的运动和深部

热模式治疗，对一些患者可能会有益处

- 如果保守治疗失败或者疼痛使日间活动受限，那么注射局麻药和类固醇可以帮助症状缓解
- 持续的疼痛或者进一步的功能障碍可能需要手术治疗

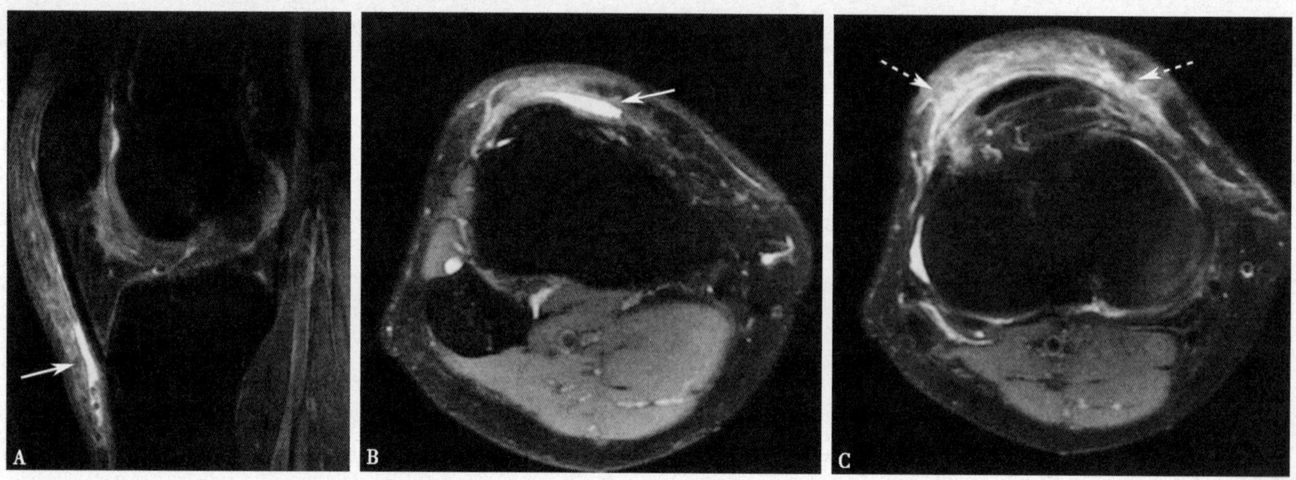

图 158-1 (A)矢状位 FST2W MR 成像显示，髌腱远端和胫骨粗隆(白色箭头)表面有一小片高 SI 液体。(B)轴状位 FST2W MR 成像显示液体区域。少量液体可能为正常表现。(C)但是，此例在 FST2W MR 成像中，邻近的软组织显示更广泛的弥漫的高信号水肿(白色虚箭头)，显示弥漫的滑膜炎

(李 娜 译 孙海燕 倪家骧 审)

第159章

髌下深部滑囊炎

定义

- 髌韧带和胫骨之间的滑膜囊的炎症

症状和体征

- 疼痛位于膝关节的前下方，活动时加重
- 疼痛可能放射至髌下的区域
- 触诊时深部的髌下滑膜囊出现压痛
- 经常出现严重的渗出
- 膝关节可能水肿或者变形
- 可能出现局部的捻发音或者紧张感
- 抵抗膝关节的伸展可使疼痛加重
- 患者通常不能上台阶
- 患者通常不能做下蹲的动作
- 夜间症状加重
- 患侧卧位时影响患者的睡眠
- 活动逐渐减少
- 如果不进行治疗可能进展为“膝关节冻结”

流行病学

- 发病率：男性 > 女性
- 年轻运动员容易发病
- 经常在柔软或者不平坦的道路跑步容易诱发
- 需要经常爬行或者下蹲动作的工作容易发病
- 所有年龄均可发病
- 最常见的为膝关节的直接损伤，包括反复的压力损伤

影像学检查

- 磁共振或超声检查

影像学表现

- 深达膝盖骨末梢肌腱的软组织可见渗流
  - 有一小部分的渗流是正常的
- 通常与肌腱的插入和胫骨粗隆软骨病相关
- 在黏液囊炎时可出现包绕在软组织水肿周围的突出物

其他检查

- 实验室检查可除外感染性关节炎
- 当怀疑感染时可行黏液囊的穿刺，同时进行革兰染色、细菌培养和药敏实验
- 膝关节穿刺除外水晶性关节炎
- 当无法明确诊断时建议行膝关节的穿刺

鉴别诊断

- 钙化性肌腱炎
- 髌韧带部分断裂
- 完全性髌韧带断裂
- 膝关节反射性交感神经失去营养
- 髌前滑囊炎
- 髌下表面的滑囊炎
- 膝关节内紊乱
- 膝关节血肿
- 化脓性膝关节炎

治疗

- 保守治疗包括局部的冷热敷，服用止痛药物和非甾体类抗炎药，这些方法可以对症状轻微的患者缓解症状
- 物理治疗包括柔和的伸展动作，功能训练，深部组织的理疗，这些方法可能对某些患者有效

- 如果保守治疗无效或者疼痛影响日常生活，在局部注射麻醉药和激素可以改善症状
- 疼痛持续，功能逐渐丧失或者需要确诊病情时可考虑手术治疗

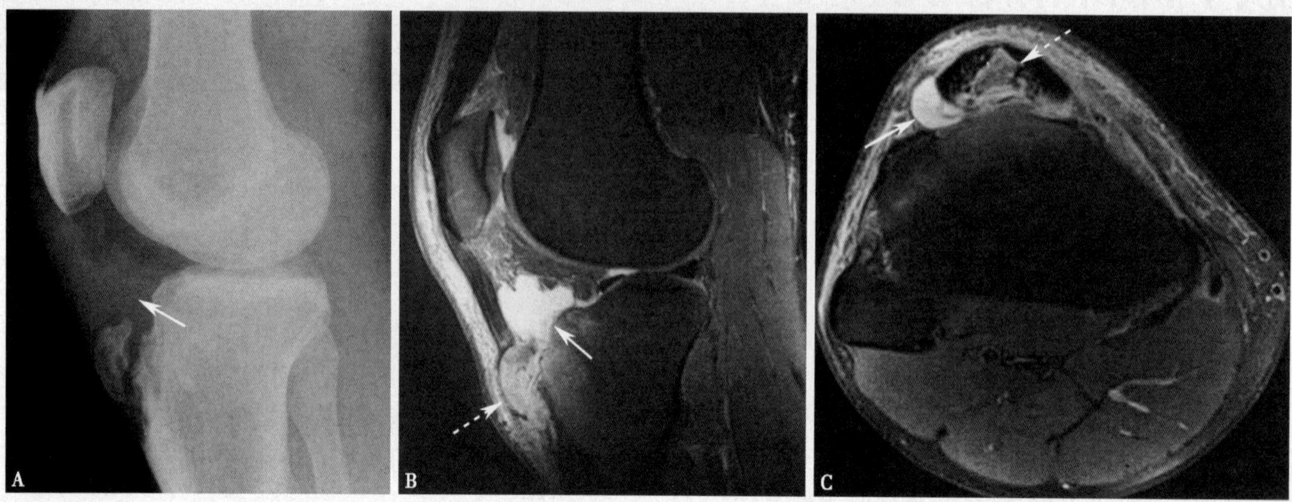

图 159-1 (A)一位慢性胫骨隆起性嵌入式膝腱炎患者的侧面 X 线片。显示软组织的阴影到远端末梢髌韧带(白色箭头)在一定程度上掩盖了 Hoffa 脂肪垫。MR 矢状面图(B)和轴位图(C)的 T2 加权像清晰地显示了髌下深部囊的高液体信号(白色箭头)。从不融合的隆起和邻近的胫骨(虚箭头)还可以看出骨髓水肿的高信号

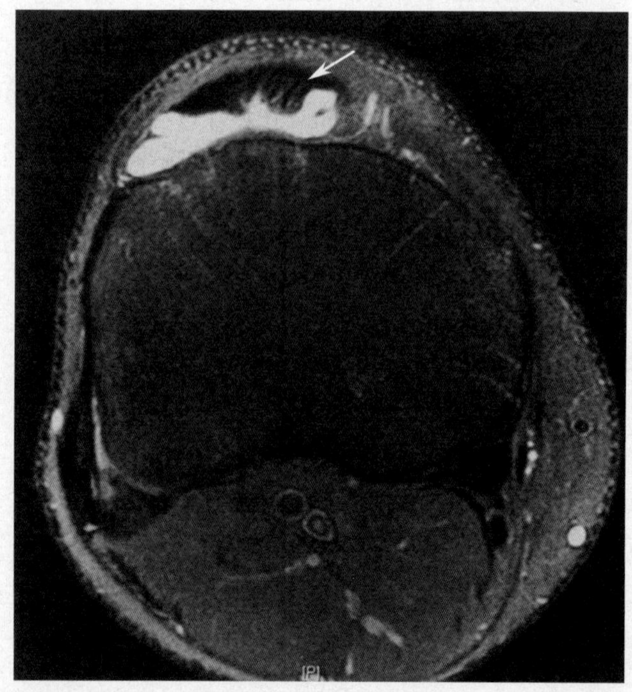

图 159-2 T2 加权像是一个未成年患者膝盖骨肌腱病变的轴位 MR 图像，并且突出了膝盖骨以下的黏液囊炎。信号增加的区域可以看到末梢肌腱的增厚，轮廓的不规则(白色箭头处)，并且在肌腱深处的黏液囊有明显的液体信号

(庞晓林 译 孙海燕 倪家骧 审)

第160章

内侧滑膜皱襞综合征

定义

- 膝关节滑膜皱襞的慢性炎症和微出血引起的滑膜皱襞增生和变厚，导致关节疼痛、弹响和假性关节绞锁

症状和体征

- 多出现于外伤后膝关节内侧渐进性疼痛
- 疼痛呈钝痛和酸痛
- 久坐后可加重疼痛
- 常出现关节绞锁
- 膝关节伸展度降低
- 受累膝关节行走困难
- 关节乏力或发软
- 膝关节由60°屈曲到50°时，常出现弹响或爆破音
- 活动可加重疼痛

流行病学

- 发病率：男性=女性
- 所有年龄均可受累，但常见于年轻患者急性外伤后
- 可继发于反复应力损伤
- 常见于划船、骑自行车和游泳等劳损后

影像学检查

- MRI
- X线片检查：老年患者需排除骨关节炎

影像学表现

- 髌骨旁内侧陷凹滑膜折叠
- MRI的轴位T2加权（T2W）或T2压脂图像可清晰显示病变：关节渗液可促使诊断
- 小皱襞通常无症状
- 与症状相关的皱襞因素：
  - 皱襞延伸入髌股关节
  - 皱襞厚度>2mm
- 其他部位的皱襞：
  - 闭锁性髌上皱襞可由于皱襞内积液，表现为大腿远端肿块

其他检查

- 实验室检查以排除膝关节炎性疾病
- 抽取关节积液检查，以排除结晶性关节病
- 如果诊断有疑问，应抽取关节积液检查，以排除感染

鉴别诊断

- 肌腱炎
- 滑囊炎
- 前交叉韧带撕裂
- 髌下脂肪垫挤压综合征（Hoffa综合征）
- 部分增厚的半月板撕裂，未累及关节面
- 内侧半月板完全撕裂
- 内侧半月板翼状撕裂
- 髌骨软化

治疗

- 保守治疗包括：局部热疗、冷疗、镇痛药物，非甾类抗炎药可改善多数患者的症状
- 理疗包括：缓慢牵拉、运动范围训练、深部热疗，对有些患者可能有效
- 如果保守治疗无效，或者疼痛限制了日常活动，则应用局部注射局部麻醉药和皮质类固醇激素可缓解症状

- 持续性疼痛或进行性功能障碍及关节绞锁，常需要手术治疗

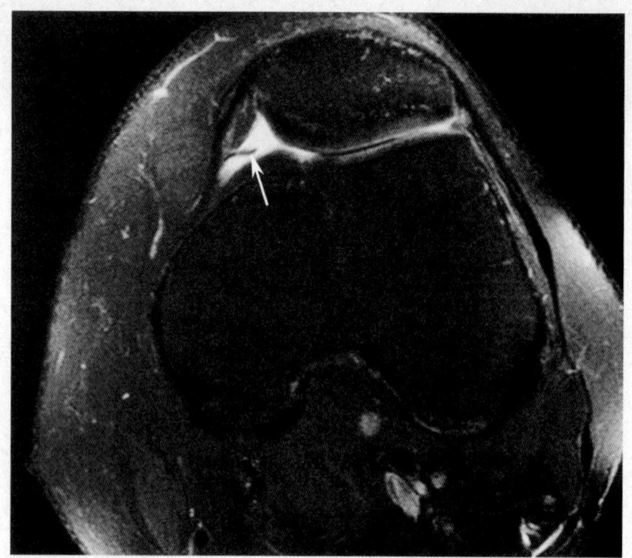

图 160-1 轴位 MRI T2 压脂图像显示膝关节内侧的小滑膜皱襞（白色箭头所示），该皱襞未增厚，亦未陷入髌股关节内

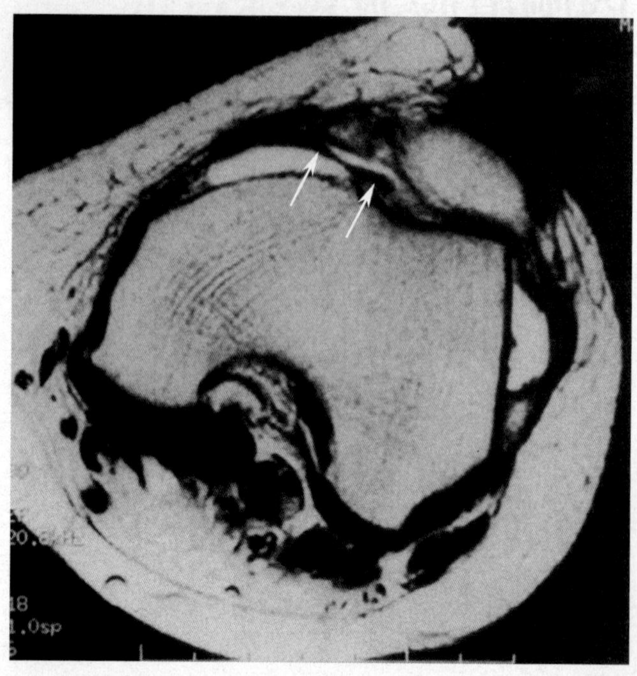

图 160-2 轴位 MRI T2 加权图像显示，膝关节内侧滑膜皱襞（白色箭头所示），该皱襞增厚，并伸入髌股关节，患者出现了伸膝时的撞击症状

（李玄英 译 倪家骧 审）

第161章
Baker囊肿

定义

- 腘窝间隙的囊肿，通常包括了腓肠肌-半膜肌的滑液囊，并与膝关节腔相通

症状和体征

- 腘窝肿胀或形成包块
- 膝关节活动能够加重局限性膝关节后方疼痛
- 腘窝压痛
- 可能表现为明显的肿胀
- 可能表现为皮温升高
- 膝关节后方可以触及液性波动感
- 可能表现为捻发音
- 膝关节抗阻屈曲运动时疼痛加重
- 患者常常不能上下楼梯
- 患者常常不能蹲下
- 疼痛常常在夜间加重
- 患者取患侧卧位时不能入睡
- 膝关节活动度进行性降低
- 可能出现感染

流行病学

- 发病率：男性 > 女性
- 通常发生在膝关节后方损伤后
- 所有成年人均可发病
- 囊肿可能发生退化或自行破裂

影像学检查

- X线片检查
  - 评估膝关节病
  - 排除游离体
- MRI或超声

影像学表现

- 分布于腓肠肌内侧头和半膜肌肌腱之间的充满液体的囊性结构
  - “演讲气泡”征
- 可能出现黏稠的滑膜液，尤其是在伴发炎性关节病的情况下
- 囊内可能出现游离体
- 囊肿破裂
  - 向腓肠肌远端发展的浅表肿胀
  - 在腓肠肌的浅表部位及深部均可采集到液体

其他检查

- 实验室检查以除外感染性关节炎
- 如果考虑可能存在感染，可以抽吸滑囊液后进行格兰染色、培养和药敏试验
- 抽吸关节液以除外结晶性关节病
- 如果考虑可能存在感染，可以抽吸关节液以除外感染

鉴别诊断

- 肌腱钙化
- 腘动脉瘤
- 神经节囊肿
- 深静脉血栓
- 完全性髌韧带撕裂
- 膝关节反射性交感神经萎缩
- 滑囊炎
- 膝关节内部紊乱
- 关节积血
- 化脓性膝关节炎

治疗

- 保守治疗包括局部热敷、冷敷、单一镇痛药物和非甾体类消炎药物将改善轻度疼痛患者症状
- 包括轻柔牵拉、活动度锻炼和深部热疗等在内的物理治疗可能对特定的患者有效
- 如果保守治疗失败或疼痛对日常生活产生影响，注射局麻药物和类固醇激素将改善症状
- 疼痛持续存在或出现进行性膝关节功能障碍的患者可能需要手术治疗

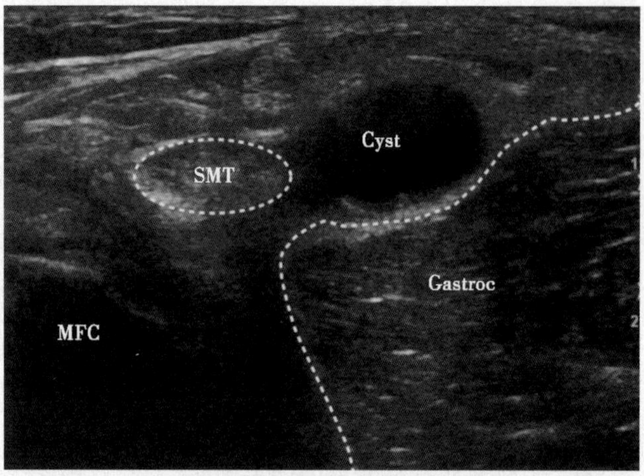

图 161-1 从膝关节发出并分布于腓肠肌内侧头（Gastroc）和半膜肌肌腱（SMT）之间的 Baker 囊肿。囊肿是无回声的，与水的回声一致。股骨内髁（MFC）的后侧也可以见到

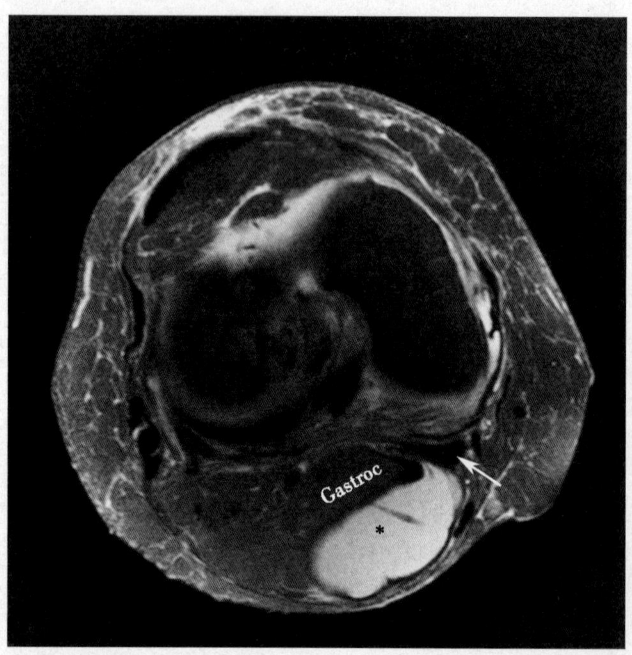

图 161-2 另一位患者 Baker 囊肿的 T2 加权脂肪抑制 MRI 影像。其影像学特征是相同的，均表现为高信号影（SI）及充满液体的囊肿从腓肠肌内侧头（Gastroc）和半膜肌肌腱之间发出（白色箭头）

（王 琦 贾绍芳 译 孙海燕 倪家骧 审）

第 162 章
反射性交感神经营养不良和区域性移行性骨质疏松

定义

- 承重关节的迁移性关节痛伴随区域性骨质疏松

症状和体征

- 快速出现的疼痛和肿胀
- 自行缓解
- 其他部位复发
- 偶发小创伤史

流行病学

- 多发生于中年男性
- 发生于承重关节，其中膝关节最易受累及
- 与全身性骨质疏松症相关
- 可以与反射性交感神经萎缩症和一过性髋关节骨质疏松症并发

影像学检查

- X 线片
- MRI
- 同位素骨扫描可以替代 MRI

影像学表现

- 局灶性关节周围骨质疏松
- 并非累及所有关节
- 关节间隙无变窄
- MRI 显示的骨髓水肿与区域性骨质疏松有关
- 缺乏其他缺血坏死特征表现

其他检查

- 实验室检测排除炎症性关节炎
- 肌电图和神经传导速度检测排除隐匿性神经丛病变，神经根病变和（或）嵌压性神经病，这些疾病都可以作为反射性交感神经萎缩症的病源
- 关节穿刺抽吸排除结晶性关节炎
- 关节穿刺抽吸排除感染

鉴别诊断

- 炎症性的关节炎，特别是类风湿关节炎
- 感染性膝关节炎
- 骨髓炎
- 软组织感染
- 隐匿的异物
- 愈合的骨折
- 转移性疾病
- 骨梗死
- 膝关节结晶性骨关节病
- 缺血坏死性疾病

治疗

- 很多患者通过保守治疗包括局部冷疗和热疗，单纯镇痛，非甾体类抗炎药可以改善症状
- 静脉注射双磷酸盐可能有效
- 针对适应证患者，理疗，包括轻柔的拉伸训练，活动范围练习，触觉脱敏，冷热浴，有治疗效果
- 当保守治疗无效或患者日常生活和活动受到明显影响。通过使用局麻药和类固醇药物进行腰交感神经阻滞，可以有效缓解症状
- 松解受压迫的神经
- 当腰交感神经阻滞并未给患者带来持续有效的疼痛缓解时，脊髓电刺激器的使用是不二的选择

- 对于疼痛持续存在且功能丧失逐渐加重的患者，需要手术切除或者射频毁损腰交感神经节

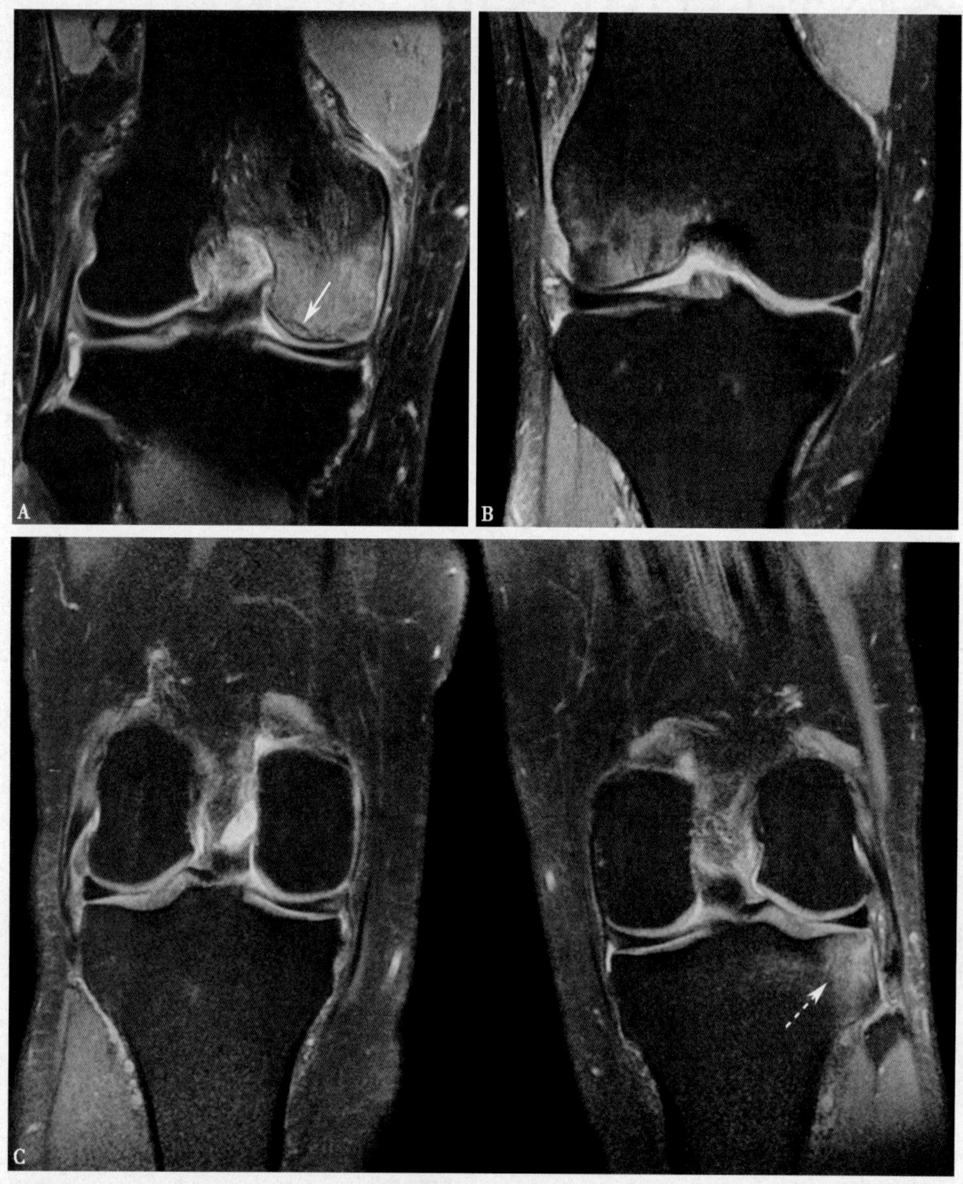

图 162-1 （A）一位膝关节右内侧疼痛患者冠状位 T2 加权像脂肪抑制（FST2W）MR 图像，患者无创伤病史。影像仅显示关节渗出，未见其他异常。在股骨内侧髁骨髓存在弥散的高信号（S1）。一条低 S1 软骨线（白色箭头）提示早期的缺血坏死或者无软骨面塌陷的非显性骨折。患者症状经过非负重疗法后缓解，但是数月后右侧膝内侧疼痛症状再次发作。（B）第二次 MR 图像显示内侧髁渗出恢复，但是对侧髁出现新的渗出。保守治疗的效果反映出相应的症状，但是患者更多地表现出左膝疼痛。（C）再次的 MR 图像显示右膝关节正常，但是在对侧胫骨髁出现骨髓渗出（白色虚箭头）。这种移动的骨髓渗出表现就是典型的局限性移行性骨质疏松

（岳剑宁　贾绍芳 译　孙海燕　倪家骧 审）

第 163 章
解剖：踝和足的影像学特征

骨性结构

胫骨　胫骨远端内侧后侧的突起分别叫做内踝和胫骨后凸。内踝长于胫骨外侧面，与距骨内侧面相邻形成踝关节内侧沟。胫骨外侧表面下凹形成沟槽，内有远端腓骨。胫骨关节顶端为一覆盖关节软骨的矢状凹面。

腓骨　腓骨骨干薄而长，横断面略成三角形，其球状末端为外踝。外踝前面参与构成踝关节。腓骨长于胫骨，外踝内侧面与距骨外侧缘形成的踝关节外侧沟。

距骨　距骨有一向上凸起的圆弧状关节面，与胫骨顶端凹面构成的踝关节。其前端至圆弧顶部为距骨颈，距骨的大部分血供由此经过。距骨颈有一个球状远端头与舟骨相邻，构成舟距关节。距骨下面有一较大向下倾斜的前外侧关节面，与跟骨构成后距下关节（PSTJ）。多个较小的前内侧成了前内侧距下关节。

跟骨　为最大的跗骨，是长轴在前后方向的立方体，后突成球状，跟腱附于其上。跟骨体上关节面与距骨构成了后距下关节（PSTJ）。后距下关节（PSTJ）上表面前方有一凹槽，叫做跗骨窦。跟骨上有一向前上方的突起，为距突，与距骨形成距跟关节中部。

舟状骨　形态较宽，后逐渐变窄并微微弯曲，与距骨头及邻近 3 块楔骨形成关节。

骰骨　为一个金字塔形骨，位于足外侧。骰骨与跟骨形成关节，远端与第 4、5 跖骨相邻。

楔状骨　三块楔状骨包括第 1（内侧）、第 2（中间）、第 3（外侧）楔状骨。3 块楔状骨与相邻舟状骨形成关节。第 1 楔状骨远端与第 1、2 跖骨构成关节。第 2、3 楔状骨分别与相应跖骨形成关节。

跖骨　典型的跖骨上宽下窄，与相应楔状骨形成关节。跖骨体为细长锥形，远端为圆球状覆盖有关节软骨，与对应趾骨形成跖趾关节（MTP）。第 1 跖骨与第 2～5 跖骨相比，更宽更短粗。

趾骨　足趾与手指在数量与排列上相同，足趾的基底更宽，其近端关节面下凹，远端关节面为圆形凸起。与拇指相似，踇趾也有两块趾骨和一个趾间关节。

胫腓联合　在腓骨远端与胫骨外侧附着坚固的纤维性韧带，形成间沟，称为胫腓联合。韧带联合下方及前后方均有胫腓韧带加固。

肌腱

腓骨肌腱　腓骨短肌和腓骨长肌腱位于踝外侧面，远端腓骨后面。腓骨短肌与腓骨相邻，在腓骨沟内走向远端至外踝尖，附着于第五跖骨基底部。腓骨长肌覆盖着短肌，经过腓骨头走行于足外侧及足底边缘，附着于第 1 跖骨和第 1 楔状骨。每条肌腱各有远端腱鞘。腓骨肌腱由上腓骨韧带固定于腓骨沟。

内侧屈肌腱　内侧屈肌腱位于内踝后方。从内侧到外侧分别为：胫骨后肌（TP）、趾长屈肌（FDL）、踇长屈肌（FHL）。胫骨后肌（TP），为重要的跖屈肌和足内翻肌，附着于舟状内侧面结节，在楔形骨、骰骨及跖骨底面滑动。趾长屈肌（FDL）结构较为特别，绕内踝及足底后分成四条肌腱分别附着于第 2～5 远端趾骨。踇长屈肌（FHL）肌腱与其肌腹相距很远，其肌腹几乎与踝关节水平。FHL 越过胫骨后面，从后方经过跟骨远端，走行于踇趾相应跖骨上，是踇趾跖屈的重要肌肉。

前伸肌腱　前伸肌腱在踝关节水平，前伸肌腱位于伸肌支持带下方。由内到外分别为，胫骨前肌肌腱、踇长伸肌（EHL）肌腱、趾长伸肌（EDL）肌腱、和第 3 腓骨肌肌腱（有时可缺如）。胫前肌肌腱附着于在第1楔形骨和第1跖骨远端足底面，参与足背屈和足内翻。踇长伸肌附着于远端第1趾骨，参与背屈。趾长伸肌在踝关节远端分为4条肌腱，分别附着于远端第2～5趾骨，参与足趾伸展。第3腓骨肌为趾长伸肌的延伸，附着于第5跖骨基底背面。

跟腱 为人体中最粗大的肌腱，由腓肠肌和比目鱼肌肌腱共同组成。腓肠肌内外侧头中相隔纤维性膜，后与比目鱼肌肌腱共同组成跟腱。腓肠肌和比目鱼肌由腱膜分开。跟腱向跟骨后突走行的过程中逐渐变宽。跟腱与较薄跖肌腱伴行，跖肌位于小腿近端腓肠肌和比目鱼肌之间。

足底筋膜 由内侧，中央，外侧致密筋膜束组成。从跟骨后突后跖面上行，并走向远端，成扇形分布，与足趾屈肌腱鞘合并。

神经

胫神经及分支 胫神经是坐骨神经下行过程中最大的分支，与胫后血管伴行向下走行于腓肠肌和比目鱼肌之间，沿途发出肌支。它由内踝伸肌腱内侧与足跟间向下走行，经过伸肌支持带下方及跗管内，后分为内外足底神经。内外侧足底神经向远端走行至足深部跖间隙，发出肌支和关节支，最终分为成对的趾神经，支配各足趾。

腓肠神经 为胫神经的一个分支，在腓肠肌内外侧头间下行，走行于外踝和跟腱之间，然后向远端延伸至外踝，支配足外侧缘皮肤。

腓总神经 绕过腓骨头走行于腓骨长肌后方，出腓骨沟后分为腓浅神经和腓深神经两支。腓浅神经发出肌支支配腓骨肌肉，感觉分支支配前外侧腿及足背皮肤感觉。腓深神经发出肌支至踇长伸肌、趾长伸肌、第3腓骨肌和伸趾短肌，感觉支来支配第一第二脚趾背感觉。

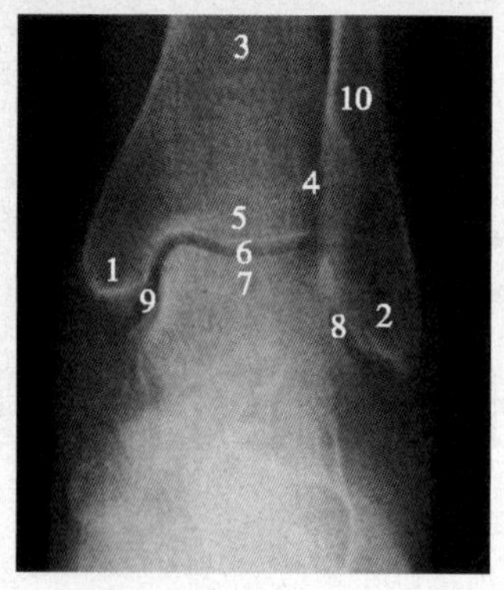

图163-1 踝关节前后位平片：1. 内踝；2. 外踝；3. 胫骨干；4. 胫腓联合韧带；5. 胫骨平台前面；6. 踝关节腔；7. 距骨圆顶；8. 外侧沟；9. 内侧沟；10. 腓骨干

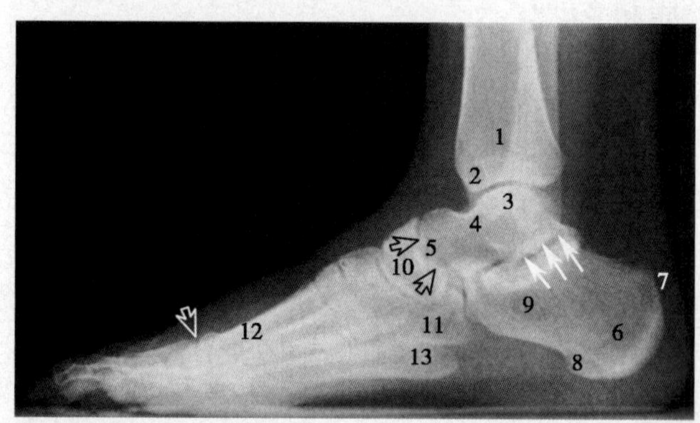

图163-2 踝部及足部侧位平片：1. 胫骨后端；2. 胫骨平台前缘；3. 距骨圆顶；4. 距骨颈；5. 距骨头；6. 跟骨后突；7. 跟腱附着点；8. 足底筋膜起点；9. 跟骨体；10. 舟状骨；11. 骰骨；12. 第1跖骨；13. 第5跖骨；白色箭头：距下关节；白色空心箭头：第1跖关节；空心黑色箭头：距舟关节

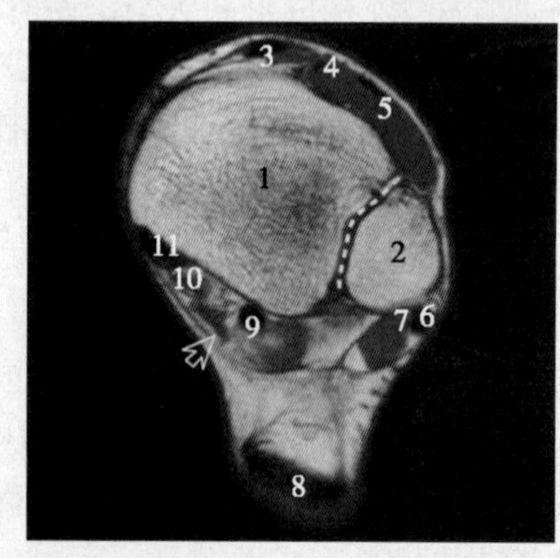

图163-3 踝关节MRI轴位T1加权像：1. 胫骨；2. 腓骨；3. 胫前肌腱；4. 踇长伸肌腱；5. 趾长伸肌及肌腱；6. 腓骨长肌腱；7. 腓骨短肌腱；8. 跟腱；9. 踇长屈肌及肌腱；10. 踇长伸肌及肌腱；11. 胫后肌腱；白色虚线：胫腓联合韧带；白色空箭头：胫后神经

（贾绍芳 译 孙海燕 倪家骧 审）

第164章

前附管综合征

定义

- 踝关节深部的腓神经在通过踝关节浅部筋膜的下方时受到卡压

症状和体征

- 被卡压的神经出现轴突再生症状
- 踝关节的疼痛放射至第一背鳍空间
- 踝关节的感觉异常放射至第一背鳍空间
- 被动体位
- 通常不影响运动除非深部腓神经的侧枝受累
- 夜间通常有足部疼痛
- 患者可能保持足外翻的体位缓解症状
- 跖屈可能使症状恶化
- 当腓神经侧枝受累时腓伸指肌变得薄弱

流行病学

- 发病率：女性 > 男性
- 发病率远低于后侧附管综合征
- 在外伤和骨折时可急性发作
- 外伤后多发，包括重复的压力性损伤
- 通常由于穿太紧的鞋子导致

影像学检查

- 腓深神经在B超和磁共振中不易显影
- X线片可用于评估骨性的压迫
- 磁共振或者超声用于评估软组织的压迫

影像学表现

- 骨性压迫：
  - 骨赘
  - 骨折
- 软组织改变：
  - 关节积液
  - 神经或软组织肿块
  - 腱鞘炎
  - 腓神经的神经鞘瘤

其他检查

- 肌电图和神经功能监测

鉴别诊断

- 腰椎神经根病
- 关节炎
- 骨折
- 糖尿病神经损伤
- 良性肿瘤
- 恶性肿瘤
- 神经节
- 肌腱炎

治疗

- 保守治疗包括局部的热敷、冷敷、止痛剂、非甾体类抗炎药
- 物理治疗包括温和的伸展、小范围的活动
- 夹板固定
- 不穿过高的高跟鞋
- 保守治疗失败或者影响日常生活和功能的病例需要封闭腓深神经治疗
- 手术解决腓深神经卡压

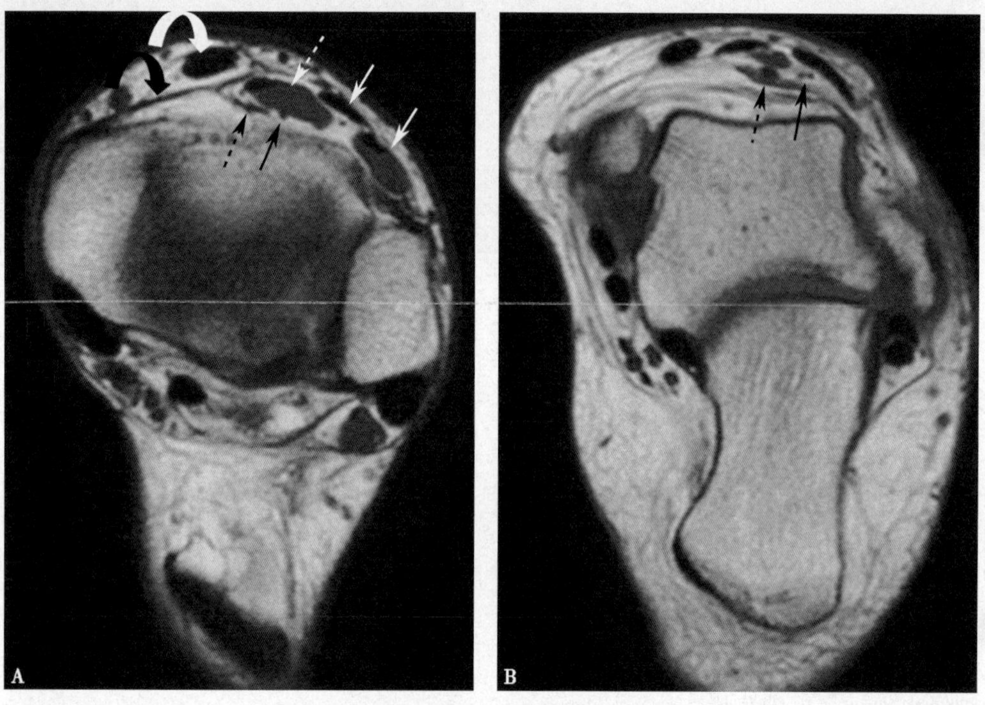

图 164-1 (A)T1 加权像显示前跗管的正常解剖影像。伸肌支持带(黑色弯箭头)呈一条直线,低信号结构。伸指肌腱 - 指伸肌(白色箭头),长伸肌(白色虚箭头),胫骨前肌(白色弯箭头)均显示出来。腓深神经(黑色箭头)在胫骨前动脉和静脉的侧面(黑色虚箭头)。(B)在远侧,冠状位的 T1 加权像显示了腓深神经末梢分开的影像(黑色箭头),在胫骨前动静脉的侧面(黑色虚箭头)

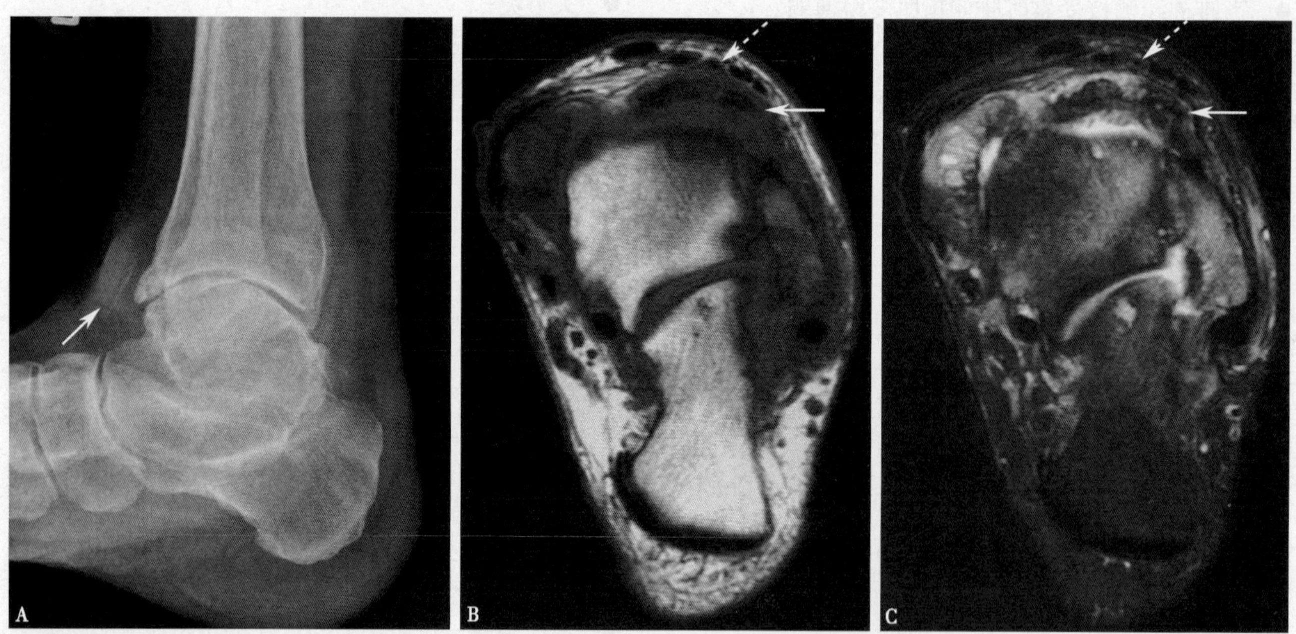

图 164-2 (A)骨关节炎患者踝关节和距下关节的侧面影像。前面观可见突出的前骨赘伴有软组织影(白色箭头)。冠状面的 T1 加权像(B)和 T2 加权像的压脂像(C)可见前面的骨关节炎和与之相关的伸肌腱的滑膜炎。伸肌腱中间的胫前动脉被移向前方。不能直接看到腓深神经

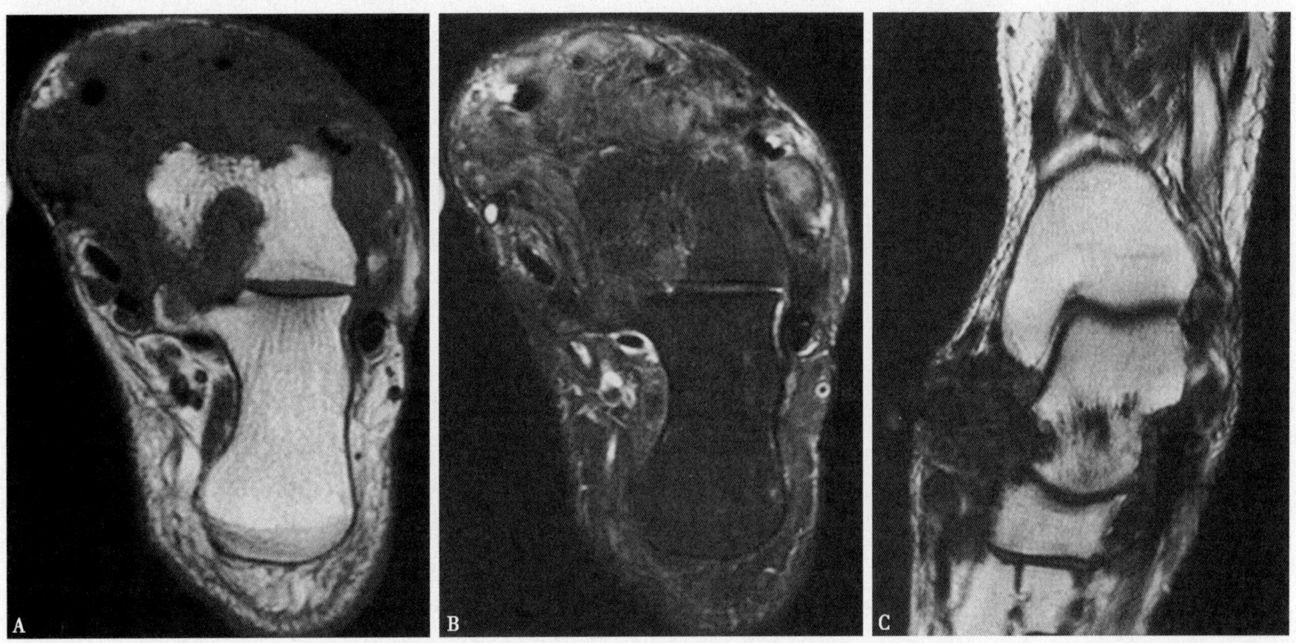

图 164-3 一位伴有踝部疼痛和踝管范围感觉异常患者的足部冠状位 T1 加权像(A)和 T2 压脂像(B)。踝关节滑膜炎肿块在伸肌腱和神经血管束的周围。滑膜在所有影像包括矢状位的 T2 像呈现高信号(C)。有骨腐蚀出现。这是典型的色素沉着绒毛结节性滑膜炎的表现

（庞晓林　贾绍芳 译　孙海燕　倪家骧 审）

第 165 章 后跗管综合征

定义

- 经过后跗管的胫后神经在踝关节处被卡压

症状和体征

- 被卡压的神经 Tinel 征阳性
- 踝部的疼痛发射至足底
- 症状常在卡压附近出现
- 被动活动受限
- 趾短屈肌腱萎缩
- 蚓状肌萎缩，导致足部感觉障碍
- 足部夜间痛
- 足部转动会加剧疼痛

流行病学

- 发病率女性多于男性
- 比前跗管综合征多见
- 可在创伤和骨折后发生
- 与风湿性关节炎相关
- 常与穿高跟鞋相关
- 偶与胫后动脉血栓相关

影像学检查

- MRI 或超声：明确跗管内肿物病变
- X 线片：排除相关踝关节病变

影像学表现

- 跗管内的常见肿物
  - 腱鞘囊肿
  - 胫骨肌后鞘的腱鞘巨细胞瘤
- 屈肌腱鞘的滑膜炎性改变
  - 增厚腱鞘的血管磁共振信号增强
  - 增厚腱鞘的血管回声增强
- 滑膜炎
  - 延伸至跗管内的滑膜组织信号增强
  - 滑膜血管回声增强

鉴别诊断

- 腰神经病
- 关节炎
- 隐匿性骨折
- 糖尿病神经改变
- 良性肿瘤
- 恶性肿瘤
- 腱鞘炎
- 肌腱炎

治疗

- 轻微的自限性的病例可以保守治疗，包括局部的热敷、冷敷、止痛剂、非甾体类抗炎药
- 物理治疗用于保护功能，包括轻柔的拉伸、小范围活动、局部热疗
- 制动
- 如果保守治疗失败或疼痛影响生活，可局部封闭
- 手术用来解除神经卡压

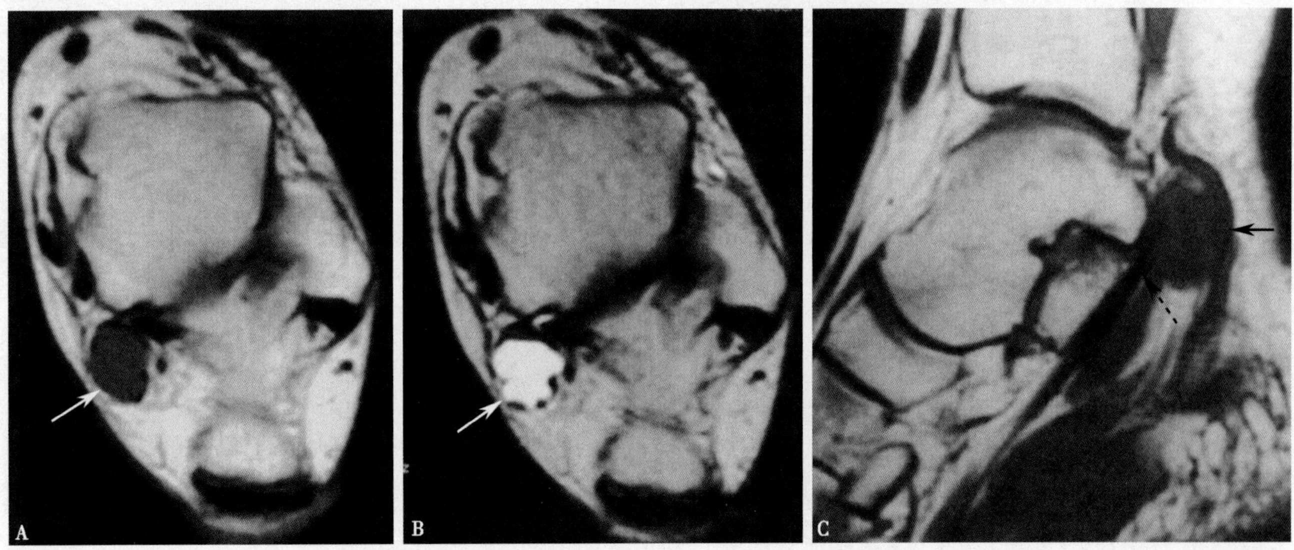

图 165-1　伴有内侧足部疼痛的患者的脚踝部轴位质子密度（PD）（A）和 T2 加权像磁共振影像（B）。这是一个在跗管内的分离的圆形病灶（白色箭头）。它在 PD 中呈现中等密度信号，在 T2 加权像中呈现高信号，组成一个充满液体的囊肿。（C）矢状位的 T1 加权像显示距骨和踇长屈肌腱后面的肿块（黑色虚箭头）。一根胫后血管压在了肿块的表面（黑色箭头）。囊块在跗管内形成肿块效应，压迫胫后神经并造成后跗管综合征

（庞晓林　贾绍芳 译　孙海燕　倪家骧 审）

第166章
跟 腱 炎

定义

- 跟腱炎常发生于狭窄的部位，大约在其嵌入部位5cm以上或者在跟骨肌肉处，因为重复的与肌腱有关的运动单元的轻微损伤

症状和体征

- 急性的、突发的、针刺样的、固定的、较严重的后踝关节疼痛
- 阿基里斯实验阳性
- 需要镇痛剂
- 可能出现关节响声
- 跖屈使疼痛加重
- 患者入睡困难

流行病学

- 发病率：男性＝女性
- 跑步和在运动中急停急始的年轻运动员好发
- 通常有黏液囊炎
- 在创伤和压力损伤后常见

影像学检查

- 磁共振和B超
  - B超经常用于指导注射后治疗
- X线：不是常规检查

影像学表现

- 跟腱中部菱形增厚
  - 远端肌腱较少受累：插入性肌腱病（Haglund syndrome）
- 磁共振：
  - 弥散的信号增强
  - T2加权像的水信号和T2加权像的脂肪抑制成像上局部的黏液性退化
- B超：
  - 病变区低反应信号，纤维状影减少
  - 微小钙化
  - 多普勒超声示新生血管生成
  - 超声上的非连续性低反应裂隙提示有部分撕裂
- 反应性外膜腱鞘的腱周围炎，液体包绕着肌腱
- 相关的跟后滑囊炎

其他检查

- 排除感染性关节炎的实验室检查
- 行关节穿刺，以排除结晶性滑膜关节病
- 如果诊断可疑，可行关节穿刺，以排除感染

鉴别诊断

- 有钙化的跟腱炎
- 隐匿性关节撕裂
- 后跗管综合征
- 糖尿病神经病变
- 胫后动脉的血栓性脉管炎
- 踝关节内紊乱症
- 肿瘤

治疗

- 保守治疗包括局部热敷、冷敷、镇痛剂、非甾体类抗炎药
- 物理治疗包括局部拉伸锻炼、低温物理疗法
- 局部封闭用于日常生活受限者
- 持续疼痛或者功能受限需要手术治疗

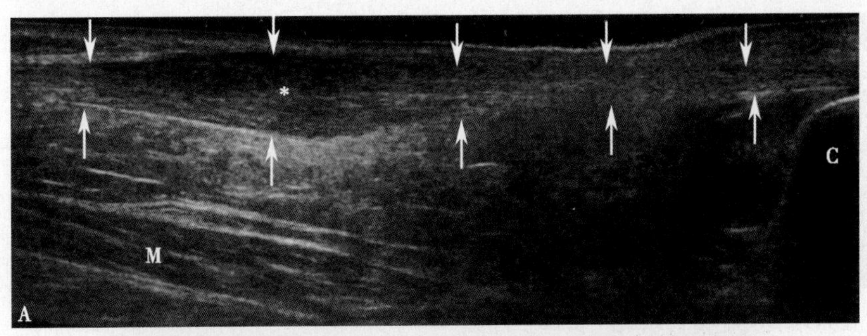

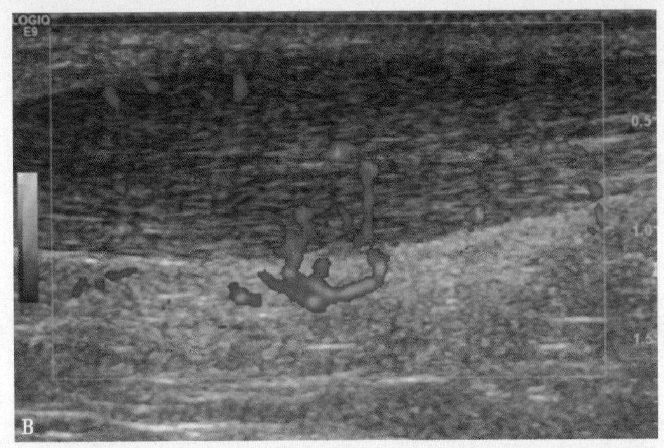

图 166-1 (A)跟腱炎患者的纵向超声影像。肌腱(白色箭头)插入血管(C),附着于皮下脂肪的表面和后部肌肉群的下方(M)。肌腱的中间部分梭形增厚成低反应信号(星号部分)。(B)局部的超声多普勒同样显示肌腱增厚。同时伴有肌腱范围内的突出物血管化

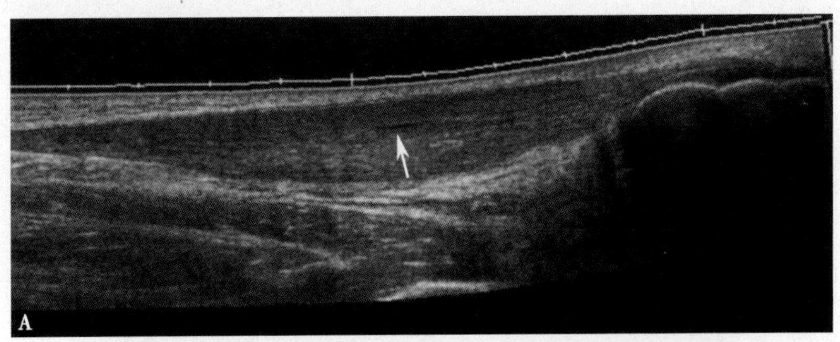

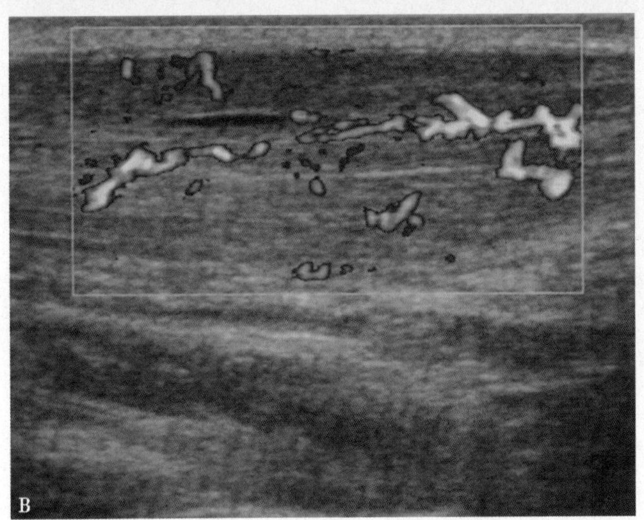

图 166-2 (A)B 超显示增厚的炎性跟腱内部的小裂隙(白色箭头)(B)超声多普勒显示突出物血管化

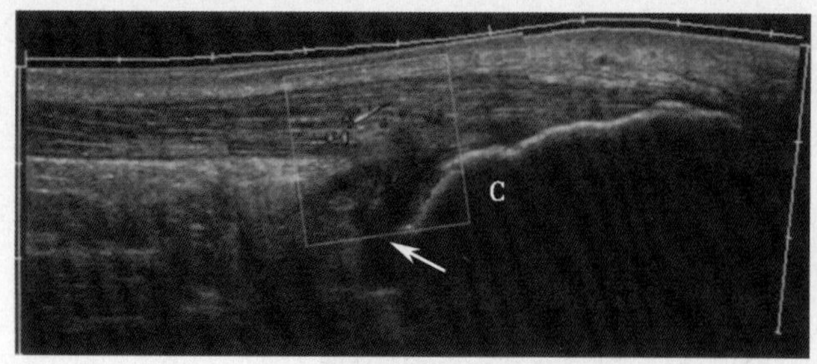

图 166-3　纵向的 B 超显示跟腱炎患者的跟腱。在血管内呈现增厚，低反应性改变和血管化(C)。另外，由于囊性炎可以在跟后囊内看到无回声的血流信号

（庞晓林　贾绍芳 译　孙海燕　倪家骧 审）

第167章
跟腱断裂

定义

- 跟腱的完全断裂，多发生在狭窄处，大约距跟腱附着处5cm左右

症状和体征

- 持续性踝后急剧加重的锐痛
- 跟腱挤压实验阳性
- 瘀斑
- 踝后肿胀
- 触诊时明显的跟腱缺失
- 轻度跖肌弯曲
- 拉伸跖肌时疼痛加剧
- 患者患侧卧位受限

流行病学

- 发病率：男性多于女性
- 年轻运动员（篮球、回力网球、网球等）经常爆发性运动较为常见
- 30～50岁较为多发
- 常合并滑囊炎
- 创伤后多发，包括长期应力性创伤

影像学检查

- US或MRI
- X线片检查没有特征性改变

影像学表现

- US：肌腱局部缺失；早期肌腱间弱回声的血肿；血肿逐渐被肉芽组织替代，呈高回声；肌腱的反常运动由于跖曲和背曲而被动终止
- MRI：肌腱的局灶性缺失；早期肌腱间由高信号的血肿填充；后期增强扫描肉芽组织强化；肌腱内陈旧的肌腱断裂持续存在；影像学诊断指导外科治疗，其可以判断肌腱间隙的大小

其他检查

- 排除感染性关节炎的实验室检查
- 行关节穿刺，以排除结晶性滑膜关节病
- 如果诊断可疑，可行关节穿刺，以排除感染

鉴别诊断

- 钙化性肌腱炎
- 跟骨滑囊炎
- 跟骨腱炎
- 踝关节隐性骨折
- 后跗管症候群
- 糖尿病多发神经病变
- 胫后动脉血栓性静脉炎
- 踝关节内紊乱症
- 肿瘤

治疗

- 保守疗法：许多案例中局部用热、冷、简单的镇痛剂及非甾体类抗炎剂可改善症状
- 物理疗法：轻度拉伸、适当的运动及深部热治疗方式都对部分患者有所帮助
- 外科治疗：持续疼痛或进行性功能丧失的患者需外科治疗

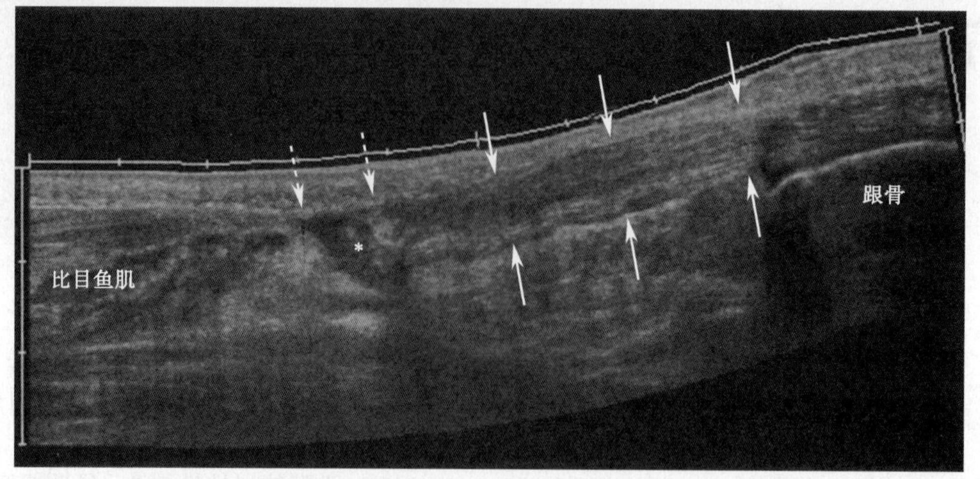

图 167-1　急性中度跟腱破裂纵向超声图像。虽然内深部肌腱有一些低反射液体，远端肌腱（白色箭头）似乎比较正常。被撕裂的肌腱可见（白色虚箭头），并有一个低反射血肿在肌腱沟（星号）

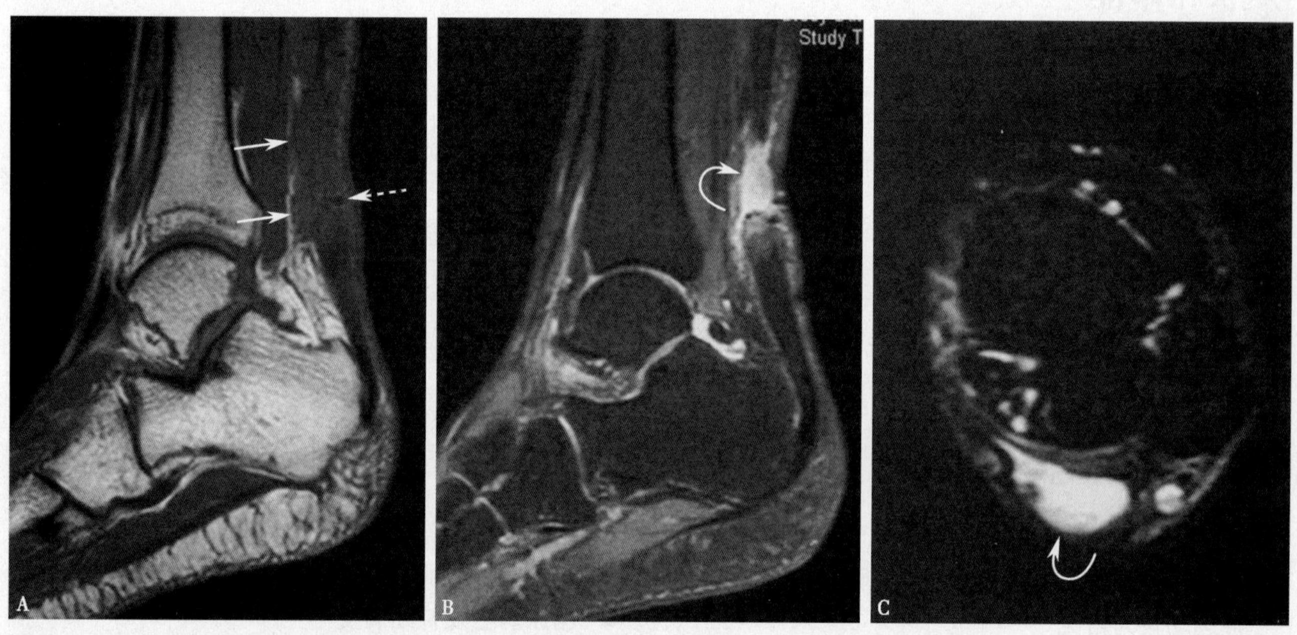

图 167-2　（A）一例跟腱修复失败患者的磁共振矢状 T1 加权图像。中部的肌腱增厚，不规则，呈中信号（白色箭头）。由于既往肌腱修复（白色虚箭头）导致有一些可疑的伪影。矢状位（B）和冠状位（C）T2 加权脂肪抑制磁共振图像显示肌腱间隙充满高信号血肿影（白色弯箭头）

（庞晓林 译　孙海燕　倪家骧 审）

第168章
胫骨前肌腱断裂

定义

- 是指胫骨前肌腱完全断裂，常发生在屈肌支持带与第一楔骨中部和附近第一跖骨基底部屈肌附着处之间

症状和体征

- 踝关节前内侧持续、急剧加重的锐痛
- 足下垂
- 淤斑
- 踝前内肿胀
- 触诊时断裂肌腱缺失
- 常存在防痛步态
- 患足行走困难
- 前足外翻伴主动背曲
- 对抗足外翻时疼痛
- 患侧卧位时受限

流行病学

- 发病率：男性多于女性
- 与胫骨后肌腱断裂相关
- 50～60岁发病率较高
- 常合并滑囊炎
- 田径、足球运动员好发
- 创伤后，包括长期的应力性损伤多发

影像学检查

- MRI或US
- 影像学检查无特征性发现

影像学表现

- 远端肌腱局部缺失
- 近端肌腱末端常收缩，于支持带层面可见
- 近端肌腱肥厚
- 近端肌腱腱鞘内积液
- 急性期周围有出血和消肿

其他检查

- 排除感染性关节炎的实验室检查
- 行关节穿刺，以排除结晶性滑膜关节病
- 如果诊断可疑，可行关节穿刺，以排除感染

鉴别诊断

- 钙化性肌腱炎
- 踝关节隐性骨折
- 三角韧带损伤
- 前跗管综合征
- 腓总神经卡压综合征
- 糖尿病多发性神经病变
- 血栓性静脉炎
- 距胫骨滑膜炎
- 踝关节内紊乱症
- 肿瘤

治疗

- 保守疗法：许多案例中局部用热、冷、简单的镇痛剂及非甾体类抗炎剂可改善症状
- 物理疗法：轻度拉伸、适当的运动及深部热治疗方式都对部分患者有所帮助

- 负重康复模具对久坐患者可能有治疗效果
- 外科治疗：持续疼痛或进行性功能丧失的患者需外科治疗

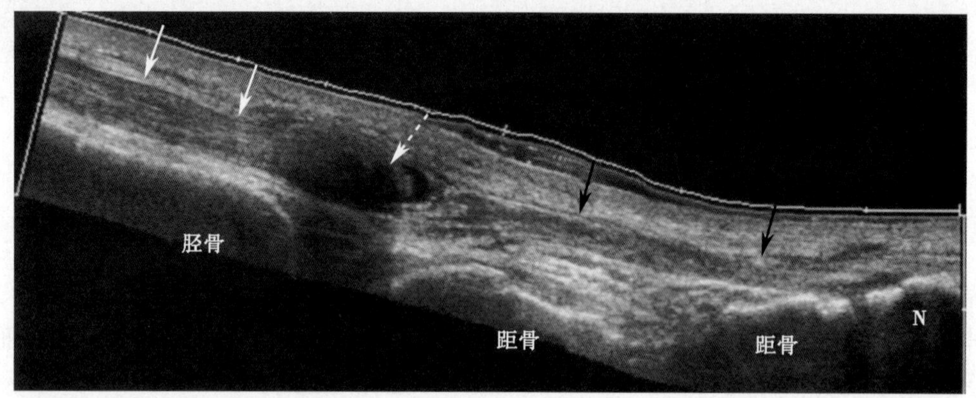

图 168-1 破裂的胫骨前肌腱纵向超声图像。在胫骨远端（白色箭头）可见近端肌腱的断端回缩，平踝关节（白色虚箭头）。远端肌腱鞘（黑色箭头）是充满回声的肉芽组织，延伸向下插入舟骨（N）

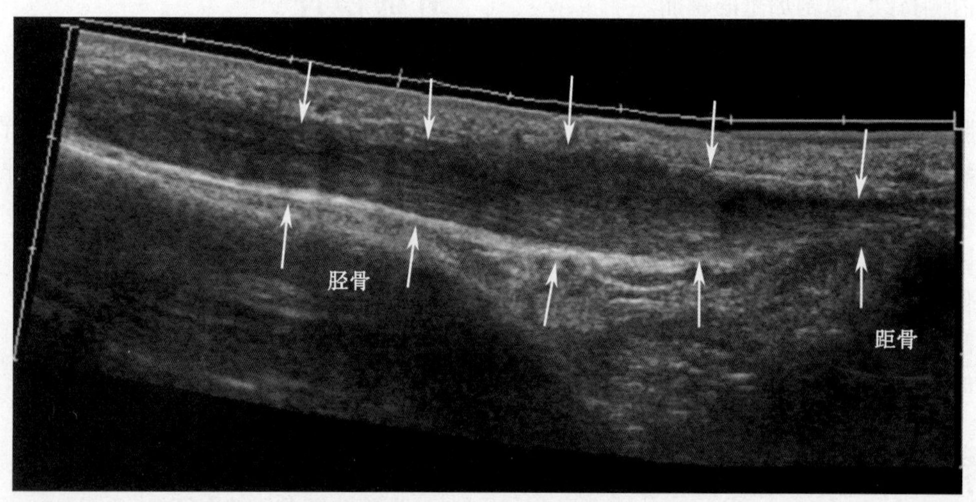

图 168-2 纵向的胫骨前肌腱增厚和损伤图像（白色箭头），边界不清，不规。边缘无肌腱断裂

（庞晓林 译　孙海燕　倪家骧 审）

第169章 胫骨后肌腱断裂

定义

- 是胫骨后肌腱的完全断裂，常发生在内踝

症状和体征

- 内踝急剧的持续加重锐痛
- 内侧纵弓扁平导致足外翻畸形
- 淤斑
- 内踝肿胀
- 常合并后跟外翻
- 常合并前足外展
- 疼痛致使足内翻、跖屈受限
- 患侧卧位受限

流行病学

- 发病率：女性多于男性
- 左侧发病较多
- 50～60岁好发
- 常合并滑囊炎
- 多发生于外伤后，包括长期的应力性损伤

影像学检查

- MRI或US
- X线片无特征性发现

影像学表现

- 胫骨后肌腱功能障碍分级：Ⅰ级：肌腱损伤；Ⅱ级：部分撕裂；Ⅲ级：完全断裂
- 踝层面或远端肌腱的缺失
- 近端及远端肌腱鞘内积液
- 由于陈旧性肌腱损伤，完好的肌腱不均匀肥厚
- 急性期病变周围出血、水肿

其他检查

- 实验室查检排除关节炎
- 关节腔穿刺以排除结晶性滑膜关节炎
- 关节腔穿刺以排除感染

鉴别诊断

- 钙化性肌腱炎
- 跟骨滑囊炎
- 跟骨肌腱炎
- 踝关节隐性骨折
- 三角韧带损伤
- 前跗管综合征
- 腓总神经卡压综合征
- 糖尿病多发性神经病变
- 胫后血管的血栓性静脉炎
- 踝关节内紊乱症
- 肿瘤

治疗

- 保守疗法：许多案例中局部用热、冷、简单的镇痛剂及非甾体类抗炎剂可改善症状
- 物理疗法：轻度拉伸、适当的运动及深部热治疗方式都对部分患者有所帮助
- 外科治疗：持续疼痛或进行性功能丧失的患者需外科治疗

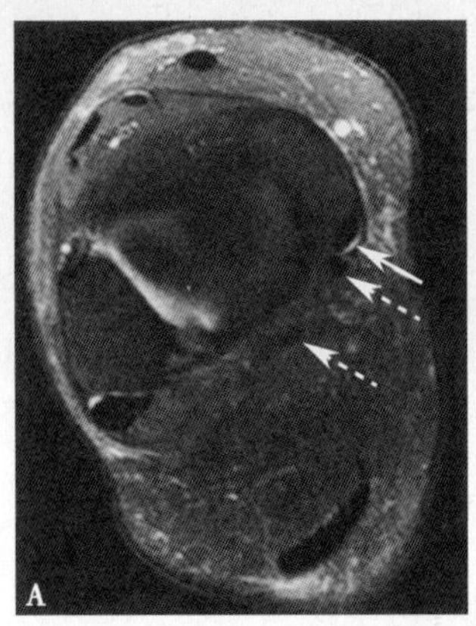

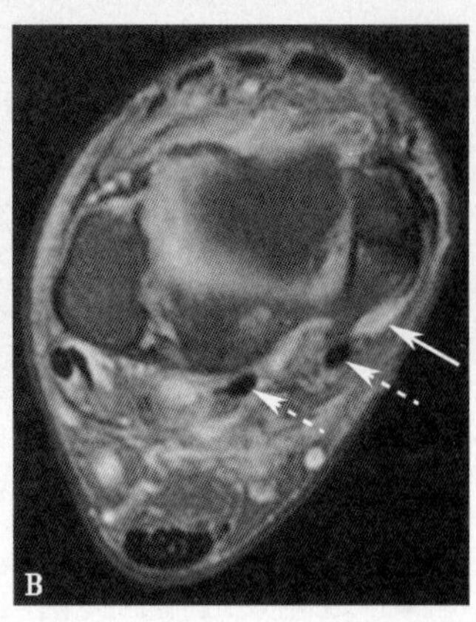

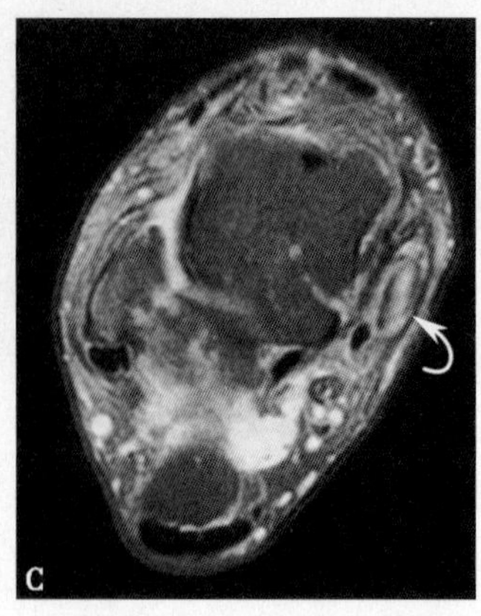

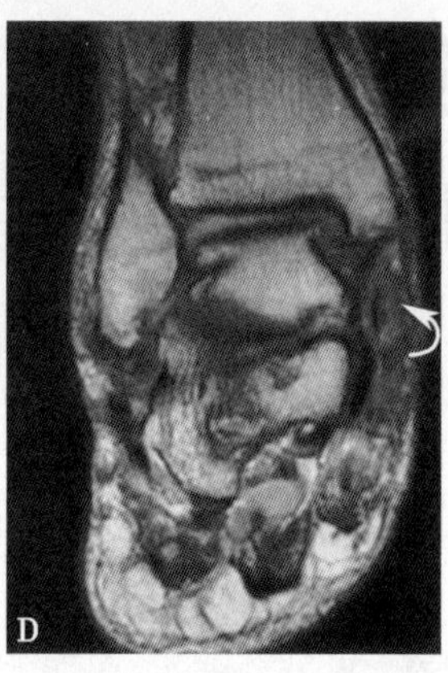

图 169-1 (A)一个正常的胫后肌腱(白色箭头)轴位 T2 加权脂肪抑制磁共振图像,内附邻近的屈长肌和踇长屈的其他屈肌腱(虚箭头)。(B)轴位 T2 加权脂肪抑制 MR 图像:胫后肌腱断裂的患者显示一个空的腱鞘充斥着高信号强度液(白色实箭头)。(C)下轴位图像及(D)冠状位质子密度磁共振图像显示远端肌腱残端增厚(弯箭头)

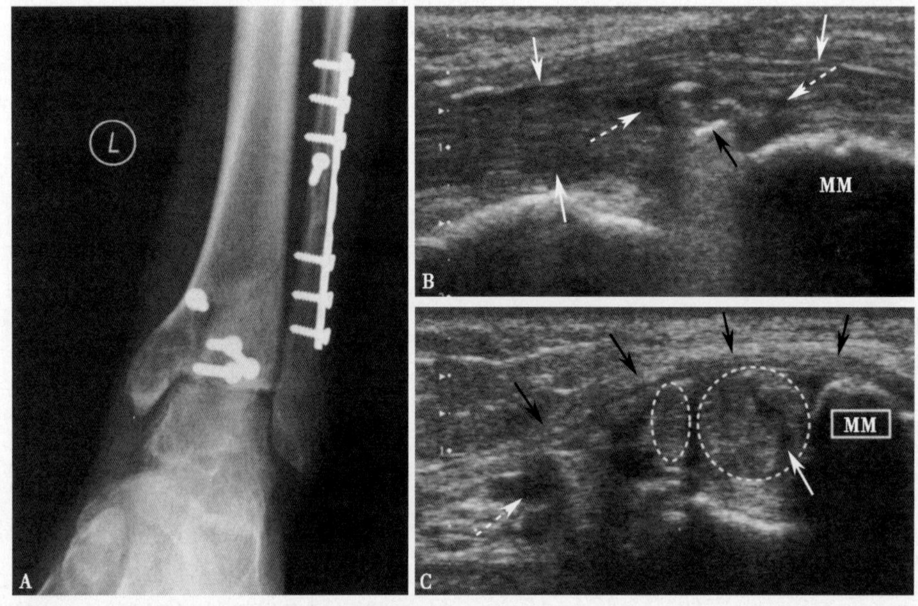

图 169-2 (A)既往前后的固定的胫骨和腓骨胫后肌腱功能障碍,并出现症状的患者 X 线片。(B)长轴超声图像显示平内踝(MM),肌腱部有一骨科螺丝的头端(黑色箭头)。胫骨肌腱(白色箭头)内是一个低回声撕裂肌腱物质(虚箭头)。(C)短轴超声图像显示的胫后肌腱的屈指长肌(白圈)、屈指深屈肌支持带(黑色箭头)和后部的内踝(MM)。胫骨腱有裂痕(白色箭头)。胫后血管也可以看出(白色虚箭头)

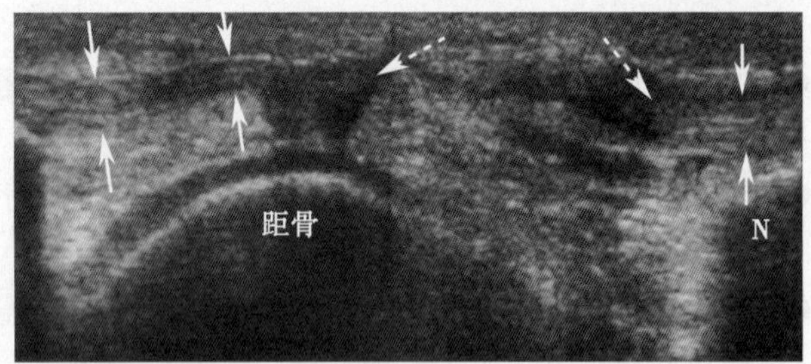

图 169-3 矢状位超声图像显示的一个后位肌腱完全断裂。近端和远端的肌腱可见(白色箭头)平内踝,浅表距骨,并插入舟骨(N)。肌腱撕裂的端部(虚箭头)可显影,伴一些消声腱鞘内的流体

(李 艳 译 孙海燕 倪家骧 审)

第 170 章
距腓前韧带撕裂

定义

- 是指距腓前韧带纤维的破裂，发生部位多沿着前外踝至外侧关节面前方其附着处

症状和体征

- 外踝急剧的持续性加重锐痛
- 患者主诉损伤时听到响声
- 淤斑
- 外踝肿胀
- 常存在防痛步态
- 患肢不能独立站立
- 疼痛致足内翻受限
- 负重时疼痛
- 患侧卧位受限

流行病学

- 发病率：40 岁之前男性发病率多于女性，40 岁以后女性好发
- 常有踝扭伤
- 与跑步和跳高相关
- 常存在滑囊炎和肌腱炎
- 多发生于外伤后，包括长期反复的应力性损伤
- 可与韧带发育不全有关

影像学检查

- 影像学上单纯性踝扭伤无特征性发现：可用于运动后的急性损伤的诊断
- X 线片排外骨损伤
- 踝关节脱位的诊断优先选择 MRI 或 US
- 不明确诊断时可选择应力摄片

影像学表现

- 急性损伤：局部软组织肿胀和水肿；局灶性韧带破裂
- 慢性损伤：
- 距腓前外侧间隙瘢痕形成并扩大：可能为反应性滑膜炎；局部前外侧创伤区
- 韧带不规则增厚
- 韧带缺失

其他检查

- 实验室查检排除关节炎
- 关节腔穿刺以排除结晶性滑膜关节炎
- 关节腔穿刺以排除感染

鉴别诊断

- 钙化性肌腱炎
- 踝关节隐性骨折，特别是外踝处骨折
- 跗骨隐性骨折
- 反复三角肌韧带损伤
- 糖尿病多发性神经病变
- 血栓性静脉炎
- 踝关节滑膜炎
- 踝关节内紊乱症
- 肿瘤

治疗

- 保守疗法：许多案例中局部用热、冷、简单的镇痛剂及非甾体类抗炎剂可改善症状
- 物理疗法：轻度拉伸、适当的运动及深部热治疗方式都对部分患者有所帮助

- 负重康复模具或CAM（踝运动控制）行走靴对久坐患者可能有效
- 外科治疗：持续疼痛或进行性功能丧失的患者需外科治疗

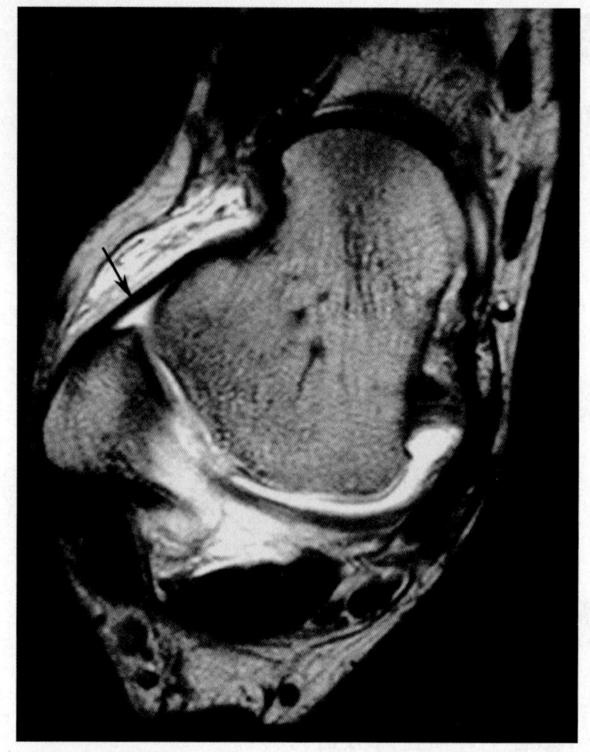

图 170-1 轴位T1加权的MR的关节造影图像：一个正常的、低信号强度距腓前韧带（箭头）

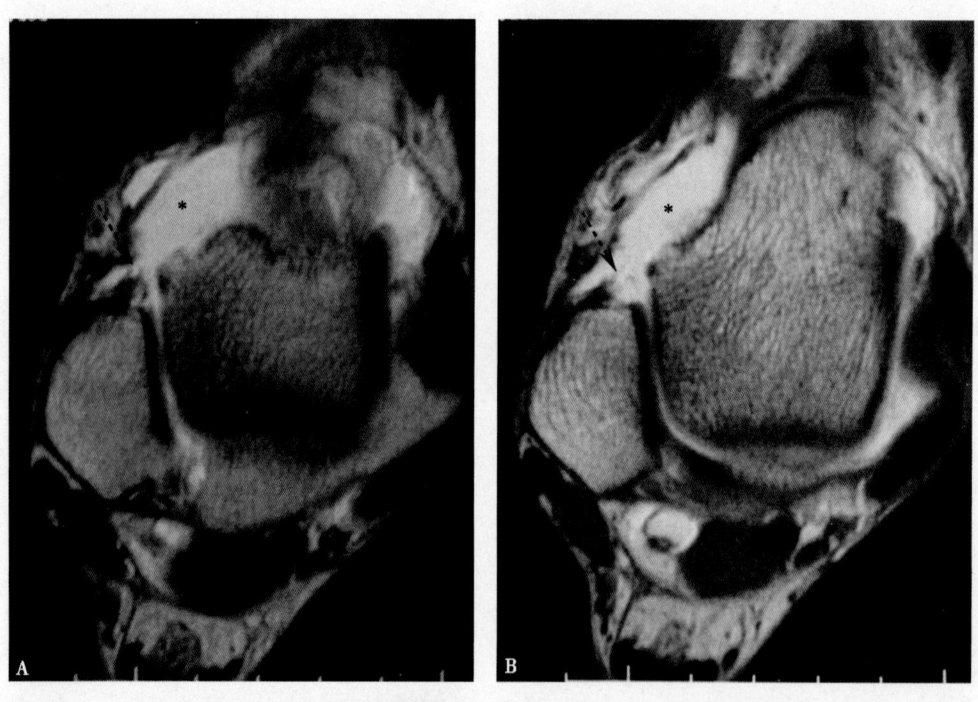

图 170-2 （A与B）连续轴位T1加权MR关节造影图像显示：距腓韧带完整断裂，只有一小近端残留物（虚箭头）。比正常关节部呈高信号（星号）

（李 艳 译 孙海燕 倪家骧 审）

第171章
三角韧带撕裂

定义

- 是指三角韧带纤维的破裂，发生部位多为踝中部：
  - 轻微劳损多发
  - 完全断裂主要见于踝关节的损伤

症状和体征

- 外踝急剧的持续性加重锐痛
- 患者主诉损伤时听到响声
- 淤斑
- 踝中部肿胀
- 常存在防痛步态
- 患肢不能独立站立
- 疼痛致足外翻受限
- 负重时疼痛
- 患侧卧位受限

流行病学

- 发病率：40岁之前男性发病率多于女性，40岁以后女性好发
- 常有踝扭伤
- 与跑步和跳高相关
- 常存在滑囊炎和肌腱炎
- 多发生于外伤后，包括长期反复的应力性损伤
- 可与韧带发育不全有关

影像学检查

- X线片：对骨质的撕脱损伤较敏感
- MRI或US对急性损伤无特征性发现

影像学表现

- 踝榫破坏提示韧带完全断裂并踝关节损伤
- 较小的骨质撕脱提示踝中部受损并单纯性韧带拉伤
- 软组织肿胀并关节积液
- 距骨的骨软骨损伤
- FST2W MR图像上撕裂的韧带呈高信号
- 慢性撕裂可致受损区前内侧的纤维化

其他检查

- 实验室查检排除关节炎
- 关节腔穿刺以排除结晶性滑膜关节炎
- 关节腔穿刺以排除感染

鉴别诊断

- 钙化性肌腱炎
- 踝关节隐性骨折，特别是踝中部骨折
- 跗骨隐性骨折
- 反复三角肌韧带损伤
- 糖尿病多发性神经病变
- 血栓性静脉炎
- 踝关节滑膜炎
- 踝关节内紊乱症
- 肿瘤

治疗

- 保守疗法：许多案例中局部用热、冷、简单的镇痛剂及非甾体类抗炎剂可改善症状
- 物理疗法：轻度拉伸、适当的运动及深部热治疗方式都对部分患者有所帮助

- 负重康复模具或CAM（踝运动控制）行走靴对久坐患者可能有效
- 外科治疗：持续疼痛或进行性功能丧失的患者需外科治疗

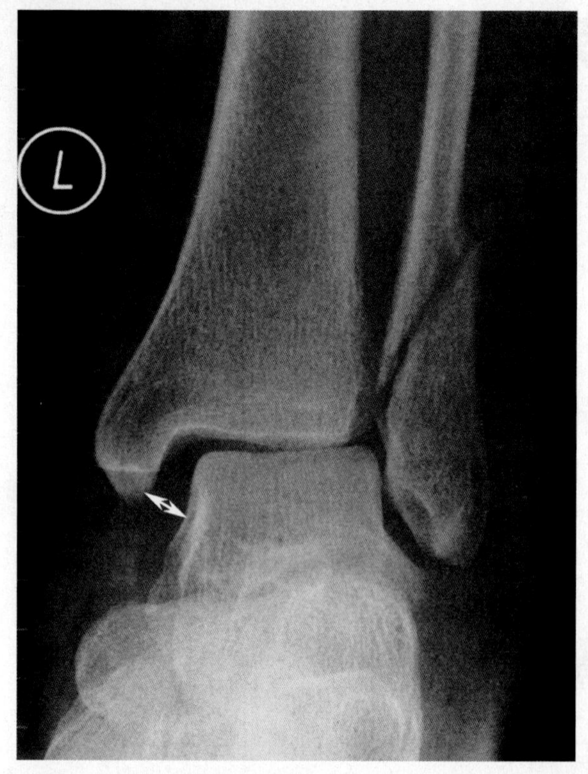

图 171-1 一例严重急性踝扭伤AP影像图。有一个倾斜的前端腓骨骨折。中断的踝关节内侧关节线与扩大榫表示三角肌韧带撕裂（双箭头）。这种模式相比整个内踝韧带的撕脱性骨折损伤是不常见的

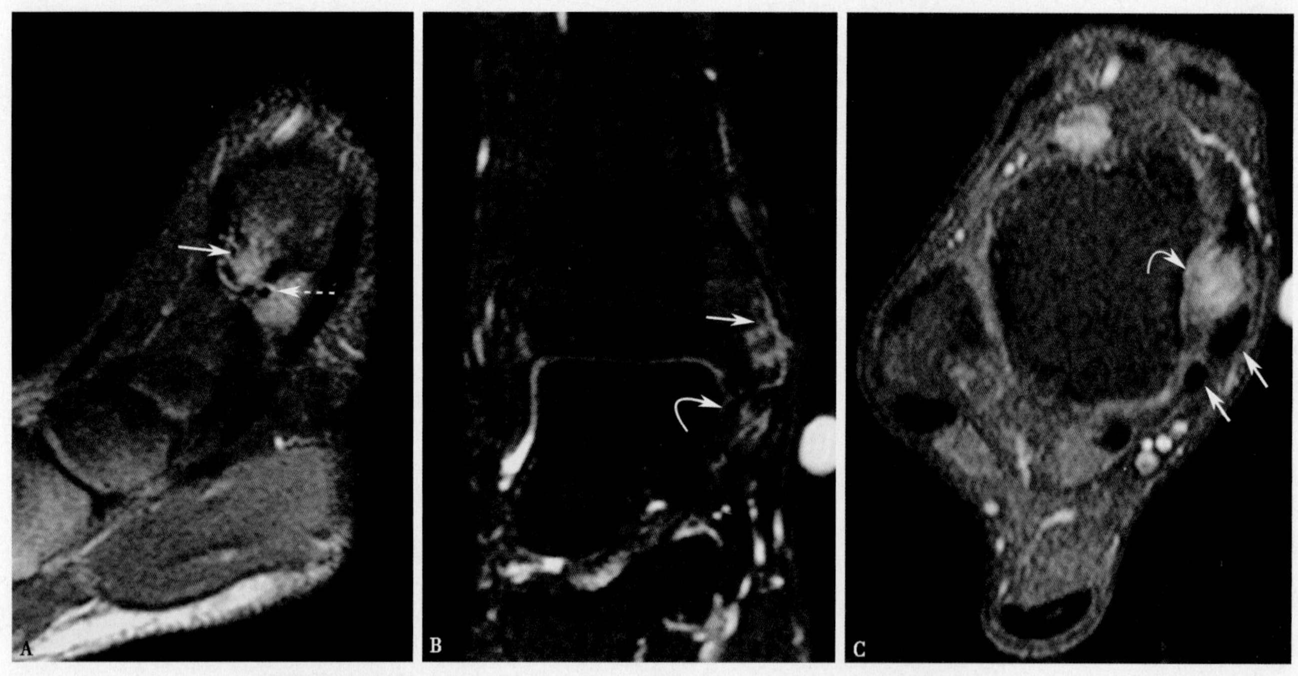

图 171-2 （A）一例运动员的亚急性踝扭伤的矢状T2加权磁共振图像。内踝（白色箭头）边缘有骨水肿，可能存在轻微的骨撕脱伤（白色虚箭头）。（B）冠状位T2加权磁共振也显示有骨水肿（白色箭头），三角肌韧带（弯箭头）存在高信号表示有撕裂

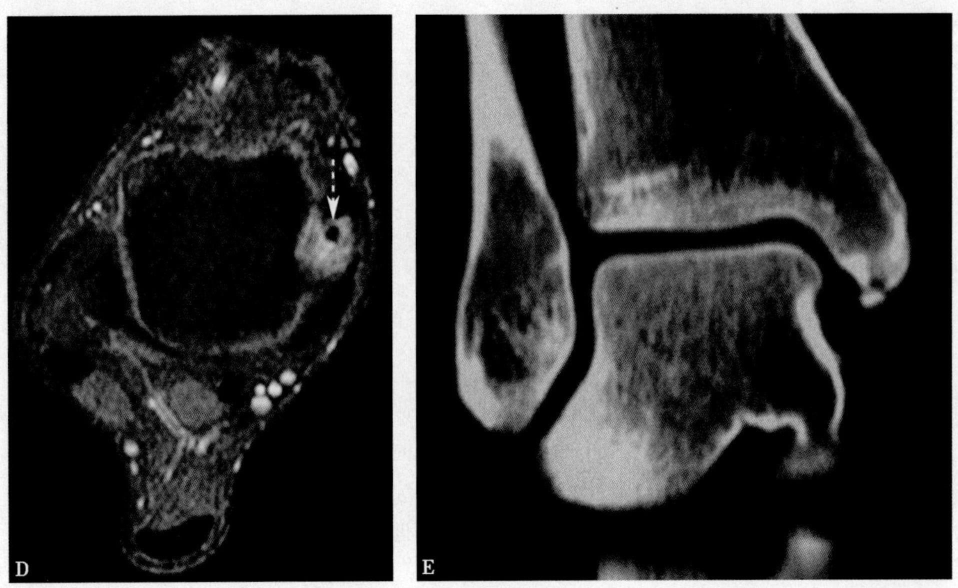

图 171-2 （续）(C和D)连续轴位T2加权磁共振更清晰显示：三角肌韧带（弯箭头）在屈肌肌腱（白色箭头）的前方。骨撕脱伤显示为一小的圆形低信号影（白色虚箭头）。(E)CT冠状位确定内踝边缘有一撕脱伤

（李　艳 译　孙海燕　倪家骧 审）

第172章
网 球 腿

定义

- 是指跖肌腱完全断裂或腓肠肌内侧头撕裂所致，常发生在肌腱连接处

症状和体征

- 腓肠肌后部急剧的持续性加重锐痛
- 患者主诉发病前瞬间听到响声
- 淤斑大于疼痛范围
- 腓肠肌后部肿胀超出疼痛范围
- 负重时疼痛
- 行走时疼痛

流行病学

- 发病率：男女均可
- 中年运动员（如篮球、塞车、网球等）摔倒时或乍始乍终时均可发病
- 40～50岁发病率较高
- 多发生于外伤后，包括长期反复的应力性损伤

影像学检查

- MRI或US
- X线片无特征性发现

影像学表现

- 比目鱼肌与腓肠肌内侧头之间存在积液
- 浅表性水肿
- 肌肉撕裂：MRI STIR图像上高信号弥漫性肌肉水肿和局灶液体信号的缺损；US上边界不清的高回声的肌肉撕裂信号，几天内逐渐变得清晰并回声减低
- 完整的跟骨腱
- 偶可见跖肌远端受损

其他检查

- 实验室查检排除关节炎
- 关节腔穿刺以排除结晶性滑膜关节炎
- 关节腔穿刺以排除感染

鉴别诊断

- 钙化性肌腱炎
- 跟骨滑膜炎
- 跟骨腱炎
- 踝关节隐性骨折
- 后角扭伤
- 腓肠肌与肌腱损伤
- 比目鱼肌与肌腱损伤
- 血栓性静脉炎
- 后室综合征
- 肿瘤

治疗

- 保守疗法：许多案例中局部用热、冷、简单的镇痛剂及非甾体类抗炎剂可改善症状
- 物理疗法：轻度拉伸、适当的运动及深部热治疗方式都对部分患者有所帮助
- 外科治疗：持续疼痛或进行性功能丧失的患者需外科治疗

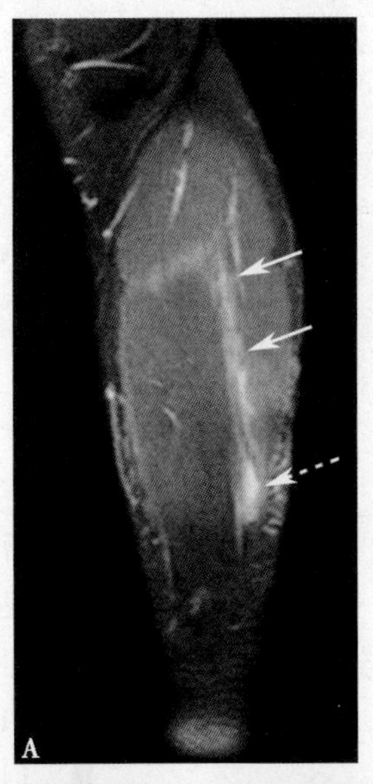

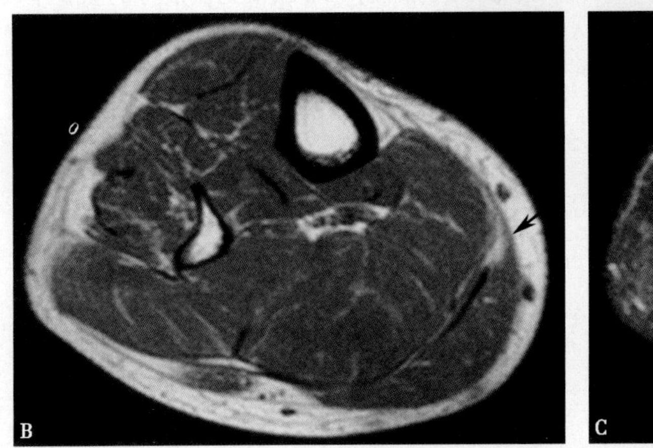

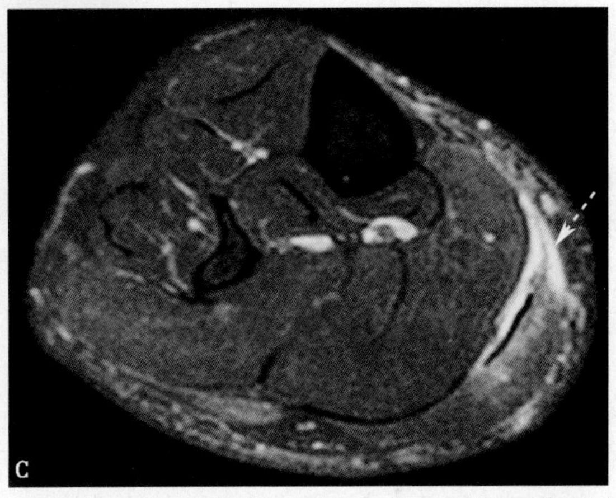

图 172-1 (A)一例腓肠肌内侧肌肉撕裂磁共振矢状位图像。肌腹部(白色箭头)有一增强的高信号,聚焦在高信号的血肿区(白色虚箭头)。(B)轴位 T1 加权磁共振显像部分信号在肌腹部减弱(黑色箭头)。(C)高信号的血肿区(白色虚箭头)可在轴位的 T2 加权脂肪抑制图像上显影

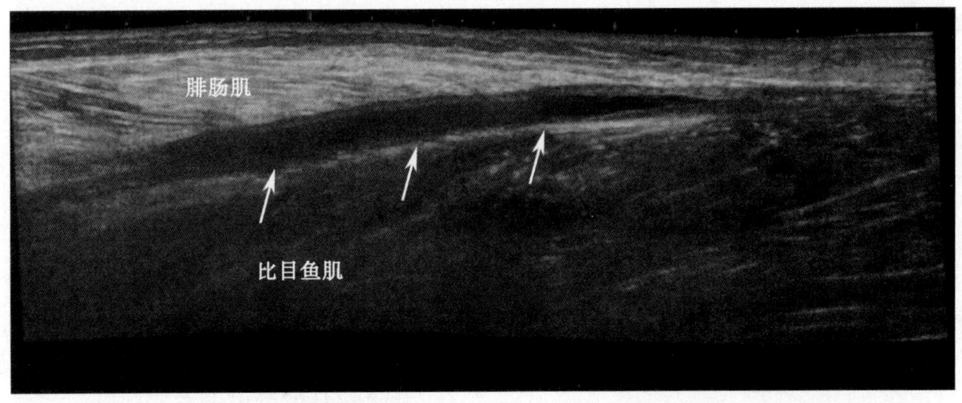

图 172-2 一例网球腿患者的纵向超声图像显示一流体密度的血肿低回声延续到腓肠肌和比目鱼肌肌筋膜之间

(李 艳 译 孙海燕 倪家骧 审)

第 173 章
踝关节骨坏死

定义

- 血供中断引起骨质细胞组分的死亡，导致骨质的塌陷和破坏以及功能的丧失

症状和体征

- 踝关节运动逐渐减弱伴进行性疼痛加重
- 可有骨擦音
- 可有功能的丧失

流行病学

- 发病率：男女均可患病
- 年龄：年龄发病率与创伤的时间和潜在性疾病的发生有密切的相关性；年轻人中，贫血是最常见的诱发因素
- 踝关节创伤最常见的伴随症状是血管的损伤
- 患有贫血、Gaucher 病、Fabry 病、系统性红斑狼疮及痛风的患者多发
- 与外源性类固醇使用相关
- 与高浓度酒精饮用相关

影像学检查

- X 线片
- MRI：正常或不明确的影像发现
- CT：先前距骨颈有过内固定的患者 CT 检查优于 MRI

影像学表现

- X 线片：
  - 有过距骨颈骨折或者中断的病史
  - 距骨头硬化
  - 后期，软骨下变得透明且崩溃，最终导致关节表面的碎裂和破坏
- MRI：
  - STIR 序列见高信号的水肿
  - T1 加权和 T2 加权见低信号的软骨下硬化
  - 最终软骨下塌陷和碎裂

其他检查

- 实验室检查排除 SLE
- 实验室检查排除痛风
- 关节腔穿刺排除结晶性滑膜关节炎
- 关节腔穿刺排除感染

鉴别诊断

- 炎症性关节炎，尤其是 SLE
- 骨关节炎
- 骨髓瘤
- 原发性骨瘤
- 转移瘤
- 骨软骨损伤
- 年轻患者的分离性骨软骨炎

治疗

- 保守疗法：许多案例中局部用热、冷、简单的镇痛剂及非甾体类抗炎剂可改善症状
- 物理疗法：轻度拉伸、适当的运动及深部热治疗方式都对部分患者有所帮助
- 关节内的感染时，如果保守治疗无效或疼痛影响日常生活及活动时，用局部麻醉剂和甾体类药物可以缓解局部症状
- 外科治疗：持续疼痛或进行性功能丧失的患者需外科治疗

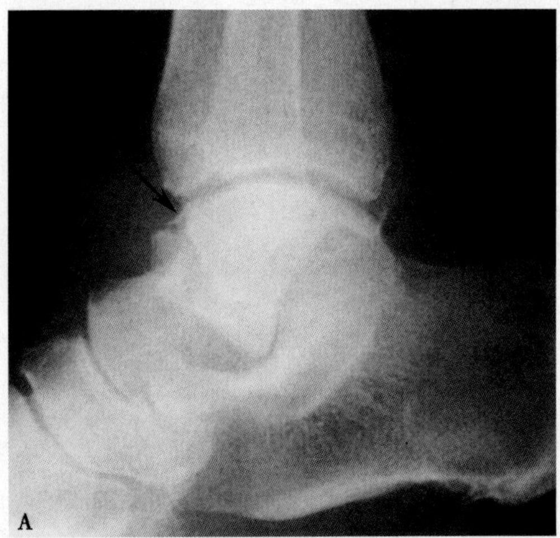

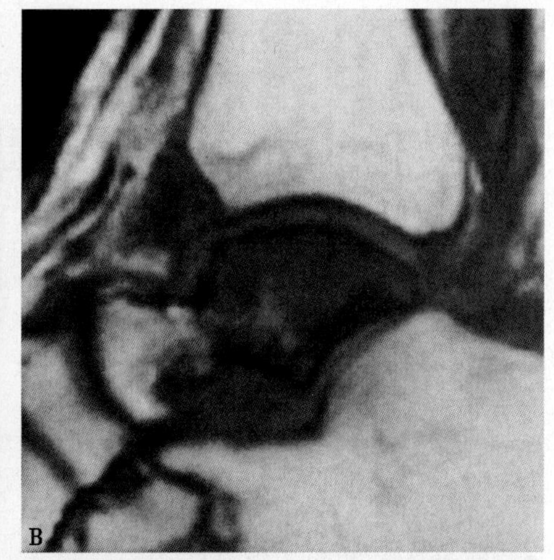

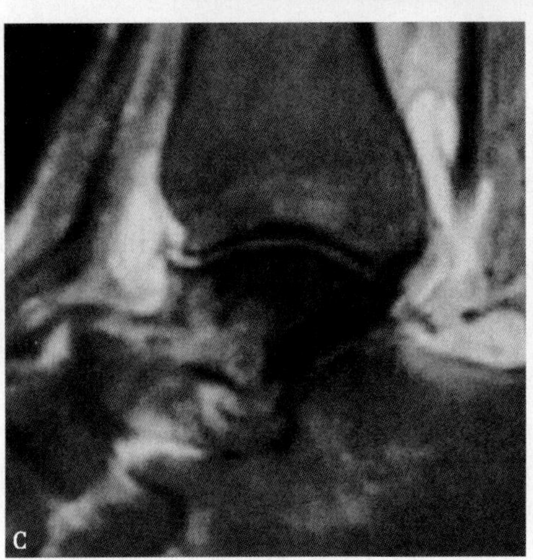

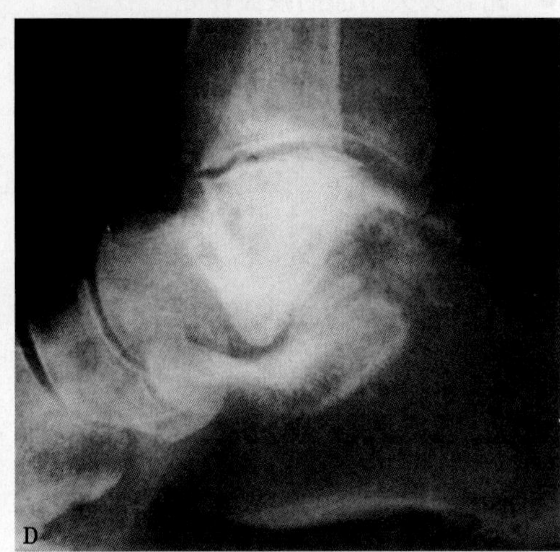

图 173-1 (A)一例踝关节疼痛，且无外伤史的患者踝关节X线片。距骨圆顶的平整和硬化，小关节呈段(黑色箭头)。矢状位T1加权磁共振(B)和STIR(C)磁共振成像显示距骨圆顶呈低信号的硬化影。在距骨的颈部有高信号的增强影及STIR显示关节积液。这与距骨的股骨头缺血性坏死(AVN)影像一致。(D)几个月后，X线片复诊显示距骨硬化增加，呈侵袭性塌陷

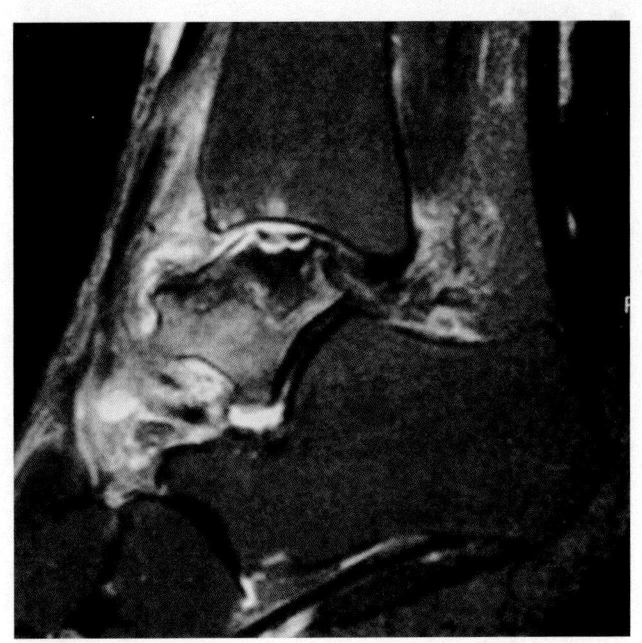

图 173-2 矢状位T2加权磁共振显像证实距骨股骨头缺血坏死。有关节积液，沿软骨下凹陷及破损区，硬化部呈低信号区，骨髓水肿部呈高信号

(李 艳 译 孙海燕 倪家骧 审)

第174章

弗莱伯病(第二跖骨骨软骨炎)

定义

- 跖骨头关节面的缺血坏死

症状和体征

- 渐进性行动缓慢、不明原因的疼痛延伸至跖骨头
- 受累的关节肿胀、关节滑膜炎
- 可有骨擦音
- 承重骨间的弹响
- 疼痛、运动受限
- 防痛步态
- 疼痛导致运动受限

流行病学

- 发病率:男性多于女性
- 多为单侧
- 10～18岁多发
- 多发生在剧烈创伤后

影像学检查

- X线片诊断结果即可做出诊断
- MRI通常意义不大

影像学表现

- 多见于第二、三跖骨
- 缺血坏死的特征:跖骨头的硬化和软骨下崩解;碎裂少见;后期关节面变扁平是唯一的特征
- 青年人继发的骨关节改变较少见
- 近端趾骨未见改变排除关节病
- 多发跖骨受累考虑系统性的原因(如SLE)导致缺血性坏死的可能

其他检查

- 实验室检查排除关节炎
- 关节腔穿刺排除结晶性滑膜关节炎
- 关节腔穿刺排除可疑的感染

鉴别诊断

- 跖骨骨折
- 前脚关节炎
- 结晶性滑膜关节炎
- 夏科特关节病
- 类风湿性关节炎
- 糖尿病多发神经病变
- 跖痛症
- Scapulolunate韧带撕裂
- 籽骨炎

治疗

- 保守疗法:许多案例中局部用热、冷、简单的镇痛剂及非甾体类抗炎剂可改善症状
- 物理疗法:轻度拉伸、适当的运动及深部热治疗方式都对部分患者有所帮助
- 夹板疗法
- 合并感染时,如果保守治疗无效或疼痛影响日常生活及活动时,用局部麻醉剂和甾体类药物可以缓解局部症状
- 外科治疗:持续疼痛或进行性功能丧失的患者需外科治疗

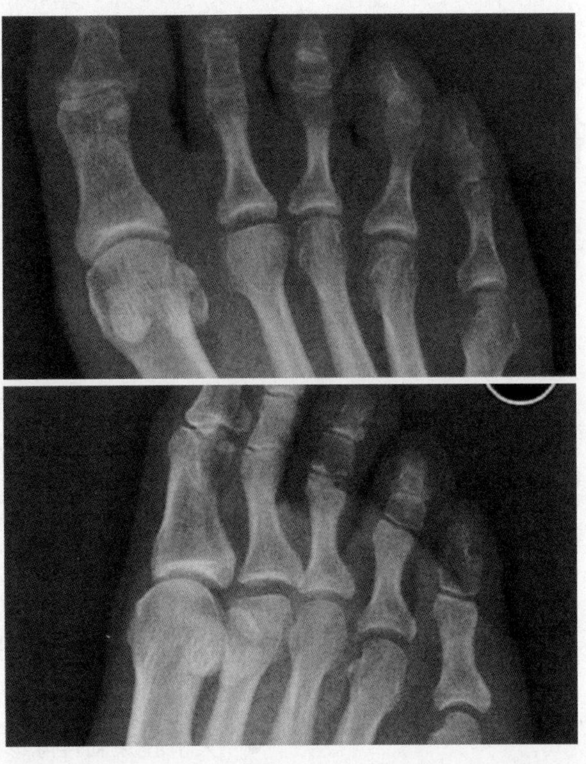

图 174-1　跖趾部的顶及底部 X 线片，显示平坦化的第二跖骨头成年患者继发性骨关节炎的变化在跖趾关节。这些特点与长期站立致弗莱伯病(Freiberg disease)相一致，可能只是一个偶然发现

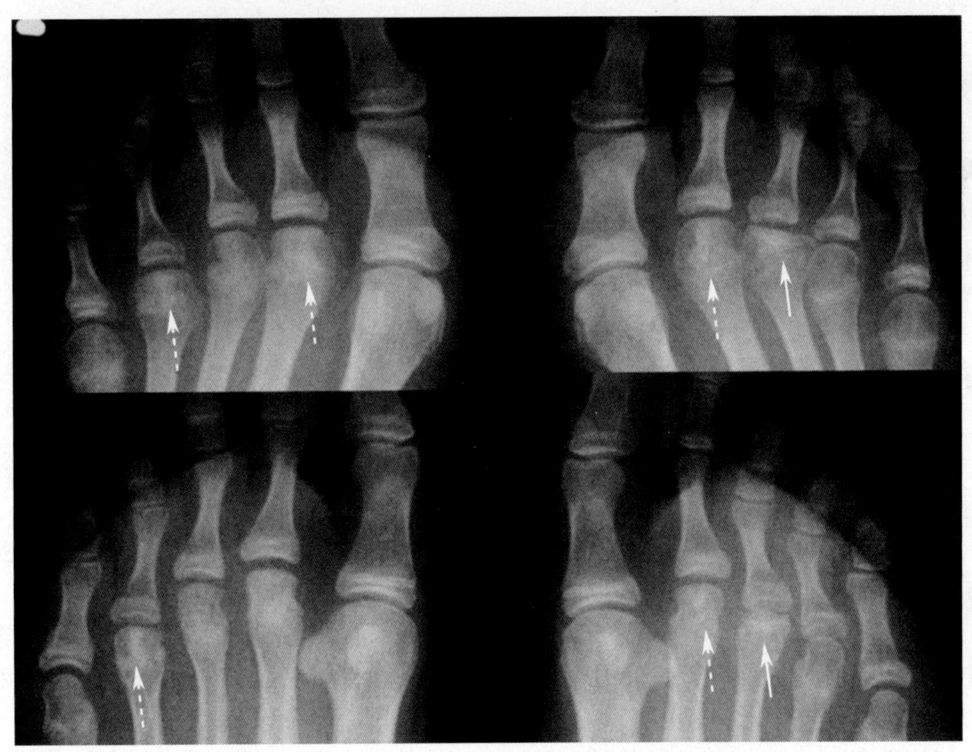

图 174-2　一例青春期女性双足的顶及底部 X 线片。右侧第三跖骨平坦、硬化、有碎片(白色箭头)。这与弗莱伯病导致的剥脱性骨软骨炎特点一样。但是，其他跖骨头也存在硬化，另外一些部位存在假性平坦(白色虚箭头)。普遍的变化是不典型的简单弗莱伯病，在这种情况下，诊断需结合继发于系统性红斑狼疮和类固醇治疗导致的股骨头缺血性骨坏死

(李　艳 译　孙海燕　倪家骧 审)

第 175 章
三角籽骨综合征

定义

- 距骨一处或多处骨化中心融合不完全，所形成的一些易引起后位创伤的孤立的小骨片

症状和体征

- 踝后持续加重性疼痛
- 踝后的肿胀
- 踝关节跖曲时剧烈疼痛
- 负重时剧烈疼痛
- 距骨下活动度的减低
- 可存在弹响

流行病学

- 发病率：女性多于男性
- 多发于 30 岁之前
- 多与踝后损伤特征相关
- 多发于芭蕾舞者

影像学检查

- X 线片
- MRI：踝后损伤的诊断

影像学表现

- 横断面 CT 可见距骨后缘的小骨片
- 常见一些无症状的征象
- 踝后损伤的特征：跗三角骨和距骨后骨髓水肿；踝关节和距骨下关节后的渗出液；T2 加权和 FST2W 图像上跗三角骨周围高信号的液体；增强 MR 图像（注射造影剂增强后获得）上踝关节凹后处活动性的滑膜炎有轻度的强化
- 伸长距骨后的 Stieda 韧带时偶尔可引起后方的损伤

其他检查

- 实验室检查排除诊断可疑的关节炎
- 关节腔穿刺排除诊断可疑的结晶性关节病
- 关节腔穿刺排除诊断可疑的感染

鉴别诊断

- 趾长屈肌病
- 踝关节内紊乱症
- 距骨坏死
- Shepard 骨折
- 创伤后关节炎
- 关节炎，尤其是类风湿性关节炎
- 舞蹈家足

治疗

- 保守疗法：许多案例中局部用热、冷、简单的镇痛剂及非甾体类抗炎剂可改善症状
- 物理疗法：轻度拉伸、适当的运动及深部热治疗方式都对部分患者有所帮助
- 关节内的感染时，如果保守治疗无效或疼痛影响日常生活及活动时，用局部麻醉剂和甾体类药物可以缓解局部症状
- 外科治疗：持续疼痛或进行性功能丧失的患者需外科治疗

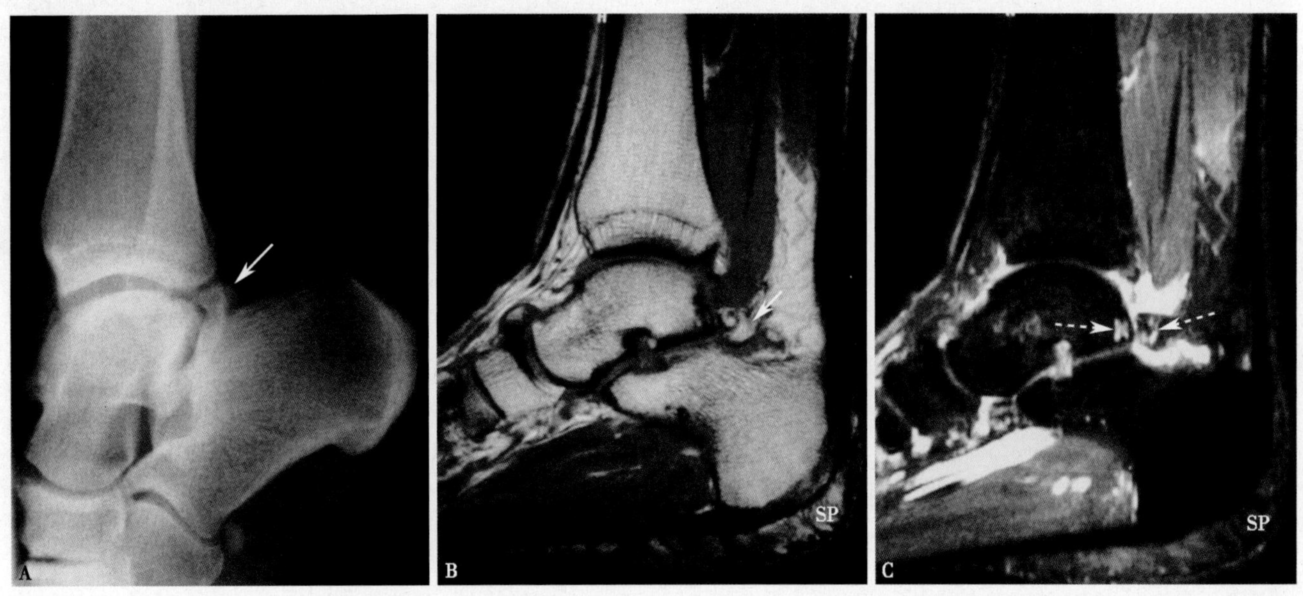

图 175-1 (A)一例后冲击力致踝损伤的侧位 X 线片。三角籽骨(白色箭头)由于后侧的胫骨和跟骨挤压受损。(B)相应的矢状位 T1 加权磁共振图像显示三角籽骨的脂肪髓(白色箭头)。(C)在 T2 加权磁共振图像上,三角籽骨附近有高信号的流体影,证实小骨片和后方的距骨有反应性的高信号骨髓水肿(白色虚箭头)

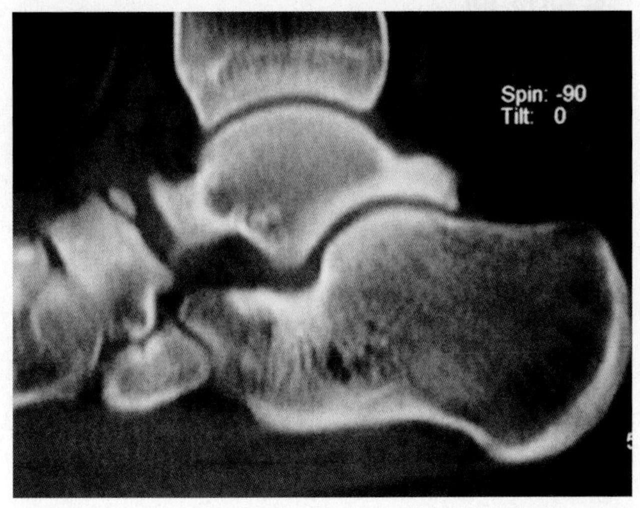

图 175-2 一例后冲击力致踝损伤有症状的矢状 CT 扫描图像,显示距骨显著后突

(李 艳 译 孙海燕 倪家骧 审)

第 176 章
副舟骨综合征

定义

- 踝舟骨的一个或多个骨化中心融合不完全，导致的附着在舟骨主体骨软骨结合处的孤立的小骨片

症状和体征

- 逐渐加重的踝关节中部疼痛
- 踝中部的肿胀
- 实时的不适多源于鞋的刺激
- 受累足舟骨运动受限伴剧烈疼痛
- 负重时疼痛加剧
- 可有弹响

流行病学

- 发病率：女性多于男性
- 多发于儿童和青少年
- 常与外伤和过度运动有关
- 芭蕾舞者好发

影像学检查

- X 线片
- MRI 或 US
- 相关软组织改变的评估

影像学表现

- X 线片：光滑的圆形骨片毗邻足舟骨中部
- MRI 或 US
  - 胫骨后肌纤维内见小骨片
  - MRI 上舟骨和周围骨片的骨髓水肿
  - 胫骨远端肌腱腱病的特征：肌腱肥厚；MRI 呈高信号；US 低回声改变和新生血管的形成

其他检查

- 实验室检查排除可疑的关节炎
- 实验室检查排除结晶性滑膜关节炎
- 关节腔穿刺排除感染

鉴别诊断

- 胫骨后肌腱腱病
- 踝关节和前足的内紊乱症
- 舟骨的坏死
- 隐性骨折
- 骨髓炎
- 创伤后关节炎
- 炎症性骨关节炎，尤其类风湿性关节炎
- Kohler 病

治疗

- 保守疗法：许多案例中局部用热、冷、简单的镇痛剂及非甾体类抗炎剂可改善症状
- 物理疗法：轻度拉伸、适当的运动及深部热治疗方式都对部分患者有所帮助
- 选择合适的鞋子有助于症状的改善
- 关节内的感染时，如果保守治疗无效或疼痛影响日常生活及活动时，用局部麻醉剂和甾体类药物可以缓解局部症状
- 外科治疗：持续疼痛或进行性功能丧失的患者需外科治疗

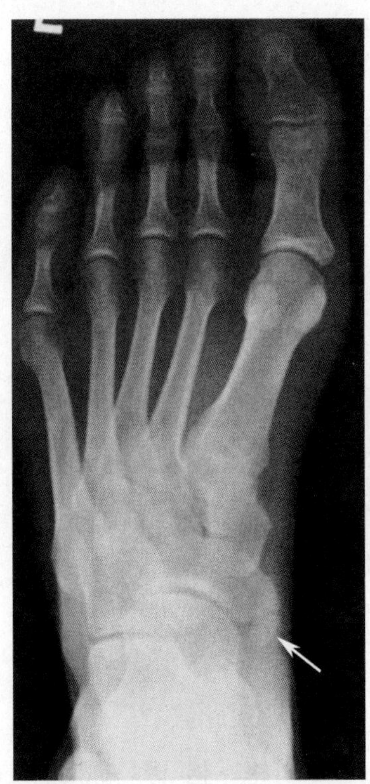

图 176-1 光滑的圆形、边界清楚的足舟骨（箭头）AP 影像图

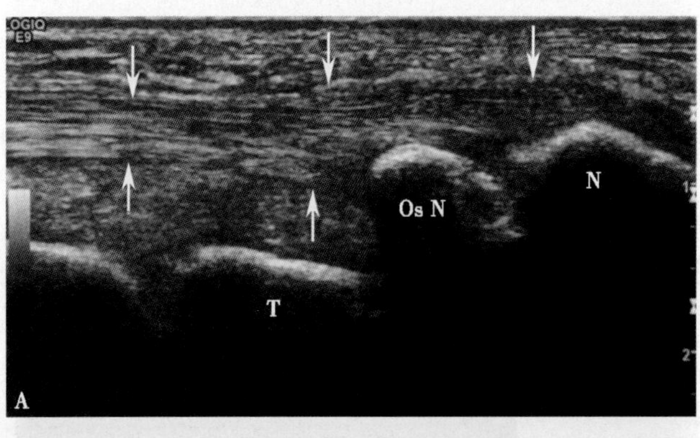

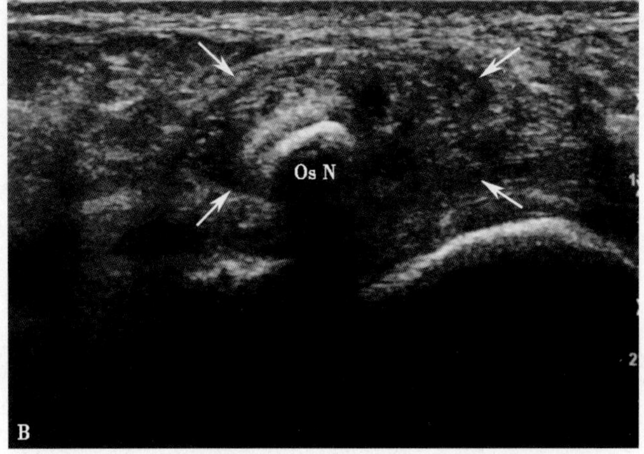

图 176-2 （A）纵向和（B）横向超声显示足舟骨。小骨位于胫后肌腱（箭头），它演示了一个正常的外观和回波模式，它插入到舟状加宽的纤维的范围内。这是一意外发现。N，副舟骨；Os N，舟骨；T，距骨

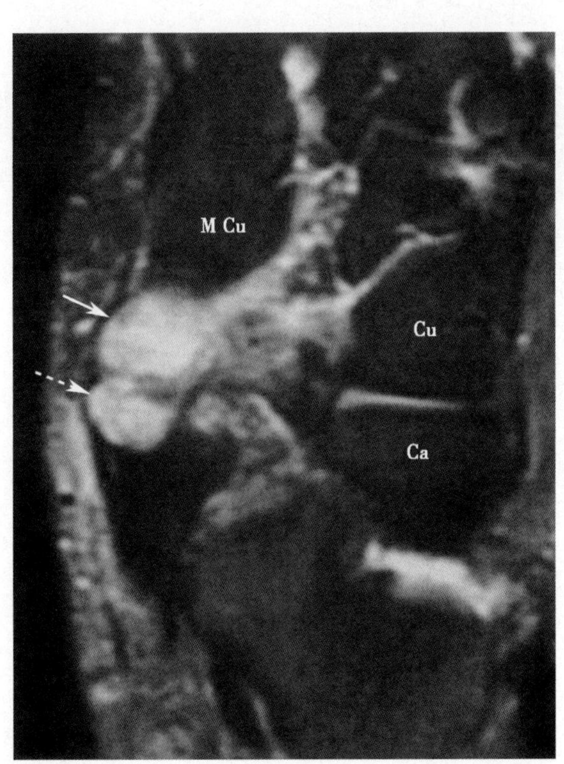

图 176-3 一例足痛患者的冠状位 T2 加权脂肪抑制磁共振图像。舟骨有显著的筋膜水肿（实箭头）及副舟骨部（虚箭头），表明小骨部有症状。Ca，跟骨；Cu，长方体；M Cu，内侧楔

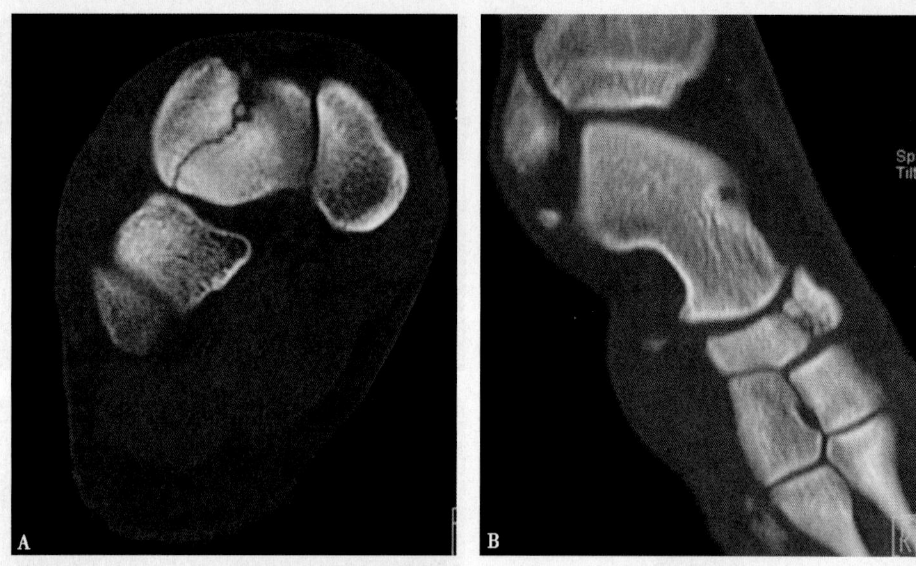

图 176-4 （A）冠状位及（B）轴位 CT 扫描显示舟骨有一应力性骨折。一个边界清晰的线性线贯穿舟骨体，其中有一些碎片。这与副舟骨显现的图像完全不同

（李 艳 译 孙海燕 倪家骧 审）

第 177 章
籽　骨　炎

定义

- 是指发生在足屈肌侧的小籽骨和周围结构的炎症，并常常累及第一跖骨头

症状和体征

- 急剧的渐进性加重的跖骨头痛
- 患者频繁出现“踩石感”
- 受累籽骨有触痛感
- 站立时疼痛加剧
- 行走时疼痛加剧
- 防痛步态
- 患足负重时疼痛加剧

流行病学

- 发病率：男女均可
- 20～30 岁好发
- 外伤和过度运动均可引起
- 长跑可引起

影像学检查

- X 线片：籽骨的断面观有助于小关节的评估
- MRI

影像学表现

- 籽骨有两分籽骨和三分籽骨：常无明显的异常发现；较明显碎片的是典型的籽骨
- MRI FST2W、STIR 上高信号的籽骨骨髓水肿
- 第一跖趾关节渗液
- 表面软组织水肿
- 增强 FST1W MR 图像上反应性滑膜炎可轻度增强

其他检查

- 实验室检查排除可疑的关节炎
- 实验室检查排除结晶性滑膜关节炎
- 关节腔穿刺排除感染

鉴别诊断

- 足屈肌腱病
- 籽骨骨折
- 踝关节和前足的内紊乱症
- Freiberg 病
- 行军骨折
- 骨髓炎
- 创伤后关节炎
- 关节炎，尤其类风湿性关节炎
- 夏科特关节病
- Morton 神经瘤

治疗

- 保守疗法：许多案例中局部用热、冷、简单的镇痛剂及非甾体类抗炎剂可改善症状
- 物理疗法：轻度拉伸、适当的运动及深部热治疗方式都对部分患者有所帮助
- 选择合适的鞋子有助于症状的改善
- 局部感染时，如果保守治疗无效或疼痛影响日常生活及活动时，用局部麻醉剂和甾体类药物可以缓解局部症状
- 外科治疗：持续疼痛或进行性功能丧失的患者需外科治疗

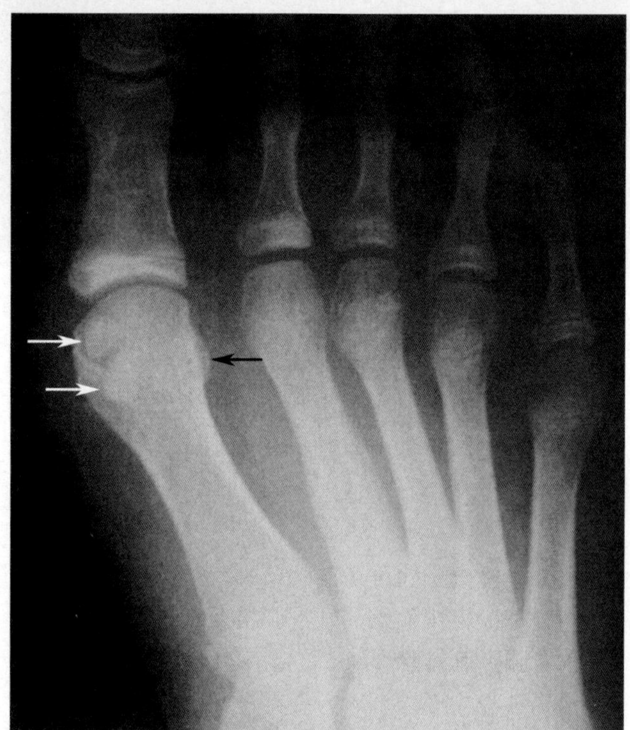

图 177-1 一例无症状的内侧两处籽骨炎（白色箭头）患者影像图和对侧正常籽骨（黑色箭头）

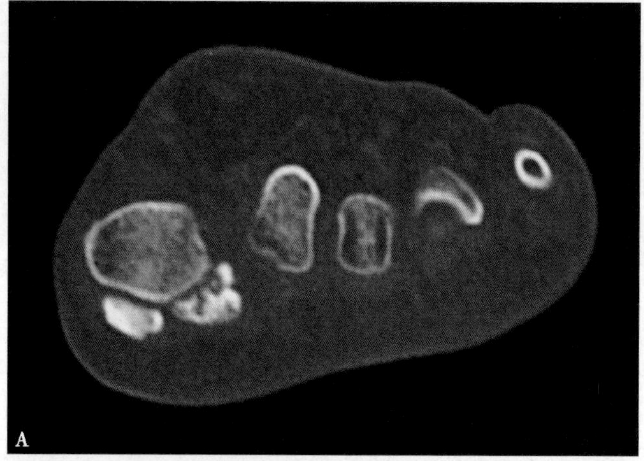

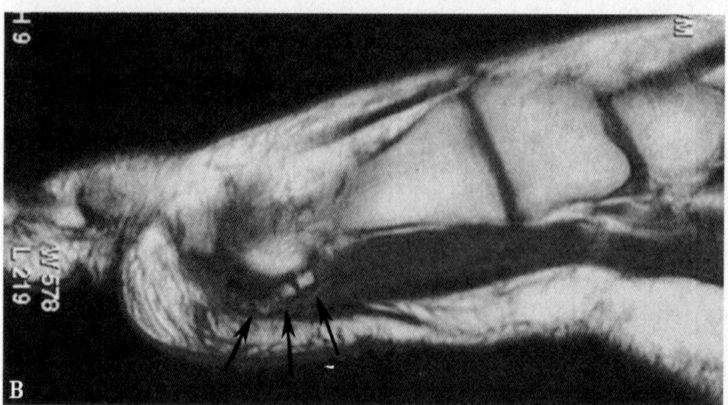

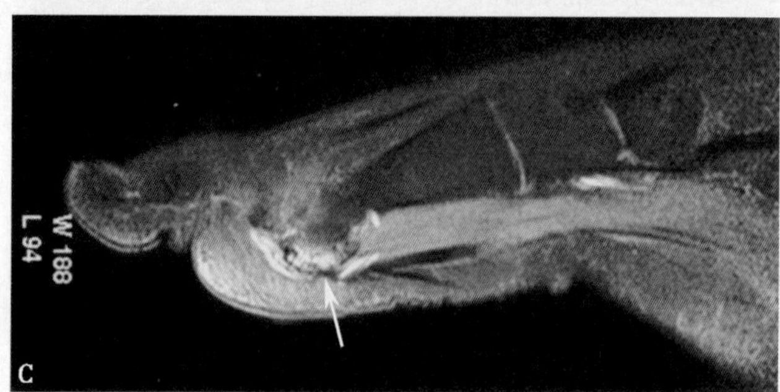

图 177-2 （A）一例籽骨炎患者的冠状 CT 扫描，图像显示侧位籽骨炎症和碎片。（B）矢状位 T1 加权磁共振同样能显示骨碎片（黑色箭头）。（C）相应 T2 加权磁共振高信号（白色箭头）提示有水肿

（李 艳 译 孙海燕 倪家骧 审）

第 178 章

足底筋膜炎

定义

- 跖骨肌腱跟骨附着处及其邻近筋膜的炎症

症状和体征

- 渐渐加重的跟骨中部疼痛
- 患者频繁的“踩石感”
- 足跟的触痛点
- 足趾背曲是疼痛加剧
- 行走时疼痛加剧
- 防痛步态
- 患足负重时疼痛加剧
- 晨起疼痛较明显
- 傍晚疼痛有缓解

流行病学

- 发病率：女性多于男性
- 40 岁左右好发
- 与血清反应阴性的脊柱关节病相关
- 与外伤和过度运动引起足部扭伤相关
- 长跑可引起

影像学检查

- 影像学无特征性发现
- X 线片：可见足底异常骨刺；排除跟骨的不完全骨折
- MRI 和 US：US 可诊断是否存在感染

影像学表现

- 异常骨突起附着处的肌腱或韧带或肌腱跟骨附着处的异常骨刺：没有相关的症状
- 跖肌肌腱起始部邻近内侧的肌腱肥厚
- FST2W 和 STIR 影像上筋膜的信号较周围水肿的软组织信号高
- US 筋膜为低回声
- 骨质受侵和骨髓水肿提示血清反应阴性的脊柱关节病相关的附丽病
- 筋膜炎偶可见全跖肌筋膜肥厚
- 跖肌筋膜中部局灶性肥厚多提示跖肌纤维瘤

其他检查

- 实验室检查排除关节炎
- HLA-B27 抗原检测
- 关节腔穿刺以排除结晶性滑膜关节病
- 关节腔穿刺以排除感染

鉴别诊断

- 足屈肌腱病
- 籽骨骨折
- 后跗隧道症候群
- 第一支足底神经卡压
- 跖肌纤维瘤
- 结节病
- 跟骨隐性骨折
- 行军骨折
- 骨髓炎
- 创伤后关节炎
- 关节炎，尤其类风湿性关节炎
- 夏科特关节病

治疗

- 保守疗法：许多案例中局部用热、冷、简单的镇痛剂及非甾体类抗炎剂可改善症状

- 物理疗法：轻度拉伸、适当的运动及深部热治疗方式都对部分患者有所帮助
- 选择合适的鞋子有助于症状的改善
- 局部感染时，如果保守治疗无效或疼痛影响日常生活及活动时，用局部麻醉剂和甾体类药物可以缓解局部症状
- 外科治疗：持续疼痛或进行性功能丧失的患者需外科治疗

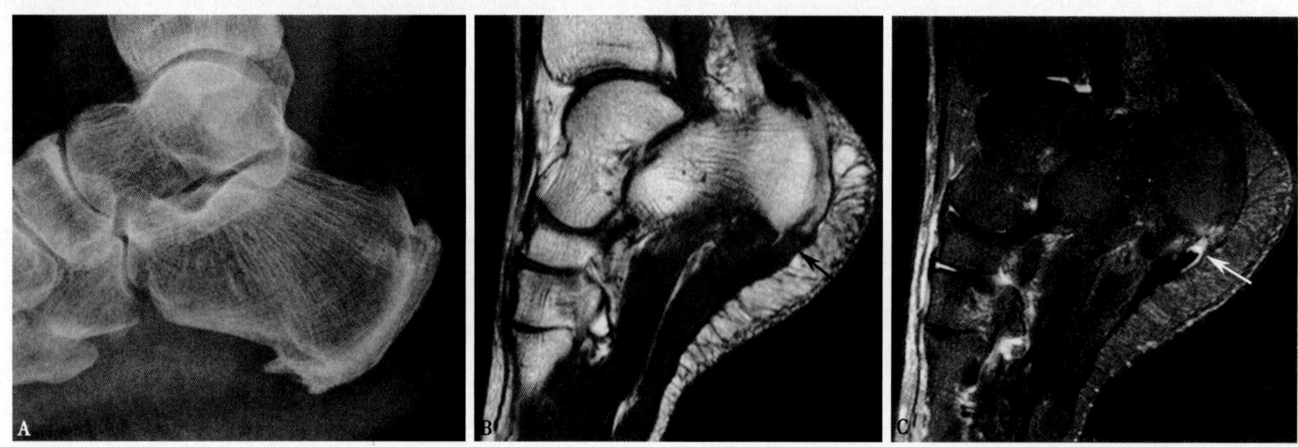

图 178-1 (A)足底骨刺，跟骨侧位片。(B)矢状位 T1 加权磁共振显示足底筋膜增厚、呈高信号(黑色箭头)。骨刺有高信号的脂肪髓。(C)矢状位 T2 加权磁共振显示足底筋膜呈高信号的液体影(白色箭头)。足底筋膜炎和部分筋膜撕裂持续存在

(李 艳 译 孙海燕 倪家骧 审)

第179章
Morton 神经瘤

定义

- 趾间神经瘤的增大，多发于第3、4跖骨头间

症状和体征

- 跖骨头间局部渐进加重性疼痛
- 钝性的、灼烧的、神经炎性疼痛
- 患者频繁出现的“踩石感”
- 神经瘤触痛
- 站立时疼痛加剧
- 行走时疼痛加剧
- 防痛步态
- 穿鞋是疼痛加剧
- Mulder 征(+)

流行病学

- 发病率：女性多于男性
- 好发于40～50岁
- 常与穿高跟鞋有关
- 常与鞋子过紧有关
- 长跑可引起此病

影像学检查

- 影像学无特征性发现，可用于跖趾关节骨关节炎的排除
- MRI和US用来诊断治疗是否感染

影像学表现

- 跖骨间软组织的局灶性结节：通常累及第2/3、3/4跖骨间
- T1加权、T2加权、FST2W上呈等信号；FST2W上呈高信号提示滑囊炎
- US结节呈高回声：可伸缩区域提示滑囊炎：损伤压缩时探头加压即可诊断；横向压迫可能会导致软组织的脱出

其他检查

- 实验室检查排除关节炎
- 关节腔穿刺以排除结晶性滑膜关节病
- 关节腔穿刺以排除感染

鉴别诊断

- 足屈肌腱病
- 籽骨骨折
- 籽骨炎
- 踝关节和前足的内紊乱症
- Freiberg 病
- 隐性骨折
- 行军骨折
- 骨髓炎
- 创伤后关节炎
- 关节炎，尤其类风湿性关节炎
- 夏科特关节病
- 跖骨痛

治疗

- 保守疗法：许多案例中局部用热、冷、简单的镇痛剂及非甾体类抗炎剂可改善症状
- 物理疗法：轻度拉伸、适当的运动及深部热治疗方式都对部分患者有所帮助
- 选择合适的鞋子有助于症状的改善
- 患者应避免穿高跟鞋

- 局部感染时，如果保守治疗无效或疼痛影响日常生活及活动时，用局部麻醉剂和甾体类药物可以缓解局部症状
- 外科治疗：持续疼痛或进行性功能丧失的患者需外科治疗

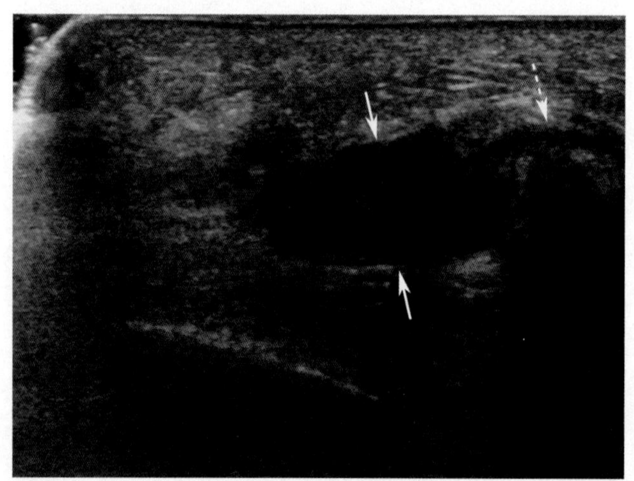

图 179-1 数字化神经（白色虚箭头）的纵向超声图像显示避免低反光的跖骨区（白色箭头），这是典型的 Morton 神经瘤

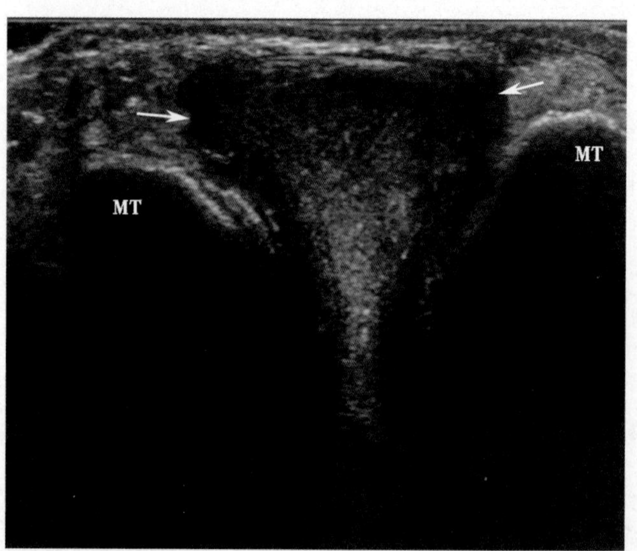

图 179-3 跖骨颈处跖骨间囊之间产生的横向回声图像。加压包块容易被压缩

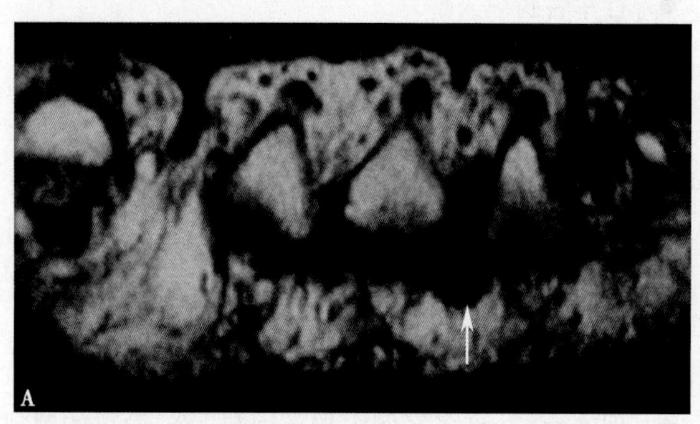

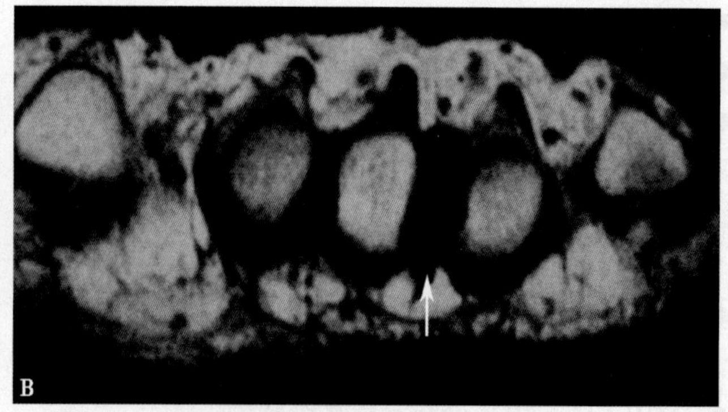

图 179-2 （A 和 B）连续冠状面 T1 加权磁共振显示第三和第四跖骨头之间为 Morton 神经瘤的低信号

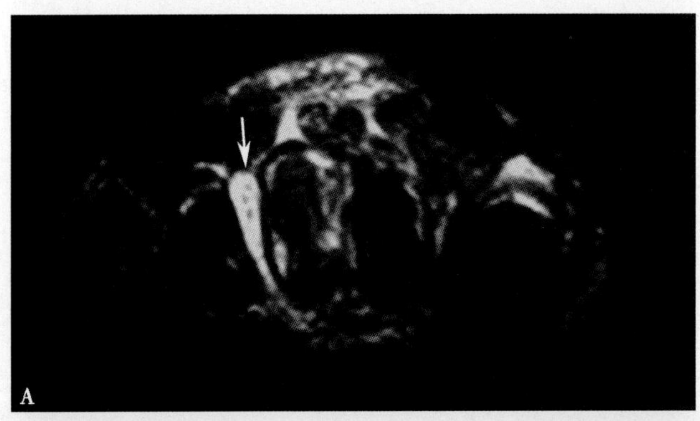

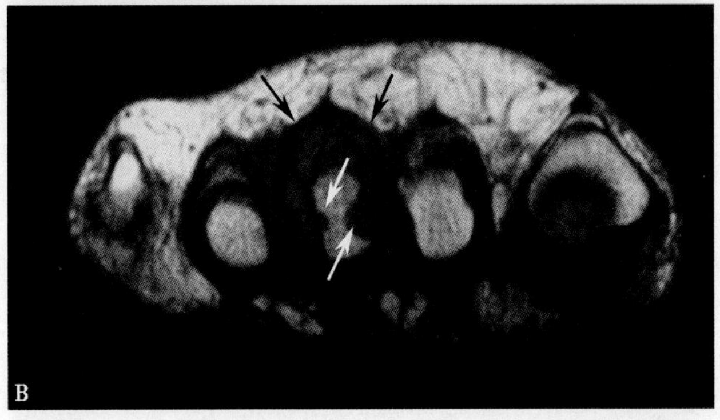

图 179-4 （A）类风湿关节炎患者的冠状位T2加权磁共振图像：在中间区（白色箭头）表现出一种炎症性囊肿，与第三相MTP关节的滑膜炎相关。（B）相应的T1加权MR图像显示滑膜增厚（黑色箭头），并和骨的侵蚀有关（白色箭头）

（李　艳 译　孙海燕　倪家骧 审）